JN302520

起立性低血圧の基礎と臨床

編 著
本多 和雄　　稲光 哲明

株式会社 新興医学出版社

序　文

　新興医学出版社から2001年（平成13年）10月に本多和雄・稲光哲明両先生編著による「新・現代の起立性低血圧」が出版され今日に至っているが，その後の自律神経学の発展，とくに起立性低血圧に関する研究は国内・国外を問わず，急速な勢いで研究が進んでいる。

　そこで今回，2001年に上梓された書籍に手を加え，内容の充実をはかる意味で若干の加筆と文献の追加を含め新しい情報も視野に入れて，このたびわが国における起立性低血圧に関する最新の専門書として「起立性低血圧の基礎と臨床」が同じ出版社から刊行される運びとなった。

　本多和雄先生は長年にわたり起立性低血圧の研究を一貫して行っていて，現在もその研究を進められているその道の熱心な研究者である。

　小生が低血圧の研究を臨床的に始めたのが東邦大学第2内科に入局後2～3年経過してからのことであるが，その頃国内で起立性低血圧の研究をされ，いつも小生の目にとまったのが本多先生の御名前で，先生はその頃から日本循環器学会に毎年研究発表をされていて，小生とは当時開催されていた小児の起立性調節障害研究会でも御一緒した仲である。

　当時は外国文献の入手も容易でない時代であったが，小生も起立性低血圧に関する海外の文献はできる限り収集していたこともあって，当時本多先生から何か良い起立性低血圧に関するreviewした海外の文献がないかと問われ，その際Wagner HM（1959）の文献を御紹介し，大変喜ばれたことを記憶している。

　日本自律神経学会でも起立性低血圧や起立性調節障害の研究が以前より発表され，また論文としても機関誌「自律神経」に掲載されてきた。

　しかしながら最近は自律神経に関する国際学会においてもorthostatic intolerance（OI）やpostural tachycardia syndrome（POTS）がトピックとなり，多くの研究発表が相ついでなされている。

　その背景として米国における宇宙飛行にともなう無重力状態での研究として，起立性低血圧は避けて通れない問題となっていることもあげられよう。

今回出版された本書で新たに追加されたのは「発汗機能と起立性低血圧」である。

　前書では第1章「起立性低血圧の概念」からはじまって第18章「起立性低血圧の治療」に至るが，今回は発汗機能に関する新しい章が加わり，さらに前回は起立性低血圧と近縁疾患（第17章）の小項目としてとりあげた「宇宙飛行と起立性低血圧」が第8章として独立して構成されている。

　したがって本書では全部で第20章にわたることになる。各章ごとに重要な事項が記述され，文献も新規なものを加えられている。

　発汗機能の追加以外にも若干追加された部分を触れると，前回「小児の起立性低血圧」として章立てされていた項目は，今回「起立性調節障害」におきかえ，そのなかに小児の起立性調節障害の最近の考え方や，小児の起立試験法についても追加記述され，「神経調節性失神」ではその発生機序に関する諸説が紹介され，「老人性起立性低血圧」では成因，特徴，判定基準と病態生理とともに症例も呈示されている。

　他の章においても専門的な立場から多くの内容がもられていることは勿論である。

　今回本書が出版された意図は，医学の分野においても現代のようなスピーディな時代のニーズに乗り遅れることなく，起立性低血圧の歴史とその研究の発展を幅広い視野から着実に把握し，今後の研究に役立てる指針となることを期待しているものと思われる。

　最後に本書の刊行にあたり，これまで多大な貢献をされた本多和雄・稲光哲明両先生，新興医学出版社の服部治夫氏ならびに関係した諸先生方に深い敬意を表する次第である。

　2006年1月

人間総合科学大学
筒井　末春

序

　本書の前身の"新・現代の起立性低血圧"(第5版・新興医学出版社2001年)は時代の要請に従って，許される範囲でこの道の専門家の分担執筆をお願いした。これは国際的にもこの方面の研究が益々広範囲に渡ったためである。

　しかし，本書の内容が国際的にも一応容認されたのは第3版が"Modern Orthostatic Hypotension"として International Angiology の出版元の Edizioni Minerva Medica 社の国際出版部より Schirger 教授（メイヨークリニック，米国）の監修で英訳，出版されたことも原因の一つであったことは否定出来ない。

　今回の"新・現代の起立性低血圧"の姉妹編の"起立性低血圧の基礎と臨床"は自律神経学会以外にも航空医学，老人医学，心身医学，遺伝学とくに小児科領域などで本邦においても再度，改訂する意味を痛感しての上梓であった。とくに，小児科領域において起立性調節障害（OD）の概念が再び注目を集め，玉井・田中両先生を中心にして2002年に INPHS 懇話会（International Network of Pediatric Hypotension & Syncope）が発足し，この中で日本の小児のODが再検討されており，今後の研究成果が期待される。

　こうした状況下において日本での本書の出版に関しての意味と責任を痛感している次第である。また出版を支援して頂いた自律神経学会名誉会長の宇尾野公義先生，人間総合科学大学大学院・筒井末春先生，名古屋大学・間野忠明先生，鳥取大学・重政千秋先生，大阪医科大学・田中英髙先生，分担執筆の諸先生，共同研究者，ご査読頂いた諸先生，協賛頂いた INPHS 事務局，また，新興医学出版社・服部治夫氏のご好意に感謝の意を表したい。

2006年1月

本多　和雄
稲光　哲明

分担執筆者および査読者欄（役職名省略）

（ABC順）

分担執筆者

1) 稲光哲明先生（福岡歯科大学・心療内科）
   項目―慢性疲労症候群と起立性低血圧
2) 河合康明先生（鳥取大学・適応生理学教室）
   項目―頭部循環・head-down tiltと起立性低血圧
3) 水牧功一先生（富山医科薬科大学・第二内科）
   項目―神経調節性失神
4) 齋藤 博先生（仙台東脳神経外科病院・神経内科）
   項目―発汗機能と起立性低血圧
5) 田中英高先生（大坂医大・小児科）
   松島礼子先生（大坂医大・小児科）
   項目―「小児の起立性調節障害」
   1. 小児起立性調節障害の最近の考え方
   2. 小児における起立試験法
   3. 起立直後性低血圧
   4. 体位性頻脈症候群
   5. 起立性調節障害の治療
   6. 起立性調節障害と慢性疲労症候群や不登校との関連性
6) 田村直俊先生（埼玉医科大学短期大学/埼玉医科大学神経内科）
   項目―体位性頻脈症候群

   その他は本多和雄著ならびに稲光哲明先生査読

査読者欄

1) 荒木登茂子先生（九州大学・心療内科）
   項目―心身医学的研究
2) 平山惠造先生（千葉大学・神経内科）
   北 耕平先生（北神経内科・平山記念クリニック）
   項目―汎自律神経異常症
3) 岩瀬 敏先生（愛知医科大学・第二生理学教室）
   項目―宇宙飛行と起立性低血圧
4) 間野忠明先生（名古屋大学・東海中央病院）
   項目―宇宙飛行と起立性低血圧
5) 高橋和郎先生（鳥取大学・神経内科）
   中島健二先生（鳥取大学・神経内科）
   項目―Shy-Drager症候群と多系統萎縮症
6) 佐々木惠雲先生（大坂医大・第二内科，西本願寺あそか診療所）
   項目―症候性起立性低血圧
7) 高橋 昭先生（名古屋大学・神経内科）
   古池保雄先生（名古屋大学・保健科）
   項目―食後低血圧
8) 筒井末春先生（東邦大学心療内科，人間総合科学大学・大学院）
   項目―臨床症状および判定基準．神経循環無力症．心臓神経症．うつ病，うつ状態．起立性低血圧の治療
9) 宇尾野公義先生（東京大学，国立静岡病院，康済会病院）
   項目―自律神経機能検査および血管運動神経反射

目　次

第1章　起立性低血圧の歴史 …………………………………………… 1

第2章　起立性低血圧の概念 …………………………………………… 7

第3章　臨床症状と判定基準 …………………………………………… 14
  1. 臨床症状 …………………………………………………………… 14
  2. 判定基準 …………………………………………………………… 16
    a. 起立試験の方法 ……………………………………………… 19
    b. 主成分分析結果 ……………………………………………… 24
  3. 症状および起立試験の再現性 ………………………………… 26
  4. 症状および起立試験の概日リズム …………………………… 26
  5. ODの追跡調査 …………………………………………………… 28

第4章　自律神経機能検査および血管運動神経反射 ……………… 33
  1. Valsalva manever ………………………………………………… 39
  2. ノルアドレナリン試験 ………………………………………… 39
  3. 頸動脈閉塞試験 ………………………………………………… 40
  4. 過換気試験 ……………………………………………………… 41
  5. Handgrip test …………………………………………………… 41
  6. 深呼吸法 ………………………………………………………… 42
  7. 心拍変動のパワースペクトル解析 …………………………… 42
  8. 暗算試験 ………………………………………………………… 43
  9. 寒冷昇圧試験 …………………………………………………… 43
  10. 起立試験とnorepinephrine (NE) 値の変動 ………………… 44
  11. 微小神経電図検査 ……………………………………………… 44

第5章　発汗機能と起立性低血圧－器質的疾患を中心にして……49

1. 汗腺の特徴 …………………………………………………………49
2. 発汗機能検査の概略 ………………………………………………49
3. 起立性低血圧と発汗異常 …………………………………………50
    a. 圧受容体反射弓・求心路障害 ………………………………50
    b. 大脳・脳幹障害 ………………………………………………53
    c. 横断性高位脊髄損傷 …………………………………………55
    d. 進行性自律神経失調症 ………………………………………56
    e. 末梢神経障害：交感神経（節前）・節後線維障害 …………58

第6章　循環動態 ………………………………………………………63

1. 自律神経反射 ………………………………………………………66
2. 内分泌学的検査 ……………………………………………………66
3. 起立試験に伴う循環動態 …………………………………………68
4. 中枢性血圧調節機構 ………………………………………………79
5. 脳循環自動調節能 …………………………………………………81

第7章　頭部循環，head-down tilt と起立性低血圧 ………………87

1. HDT 負荷による頭部循環動態の変化 …………………………88
2. ヒトの脳循環動態に及ぼす HDT の影響 ………………………89
3. 動物実験の成績 ……………………………………………………91
4. HDT と起立性低血圧 ……………………………………………92
5. 起立性低血圧に対する対応策 ……………………………………95

第8章　宇宙飛行と起立性低血圧 ……………………………………99

1. 循環動態および血液・内分泌学的検討 …………………………101
    a. 循環血漿量の変化 ……………………………………………102
    b. 血管収縮機能低下と下肢体液貯留 …………………………104
2. Head-down Tilt(HDT)と脳循環 ………………………………106

3. 宇宙酔い ……………………………………………………106
   4. 意識消失 ……………………………………………………107
   5. 生理学的変化 ………………………………………………107
   6. 動物実験 ……………………………………………………108
   7. 治療および対抗措置 ………………………………………108
     a. 対抗措置 …………………………………………………108
     b. 薬物療法 …………………………………………………109

第9章　イヌにおける起立性低血圧の実験モデル作成 ……114
   1. 材料と方法 …………………………………………………114
   2. 結果 …………………………………………………………115

第10章　内分泌および代謝異常 ………………………………120
   1. 神経成長因子 ………………………………………………128
   2. ドーパミン β 水酸化酵素 …………………………128
   3. ブラジキニン ………………………………………………129
   4. バソプレシン ………………………………………………130
   5. プロスタグランジン ………………………………………131
   6. コエンザイム Q_{10} ……………………………………131
   7. HVA とノルアドレナリン …………………………………131
   8. エリスロポエチン …………………………………………132
   9. 貧血および鉄，銅，亜鉛代謝 ……………………………132

第11章　背筋力および握力検査 ………………………………146

第12章　起立性調節障害 ………………………………………150
   1. 小児起立性調節障害の最近の考え方 ……………………150
   2. 小児の起立試験法 …………………………………………152
     a. 能動起立と受動起立 ……………………………………152
     b. Finapres 起立試験法 ……………………………………155

c. 起立試験実施の注意点 …………………………………………………155
　3. 起立直後性低血圧 ……………………………………………………………155
　　a. INOH の能動的起立試験における血圧心拍変動と循環動態 ………156
　　b. INOH の起立時循環動態 ………………………………………………158
　　c. 血漿カテコールアミン濃度 ……………………………………………158
　　d. 静脈収縮不全の関与 ……………………………………………………159
　　e. INOH 患者における臨床症状 …………………………………………160
　　f. INOH における脳循環動態 ……………………………………………160
　4. 小児の体位性頻脈症候群 ……………………………………………………163
　　a. OD における POTS の割合 ……………………………………………165
　　b. 小児 POTS 患者における身体症状 ……………………………………165
　5. 起立性調節障害の治療 ………………………………………………………167
　　a. 日常生活の諸注意 ………………………………………………………167
　　b. 薬剤治療 …………………………………………………………………168
　　c. 心理的治療 ………………………………………………………………168
　　d. 予後 ………………………………………………………………………168
　6. 起立性調節障害と慢性疲労症候群や不登校との関連性 …………………170
　　a. 慢性疲労症候群との関係 ………………………………………………170
　　b. 不登校との関係 …………………………………………………………170
　　c. OD 症状などの不定愁訴を持つ子どもには全人的医療を ……………172

第13章　神経調節性失神 …………………………………………………………175

　1. 失神の頻度と原因 ……………………………………………………………175
　2. 神経調節性失神 ………………………………………………………………177
　3. 神経調節性失神の病態 ………………………………………………………179
　　a. 発作時の症状 ……………………………………………………………179
　　b. Tilt 試験で誘発される神経調節性失神の機序 ………………………179
　　c. 神経調節性失神と自律神経活動 ………………………………………182
　4. 神経調節性失神の機序についての諸説 ……………………………………182
　　a. 左室機械受容器感受性亢進 ……………………………………………182

b. 血管反応異常 …………………………………………185
　　c. 圧受容体反射異常 ……………………………………185
　　d. 循環血液量の減少 ……………………………………186
　　e. 神経体液性因子 ………………………………………186
　　f. 脳循環の調節異常 ……………………………………187
　　g. 呼吸の変化 ……………………………………………187
　　h. 精神・心理的要因 ……………………………………187
　5．Tilt 試験 ……………………………………………………189
　　a. Tilt 試験の適応 ………………………………………189
　　b. Tilt 試験の方法 ………………………………………190
　　c. Tilt 試験の評価 ………………………………………191
　　d. Tilt 試験の感度，特異度，再現性 …………………192
　6．神経調節性失神の治療 ……………………………………193
　　a. 患者指導，増悪因子の除去 …………………………193
　　b. 薬物療法 ………………………………………………193
　　c. 非薬物治療 ……………………………………………195
　7．神経調節性失神の再発と予防 ……………………………197

第14章　心身医学的研究 …………………………………………202

　1．CMI …………………………………………………………202
　2．YG 試験 ……………………………………………………203
　3．MAS …………………………………………………………204
　4．SDS …………………………………………………………204
　5．FSS …………………………………………………………205
　6．MPI …………………………………………………………205
　7．MMPI ………………………………………………………207
　8．P-F Study …………………………………………………208
　9．K-SCT ………………………………………………………209
　10．ウェクスラー成人知能診断検査と内田
　　　－クレペリン精神作業検査．WAIS ……………………210

11. MDT ……………………………………………………………211
  12. QOL 的評価 ………………………………………………………212
  13. 心身医学的治療 …………………………………………………213

第15章　遺伝学的研究 ……………………………………………………216
  1. 対象と方法 …………………………………………………………217
  2. 結果 …………………………………………………………………218
    a. 発端者の近親と対照発端者の近親との比較 …………………218
    b. 双生児の所見 ……………………………………………………223
    c. 起立反応と OD 症状数の遺伝率 ………………………………224
    d. 遺伝学的考察 ……………………………………………………225

第16章　特殊な起立性低血圧 ……………………………………………230
  1. 脳波異常を伴う症例 ………………………………………………230
  2. 過敏性腸症候群 ……………………………………………………237
  3. Holmes-Adie 症候群－求心路障害を求めて ……………………242
  4. Shy-Drager 症候群と多系統萎縮症 ………………………………244
    a. Shy-Drager 症候群の疾病概念 …………………………………248
    b. Shy-Drager 症候群の臨床症状 …………………………………249
    c. Shy-Drager 症候群の病理学的所見 ……………………………249
    d. Shy-Drager 症候群の神経化学 …………………………………254
    e. Shy-Drager 症候群と高血圧 ……………………………………255
    f. Shy-Drager 症候群の病気進行過程 ……………………………256
    g. Shy-Drager 症候群の死の転帰 …………………………………256
    h. 多系統萎縮症の治療 ……………………………………………257
  5. 登校拒否ならびに不登校 …………………………………………260
  6. 過換気症候群 ………………………………………………………269
  7. 神経性食欲不振症 …………………………………………………277
  8. ポルフィリン尿症 …………………………………………………282
  9. うつ病, うつ状態 …………………………………………………285

a. 抗うつ薬の副作用による OH ……………………………291
　　b. 自律神経障害のための OH ………………………………293
　　c. 心理療法 ………………………………………………………295
　10. 透明中隔腔および Verga 腔嚢胞 …………………………298

第17章　老人性起立性低血圧 …………………………………303

　1. 成因と特徴 ………………………………………………………303
　2. 判定基準と病態生理 …………………………………………304
　3. 症例検討 ………………………………………………………306
　4. 治療 ………………………………………………………………311

第18章　症候性起立性低血圧－特に糖尿病性
　　　　　起立性低血圧を中心にして－ ………………………317

　1. 糖尿病性起立性低血圧 ………………………………………318
　　a. 疫学的調査 …………………………………………………318
　　b. 症例報告 ……………………………………………………321
　　c. 考察 …………………………………………………………329
　　d. 治療 …………………………………………………………333

第19章　起立性低血圧と近縁疾患 ……………………………339

　1. 体位性頻脈症候群 ……………………………………………339
　　a. 歴史的背景 …………………………………………………339
　　b. 診断基準 ……………………………………………………342
　　c. 臨床的特徴 …………………………………………………343
　　d. 病態生理 ……………………………………………………346
　　e. 症例呈示 ……………………………………………………349
　2. 神経循環無力症 ………………………………………………354
　　a. 自覚症状 ……………………………………………………355
　　b. 心電図および呼吸曲線 ……………………………………356
　　c. 病態生理 ……………………………………………………356

- d. 心理テスト ……………………………………………………356
- e. NCAの治療 …………………………………………………358
3. 心臓神経症 ………………………………………………………361
4. 慢性疲労症候群と起立性低血圧 …………………………………365
  - a. 慢性疲労症候群の起立試験 …………………………………365
  - b. 慢性疲労と低血圧 ……………………………………………367
  - c. 慢性疲労症候群と起立性低血圧, 起立性頻脈症候群 ………368
  - d. 心拍変動解析からみた慢性疲労症候群の自律神経機能 ……371
  - e. 慢性疲労症候群の自律神経機能 ……………………………371
5. 小心臓症候群と低血圧 …………………………………………374
  - a. 概念と判定基準 ………………………………………………374
  - b. 起立試験と症状分析 …………………………………………375
  - c. 自律神経機能検査 ……………………………………………378
  - d. 心理テスト ……………………………………………………381
  - e. 脳波 ……………………………………………………………381
  - f. 起立試験および運動負荷 ……………………………………381
  - g. 症例 ……………………………………………………………384
6. 食後低血圧 ………………………………………………………393
  - a. 概念 ……………………………………………………………393
  - b. 判定基準 ………………………………………………………394
  - c. 症状 ……………………………………………………………394
  - d. 循環動態 ………………………………………………………394
  - e. 病態生理 ………………………………………………………395
  - f. 原因 ……………………………………………………………396
  - g. 治療 ……………………………………………………………398
7. 汎自律神経異常症 ………………………………………………403
  - a. 急性本態性汎自律神経異常症または急性治癒性汎自律神経異常症 ………403
  - b. 慢性進行性汎自律神経異常症 ………………………………406
8. 薬物性起立性低血圧 ……………………………………………409
  - a. 抗うつ薬 ………………………………………………………410

  b. 硝酸塩 …………………………………………410
  c. レボドパ ………………………………………411
  d. アルコール ……………………………………411
  e. インスリン ……………………………………411
  f. 抗精神病薬と統合失調症 ……………………411

第20章　起立性低血圧の治療 ……………………414

 1. 一般療法 ……………………………………………414
  a. 安静，転地および入浴 ………………………414
  b. 体位および就眠 ………………………………414
  c. 衣服 ……………………………………………415
  d. 食事 ……………………………………………415
 2. 理学的療法 …………………………………………418
  a. 過換気症候群 …………………………………418
  b. 心房・心室ペースメーカー療法 ……………418
  c. リハビリテーション …………………………418
  d. 老人性起立性低血圧 …………………………419
 3. 薬物療法 ……………………………………………419
  a. 血管収縮剤 ……………………………………419
  b. 心臓作用薬 ……………………………………421
  c. 血管拡張予防およびその他の作用薬 ………422
  d. 臥位高血圧を伴う OH ………………………425
 4. 心理療法 ……………………………………………426
 5. 代替医療 ……………………………………………426

むすび ………………………………………………………433
あとがき ……………………………………………………434
索　引 ………………………………………………………437

第1章
起立性低血圧の歴史

　1733年，イギリスの牧師 Hales（1677～1761）は動物の頸動脈に小径の管を挿入し，血圧の高さを直接に測定した。これが血圧の発見の最初であると伝えられている（Rieckert[23]）。

　起立性低血圧（orthostatic hypotension, OH）の初期の記述は，1826年，フランスの内科医師 Piorry[22] が，意識消失を起こす患者をみて命名したという。この患者は呼吸が不規則で，いびきをかくようであり，意識消失，脈拍は弱く，友人に支えられて15分間は座位を保つことができたが，患者を臥位にしたところ，ただちに彼の眼は開き，呼吸が促進し，顔色は回復し，その後，短時間ですべての症状が消失したという（Wagner[35]．Pearce[21]）。また，Piorryらはこうした症例を"cerebral syncope"と呼称し，犬による動物実験もやっていたようである（Hill[13]）。その後，英国の Addison[1] が1868年に副腎機能障害の患者が"めまい"，視力障害が起こるために仕事を中止し，こうした症状は起立したときに常に起こり，座位，臥位に体位を戻した時に常に減少したという（Wagner[35]）。

　1871年 DaCosta[9] が南北戦争の時に同様な症状を呈する兵士について"irritable heart"という名称を使用し，これが現在の OH の起源であるという人達もいる。しかし，当時 orthostatic という言葉はまだ使用していなかったようである。次いで米国の Oppenheimer（1918[20]）が第一次大戦中に英国で神経循環無力症（neurocirculatory asthenia, NCA）という名称を使用し，これが現在の起立不耐性（orthostatic intolerance, OI）の背景であるという人もある。下って Lewis（1919[17]）は第一次大戦中の effort syndrome は NCA と同意語であり，彼らが報告した患者の3/4はめまい，ふらつき，視力障害を訴え，多くの患者は起立により，30～40 mmHg の血圧下降があったという。

1925年，ニューヨークのBradbury & Eggleston により "postural hypotension" と言う名称のもとに本症の3例が系統的に報告されてより，彼らが今日のOHの臨床的概念を確立したと一般に信じられている。しかし，この postural hypotension という言葉ではいかなる体位かわからず適当な言葉ではないという (Allen[3])。1932年，フランスの医師 Laubary と Doumer[16] は "L'hypotension orthostatique" という名称で5例を発表した。これは臥位から立位に移つた後の低血圧という意味であり，むしろ，この方を使用すべきであるというのが Allen の意見であり，これに賛同する者が多い。しかし，その後，米国では Bradbury らの症例を特発性起立性低血圧 (idiopathic orthostatic hypotension, IOH), progressive autonomic failure, pure autonomic failure, peripheral dysautonomia など呼称し，研究されたようであるが，一応の区切りがついたようにいう人もある。また，Bradbury 以後，1960年，Shy-Drager[27] が死亡前に OH のほかに病名がつけられず，剖検により延髄のオリーブ核に変性とグリオージスがあるほか，橋，中脳から大脳核に到るまでの各所に同様な変化をみた1例を IOH より鑑別したことが Shy-Drager 症候群の最初であると一般的に信じられていた。Shy-Drager の発表後，1969年 Graham と Oppenheimer[12] らはこれらの患者の病理組織所見から多系統萎縮症 (multiple system atrophy, MSA) という言葉を用いたという (田村[33], Robertson[24])。

近年，Shy-Drager 症候群という言葉はこの MSA という概念の小脳症状が主な患者はオリーブ橋小脳萎縮症 (olivo-ponto-cerebellar atrophy, OPCA), パーキンソン症候群が主な患者は線条体黒質変性症, (striatonigral degeneration, SND), および，自律神経障害が主な患者には Shy-Drager 症候群という言葉が使用されるようになった—(American Autonomic Society と American Academy of Neurology の一致した意見1995[8])。また，メイヨークリニックの Briggs[6] が1927~1945年の間の postural hypotension の症例を再調査し，実質的にはこの中に Shy-Drager 症候群は症例としては存在していたという (Shy-Drager 症候群と多系統萎縮症の項目参照) (Robertson[24])。

一方，スウェーデンでは Bjure, Laurell (1927[4]) と Nylin, Levander (1946[18]) は OH を2つのグループに分けた。1つは自律神経血圧調節メカニ

ズムに対するストレスが大きすぎ，頻脈と他の代償メカニズムが起こるにもかかわらず OH を起こすもので，Bjure らはこのタイプを "arterial circulatory anemia" と呼び，Nylin らは sympathicotonic OH という言葉を用いた。

他のもう1つのグループはストレスは普通であるのに血圧調節メカニズムが低下または消失しているもので，Bjure らはこの状態を OH と呼び，Nylin らは asymphathicotonic OH と記述した（Wagner[35]）。

最近になり日本では田村（2003[32]）らがこの Bjure らの "arterial circulatory anemia" を OI の起源だと報告し，注目を浴びている。

1938年，ドイツのハイデルベルク大学の Schellong 教授[26] が "Regulationsprüfung des Kreislaufes" という本を書き，これが現在の日本の OD（orthostatische Dysregulation, OD），OH の基本的な考えになり，米国では Bradbury らの報告が OH の基礎になっているようである。

近年，米国において OH の他に起立不耐性（orthostatic intolerance, OI）という言葉を Gaffney（1983[10]）が僧帽弁逸脱症の研究に使い始めたようであり，これに Robertson（1993[25]），Streeten（1992[30]）らが同調したと考えられる。彼らのグループでは前述の NCA と同じものであるとも報告している（Shannon[31]）。また，現在この OI という言葉は流行語のようになっているが，若年婦人に多く，推計学的にみて，米国には50万人の患者がいるという（Ali[2]）。

また，日本では Schellong 一派の影響を受け，倉田（1954[15]），杉（1957[34]）が成人の本症を"起立性循環障害"と呼称し，hypodyname Form（脱力型）と hypotone Form（低緊張型）に別けて発表されたのが最初である。次いで1958年，大国[19]らが同じ Schellong 一派の小児科医の Genz[11]，Brück[7] らの影響を受け起立性調節障害と呼称し小児に起こり易いことを報告した。その後，日本の小児科では小児自律神経研究会を組織して起立性調節障害と呼称し，この研究に15年の歳月を費やした。

最近になり，この起立性調節障害の概念が日本の小児科領域で再び注目を集め，玉井・田中らを中心にして2002年に第1回の INPHS 懇話会（International Network of Pediatric Hypotension & Syncope）が発足し，この中で起立性調節障害の再検討がなされており，今後の研究成果が期待される（本

多[14]）。また，現在，国際的にみても小児科領域のこの方面の研究は Stewart (2002[28,29]) 一派の研究以外には認めるべき研究が少なく，日本の再開された INPHS 懇話会の OD 研究に期待する点が大である。現在，日本では成人では主に起立性低血圧，小児では起立性調節障害の名称の元に自律神経学会をはじめ各学会において本症候群がさまざまな角度から研究されている。

文　献

1) Addison, T.: Collection of the published works of Addison. London. New Syndenham Society. 1868.
2) Ali, YS. Daamen, N. Jacob, G. et al.: Orthostatic intolerance ; a disorder of young women. Obstet. Gynecol. Surv. 55(4) ; 251-259. 2000.
3) Allen, EV. Magree, HR.: Orthostatic hypotension with syncope. Med. Clin. North. Am. 18 ; 585-595. 1934
4) Bjure, A. Laurell, H.: Om abnorm statiska cirkulationsfenomen och därmed sammanhängande sjukliga symtom. Den arterielle orthostatiska anämin en forsummad sjukdombild. Upsala Läkaref. Förh. 33 ; 1-23. 1927.
5) Bradbury, S. Eggleston, C.: Postural hypotension. A report of three cases. Am. Heart J. 1 ; 73-86. 1925.
6) Briggs, NM : Neurological manifestations associated with postural hypotension. Thesis B-MnU-M-46-70. Univ. of Minnesota 1946.
7) Brück, KU. Oltoman, D.: Zur Diagnosis und Therapie der orthostatischen Dysregulation des Kindes. Prüfung des präparates Carnigen. Mschr. Kinderheilk. 105 ; 7. 1956.
8) Consensus statement on the definition of orthostatic hypotension, pure autonomic failure, and multiple system atrophy. J. Neurol. Sci. 144 ; 218-219. 1996.
9) Da Costa, JH.: On irritable heart. Am. J. Med. Sci. 121 ; 17-53. 1871.
10) Gaffney, FA. Bastian, BC. Lane, LB. et al.: Abnormal cardiovascular regulation in the mitral valve prolapse syndrome. Am. J. Cardiol. 52(3) ; 316-320. 1983.
11) Genz, H. Stolowsky, RB : Zur Diagnose und Therapie der orthostatischen Kreislaufstörung in Kindesalter. Deutsh. Med. Wshr. 81 ; 407-411. 1956.
12) Graham, JG. Oppenheimer, DR.: Orthostatic hypotension and nicotine sensitivity in a case of multiple system atrophy. J. Neurol. Neurosurg. Psychiatry. 32 ; 28-34. 1969.
13) Hill, L.: The infuluence of the force of gravity on the circulation of the blood (part 1). J. Physiol. 18 ; 15-53. 1895.

14) 本多和雄・他：INPHS（小児低血圧／失神）懇話会（起立性低血圧の診断・治療の今と昔）．小児科臨床．55(8)；111-124. 2002.
15) 倉田　誠：起立性循環障害について――特に神経病発生の一因としての考察．総合臨床．3；1695-1701. 1954.
16) Laubary, C. Doumer, E.: L'hypotension orthostatique. Press Medicale. 1；17-20. 1932.
17) Lewis, T.: The soldier's heart and the effort syndrome. New York Paul Hoeber. 1919.
18) Nylin, G. Levander, M.: Studies on the circulation with the aid of tagged erythrocytes in a case of orthostatic hypotension (asympathicotonic hypotension). Ann. Intern. Med. 28；723-746. 1946.
19) 大国真彦，大島正浩，奥山和男・他：小児の起立性循環障害（Orthostatische Dysregulation）の診断及び治療について．小児科臨床．21；1390. 1958.
20) Oppenheimer, BS. Rothschild, MA.: The psychoneurotic factor in the "irritable heart" of soldier's. Br. Med. J. 2；29-31. 1918.
21) Pearce, JM: From orthostatic hypotension to Shy-Drager syndrome. J. Neurol. Neurosurg. Psychiatry. 75(12)；1666. 2004.
22) Piorry, PA.: Infuluence de la pesanteur sur la cours du sang；diagnostic de la syncope et de l'apoplexie. J. Hebd de Méd. 2；292. 1826.
23) Rieckert, H.: Hypotonie. Berlin. Springer-Verlag. 1979.
24) Robertson, D.: "Introduction". Disorders of the Autonomic Nervous System. Robertson, D. Biaggioni, I. ed. London. harwood academic publishers. 1995. p. 6-8.
25) Robertson, D. Beck, C. Gary, T.: Classification of autonomic disorders. Int. Angiol. 12(2)；93-102. 1993.
26) Schellong, F.: Regulationsprüfung des Kreislaufes. Dresden und Leipzig. Theodor Steinkopff. 1938.
27) Shy, GM. Drager, GA.: A neurological syndrome associated with orthostatic hypotension. Arch. Neurol. 2；511-527. 1960
28) Stewart, JM.: Orthostatic hypotension in pediatrics. Heart Dis. 4(1)；33-39. 2002
29) Stewart, JM. Medow, MS. Montgomery, LD.: Local vascular responses affecting blood flow in postural tachycardia syndrome. Am. J. Physiol. Heart Circ. Physiol. 285(6)；2749-2756. 2003.
30) Streeten, DHP. Anderson, GH.: Delayed orthostatic intolerance. Arch. Intern. Med. 152(5)；1066-1072. 1992.
31) Shannon, JR. Flattem, NL. Jordan, J. et al: Orthostatic intolerance and tachycardia associated with norepinephrine-transporter deficiency. N. Engl. J.

Med. 342(8) ; 541-549. 2000.
32) 田村直俊, 島津邦男：動脈性起立性貧血（Bjure-Laurell 症候群）. 自律神経. 40(2) ; 103-108. 2003.
33) 田村直俊, 山元敏正, 島津邦男：Shy-Drager 症候群の歴史的展望. 1. 1970 年以前. 自律神経. 41(4) ; 392-400. 2004.
34) 高野朔太郎, 石神俊徳, 杉　静男：起立性循環障害とその診断法. 日内会誌. 46 ; 315-316. 1957.
35) Wagner, HM. : Orthostatic hypotension. Bull Johns Hopkins Hospital. 105 ; 322-359. 1959.

第2章
起立性低血圧の概念

　Hill（1895[9]）は，ヘビやウサギが立位に長く耐えられないことを認めた。彼はある種類のヘビを平板に張りつけて直接に心臓を観察できるようにし，この平板を立位にすると，ヘビの心臓は虚血を起こして，その後短時間で死亡することを知った。彼はその後の研究で人間における内臓血管収縮は重力の液体静力学的効果を調節し，陰性の胸腔内圧は腹筋収縮により支持されると仮定した（Wagner による[36]）。近年になり，日本では OH の実験モデルも完成することが出来た（Honda，1993[13]）。

　人類が起立して最初に歩きだした時点において，すでに血圧調節機構はあったに違いない。また，男が狩りに生活の糧を求め，女が主食の果実を集めるというような生きるための問題があまりに多い原始生活の時代には，現在のような多くの OD，OH は無かったかもしれない。文明の進歩とともに社会機構が複雑化し，種々のストレスが増加し，加えて日本のような社会保障制度が進歩してくると，不定愁訴を訴える人が増加してくるのは当然であるが，これらの不定愁訴を訴える患者のなかに，しばしば OD，OH を発見する。現在，日本では不登校生徒が増加し，深刻な社会問題となっているが「学校教育の制度疲労」とも言われている（田中，1998[33]）。この登校拒否児童の中にも OD，OH を発見できるようである。

　日本では，OH は成長期（特に中学生）に多く，突発的に発病するが，小児期，成人期，老人になってからも突然発病する興味ある症例がある（本多，1983[10]，1986[11]）。小児期に発病するものは本邦の小児科では OD と呼称され，かって盛んに研究されていたが，この時期に発病したものは成人になってからも 20〜40％ は同じ状態が持続し，4〜7月に OD 症状が再発現，あるいは増悪するという（大国，1971[22]）。また，小児期から持続するものは慢性症状を持

ち，起立性頻脈症を示しているものがあるという（Stewart[30]）。そして，日本の小児科領域の OD は vegetative Dystonie としての一表現型であると考えられていた（遠城寺[4]）。また，古くより気管支喘息に OD が出現することが研究され，アレルギーとの関係が現在も問題となっている（市村[15]）。

　前述のごとく米国では 1980 年代に入ってより起立不耐性（OI）の概念が Gaffney[6], Robertson[24] らにより提唱され，OH のほかに幾つかの subtype の研究が進んでいるが，1982 年，Rosen, Cryer[25] らが起立時に心拍数が 44/分以上増加し（OH を伴わない），疲労，運動不耐性，心悸亢進といった愁訴のある患者に体位性起立性頻脈症（postural orthostatic tachycardia syndrome, POTS）という言葉を使用したという。そしてこの POTS の歴史的背景は DaCosta の irritable heart や Oppenheimer の NCA だという（Grubb[7]）。最近になり同じような研究が日本の小児科領域でも発表されるようになった（Tanaka, 1999[34]）。また，この OD の概念を国外でも起立不耐性，OH，POTS と分類する発表もあるようである（Winker[38]）。

　こうした起立不耐性の概念に対し，Low[17] らは OH（＋）症状（＋）群と OH（－）症状（＋）群，OH（＋）症状（－）群の 3 群に被験者を分けて各種自律神経機能検査（発汗刺激定量検査，adrenergic and cardio-vagal 障害検査）を試み，結論として OH（＋）症状（＋）群により多くの自律神経障害を認めることを推論した。

　起立試験は現在，最も普遍的で信用のおける自律神経機能検査の一つである。前述のごとく，Schellong[27]（Nylin[21]）らは起立により収縮期圧と拡張期圧が病的に下降するものを脱力型（hypodyname Form, asympathicotonic orthostatism），収縮期圧が下降し，拡張期圧が上昇または不変のものを低緊張型（hypotone Form, sympathicotonic orthostatism）と言った。また，Schellong は起立時に収縮期圧の低下が 20 mmHg 以上を病的とし，15〜20 mmHg 下降するものを境界域と言った。

　また，起立による心拍固定のあるものは心臓支配神経障害（Wieling[37]），10/min までしか心拍増加のないものは圧受容体反射障害（Lipsitz[16]）を暗示しているとの説もある。

　われわれは約 1300 名の集団に能動的な起立試験を施行して血圧低下量をみ

たが連続スペクトルであり，20 mmHg のところに一線を引くことが出来なかった。成人では能動的な起立性血圧低下は収縮期圧 16 mmHg 以上（Schellong の境界域）あることと起立性失調症状を加えて判定することが理論的だと考えている（本多，2004[14]）。

後述するごとく，1996 年に American Autonomic Society と American Academy of Neurology との一致した意見として OH の判定基準を示したが，こうした考えは米国では 1960 年頃より Hickler[8] らにより発表されており，Schellong の hypotone Form と Nylin らの sympathicotonic orthostatism を区別したのが特徴的であり，そして，sympathicotonic OH は起立不耐性の中にいれ，他の多数の起立性失調症状を有する疾患と一緒にして新しい OI の概念を作り出している。これは主に起立時の頻脈を中心にした考えのようであり，後述するごとく DNA 分析を行い遺伝子の突然変異を提唱しているが，これには現在異論があるようである。また，OH が起立直後に起こることは Bradbury[2] らが症例により報告しているが，起立直後と遅延型に分けて発表したのはわれわれ（永田[19]）が，米国では Streeten（1992[31]）らが最初のようであるが，OH は起立直後に認めることが多く，日本では小児科領域で田中（2001[35]）らが Finapres 装置を使用して詳細に報告したのが注目されている。また，遅延型は症候性 OH が多いと Streeten（1998[32]）らが報告している。一方，OD，OH には幾つかの subtype または variant type が日本では同定され問題視されている。

ともあれ，OH の研究は症状と起立試験陽性の両者を有するものから始めるのが Schirger, Appenzeller, Lipsitz[16]，著者らの考え方である。

人類が宇宙飛行に挑戦を始めてから 40 数年を経過しているが，無重力状態におかれた多くの宇宙飛行士は比較的短期間の宇宙飛行でも地球に着陸後に OI 症状を経験し，地球着陸日の起立試験で約 20 ％ に前失神状態を認めるという（Meck[20]）。また，この短期間の宇宙飛行後のものは病態生理に不明な点が多いという。そして，21 世紀に予定されている火星への有人飛行に，片道 1 年はかかると言われ，長期間の微小重力が人体に及ぼす影響を調べることが急務になっているようである。また，OH のある人（Fuchs[5]），小心臓症候群のある人も操縦士として不適格であるとされている（Yu[39]）。一方，最近で

は無重力状態におかれた宇宙飛行士が宇宙飛行後に OH を発病することで問題になっており (Martin[18])，これらの異常は高度の性能のある航空機の多くのストレスのためである可能性もあるが，宇宙飛行後においては，血管内容量の減少が結果として現れるという (Robertson. 1993[24])。また，最近では宇宙飛行後に POTS が現れ，ノルアドレナリン・トランスポーターの遺伝子の突然変異であろうとの考えもあるが，これにはすでに異論がある（遺伝学的研究の項目参照）。

最近では，OH と一過性脳虚血 (TIA) の関係など興味深い発表もなされるようになった (Dobkin[3])。また，古くよりウェルニッケ脳症には 80 % に OH を認め (Birchfield[1], Schatz[26])，最近ではアルツハイマー病を伴う OH など報告されるようなった（老人性起立性低血圧の項目参照）。

著者らはすべての臨床家が治療を必要とするような症状を有する OH に一人ならず遭遇していることを推察している。これらの患者は臨床的には原則として起立による血圧低下，脈拍数の不変または増加を伴い，この血圧調節は複雑な自己調節能によるものであり，この循環調節不全には神経および体液性調節因子または代謝異常が関与し，それらに関する報告は枚挙にいとまがない。

ともあれ，古くより原因不明で起こるものを特発性起立性低血圧 (idiopathic orthostatic hypotension, IOH)，器質的原因のはっきりしたものを症候性起立性低血圧 (symptomatic orthostatic hypotension)，または 2 次性起立性低血圧 (secondary orthostatic hypotension) と呼んでいるが，1960 年，Shy & Drager[29] が原因不明で死亡した OH の剖検例を報告してより，神経病理学者は本症候群に強い興味を示し，同様な報告が相次いでなされたが，現在ではその病理学的所見から，多系統萎縮症 (multiple system atrophy, MSA) と言う言葉で表現され，この中で自律神経失調の強い OH のみ Shy-Drager 症候群と呼称されるようになった（Shy-Drager 症候群と多系統萎縮症の項目参照）。

しかし，これらは小児科領域で発病した OD，OH の延長のものとは異質のものであり，内科領域においても日常経験する OH とは原因を異にすると一般的に考えられている。

OD と OH は日本においては異なるものであるという考えは根強く，著者ら

のかつての調査でも日本のODのうちOHは12〜13％（15％という報告もある）に過ぎない。しかし，米国においても前述のごとくOHとOIという2つの概念がある。これらはこの道の学者の考えの相違に過ぎないかもしれない。ともあれ，日本においてはODもOHも年々増加傾向にあると考えられ，臨床家として注意せねばならない領域と考えられる。

　ここにおいて，OHに関する我々の従来の知見をまとめ，今回は主に米国における現在の研究情勢を参考にして，日本を代表する専門家の分担執筆またはご校閲，査読をお願いして本書を纏めさせて頂いた。

文　献

1) Birchfield, RI.: Postural hypotension in Wernicke's disease. Am. J. Med. 36 ; 404-414. 1964.
2) Bradbury, S. Eggleston, C.: Postural hypotension. A report of three cases. Am. Heart J. 1 : 73-86. 1925.
3) Dobkin, BH.: Orthostatic hypotension as a risk factor for symptomatic occlusive cerebrovascular disease. Neurology. 39(1); 30-34. 1989.
4) 遠城寺宗徳，豊原清臣，松田健一郎・他：小児喘息とOD．Clinical Report. 2 (2); 73-76. 1961.
5) Fuchs, HS.: Hypertension and orthostatic hypotension in applicants for flying training and aircrew. Aviat. Space Environ. Med. 54(1); 65-68. 1983.
6) Gaffney, FA. Bastian, BC. Lane, LB. et al.: Abnormal cardiovascular regulation in the mitral valve prolapse syndrome. Am. J. Cardiol. 52(3); 316-320. 1983.
7) Grubb, BP.: Idiopathic postural orthostatic tachycardia syndrome. J. UOEH. 22(3); 239-245. 2000.
8) Hickler, RB. Hoskins, RG. Hamlin, JT.: The clinical evaluation of faulty orthostatic mechanisms. Med. Clin. North. Am. 44 ; 1237-1250. 1960.
9) Hill, L.: The influence of the force of gravity on the circulation. Lancet. Feb. 9 ; 338-339. 1895. Proc. Physiol. Soci. December 11 ; 19-22. 1897.
10) Honda, K. Katsube, S. Nishitani, A. et al.: Orthostatic hypotension in the elderly. Autonomic Nervous System. 20(3); 193-201. 1983.
11) 本多和雄，下田又季雄，永田勝太郎：老人性起立性低血圧．臨床と研究．63 (1); 178-184. 1986.
12) 本多和雄，永田勝太郎，村山良介：起立性低血圧とその治療．日本医事新報．3318; 25-30. 1987.

13) Honda, K. Kashima, M. Honda, R. et al.: Orthostatic hypotension with particular reference to experimentally-induced orthostatic hypotension in dogs. Int. Angiol. 12(2) ; 110-112. 1993.
14) 本多和雄：起立性低血圧の四十年．自律神経．41(2)；109-115. 2004.
15) 市村登寿：アトピー素因の考え方と臨床．日本医事新報．3517；11-17. 1991.
16) Lipsitz, LA.: Orthostatic hypotension in the elderly. N. Engl. J. Med. 321 ; 952-957. 1989.
17) Low, PA. Opfer-Gehrking, TL. McPhee, BR. et al.: Prospective evaluation of clinical characteristics of orthostatic hypotension. Mayo Clin. Proc. 70(7) ; 617-622. 1995.
18) Martin, JB. Travis, RH. van den Noorts, S.: Centrally mediated orthostatic hypotension. Report of cases. Arch Neurol. 19(2) ; 163-173. 1968.
19) 永田勝太郎：起立性低血圧．自律神経．22(4)；320-330. 1985.
20) Meck, JV. Waters, WW. Ziegler, MG. et al.: Mechanisms of postspaceflight orthostatic hypotension : low alpha 1-adrenergic receptor responses before flight and central autonomic dysregulation postflight. Am. J. Physiol. Heart Circ. Physiol. 286(4) ; 1486-1495. 2004. Epub 2003 Dec 11.
21) Nylin, G. Levander, M.: Studies on the circulation with the aid of orthostatic hypotension (asympathicotonic hypotension). Am. Intern. Med. 28 ; 723-746. 1946.
22) 大国真彦：起立性調節障害．現代小児科学大系．年刊追補．東京．中山書店．1971-a. p 324-336.
23) Onrot, J. Goldberg, MR. Hollister, AS. et al.: Management of chronic orthostatic hypotension. Am. J. Med. 80(3) ; 454-464. 1986.
24) Robertson, D. Beck, C. Gary, T. et al.: Classification of autonomic disorders. Int. Angiol. 12(2) ; 93-102. 1993.
25) Rosen, SG. Cryer, PE.: Postural tachycardia syndrome : Reversal of sympathetic hyperresponsiveness and clinical improvement during sodium loading. Am. J. Med. 72 ; 847-850. 1982.
26) Schatz, IJ.: Orthostatic hypotension. 1. functional and neurogenic causes. Arch. Intern. Med. 144(4) ; 773-777. 1984.
27) Schellong, F.: Regulationsprüfung des Kreislaufes. Dresden und Leipzig. Theodor Steinkopff. 1938.
28) Schondorf, R. Low, PA.: Idiopathic postural orthostatic tachycardia syndrome ; an attenuated form of acute pandysautonomia ? Neurology 43 ; 132-137. 1993.
29) Shy, GM. Drager, GA.: A neurological syndrome associated with orthostatic hypotension. Arch. Neurol. 2 ; 511-527. 1960.

30) Stewart, JM.: Orthostatic hypotension in pediatrics. Heart Dis. 4(1): 33-39. 2002.
31) Streeten, DHP., Anderson, GH.: Delayed orthostatic intolerance. Arch. Intern. Med. 152(5); 1066-1072. 1992.
32) Streeten, DHP., Anderson, GH.: The role of delayed orthostatic hypotension in the pathogenesis of chronic fatigue. Clin. Auton. Res. 8(2); 119-124. 1998.
33) 田中英高：なぜ日本に登校拒否が多いのか－スウェーデンとの国際的比較研究－　明治生命厚生事業団第4回健康文化研究助成論文．1998.
34) Tanaka, H. Yamaguchi, H. Matsushima, R. et al.: Instantaneous orthostatic hypotension in children and adolescents; a new entity of orthostatic intolerance. Pediatr. Res. 46; 691-696. 1999.
35) 田中英高，山口　仁，松島礼子・他：小児の起立性低血圧－直後型を中心にして－　新・現代の起立性低血圧．本多和雄．稲光哲明編著．東京．新興医学出版社．2001. pp. 105-117.
36) Wagner, HM.: Orthostatic hypotension. Bull. Johns Hopkins Hospital. 105; 322-359. 1959.
37) Wieling, W.: "Standing, orthostatic stress, and autonomic function" Autonomic Failure-a textbook of clinical disorders of the autonomic nervous system. 2nd ed. Bannister, R. ed. London. Oxford Univ. Press. 1988. p 308-320.
38) Winker, R. Barth, A. Dorner, W. et al.: Diagnostic management of orthostatic intolerance in the workplace. Int. Arch. Occup. Environ. Health. 76; 143-150. 2003.
39) Yu, CH. Qing, WQ.: Research on the relationship between small heart syndrome and poor orthostatic endurance of aviators. Aviat. Space Environ. Med. 68(3); 246. 1997.

第3章
臨床症状と判定基準

1. 臨床症状

　本症候群は，日本では小児期に発病することが多く，初期の臨床症状と成人期のそれとは多少異なる。こうした意味で病気の初期を捉えるための症状の分析には，日本の小児自律神経研究会の使用している診断基準を使用するのが最も良いと考えている。

　しかし，本邦の中学生に関する著者らの調査では，症状の数が増えるに伴って，起立性血圧低下（起立による血圧の下降）の程度が高くなっており，年齢的に血圧が上昇し，正常血圧として安定してくる頃からは，症状と起立試験の両者で判定することが望ましいと考えている（図1）。しかし，こうした考えは日本の小児自律神経研究会にも一部に古くよりあったようであり（中村[29]），また，現在支持する人もある（松島[27]）。そして，米国においても支持されている（Appenzeller[1]，Lipsitz[25]，Thomas[53]）。

　成人では，起立性低血圧の診断基準としてBradbury & Eggleston[6]以来，次の15項目が挙げられている（Wagner[55]）。

　（1）起立性血圧低下
　（2）意識消失
　（3）心拍固定（起立時の心拍固定のあるものは心臓支配神経障害，Wieling[58]。10/分より少ない起立による心拍増加は圧受容体反射障害を疑う。Lipsitz[25]）。
　（4）暑さへの不耐性
　（5）発汗異常

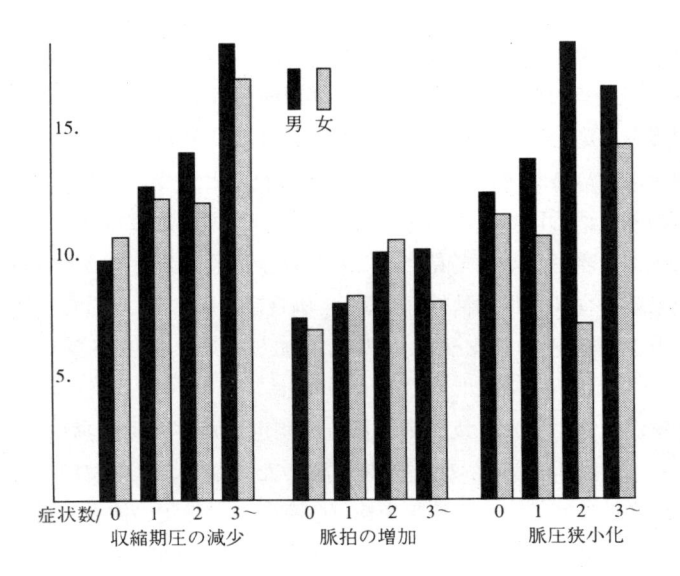

図1. 症状数と起立試験反応の平均値（中学生）（本多，1971[15]）

(6) 基礎代謝の低下
(7) 尿素窒素の増加
(8) 軽度の不定な中枢神経症状
(9) 夜間多尿
(10) インポテンツ
(11) 性欲減退
(12) 外観上若く見える顔貌
(13) 顔面蒼白
(14) 軽度貧血
(15) 便通異常

以上の項目中，1) 起立性血圧低下，5) 発汗異常，10) インポテンツを英国，米国においては歴史的に古くよりOHの三大症状と言っていたようである（East[10]）。しかし，近年，老人では体温低下，基礎代謝の低下が注目すべき症状の一つであると言う（Ryan[35]）。また，著者らは非常にまれではあるが，疼痛（時に関節痛）を主訴とするOHを経験している。

発汗減少の問題は初期の報告者 Springarn[43] らによれば，軽症または一過性 OH を除いた 50 例についてみると，発汗減少は症例の 1/3 に認められ，発汗減少の強さ，広がりは一様でないという．また，Wagner[55] は，発汗減少はおもに四肢に認められ，顔面を除いて全身に及ぶという．しかし，Streeten[45] らは 7 人の遅延型 OH のうち 2 例に発汗増加例があったという．

発汗減少は，著者がかつて見たところでは全身的に減少すると言っても（エクリン腺系統，コリン作動性神経支配），両腋窩，鼻の頭（アポクリン腺系統，アドレナリン作動性神経支配），手掌に増加している症例が多く認められた（図 2）．

また，室温（25℃）にて皮膚電気抵抗を測定したが，両腋窩に 80 %，会陰部に 40 %，両手掌に 35 % の皮電点を認めた．なお，IOH の 10 例中 8 例に腋窩に発汗増加を認め，その汗腺生検（腋窩）では腺腔の拡大が認められるものがあった（本多 1971[15]）（図 3）（症例は汗腺無刺激である）．しかし，これは当時，代償性発汗増加を否定していなかった．今回，"発汗機能と起立性低血圧―器質的疾患を中心にして―"の項目執筆をエクリン腺系統に限定して齋藤　博先生に玉稿を頂いたので参考にされたい．

Cohen[8]，Baser[4] らは，OH の発汗減少を pure autonomic failure (PAF) と multiple system atrophy (MSA) にわけ，前者は節後障害であり，後者は節前障害と仮定し，発汗障害を検討しているが，いずれもエクリン腺系統のみに限定しているようである．しかし，彼らの高度の技術をもってすれば，これらの問題が立体的に解決できる日も遠くないと考えられる（Kennedy[24]）．

症例の推移に関しては，発病後の期間が問題になると考えられ，最初は小児の OD の診断基準に示す症状で始まり，次第に Bradbury[6] らの示した症状に移行するものと一般的には考えられ，ついに発病後 4〜5 年もすれば自律神経系に変性を起こすという（Thomas 1970[52]）．

2. 判定基準

上記 Bradbury & Eggleston[6] の診断基準をもとにして，OH の 40 例を症状分析した結果は**表 1** に示すとおりである（Wagner[55] を修飾）．

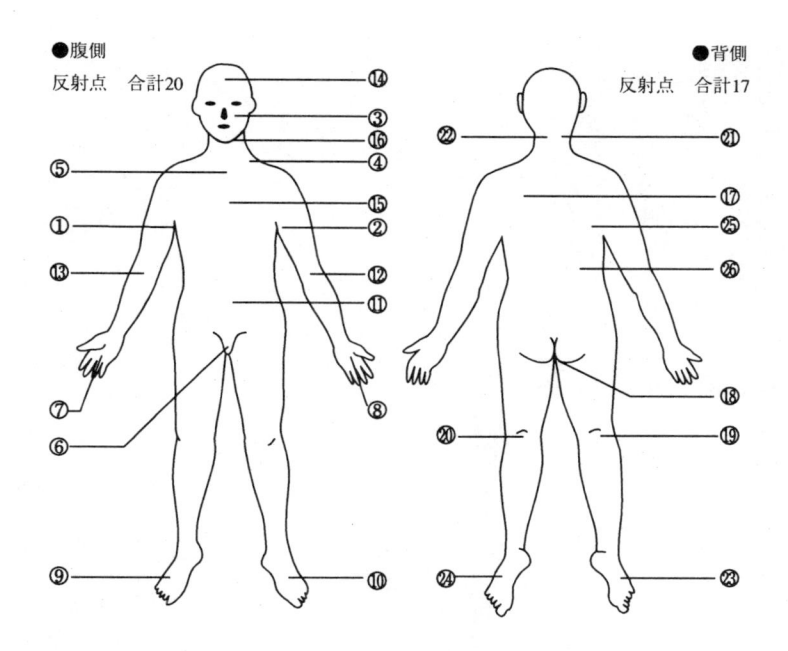

●腹側　　　　　　　　　　　　　　　　　　●背側
反射点　合計20　　　　　　　　　　　　　反射点　合計17

反射点の頻度

腹	側			背	側	
No ①	80 %	⑪	20 %	No ⑰	5 %	
②	80	⑫	10	⑱	40	
③	25	⑬	10	⑲	20	
④	30	⑭	15	⑳	15	
⑤	30	⑮	20	㉑	25	
⑥	35	⑯	10	㉒	15	
⑦	35			㉓	25	
⑧	35			㉔	10	
⑨	5			㉕	5	
⑩	5			㉖	5	

図2．起立性低血圧の皮膚電気抵抗（本多・他，1971[15]）

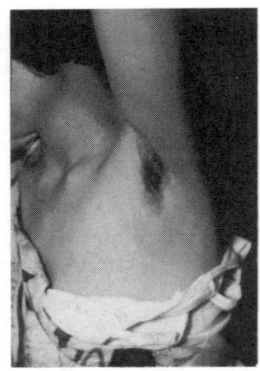

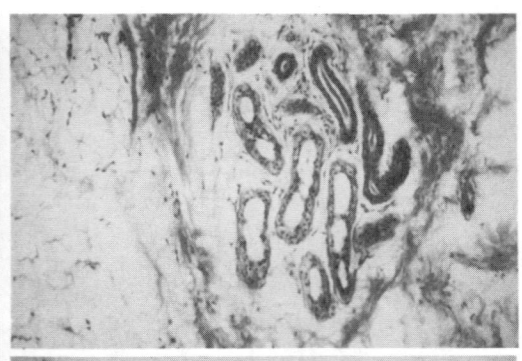

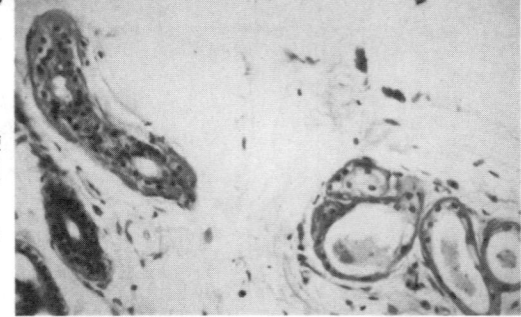

図3. 腋窩汗腺の発汗試験（Minor 法）と生検所見（41歳の女性）

（本多，1971[15]）

Axilla sweat gland H. E. 染色（200×）

　小児の場合，日本の小児自律神経研究会は OD の判定基準として**表2**に示すとおりの診断基準を定めていた。著者はかつて，小児の OD の判定基準を修飾して**表3**に示すとおり小児の判定基準に合致するもののうち，起立性収縮期血圧低下 21 mmHg 以上を必要条件にして OH の判定基準にしていた（**表3**）。
　現在，米国においては OH の定義として（American Autonomic Society と American Academy of Neurology の委員会の一致した意見。1996[9]），OH は起立3分以内に少なくとも収縮期圧が 20 mmHg 以上，あるいは拡張期圧が 10 mmHg 以上減少するものをとり，また，OH は症候性のものと非症候性のもの（IOH）があると提案した。また，症状としては—立ちくらみ，めまい，視力障害，全身倦怠感，認知障害，嘔気，動悸，ふるえ，頭痛，項部痛，などを挙げており，もし，患者が症状があり，OH を確認できないときは，起立試

表1. 40例の起立性低血圧の症状頻度

症状分類			陽性例数	陽性率（％）
1. 起立性血圧低下			40	100
2. 意識消失			10	25
3. 心拍固定			6	15
4. 暑さへの不耐性			18	45
5. 発汗異常				
	全身的	増加	11	28
		減少	10	25
	部分的	増加	17	43
		減少	不明	不明
6. 基礎代謝の低下			10	25
7. 尿素窒素の増加			7	18
8. 軽度の不定な神経愁訴			30	75
9. 夜間多尿			7	18
10. インポテンツ			1	3
11. 性欲減退			22	55
12. 外観上若くみえる顔貌			29	73
13. 顔面蒼白			33	83
14. 軽度貧血			11	28
15. 便通異常	下痢		2	5
	便秘		17	43

験の血圧測定をくり返して施行すべきであると提案している（**表4**）。しかし，こうした考えは米国では Hickler[13,14]，日本では筒井[54] が古くより報告している。

a. 起立試験の方法

起立試験には従来，大別して受動的（passive）と能動的（active）の2方法がある。前者は起立試験台に被験者を載せて受動的に臥床10分と起立10分間（症例により20分まで）の血圧，脈拍を連続的に測定する方法である。これに対し，能動的なものは被験者自身の力で起立させる方法であるが，随意筋の力が働き，前者より弱く起立試験の結果が現れる（Wagner[55]）。同様な結果は，日本では島津[41]らが観血的上腕動脈血圧測定により確認している。

表2. ODの診断基準

大症状	A	立ちくらみ，あるいはめまいを起こしやすい．
	B	立っていると気持ちがわるくなる，ひどくなると倒れる．
	C	入浴時あるいはいやなことを見聞きすると気持ちがわるくなる．
	D	少し動くと動悸あるいは息切れがする．
	E	朝なかなか起きられず，午前中調子がわるい．
小症状	a	顔色が青白い．
	b	食欲不振．
	c	強い腹痛をときどき訴える．
	d	倦怠あるいは疲れやすい．
	e	頭痛をしばしば訴える．
	f	乗り物に酔いやすい．
	g	起立試験で脈圧狭小化 16 mmHg 以上．
	h	起立試験で収縮期圧低下 21 mmHg 以上．
	i	起立試験で脈拍増加，1分間 21 以上．
	j	起立試験で立位心電図の T_{II} の 0.2 mV 以上の減高，その他の変化

判定：大1＋小3，大2＋小1，または大3以上で器質的疾患を除外できた場合を OD とする． （大国真彦，1971[34]，1975[33]）

しかし，能動的な起立試験が自然体であり，能動的な起立試験の方を使用すべきであると言う人もある．また，起立性血圧低下は起立直後に起こることは Bradbury[6] らの初期の報告にも見られる．

近年，Finapres を使用しての指血圧測定において，能動的な起立試験は起立直後に血圧が下降し，この血圧の初期下降は上腕肘動脈測定とすぐれた相関があるという（Imholz[21]）。Smith[42] らはこの Finapres を使用しての能動的な起立における時間を問題にし，起立に6秒かけると能動的の方が強く現れるという．日本においては Tanaka[50,51] らが小児の能動的な起立試験はその初期相において受動的な起立試験より強く現われ，これは起立時の筋肉作用により，内臓，筋肉からの血液が急に移動するためだとしている．また，能動的起立試験は受動的起立試験よりも心拍数が最初の30秒間に増加し，心拍出量も増加しているが全末梢抵抗が減少しており，腹腔内圧の著明な上昇が受動的起立試験に比較してみられたという．この腹腔内圧の著明な上昇は骨格筋からの静脈還流と同様に腹腔内領域へ急激に血液が移動するためであり，これが心肺圧反

表3. 111例の起立性低血圧の症状頻度および判定基準

		症状頻度（111例）	陽性例数	陽性率
大症状	A	立ちくらみ，あるいは目まいを起こしやすい．	107	96(%)
	B	立っていると気持ちがわるくなる，ひどくなると倒れる．	58	52
	C	入浴時，あるいはいやなことを見聞すると気持ちがわるくなる．	52	47
	D	少し動くと，動悸あるいは息切れがする．	60	54
	E	朝なかなか起きられず，午前中調子がわるい．	61	55
小症状	a	顔色が青白い．	82	74
	b	食欲不振	57	51
	c	強い腹痛を時々訴える．	43	39
	d	倦怠，あるいは疲れやすい．	101	91
	e	頭痛をしばしば訴える．	88	79
	f	乗物に酔いやすい．	66	59
起立試験	g	脈圧狭小化（16 mmHg 以上）	58	52
	h	収縮期圧低下（21 mmHg 以上）	111	100
	i	脈拍増加（21/分以上）	34	31
	j	ECG（T_{II} 0.2 mV 以上の減高）	63	57

判定：上記症状のうち大2以上，または大1，小2以上を持ち，しかも起立性血圧低下21 mmHg 以上陽性のもの

表4. 起立性低血圧の判定基準（米国）

1) 起立試験—起立3分以内に少なくとも収縮期圧が20 mmHg 以上，あるいは拡張期圧が10 mmHg 以上減少するものとする．
2) 症状としては—立ちくらみ，めまい，視力障害，全身倦怠感，認知障害，嘔気，動悸，ふるえ，頭痛，項部痛など
3) OH には症候性のもの，非症候性（IOH）のものがある
4) 患者に上記症状があり，OH を確認出来ないときは，起立試験の血圧測定を繰り返して施行すること．

(American Autonomic Society と American Academy of Neurology の一致した意見．1996[9])

射を刺激して系統的血管拡張をもたらすという。

　田中[50]はこの「小児における起立直後性低血圧」に注目しているが，起立直後に≧60％の血圧下降をもたらし，起立25秒以内のノルアドレナリンは対照値より有意に低下しているという（小児の起立性低血圧の項目参照）。また，この起立直後の血圧下降は若年者においては成人よりも強く現われ，収縮期血圧低下20 mmHg以上の上記のAmerican Autonomic Societyの診断基準は理論的でないという（Boddaert[5], Stewart[44]）。また，成人の健康被験者で20～30歳代の若者と70～75歳の老人被験者を比較すると，若年者の方が起立直後の血圧下降は大であり，老人では起立直後のovershootは見られず，こうした若年者の起立初期の変化は，急性のOHとは少し違うもののようだともいわれている（Gabbett[12]）。

　起立試験は条件を一定にして施行せねばならないのはもちろんであるが，受動的な起立試験は従来，生体の起立角度で起立試験を評価できる利点があり，特に神経反射をみるためには受動的な起立試験を使用すべきだと考えられていた。しかし，この受動的な起立試験では若年成人の正常被験者においても約20％位の失神様の症状が出るが老人では少ないという（Mosqueda-Garcia[28]）。また，Friedberg[11]は，40歳以下のOHを一過性といい，40～70歳までのものを慢性OHと言っていたが，老大家の臨床体験から出たものと推察される。著者らの場合も，年齢別による起立反応は，成人の場合は40歳以下と40～98歳のものとは異なる。こうした点からみても，血圧のごとく年齢により異なる形質をもつ小児のODと成人のOHを同一観点から論じることは難しい問題がある（糖尿病性OHの項目参照）。

　起立試験については，Schellong[39]（Nylin[31]）は起立により収縮期圧と拡張期圧の両者が下降するものをhypodyname Regulationstörung（asympathicotonic orthostatism）（脱力型）といい，収縮期圧が下降し，拡張期圧が上昇または不変のものをhypotone Regulationstörung（sympathicotonic orthostatism）（低緊張型）といった。また，前者は一次性動脈障害であり，後者は一次性静脈障害という人（Schneider[40]）もあるが疑問である。また，血圧調節の面からみると，前者が中枢性であり，後者が末梢性であると考えた（笹本[36]）時代もあったが，これも疑問が残るといっていた。

起立という些細な圧受容器刺激は，心臓交感神経活動を高め，加えて，安静時の迷走神経心臓求心性緊張をある程度抑制すると言う（Schatz[38]）。

　起立時の心拍反応は，正常人では5～25/分の心拍増加を起こすといわれていたが，最近になり，この心拍反応は若年者で29±7/分，老年者で17±7/分の報告もある（Wieling[57]）。また，起立時の心拍増加が10より少ない者は圧受容体反射障害が考えられ（Lipsitz[25]），そして心拍増加がほとんどない者は，心臓の完全な神経障害を暗示していると言う（Wieling[58]）（老人性起立性低血圧の項目参照）。

　Schellong[39]は，起立時収縮期圧低下20 mmHg以上を病的とし，15～20 mmHg下降するものを境界域といった。Åkesson[2]は収縮期圧低下20 mmHg以上，脈拍増加27/分以上を，石神[22]は収縮期圧21 mmHg以上，脈拍増加26/分以上を病的とした。

　著者らは約1300名の集団に起立試験を施行して血圧低下量をみたが，連続スペクトルであり，20 mmHgのところに一線を引くことができなかった。引くとすればあくまでも人為的なものであろう（遺伝学的研究の項目参考）。

　著者らは成人では能動的起立による血圧低下（起立10分後）は収縮期圧15～20 mmHg（Schellongの境界域）と起立性失調症状を加えて判定することが理論的だと考えている。

　こうした考えはメイヨークリニックのThomas（1968[53]）らも古くより持っていたようである。何れにしても，起立性血圧低下と起立性失調症状の発現頻度の間の重相関係数（5％水準で有意であるが）は高くなく（田中[47]），起立性血圧低下は自律神経失調をはじめとして，生体に種々の要因が加わり，その日，その時に起立性血圧低下が起こると理解した方が一般的である（Honda, 1997[19]）（図4）。かってメイヨークリニックのSchirger教授もこうした考えに賛意を表していた。

　著者ら（永田[32]）は，OHの起立性血圧低下の最低に達する時間と脈拍の病的増加がピークに達する時間を連続血圧測定装置で測定し，起立試験でOHを評価するのに起立直後型と起立遅延型（起立10分前後とそれ以後），または，その中間型があることを報告した（循環動態の項目参照）。

　斉藤[37]らは，OHを呈する多系統萎縮症（multiple system atrophy,

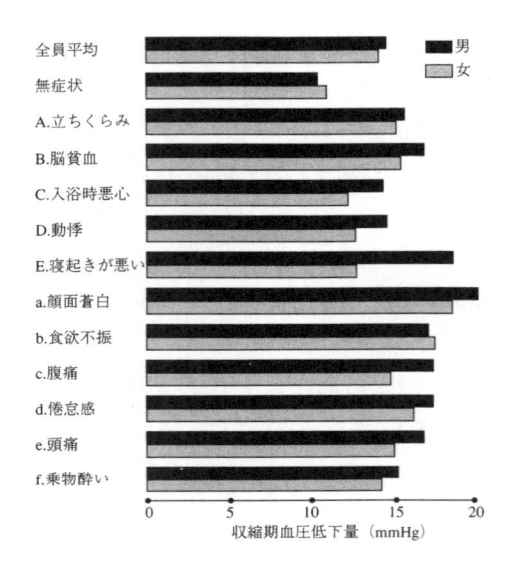

図4. 症状の発現と収縮期血圧低下量との関係（中学生）

MSA）患者，およびパーキンソン病（Parkinson's disease, PD）患者に20分間の60° head-up tilt を行い，血圧，脈拍，および血中カテコールアミン濃度の経時的変化を検討した．対象は起立により20 mmHg 以上の収縮期圧の低下を認め，20分間の tilt test を施行しえた MSA 19例，PD 11例である．

OHのパターンは，1) tilt up 5分以内に最低血圧となる初期低下型と，2) tilt up 後10分以上経過し，最低血圧となる遅延型，および，3) 分類不能型に分けられた．

遅延型は PD 11例中1例のみ，MSA では19例中9例認められ，MSA ではより高率であった．初期低下型と遅延低下型の機序の違いに，血中ノルアドレナリンの関与は否定的であるという．

b. 主成分分析結果（本多[17]）

前記小児自律神経研究会の診断基準（表2）の症状A-f間の各症状の間に相関があり，また，例えば大症状Aと小症状b, dを支配する成分1があり，

表5. 中学・高等学校生における主成分分析結果

性別		男子				女子			
主成分		1	2	3	4	1	2	3	4
中学校	固有値	1.83	1.21	1.09	1.07	2.19	1.25	1.05	0.99
	(%)	16.6	11.0	9.9	9.7	19.9	11.4	9.6	9.0
	因子負荷量 A	0.51	−0.22	0.42	0.14	0.43	0.29	0.01	−0.17
	B	0.11	0.67	0.34	0.00	0.28	0.41	0.34	−0.55
	C	0.31	−0.45	0.40	−0.05	0.44	−0.14	−0.52	−0.06
	D	0.35	0.40	0.30	0.14	0.49	0.11	−0.15	0.31
	E	0.53	−0.20	−0.48	0.25	0.40	−0.29	0.47	0.00
	a	0.09	0.50	−0.19	−0.31	0.31	0.60	−0.18	−0.10
	b	0.58	0.03	−0.20	−0.08	0.44	−0.43	−0.19	0.12
	c	0.30	0.03	−0.10	−0.28	0.46	−0.39	0.47	−0.10
	d	0.54	0.12	−0.38	−0.18	0.64	0.05	−0.05	0.08
	e	0.53	−0.08	0.29	−0.34	0.65	0.04	−0.07	0.08
	f	0.24	0.20	−0.05	0.80	0.03	0.42	0.36	0.72
高等学校	固有値	2.10	1.33	1.12	1.03	1.87	1.23	1.12	1.08
	(%)	19.1	12.1	10.2	9.4	17.0	11.2	10.2	9.8
	因子負荷量 A	0.68	−0.17	0.19	−0.03	0.49	0.18	−0.21	−0.08
	B	0.38	−0.07	0.14	−0.68	0.56	−0.06	−0.18	−0.42
	C	0.44	0.48	0.07	−0.01	0.33	0.02	−0.54	0.35
	D	0.51	0.04	−0.41	−0.02	0.46	0.08	−0.23	−0.24
	E	0.37	0.44	0.33	0.31	0.39	0.36	0.46	0.27
	a	0.33	0.11	−0.24	0.48	0.18	−0.40	0.43	0.17
	b	0.25	0.08	−0.72	−0.04	0.33	−0.12	0.05	0.64
	c	0.19	−0.56	0.28	0.45	0.31	−0.50	0.35	−0.17
	d	0.65	−0.18	−0.09	0.05	0.64	−0.34	0.07	−0.16
	e	0.49	−0.39	0.18	0.16	0.43	0.42	0.04	0.25
	f	0.17	0.60	0.29	−0.07	0.11	0.59	0.42	−0.31

(本多・他, 1977)

大症状Bと小症状e, fを成分2が支配するといった具合に、数種の症状を共通な要因が支配している可能性がある。これを検定するために、主成分分析を行ったのであるが、その結果は表5に示すとおりであり、第1主成分は変異全体のわずか16.6〜19.1％を説明することができるに過ぎず、第1〜4主成分

を合計しても50％しか説明することができない。したがって多くの因子がこれらの症状の発生に寄与していることは明らかである。

第1主成分の因子負荷量は，性別と学校によって分類した4群の症状すべてについて正の値になっている。これはすべての症状の発現に対して共通な因子の存在を示唆するものである。このように，OD症状の理論的説明はできるとしても，前述のごとく日本ではOHはODの12～13％に過ぎず，ODのうち程度の強いもの，すなわち，OD症状もあり，起立性血圧低下のあるものを日本ではOHと言っている可能性が強い（遺伝学的研究の項目を参照）。

3. 症状および起立試験の再現性

中学生と高校生について，同じ日に同一人に起立試験の血圧測定を3回繰り返して行った資料，1ヵ月に5回行った資料，および1年間隔で2回行った資料を用い，分散分析によって検討した。

時間の経過とともに再現性の低下がみられ，中学生の方が高校生よりも再現性が低く，起立試験の再現性は年齢とともに増加していることが推定された。

また，症状の再現性は1年間隔でも有意であり，起立試験よりも症状に重点をおく日本の小児科領域の考え方が理解できた（Tanimura[49]）（**表6**）。

一方，老人における起立試験の再現性の低下も近年になり報告されている（Youde[59]）。そして，老人で起立失調症状のある人は朝において繰り返して起立試験を試みるべきだと言われている（Ward[56]）。

4. 症状および起立試験の概日リズム

Mann[26]らは，再現性の独立性を認めながらも患者の血圧の概日リズムは正常人と逆となり，朝が最低であり，夜間は高くなり，最低のときに起立性失調症状が強くなるという。これに対してNagasawa[30]らは，OD患者（20例）の症状の発現および起立試験成績と血圧の概日リズムとの関係について検討を行い，次のごとく述べている。

1) 心血管系愁訴の発現数と24時間拡張期血圧の最高値，および日中の拡張

表6. OD症状の有無について（1年後における再現性）

調査人数		中学男子 (165人)	中学女子 (210人)	高校女子 (106人)
関連係数	A	0.261***	0.439***	0.374***
	B	0.303***	0.253***	0.420***
	C	0.162*	0.353***	0.290**
	D	0.044	0.354***	0.365***
	E	0.209**	0.383***	0.343***
	a	0.309***	0.251***	0.117
	b	0.107	0.217**	0.301**
	c	0.306	0.231***	0.207*
	d	0.151	0.184**	0.295**
	e	0.563***	0.359***	0.271**
	f	0.614***	0.625***	0.375***
相関係数		0.344**〜	0.504**	0.452**〜
症 状 数		0.422**	0.526**	0.521**

有意水準は*(5%) **(1%) ***(0.1%)（谷村・他, 1977[49])）

期血圧最高値との間には有意の負の相関が認められた。
2) 起立時における心電図 T_{II} の減高と夜間睡眠中の収縮期圧の標準偏差と最大変動幅、および拡張期血圧の標準偏差と最大変動幅との間に有意の負の相関関係が得られた。
3) 起立時の収縮期血圧下降は、24時間および夜間の拡張期血圧最低値との間に有意の相関がみられた。

以上の結果より、ODの心血管系愁訴は拡張期血圧の低い人に多く認められ、起立試験にみられる T_{II} の減高、収縮期血圧下降、および脈圧の変化は夜間睡眠中の収縮期血圧、拡張期血圧、心拍数との関係がみられた。また、OD患者の血圧は、健康人と同様に日中活動中は高く、夜間睡眠中は低い日内リズムを有していた。

収縮期血圧は午後2時に最高値を示し、拡張期血圧は午後6時に最高値を示した。収縮期圧、拡張期圧ともに、その最低値は午前2時に認められた。心拍数は午後2時に最大であり、午前1時に最小であった。

しかし、竹宮[48]は、健常者の若年、中年、および老年群を検討し、一般に

全身血圧は，日中の活動期には高く，夜間睡眠中は低く，脈拍も同じ傾向を示すが，80歳以上の高齢者では，むしろ日中よりも夜間において高いという。この高齢者の夜間高血圧とOHとの関係は今後の問題となるようである（Carmona[7]）

5．ODの追跡調査

　本邦の小児科領域において，OD症状の追跡調査が組織的になされていた。大国[34]は，ODの20～40％は成人期まで移行することが明らかになったとしている。しかし，少なくとも，ODの半数は成人になるまでに症状が消失してしまうのであるから，症状の各項目による再現性の追跡が問題となろう。小症状の方が成人期まで残存するという人（堀田[20]），大症状の方が残るという人（貴田[23]），大症状と小症状に残存傾向に一定の差がみられないという人（馬場[3]）がある。

　しかし，男子よりも女子にOD症状が持続するという全般的な傾向はある。一方，ODの継続的経過観察の必要性が主張され，20～22年後の状態を調査し，高校，大学の卒業，就職，結婚などの環境的変化後の症状について検討し，全体の36％にOD陽性者が残っているという成績が得られたという（鈴木[46]）。

　主成分分析にも前述したとおり，OD症状A～f間すべての症状の発生に対し，共通な因子の存在が示唆されるが，小児期のODの長期予後調査によれば，内科領域まで移行するものは，内科領域では自律神経失調症，NCA，OH，本態性低血圧，心臓神経症などの多彩な病名がついているという。また，内科医もこうした診断をつけるときには，少なくとも病歴を小児期まで溯り，問診するくらいの良心的立場が必要と考えられる（本多 1988[18]）。しかし，近年，日本におけるODについては幾つかのサブタイプがあることが報告されており（起立直後型，起立遅延型，体位性頻脈症候群，神経調節性失神など），今後の研究が期待されている。

文　献

1) Appenzeller, O., Oribe, E. : "Testing autonomic reflexes". The Autonomic

Nervous System. 5th. ed by Appenzeller, O. and Oribe, E. Amsterdam. Elsevier. 1997. p. 671-710.
2) Åkesson, S.: Über Veränderungen des Electrokardiograms bei orthostatischer Zirkulationsstörung. Upsala Lakarefornen. Forhandl. N. F. 41 ; 383-495. 1936.
3) 馬場一雄, 大国真彦, 高宮安弘・他: OD例—両親よりみたODの遠隔予後について. Clinical Report. 9(3) ; 36-38. 1968.
4) Baser, SM., Meer, J. Polinsky, R. et al. : Sudomotor function in autonomic failure. Neurology 41(10) ; 1564-1566. 1991.
5) Boddaert, J. Magula, D. Belmin, J.: Diagnosis of orthostatic hypotension. Lancet 352(9141) ; 1705-1706. 1998.
6) Bradbury, S. Eggleston, C.: Postural hypotension. A report of three cases. Am. Heart J. 1 ; 73-86. 1925.
7) Carmona, J. Amado, P. Vasconcelos, N. et al : Does orthostatic hypotension predict the occurrence of nocturnal arterial hypertension in the elderly patient? Rev. Port. Cardiol. 22(5) ; 607-615. 2003.
8) Cohen, J. Low, P. Fealey, R. et al.: Somatic and autonomic function in progressive autonomic failure and multiple system atrophy. Ann. Neurol. 22 (6) ; 692-699. 1987.
9) Consensus statement on the definition of orthostatic hypotension, pure autonomic failure, and multiple system atrophy. J. Neurol, Sci. 144 ; 218-219. 1996.
10) East, T. Brigden, W.: Postural hypotension. Brit. Heart J. 8 ; 103-109. 1946.
11) Friedberg, CK.: Diagnosis of the heart. Philadelphia and London. Sounders C. 1966. p. 464.
12) Gabbett, TJ. Weston, SB. Barrett, RS. et al.: Cardiovascular regulation during head-up tilt in healthy 20-30-year-old and 70-75-year-old men. Clin. Sci. 100(2) ; 199-206. 2001.
13) Hickler, RB. Wells, RE. Tyler, HR. et al.: Plasma catecholamine and electroencephalographic responses to acute postural change. Evidence of a deficient pressor amine responses in postural hypotension. Am. J. Med. 26 ; 410-423. 1959.
14) Hickler, RB. Hoskins, RG. Hamlin, JT.: The clinical evaluation of faulty orthostatic mechanisms. Med. Clin. North. Am. 44 ; 1237-1250. 1960.
15) 本多和雄, 亀山弘道, 重松俊夫, 吉田暢夫: 成人の起立性低血圧. 自律神経 8 (3) ; 160-170. 1971.
16) 本多和雄: 成人における起立性調節障害—起立性低血圧を中心にして—, 薬物療法 9(11) ; 29-34. 1976.
17) Honda, K., Nose, T., Yoshida, N. et al.: Responses to the postural change and

orthostatic dysregulation. Jap. Circ. J. 41 ; 629-641. 1977.
18) 本多和雄，沢口正彦：成人の起立性低血圧の小児期リスクファクター．小児内科 20(3) ; 428-432. 1988.
19) Honda, K. Tanaka, K. Tanimura, M. et al. : "Clinical manifestations, criteria and reproducibility of orthostatic hypotension" Modern Orthostatic Hypotension. ed by Honda, K. Torino. Edizioni Minerva Medica. 1997. p 7-16.
20) 堀田正之，世田邦彦，安東吾郎・他：当教室における OD 予後調査成績．Clinical Report. 9(3) ; 60-64. 1968.
21) Imholz, BP. Settels, JJ. Meiracker, AH. et al. : Non-invasive continuous finger blood pressure measurement during orthostatic stress compared to intra-arterial pressure. Cardiovasc. Res. 24(3) ; 214-221. 1990.
22) 石神俊徳：体位変換試験に関する臨床的研究．福岡医学雑誌 50 ; 3622-3640. 1959.
23) 貴田丈夫，権頭亮：OD 追跡 6 年．Clinical Report 9(3) ; 52-54. 1968.
24) Kennedy, WR. Wendelschafer-Crabb, G. Brelje, TC. : Three dimensional innervation and vasculature of human sweat glands. Clin. Autonom. Res. 4 ; 197-198. 1994.
25) Lipsitz, LA. : Orthostatic hypotension in the elderly. N. Engl. J. Med. 321 ; 952 -957 1989.
26) Mann, S. Altman, DG. Raftery, EB. et al. : Circadian variation of blood pressure in autonomic failure. Circulation. 68(3) ; 477-483. 1983.
27) 松島礼子，田中英高，玉井浩：起立性調節障害．心身医学 44(4) ; 304-309. 2004.
28) Mosqueda-Garcia, R. : "Evaluation of autonomic failure" Disorders of the Autonomic Nervous System. ed by Robertson, D. Biaggioni, I. London. harwood academic publishers. 1995. p 25-59.
29) 中村兼次，渡辺悌吉：OD の診断基準に関する質疑．Clinical Report 1(1) ; 23. 1960.
30) Nagasawa, K. Kurihara, H. Yamanaka, H. et al. : Relation of blood pressure circadian rhythm to cardiovascular complaints and orthostatic test results in patients with orthostatic dysregulation. Int. Angiol. 12(2) ; 103-109. 1993.
31) Nylin, G., Levander, M. : Studies on the circulation with the aid of tagged erythrocytes in a case of orthostatic hypotension (asympathicotonic hypotension). Ann. Int. Med. 28 ; 723-746. 1948.
32) 永田勝太郎：起立性低血圧．自律神経 22(4) ; 320-330. 1985.
33) 大国真彦：起立性調節障害．東京．中外医学社．1975. p. 7.
34) 大国真彦：起立性調節障害．現代小児科学大系．東京．中山書店．1971-a p. 324 -336.

35) Ryan, SM., Lipsitz, LA.: "Age-related changes in the autonomic nervous system" Disorders of the Autonomic Nervous System. ed by Robertson, D. Biaggioni, I. London. hawood academic publishers. 1995. p 61-82.
36) 笹本 浩，楊 俊哲：起立性低血圧．慶應医学 41；89-97. 1964.
37) 斉藤之伸，横田隆徳，林理之・他：遅延性起立性低血圧．自律神経 30(5)；446-450. 1993.
38) Schatz, IJ.: Orthostatic hypotension 11. clinical diagnosis, testing and treatment. Arch. Intern. Med. 144(15)；1037-1041. 1984.
39) Schellong, F.: Regulationsprüfung des Kreislaufs. Dresden und Leipzig. Theodor Steinkopff. 1938.
40) Schneider, KW.: Hypotonie, Klinik und aktuelle Therapie. Stuttgart. Schattauer Verlag. 1968. p 1-7.
41) 島津邦男：老年者における起立性低血圧と食後低血圧．自律神経 31(4)；365-372. 1994.
42) Smith, JJ. Porth, CM. Erickson, M.: Hemodynamic response to the upright posture. J. Clin. Pharmacol. 34(5)；375-386. 1994.
43) Springarn, CL., Hitzig, W.: Orthostatic circulatory insufficiency ; its occurrence in tabes dorsalis and Addison's disease. Arch. Intern. Med. 69；23-40. 1942.
44) Stewart, JM.: Orthostatic hypotension in pediatrics. Heart Dis. 4(1)；33-39. 2002.
45) Streeten, DHP., Anderson, GH. Jr.: Delayed orthostatic intolerance. Arch. Intern. Med. 152(5)；1066-1072. 1992.
46) 鈴木幸雄，内山聖：起立性調節障害（OD）長期予後，自律神経 24(6)；513-517. 1987.
47) 田中克己，本多和雄，馬渡和夫・他：成人の起立性低血圧（第5報）．Clinical Report 14(1)；24-36. 1973.
48) 竹宮敏子：老年者の Circadian Rhythm．自律神経 31(4)；400-407. 1994.
49) Tanimura, M. Honda, K. Nose, T. et al.: Reproducibility of the orthostatic responses and orthostatic dysregulation complaints in Japanese junior and senior high school students. Jap. Circ. J. 41(3)；287-298. 1977.
50) Tanaka, H.: Cardiovascular responses to orthostatic stress in children. Linköping. Sweden. Linköping Univ. 1994.
51) 田中英高：起立性調節障害とその近縁疾患—小児における起立性低血圧—自律神経 36(3)；297-303. 1999.
52) Thomas, JE., Schirger, A.: Idiopathic orthostatic hypotension. Arch. Neurol. 22(4)；289-293. 1970.
53) Thomas, JE., Schirger, A.: Orthostatic hypotension. etiologic consideration,

diagnosis and treatment. Med. Clin. North. Am. 52(4) ; 809-816. 1968.
54) 筒井末春：低血圧症―初診から治療まで―，東京．医学図書出版．1979. p. 46
55) Wagner, NM.: Orthostatic hypotension. Bull. Johns Hopkins Hospital 105 ; 322-359. 1959.
56) Ward, C. Kenny, RA.: Reproducibility of orthostatic hypotension in symptomatic elderly. Am. J. Med. 100 ; 418-422. 1996.
57) Wieling, W. Veerman, DP. Dambrink, JH. et al.: Disparities in circulatory adjustment to standing between young and elderly subjects explained by pulse contour analysis. Clin. Sci. 83 ; 149-155. 1992.
58) Wieling, W.: "Standing, orthostatic stress, and autonomic function" Autonomic Failure-a textbook of clinical disorders of the autonomic nervous system. 2nd ed. Bannister, R. ed. London. Oxford Univ. Press. 1998. p 308-320.
59) Youde, JH. Manktelow, B. Ward-Close, S. et al.: Measuring postural changes in blood pressure in the healthy elderly. Blood Press. Monit. 4(1) ; 1-5. 1999.

（田中克己，谷村雅子，能勢隆之，吉田暢夫，黒澤洋一，楊俊哲，宇尾野公義，長澤紘一，堀田正之，田中英高，永田勝太郎）

第4章
自律神経機能検査および血管運動神経反射

はじめに

　自律神経機能検査はひとつでなくて，標準化されたいくつかの検査で，高感度で，再現性のあるもので，目的に応じて選ぶべきである（Low. 1993[25]）。最も有益なそして単純な自律神経機能検査は起立試験であると言われている（Biaggioni[4]）。また，検査前は自律神経系に影響をおよぼす投薬，アルコール，コーヒー，ニコチンなどはある期間避けるべきである。

　血管の神経調節に関しては，古くより Barcroft & Swan[3] の研究がある。彼らによれば，血管の神経調節障害は初期のものと，後期とでは病態像が異なるという。OHの場合も留意すべきである。そして，障害を起こす場所も圧受容器を介する求心路，血管調節中枢，心血管に至る遠心路にわけて考えるべきだと思う。

　Sharpey-Schafer[40]，Lewis[24] らは，寒冷昇圧試験，暗算試験が正常であれば，障害部位は圧反射弓の求心路，あるいは求心路と遠心路のシナプスにあり，遠心路には障害がないと考えた。しかし，Johnson（1966[18]）らの症例では，遠心性交感神経障害の存在を示している。また，Roessmann[35] は，暗算試験，寒冷昇圧試験が正常反応を示すので，血管運動神経障害が遠心路にあるという考えを否定している。

　著者らは，血管中枢の機能をみるために，かつて過換気試験を施行していた。過換気テストでは正常人は過換気のために血液が呼吸性アルカローシスを起こし，末梢血管が拡張し，血圧が低下する（収縮期圧 20 mmHg 以上の下降するものを正常とした）（Schatz. 1984[39]，Burnum[6]）。これに対して血管中枢の機能低下または不安定の人は，血圧は不変か，動揺することを認めた。

　また，著者らのデータから推察すると（表7〜表11），OHの病態として，

表7. 過換気試験

判 定	症 例	
血圧不変	8	●●●●●●●●
血圧不変＋動揺性	8	●●●●●●●●
血圧下降＋動揺性	8	●●●●●●●●
血圧下降	7	●●●●●●●
血圧上昇	1	●
合 計	32	

表8. Handgrip

判 定	症 例	
血圧上昇	23	●●●●●●●●●●●●●●●● ●●●●●●●
不変	9	●●●●●●●●●
合 計	32（平均15.0±10.0mmHg↑）	

表9. 暗算試験による血圧反応

判 定	症 例	
血圧上昇	27	●●●●●●●●●●●●●●● ●●●●●●●●●●●●
不変	5	●●●●●
合 計	32（平均15.8±9.2mmHg↑）	

表10. 頸動脈閉塞試験

判 定	症 例	
血圧上昇	22	●●●●●●●●●●●●●●●● ●●●●●●
不変	10	●●●●●●●●●●
合 計	32（平均13.4±9.3mmHg↑）	

表11. 寒冷昇圧試験（4°C）

判　定		症　例
昇圧反応の低下	15	●●●●●●●●●●●●●●●
正常なる昇圧反応	13	●●●●●●●●●●●●●
昇圧反応の増加	4	●●●●
合　計	32	平均 収縮期圧 19.7±11.5mmHg ↑ 　　 拡張期圧 13.6± 7.0mmHg ↑

1) 圧受容器を介する求心路
2) 血管中枢（広く中枢全体にまたがる）
3) 心血管に至る遠心路

の3つを区別するとすれば，1) か3) かの議論よりも2) を最も疑う．次は3) であり，1) の可能性もある．

　Johnson (1966[18]) らは，求心路障害のある OH は Holmes-Adie 症候群，脊髄癆，糖尿病，アルコール性神経障害があることがあるという．また，Hui[11]，Davies[7] らは，OH で心臓 β 受容体の数が増加し，相対的にカテコールアミンの不足を起こすという注目すべき報告をしている．そしてまた，Brevetti ら[5] は，OH は末梢神経における α および β アドレナリン受容体の活性不均衡の結果であると考えた．また，Schatz (1984[39]) は sympathicotonic OH は α 反応性が減弱しているが，β 反応性は正常であるという．Stead[43] らは，交感神経中枢障害，遠心路の障害が広範囲になれば，発汗障害を起こし，血管収縮の欠如，体温が変化したときの四肢の血管拡張，血圧下降時の四肢の血管拡張，膀胱機能障害が認められるという．また，Schatz (1984[37]) は，遠心路障害の検査において，節前，節後の区別ができず，遠心路障害はシナプス後であり，これは血中に注入したカテコールアミンに対し，血圧増加反応があり，チラミンでは効果がないという．また，筋肉，伏在静脈生検標本における末梢カテコールアミン貯蔵の枯渇を認めるという．さらに，Low (1993[25]，1992[26]) は，無汗症の症例において，温度調節性発汗試験 (thermoregulatory sweat test, TST) と定量的軸索反射発汗試験 (quantitative sudomotor axon reflex test, QSART) の両者に障害が認められるときは

表 12. Valsalva ratio

	健康人 (N=200) (Levin による)	起立性低血圧 (N=32)	糖尿病性起立性低血圧 (N=11)
Valsalva ratio (M±SD)	正常値下界 1.38～1.50	1.20±0.19	1.06±0.12***

(t-test) *** P<0.001

$$\text{Valsalva ratio} = \frac{\text{最大頻脈（心拍数/毎分）}}{\text{最大徐脈（心拍数/毎分）}}$$

$$= \frac{60/\text{最小 R-R 間隔（秒）}}{60/\text{最大 R-R 間隔（秒）}}$$

$$= \frac{\text{最大 R-R 間隔（秒）}}{\text{最小 R-R 間隔（秒）}}$$

(Levin, A.B.：Am. J.Cardiol. 18；90-99, 1966)[23]

障害が節後にあるが,無汗症が TST に記録され,しかも QSART が正常反応を呈するときは障害がむしろ節前にあるという。Low (2003[27]) らはこの発汗試験を最近ルーチンの自律神経検査の筆頭にあげている。

Bannister (1967[1]) らは,suction maneuver, Valsalva maneuver, "Reflex" heating, prolonged heating などの神経反射検査を併用し,自律神経系のどこに障害があるかを追求すべきだとしている。

Thomas[48] らは,Valsalva ratio=1.0 以下を Valsalva block と呼んで圧反射の機能障害を示唆し,また,1.25 以上を正常とした。しかし,老人の場合は 1.45 以上を正常とする人もある (Robbins[34])。最近,Low (2003[27]) らも,この Valsalva ratio に注目し,性差を報告している。

前述の 32 例は Valsalva ratio=1.20±0.19 であり,同条件で施行した Lewin[23] の正常値(再低値 1.38～1.50)より低い傾向にあった。また,糖尿病性 OH の Valsalva ratio は 1.06±0.12 (N=11) で overshoot の消失のみられるものがあり,IOH に比して有意に ratio が低下していた (p<0.001) (表12)。この Valsalva ratio の低下は,糖尿病性 OH では神経と心臓が障害される可能性が強いので,少なくとも心臓を含む遠心性の交感神経障害が示唆される。IOH において Valsalva ratio が糖尿病性 OH より大きいということ

表 13. 心電図 R-R 間隔の変動係数（CV％）

a. 健康人

性別＼年代	20代	30代	40代	50代	60代	70代
男子 (N=75)	6.89±0.58 (N=18)	4.92±0.42 (N=11)	3.96±0.29 (N=13)	3.42±0.21 (N=16)	2.69±0.32 (N=11)	2.22±0.15 (N=6)
女子 (N=89)	6.54±0.67 (N=20)	5.22±0.39 (N=16)	4.03±0.36 (N=15)	3.43±0.18 (N=15)	2.72±0.14 (N=19)	2.08±0.18 (N=4)

b. 起立性低血圧

	20代	30代	40代	50代	60代	70代
IOH (N=16)	3/3	2/3	3/3	4/5	2/2	0/0

減少例＝14/16＝87.5％ （永田[30]）

は，少なくとも心臓を含む遠心性の交感神経以後が比較的障害が少ないということであろう。

すなわち，後述するごとく，OH は小心臓の傾向にある（OH 22例の CTR は 0.45±0.05 であり，うち 3 例が CTR 0.4 以下であった）。また，心拍出量も低下している。overshoot も少なく，Valsalva ratio の分母も表 12 のごとく反射効果が少ない。

Palmero[33] は，この Valsalva maneuver の 4 相から圧受容器反射感受性指数（baroreceptor reflex sensitivity index, BRSI）を計算できるとしたが，日本では小澤一門（北澄[22]，Shimada[41]，Ogura[31]）の研究がある。彼らによれば，Valsalva maneuver の 2 相，4 相の BRSI は加齢とともに低下し，Valsalva ratio も加齢により低下することを認めている。

一方，副交感神経系の機能検査として心電図 R-R 間隔変動率（CV％）を測定することが，一般的に用いられている（景山[20]）。

永田[30] は，男子 75 名，女子 89 名，合計 164 名の健康人について年代別に CV％ の対照値を作ったが，OH 16 名をこの対照値と比較すると，14 名（87.5％）に CV％ の減少傾向を認めている（表 13）。また，この CV％ はある程度，中枢の副交感神経機能も反映しているといわれている。

臥床 10分　　　　　　　　　起立 10分

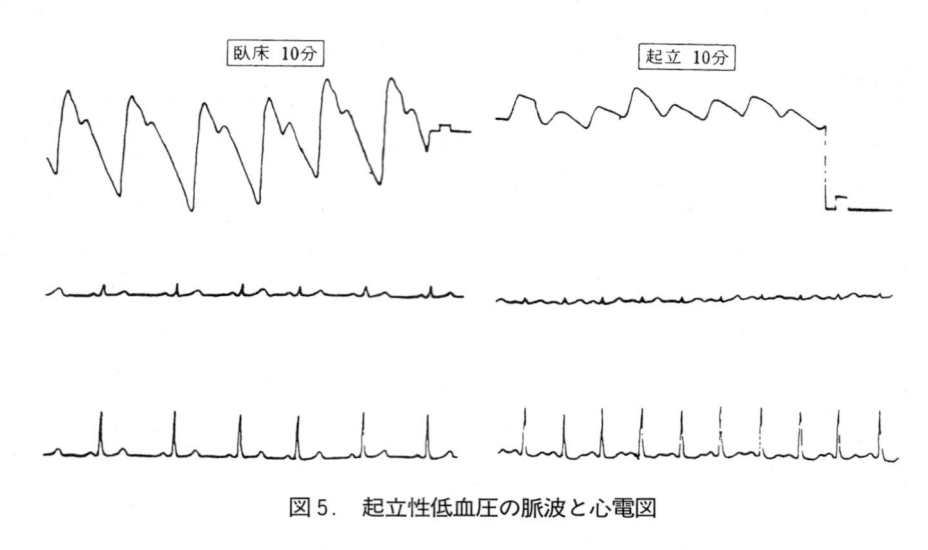

図5. 起立性低血圧の脈波と心電図

　また，心電図の QT 間隔が交感神経系の機能に影響すると考えられ，OH の QT 間隔は健康人に比較して延長し交感神経機能検査として使用できるという (Milne[29] 岡[32])。実際には，QTc＝QT 時間/$\sqrt{\text{R-R 時間}}$ の式で5個計算して，これを平均し，この QTc が 0.44 秒以上となれば延長といえるという。

　近年，田中[44,45] は，IOH において圧受容器の機能と自律神経緊張度と分けて考えることを提唱したが，IOH においては圧受容器の機能は7例中全例に低下していなかったという（未発表）。

　小児 OD 領域において田中[46] らは OH を起こすものは α-セクレチンが低下しており，小児における OD は，成人に比較して α-受容体感受性は高値，α-セクレチンは低値を示したという。また，若年者にみられる起立直後の血圧下降の後の overshoot は老人被験者ではみられなかったともいう (Gabbett[8])。

　また，著者らのマイクロバイブレーション検査では，12例に検査したが，β 波が主であり，2例が irregular 波 ($\alpha+\beta$)，1例が α 波に富んでいた。

　OH の脈波については，本邦の小児科領域（寺脇[47]，堀田[10]），内科領域（加藤[21]）において報告があるが，波高の減少（拡張波），切痕係数の減少が認められている（図5）。これは，末梢血管拡張の証拠とされており，また，糖尿病性 OH の場合は重複波の消失，または減弱が認められるといわれ，動脈

硬化が関係するとされている。

1. Valsalva maneuver

著者らは，Valsalva maneuver を自律神経の観血的機能検査として最初の 10 年間使用し，以後は非観血的方法（トノメトリ法）により施行している。負荷方法は最初から安静臥位で声帯を開くことを確保した bugle を通して 15 秒間，呼気圧を 40 mmHg に保つことを患者に指示する。

1 相：増加した胸腔内圧，動脈圧のために血圧のわずかな増加反応を最初にもたらす。

2 相：ついで平均動脈圧，脈圧の減少が起こる。この血圧減少は静脈環流と心拍出量の減少によるものであり，これが起こらない場合は Valsalva ratio は意味がないという。(Low. 2003[27])。ついで圧受容器刺激の結果，血管収縮を起こし，血圧は横這い状態となる。

3 相：努力呼吸の停止後，血圧のより以上の突然の下降がある。これは動脈圧縮が突然に取り去られたときである。

4 相：ついで正常な心拍出量の再開が起こり，収縮した動脈に血液が急速に流入し，hypertensive overshoot と呼ばれる血圧の上昇反応が起こる (Thomas[48])。また，この 4 相後の徐脈は副交感神経の機能の指標とされている（図6）(Schatz. 1984[37])。また，自律神経失調患者の定型的な者はこの血圧の overshoot の消失と反射性徐脈の消失があるという (Low 2003[27])。

2. ノルアドレナリン（norepinephrine 静注）試験

ノルアドレナリン静注による副交感神経中枢の機能検査は日本でも古くより施行されているが，時に臥位高血圧，脳出血の原因となる危険性があるといわれ (denervetion hypersensitivity)，現在では中止している (Bannister 1979.[2])。

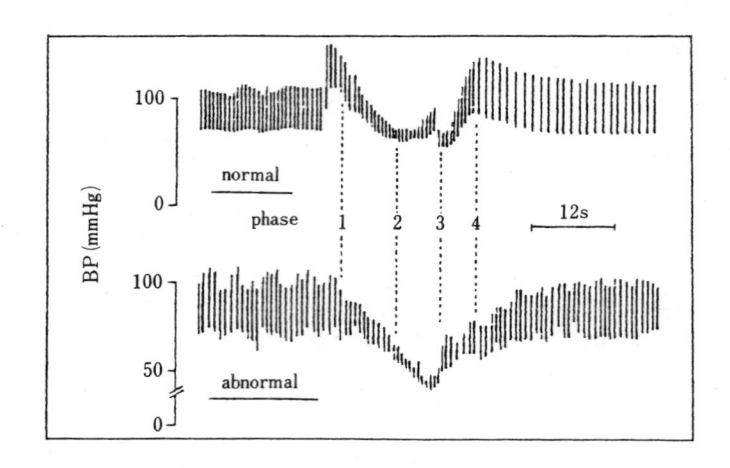

図6. Valsalva maneuver
(Schatz, I.J.: Orthostatic hypotension, Arch. Intern. Med. 144: 1037-1041. 1984[37]より引用)

3. 頸動脈閉塞試験 (carotid occlusion)

方法：ヒトでは甲状軟骨の上縁の高さより，尾部へ3〜5 cmの高さで一側の総頸動脈を術者の親指で頸椎に向かって圧迫する。実際には総頸動脈の拍動のあるところを指標とし，頸動脈分岐部の頸動脈洞 (carotid sinus) を避けることと，呼吸運動を停止しないことが必要である。Valsalva manuverの影響を合併しないようにするためである。また，血圧を持続的にモニターしながら閉塞試験を行うことが望ましい。血圧が安定状態にあることを確かめる必要があるからである。

判定：この頸動脈閉塞試験は頸動脈洞の血液による抑制を除去するのが目的であり，このインパルスは血管中枢の抑制をとり，結果として健常者では昇圧反応が起こる（循環動態の項目参照）。

動物実験：両側総頸動脈分岐部の尾部において，管の輪を作り，輪をコッヘルで遮断して頸動脈分岐部への血流を遮断する。もちろん，血圧を観血的にモニターしながら徐々に麻酔薬（chloralose）を使用するのは神経反射以外の影

響を可及的に少なくするためである (Glaviano[9])。

4. 過換気試験 (hyperventilation test)

OH の領域では古くより, Ibrahim[16], Schatz (1984[39]) などによる報告がある。

方法：著者らの長い経験から，正常人, OH の患者に 3 分間の過換気負荷をを行っている。正常人では血液が過換気のために呼吸性アルカローシスを起こし，脳血管収縮の原因となり，次いで遠心性交感神経緊張が減少し，血圧下降をもたらし，末梢血管を拡張させる。この場合, 収縮期圧が 20 mmHg 下降する場合に中枢との関係が健全であることを示しているという (Schatz, 1984[39])。

判定：血管中枢の機能低下のある OH 患者は，この血圧下降が減少するか，または消失する。しかし，実際にはこの過換気テストにより血圧が動揺性になるものがあり，こうした症例は血管中枢機能が不安定であると判定している。また，過換気発作を伴う OH は検査途中で発作を誘発することが考えられ，検査プログラムの最後に施行することが望ましい。また，最近精神性発汗測定の負荷試験にもこの過換気試験を使用しているが負荷時間を 1 分間にしている（本多[14]）。

5. Handgrip test

持続的な筋肉の収縮は，収縮期, 拡張期血圧と心拍の上昇の原因となる。著者は Valsalva maneuver の反応と相関があるという初期の報告に基づいて一貫して把握 15 秒間負荷とし，血圧, 脈拍の連続記録をしているが，現在では 3～5 分間を主張する学者もある (Low 1993[25])。本法も交感神経機能検査として認められるようになった。

刺激は運動筋に由来し，中枢に支配され，筋肉と心臓に向かう遠心路は心拍出量, 末梢血管抵抗の増加を起こし，血圧を上昇させる。しかし，筋肉よりの求心路, 中枢支配に関してはなお議論の余地があるという。正常値は 3～5 分

間の負荷で拡張期圧が 16 mmHg あるいはそれ以上増加したものをとり, 11～15 mmHg の増加を境界域とするとの報告もある (Low 1993[25])。

6. 深呼吸法 (HR response to deep breathing)

副交感神経遠心路の機能を評価するために用いられるようになった。一般に, 吸気時に心拍数が増加し, 呼気時に心拍数が減少する。

方法: 被験者は, 6回の規則的な呼吸 (5秒間吸気 (I) を行い, 5秒間の呼気 (E) を行う) を1分間行う。深呼吸時の心電図の R-R 間隔を測定し, 最大瞬時心拍数の最大値と最小値を測定し, その差あるいは比 (E:I比) を求める。

正常人では最大値と最小値の差 (ΔI-E) は15心拍以上であるが, 自律神経異常の例では10心拍以下である。ΔI-E は加齢とともに減少する。OH の領域でも応用可能と考えられる (市丸[15], Low 1993[25])。

7. 心拍変動のパワースペクトル解析

1) 低周波数 (LF) 成分 (0～0.05 Hz) は血管運動活動, レニン・アンジオテンシン系そして体温調節を反映し,
2) 中間周波数 (MF) 成分 (0.05～0.20 Hz) は圧受容体系を,
3) 高周波数 (HF) 成分 (0.20～0.35 Hz) は呼吸運動を反映するという。

また, この心拍変動の HF 成分は呼吸によって生じる副交感神経活動の原因と考えられ, MF 成分は交感神経および副交感神経活動によって生じ, LF 成分は主として交感神経活動, 一部副交感神経活動により影響をうけ, LF/HF 比は交感神経機能の指標として用いられている。

現在, この心拍変動のパワースペクトル解析は各種循環器疾患に施行されているが, LF/HF 比, HF 成分の分析は, OH, OD の領域では従来の R-R 間隔の CV %, QTc 時間の測定以上にその病態生理を説明しうる報告を知らない。今後の研究が期待される (佐藤[36])。

8. 暗算試験 (mental arithmetic test)

　前述のごとく，著者らは交感神経遠心路の評価法として，OH 検査に最初から使用しているが，暗算のような急性のストレスは皮膚の交感神経活性の原因となる。

　われわれは 100 から 7 を順次に引く方法を最初から使用しているが，十分な負荷を与えるには 1000 から 17 を 2 秒間隔で順次引く方法を 4 分間にわたり続けるという方法も行われている。

　暗算試験は中枢において交感神経放電を伝達し，血圧の上昇反応は交感神経性アドレナリン作動性神経活性の指標として使用され，自律神経機能検査として標準化されるようになった。昇圧反応は暗算ストレスにより心拍出量が 50% 増加することによるが，末梢交感神経活性は変化がないか，または減少し，約 30% の全末梢血管抵抗の下降をもたらすという（平田[12]，Low 1993[25]）。

9. 寒冷昇圧試験 (cold pressor test)

　著者らは交感神経遠心路の評価法として OH 検査に最初から使用している。

　方法：被験者を 20〜30 分間安静臥位とし，血圧，脈拍の安定を確認後，これを前値とし，一側の手を手関節の上まで 4℃ の冷水中に（外国文献では単に氷水と記載しているものが多い）浸し，1 分後負荷手を冷水中から出す。その間，血圧，脈拍は負荷前値に回復するまで持続的にモニター記録する。

　判定：Hines[13] は，拡張期圧上昇度に応じ，10 mmHg 以下を hyporeactor，10〜20 mmHg を normoreactor，20 mmHg 以上を hyperreactor としている。しかし，この反射は脊髄，延髄，中枢レベルを介する反射とも考えられている。また，日本ではこの寒冷昇圧試験を精神性発汗定量の負荷試験として応用しているが，指尖発汗定量では発汗減少例は寒冷昇圧試験で hyperreactor を示すこともあるようである。

10. 起立試験と norepinephrine (NE) 値の変動

節前障害の OH においては，安静臥位の NE は正常であるが起立試験による反応が欠如している。節後障害の OH においては，その障害が広範囲に渡っていれば，NE 臥位値は減少している。

起立試験時の NE の変動は，臥位値よりもアドレナリン作動性神経の機能の敏感な指標となる (Low 1993[25])。しかし，この検査は OH における節後障害を証明するには検出力が欠如しているとの批判もある。この感度を改善するために，血漿 dihydroxyphenylglycol (DHPG) と vanillylmandelic acid (VMA) を NE と同様に測定することが勧められている。DHPG は節後障害のよき指標となることの報告もある。また，起立により NE が 600 pg/ml 以上に上昇し，頻脈を伴うものは別のメカニズムを考えるべきだとも提唱されている (POTS の項目参照)

11. 微小神経電図検査 (microneurography) (岩瀬[17])

筋交感神経は主に骨格筋内の血管平滑筋を支配する血管運動神経から構成され，血圧調節に重要な役割を果たすため，筋交感神経活動の記録が OH の領域でもなされるようになり，特に最近では宇宙飛行士が飛行後に発症する OH について研究用として使用されるようになった。

この方法は軸直径 100 μm，先端直径 1 μm，インピーダンス 3〜5 MΩ のタングステン微小電極を利用して経皮的に末梢神経中の筋神経束に到達するように挿入し，交感神経節後遠心線維の活動を導出し観察するもので，微小神経電図法 (マイクロニューログラフィ) と呼ばれる。その測定の意義としては，筋交感神経活動 (muscle sympathetic nerve activity, MSNA) は節後遠心性の無髄線維 (C 線維) により伝達される活動で，脈拍同期性の律動的バースト活動で血圧下降により促進し，昇圧により抑制される血管運動神経活動である。現在，宇宙飛行の研究に使用されている下半身陰圧負荷 (lower body negative pressure, LBNP) は，立位が通常 −50〜60 mmHg の陰圧に相当すると

いわれ，−50 mmHg で陰圧にして MSNA を比較し，その結果，
1) MSNA の増える程度が大きいほど起立耐性が良い。
2) 下腿の容量の増え方に対する筋交感神経活動の増える程度が大きいほど起立耐性が良い，という。

このことは起立時に交感神経活動をいかに賦活化するか，さらには下腿容量の増え方に対する交感神経活動の賦活化の能力に起立耐性は依存すると考えられるという（間野[28]，Low 2003[27]）。

文　献

1) Bannister, R. Ardill, L. Fentem, P.: Defective autonomic control of blood vessels in idiopathic orthostatic hypotension. Brain 90(4); 725-746. 1967.
2) Bannister, R. Davies, B. Holly, E. et al.: Defective cardiovascular reflexes and supersensitivity to sympathomimetic drugs in autonomic failure. Brain 102(1); 163-176. 1979.
3) Barcroft, H. Swan, HJC.: Sympathetic control of human blood vessels. London. Arnold. 1953. p. 1-165.
4) Biaggioni, I. Robertson, RM.: Hypertension in orthostatic hypotension and autonomic dysfunction. Cardiol. Clin. 20; 291-301. 2002.
5) Brevetti, G. Chiariello, M. Bonaduce, D. et al: 24-hour blood pressure recording in patients with orthostatic hypotension. Clin. Cardiol. 8(7); 406-412. 1985.
6) Burnum, JF. Hickam, JB. McIntosh, HD.: The effect of hypocapnia on arterial blood pressure. Circulation 9(1); 89-95. 1954.
7) Davies, IB. Sudera, D. Mathias, C. et al.: Beta-receptor in orthostatic hypotension. N. Engl. J. Med. 305(17); 1017-1019. 1981.
8) Gabbett, TJ. Weston, SB. Barrett, RS. et al.: Cardiovascular regulation during head-up tilt in healthy 20-30-year-old−and 70-75-year-old men. Clin. Sci. 100(2); 199-206. 2001.
9) Glaviano, VV. Yo, S.: "Cardiovascular effects of bilateral common carotid occlusion in hemorrhagic shock" Baroreceptor and Hypertension(proceedings of an international symposium held at Dyton Ohio). Kezidi, P. ed. New York. Pergamon Press. 1966. p 396.
10) 堀田正之，木村隆夫，小須賀克：小児の指尖容積脈波について．Clinical Report 7; 30-34. 1966.
11) Hui, KK. Conolly, ME.: Increased numbers of beta receptors in orthostatic

hypotension due to autonomic dysfunction. N. Engl. J. Med. 304(24) ; 1473-1476. 1981.
12) 平田幸一, 片山宗一：計算・暗算試験. 自律神経機能検査 (第1版). 東京. 文光堂. 1992. p. 30-32.
13) Hines, EA. Brown, GE.: The cold pressure test for measuring the reactivity of the blood pressure ; Data concerning 571 normal and hypertensive subjects Am. Heart J. 11 ; 1-9. 1936.
14) 本多和雄, 貫名秀, 溝部宏二・他：心理療法（内観療法）が精神発汗定量に及ぼす影響. 発汗学 9(2) ; 73-76. 2002.
15) 市丸雄平：呼吸反射検査. 自律神経機能検査 (第1報). 東京. 分光堂. 1992.
16) Ibrahim, MM. Tarazi, RC. Dustan, HP. et al.: Idiopathic orthostatic hypotension ; Circulatory dynamics in chronic autonomic insufficiency. Am. J. Cardiol. 34(3) ; 288-294. 1974.
17) 岩瀬敏：起立性低血圧における筋交感神経活動のニューログラム解析. 神経内科 34 ; 368-378. 1991.
18) Johnson, RH. Lee, GJ. Oppenheimer, DR. et al.: Autonomic failure with orthostatic hypotension due to intermediolateral column degeneration. J. Med. 35(138) ; 276-292. 1966.
19) Johnson, RH.: Orthostatic hypotension in neurological disease. Cardiology 61 (suppl. 1) ; 150-167. 1976.
20) 景山茂, 谷口郁夫, 相原一夫：心電図 R-R 間隔変動－その意義と臨床症状（起立性低血圧）との関連. 最新医学 39(3) ; 466-472. 1984.
21) 加藤義一, 筒井未春：起立性低血圧の脈波. 自律神経 11 ; 164-168. 1974.
22) 北澄忠雄, 貞包典子, 嶋田和幸・他：自律神経性循環調節に及ぼす加齢と高血圧の影響. 日老年医誌 22(1) ; 1-12. 1985.
23) Levin, AB.: A simple test of cardiac function based upon the heart rate changes induced by the Valsalva maneuver. Am. J. Cardiol. 18(1) ; 90-99. 1966.
24) Lewis, HD. Dunn, M.: Orthostatic hypotension syndrome. Am. Heart J. 74 (3) ; 396-401. 1967.
25) Low, PA.: Autonomic nervous system function. J. Clin. Neurophysiol. 10(1) ; 14-27. 1993.
26) Low, PA.: Non-invasive evaluation of autonomic function. Neurology Chronicle 2(5) ; 1-8. 1992.
27) Low, PA.: Testing the autonomic nervous system. Semin. Neurol. 23(4) ; 407-422. 2003.
28) 間野忠明, 岩瀬敏："自律神経機能検査"自律神経疾患・基礎と臨床. 宇尾野公義, 入来正躬編著. 東京. 金原出版. 1992. p. 110-127.

29) Milne, JR. Camm. AJ. Ward, DE. et al.: Effect of intravenous propranolol on QT interval. A new method of assessment. Br. Heart J. 43; 1-6. 1980.
30) 永田勝太郎：起立性低血圧．自律神経 22(4); 320-330. 1985.
31) Ogura, H. Kitazumi, T. Sadakane, N. et al.: Use of a computer in analysis of heart rate and blood pressure response to the Valsalva maneuver. Comput. Biomed. Res. 18(1); 89-101. 1985.
32) 岡尚省，持尾総一郎，佐藤健一：糖尿病性交感神経障害の定量的評価法－心電図QT時間を用いた検討．自律神経 29(3); 283-288. 1992.
33) Palmero, HA. Caeiro, TF. Iosa, DJ. et al.: Baroreceptor reflex sensitivity index derived from phase 4 of the Valsalva maneuver. Hypertension. 3(suppl. 2); 134-137. 1981.
34) Robbins, AS. Rubenstein, LZ.: Postural hypotension in the elderly. J. Am. Geriatr. Soc. 32(10); 769-774. 1984.
35) Roessmann, U. Noort, S. McFarland, DE.: Idiopathic orthostatic hypotension. Arch. Neurol. 24(6); 503-510. 1971.
36) 佐藤広："心疾患以外の各種疾患と心拍変動"心拍変動の臨床応用"林　博史編集．東京．医学書院．1999. p. 119-135.
37) Schatz, IJ.: Orthostatic hypotension. Arch. Intern. Med. 144(5); 1037-1041. 1984.
38) Schatz, IJ.: Orthostatic hypotension,; 1. functional and neurogenic causes. Arch. Intern. Med. 144(4); 773-777. 1984.
39) Schatz, IJ.: Orthostatic hypotension. 11. clinical diagnosis, testing and treatment. Arch. Intern. Med. 144; 1037-1041. 1984.
40) Sharpey-Schafer, EP. Taylor, PJ.: Absent circulatoy reflexes in diabetic neuritis. Lancet 275; 559-562. 1960.
41) Shimada, K. Kitazumi, I. Ogura, H. et al.: Effects of age and blood pressure on the cardiovascular responses to the Valsalva maneuver. J. Am. Geriatr. Soc. 34(6); 431-434. 1986.
42) Shimada, K. Kitazumi, T. Sadakane, N. et al.: Age-related changes of baroreflex function, plasma norepinephrine and blood pressure. Hypertension 7(1); 113-117. 1985.
43) Stead, EA. Ebert, RV.: Postural hypotension. Arch. Intern. Med. 67; 546-562. 1941.
44) 田中信行，川平和美，工藤明生・他：新しい観点からの自律神経機能検査．自律神経 14(2); 58-65. 1977.
45) 田中信行，内田愛，工藤明生・他：Shy-Drager症候群の起立性低血圧の発現機構と高血圧発症の可能性について．自律神経 14(4); 188-196. 1977.
46) 田中英高，竹中義人，小西和孝・他：小児起立性調節障害におけるα-作動性交

感神経活動について．自律神経 24(1)；58-63. 1987.
47) 寺脇保，川野通昭，豊元実助・他：OD児の体位変換による血圧と脈波の態度．Clinical Report. 11；11-15. 1970.
48) Thomas, JE. Schirger, A. Fealey, RD. et al.：Orthostatic hypotension. Mayo Clin. Proc. 56(2)；117-125. 1981.

(堀田正之，楊俊哲，宇尾野公義，田中潔，岩瀬敏，田中信行，田中英高，永田勝太郎，本田龍三，小松健次)

第5章
発汗機能と起立性低血圧
器質的疾患を中心にして

1. 汗腺の特徴

　汗腺（ここではエクリン腺に限定）は，1）交感神経支配下にありながらアセチルコリン作動性であり，2）直接の神経支配が絶たれても除神経性過敏性は生じないかまたはごく一過性であり，その後はコリン系薬物に対する反応も低下または消失する。3）除神経後も明らかな萎縮などの形態的変化をきたさないなどの特徴を有するとされている。この性質を利用し，温熱性発汗が低下・消失し，薬物性発汗が正常であれば，発汗低下・消失の原因は中枢側（視床下部脊髄路または節前細胞系）にあり，両者が低下・消失している場合は交感神経節後線維または汗腺自体の障害によると判断できる（Hyndman[3]，Macmillan[8]，Nakamura[11]）。

2. 発汗機能検査の概略

　発汗機能は全身の有毛皮膚に認められる温熱性発汗（thermal sweating, TS）と，主に手掌，足底に認められる精神性発汗（mental sweating, MS）に大別される。両者の生理学的意義や神経支配機構は異なり，本稿では温熱性発汗に限定して述べる。

　温熱性発汗検査では，種々の方法で環境温度または体温を上昇させて発汗を誘発する。全身性発汗の定性的観察は発汗異常の様相を把握するために重要であり，日本ではヨード澱粉法（Minor法またはその変法），欧米ではキニザリン色素法などが用いられている。定量的評価にはカプセル換気法が適しており，

幾つかの機種が市販されている。

著者は被検者を仰臥位とし，電気毛布で加温し，ラップ・フィルム法 (Minor 法変法) で全身発汗を観察し，定量的にはカプセル換気法を用いている (齋藤, 2000[12])。他方，全身の薬物発汗には1％塩酸ピロカルピン (0.01～0.03 ml/kg：皮下注) を用いる。局所薬物発汗には塩化アセチルコリン (オビソート®) 2.5 mg を皮内注射して発汗を誘発している (齋藤, 2000[13])。ピロカルピンは汗腺に直接作用し発汗を誘発し，アセチルコリンは汗腺への直接作用と交感神経節後線維の軸索反射を介した発汗誘発の両者を有するとされている (図7)。節後線維の軸索反射のみを検出する方法としてイオントフォレーシスを用いた定量的軸索反射発汗試験 (quantitative sudomotor axon reflex test, QSART) も用いられている (木原[4])。

発汗機能検査に際して留意すべき点として，

1) 体位の影響；皮膚圧発汗反射により，立位や坐位では上半身に比較して下半身発汗が抑制され，さらに身体左右にかかる圧の不均衡により発汗に左右差が出現することを念頭におく。

2) 性差と年齢差；性ホルモンの影響かどうか詳細は不明であるが，男性に比較して女性では温熱発汗も少なく，とくに薬物性発汗では有意に女性で少ない。また，高齢者では発汗量も低下傾向を示すため，発汗量の比較は男女別，かつ若年・高齢者を区別して評価すべきである (図8)。

3) ピロカルピンを用いた全身の薬物性発汗検査は 24℃ 前後の室温で，食後2時間以上経過してから実施する。検査の目的と出現しうる症状を十分に説明し，さらに尿器や硫酸アトロピンなどを用意しておく。また，虹彩炎，気管支喘息を持つ患者では実施しないなどが挙げられている。なお，アセチルコリン皮内注射による局所薬物性発汗検査には副作用はほとんどない。

3. 起立性低血圧と発汗異常

a. 圧受容体反射弓・求心路障害

体位変換に伴う血圧調節には圧受容器反射が最も重要な役割を果たしている。

Acetylcholine

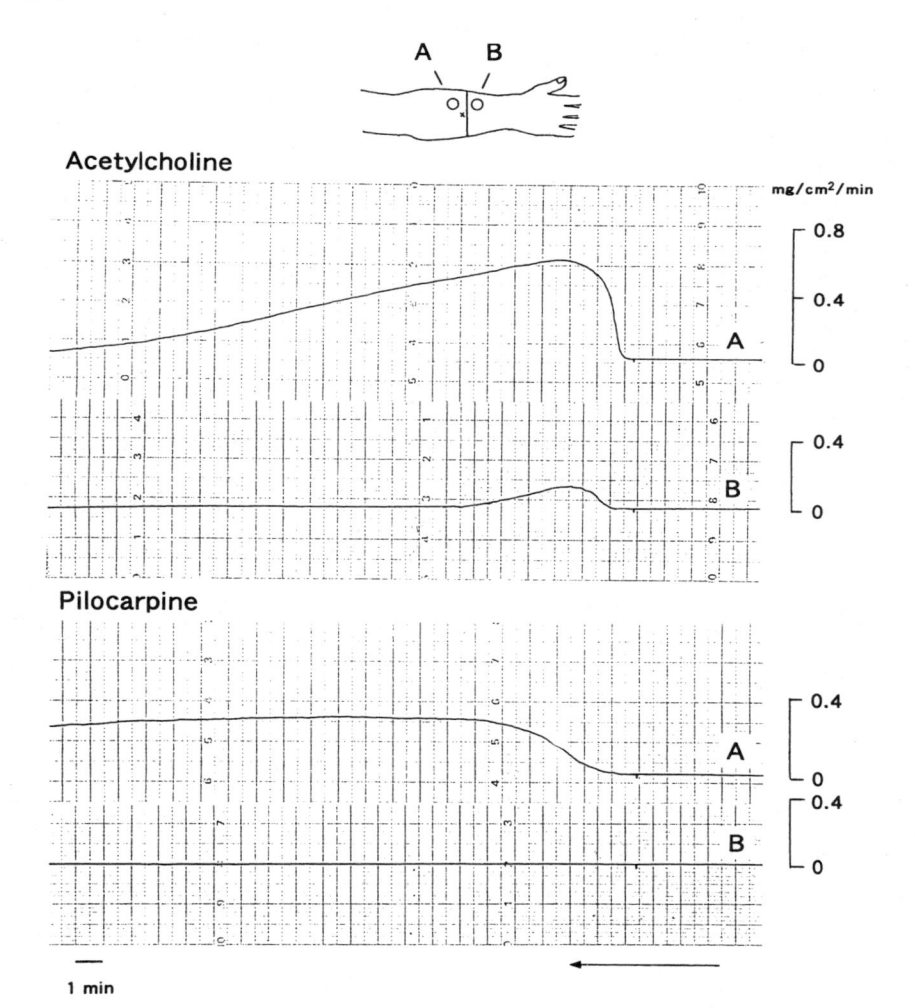

Pilocarpine

図7. コリン系薬物の汗腺に対する直接作用と軸索反射性発汗[13]

A・B間をゴムバンドできつく仕切り，A側にアセチルコリンまたはピロカルピンを皮内注射した。アセチルコリンではバンドを超えた軸索反射性発汗を認めるが，ピロカルピンでは認められない。なおアセチルコリンに比較してピロカルピンの分解は遅く，汗腺に対し長時間（60分以上）作用する。

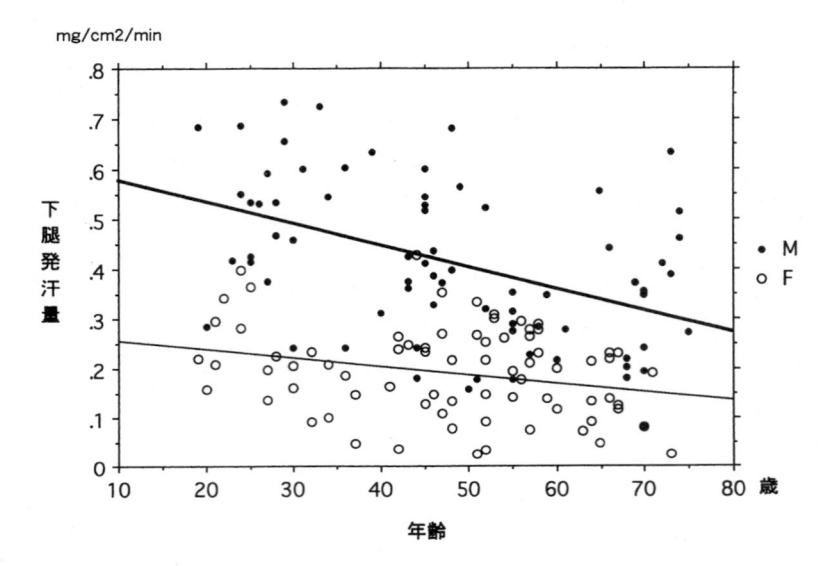

図8. アセチルコリン局所発汗と年齢・性との関係[13]
男性に比較して女性では少なく，さらに男女とも加齢とともに低下傾向を示す。

大動脈弓や頸動脈洞における血管壁の伸展度変化が舌咽・迷走神経感覚枝を介して延髄・圧受容器中枢（孤束核と近傍の網様体）に伝達され，さらに血管運動中枢，迷走神経背側運動核などを介して，血管収縮および脈拍を調節しているとされている（Miura[9]）。後述するごとく，神経系の器質的障害による起立性低血圧の病態としては交感神経系の遠心路障害によるものが最も多い。このような症例では発汗機能も障害されうるが，ときに発汗系と血管運動系の障害度が乖離を示すことから，中枢レベルにおける両者の遠心路は同一ではないと推定されている（Stead[18]）。他方，理論的には動脈壁の進展性喪失（求心性インパルス発生の欠如）を来すような疾患では血圧調節が不能となり，著明な起立性低血圧をきたしうると考えられる。以下に著者の経験例を示す。

症例1：40歳。男性（齋藤　1986[14]）
　　臨床診断：大動脈炎症候群

主訴：立位および排尿時の失神

病歴：1967年（21歳）頃から労作時の動悸，息切れ，ふらつき感を自覚，リウマチ熱の診断で2年間治療を受け症状は一時軽減した。その後，寒冷時や運動時に右上肢のしびれ感を自覚し，手掌が蒼白になりやすく，動悸も再現した。胸部外科で大動脈炎症候群と診断され，1978年には大動脈弁閉鎖不全に対して弁置換術を受けた。1980年頃から起立性低血圧が出現・増強し，とくに排尿後に瞬時に失神をきたすようになった。血管撮影上，大動脈とその主な分枝は著明な壁不整や部分的狭窄を示し，右側の外頸動脈，椎骨動脈は造影されなかった。

自律神経機能検査（1984年）：血圧は臥位190/80 mmHg，立位96/58 mmHg，脈拍はともに64/分で増加がなく，Valsalva maneuverでは第4相の血圧反応とそれに伴う脈拍の減少も見られなかった。

寒冷昇圧試験，暗算負荷試験では血圧，脈拍ともに明らかな上昇を示し，過呼吸負荷試験（30秒間に10回）で血圧，脈拍は176/76 mmHg，72/分から140/67 mmHg，64/分に変化した（図9）。

温熱性発汗，アセチルコリン性局所発汗はともに正常であった。安静臥位30分後のレニンが異常高値を示し，ノルエピネフリンは体位変換前後とも低値であった。以上より，本症例では交感神経遠心路や延髄の化学受容器系中枢は正常で，起立性低血圧は大動脈炎症候群による動脈壁伸展性喪失により圧受容器反射弓の求心性インパルス発生障害によるものと推定された。

圧受容体反射弓・求心路系障害による起立性低血圧はまれであるが，Adie症候群や感覚性ニューロパチーの一部でも記載されている。これらの症例では，1) 著明な血圧低下にもかかわらず，脈拍増加が見られない。2) しばしば再臥位時に著明な反跳性の血圧上昇を認め，3) レニン・アンジオテンシン系が高値となる。4) 暗算試験，寒冷昇圧試験は正常または過大反応を示す。5) 温熱性発汗はまったく正常であるなどの特徴を示していた（Sharpey-Schafer[17]，Love[6]）。

b. 大脳・脳幹障害

著者の知る限り，大脳半球の器質的損傷による起立性低血圧は報告されてい

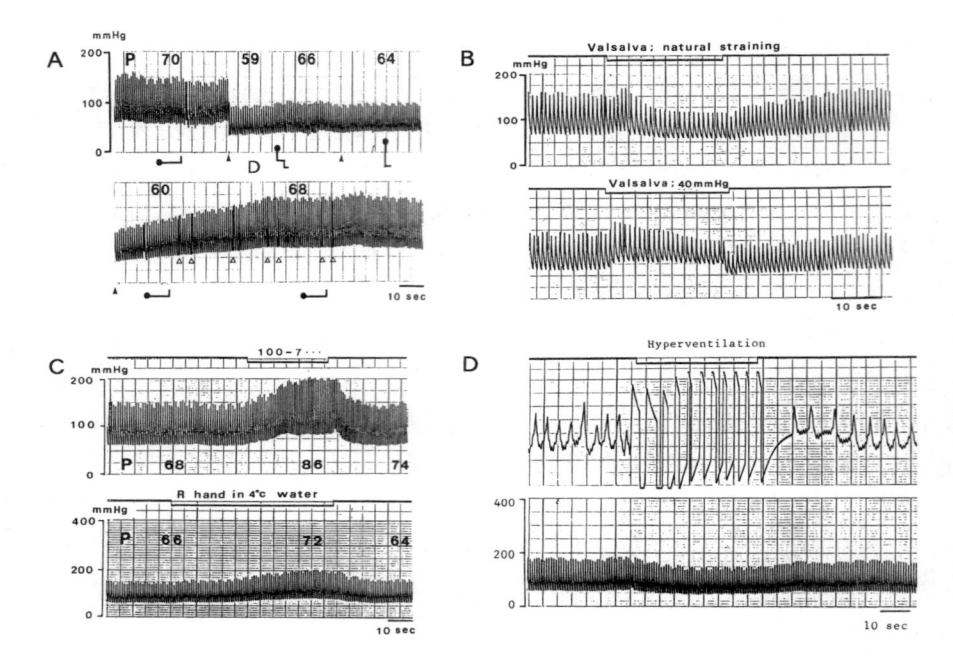

図9. 症例1：大動脈炎症候群[14]

脈拍増加を伴わない著明な起立性低血圧を呈し(A)，Valsalva操作でも第Ⅳ相での反跳性血圧上昇はみられない(B)，暗算負荷や寒冷昇圧試験では血圧，脈拍ともに明らかな上昇を示し(C)，過呼吸負荷では血圧低下を認める(D)。

ない。

　他方，著明な起立性低血圧や徐脈を伴う失神を主徴とした脳幹障害，なかでも延髄もしくはその近傍の腫瘍例が報告されている（宮田[10]）。随伴する症状は病変の広がりによって様々であり，小脳脚や小脳に障害がおよぶと失調症状を呈し，多系統萎縮症と間違われやすい。これらの報告のなかで発汗機能検査が実施されている例は極めて少ない。著者は難治性吃逆と起立時失神で発症した延髄被蓋正中部の神経膠腫例を経験した。この例では温熱性発汗はほぼ正常であった。ただし，延髄被蓋外側を含むような広範な病変例では温熱発汗も障害されうる。

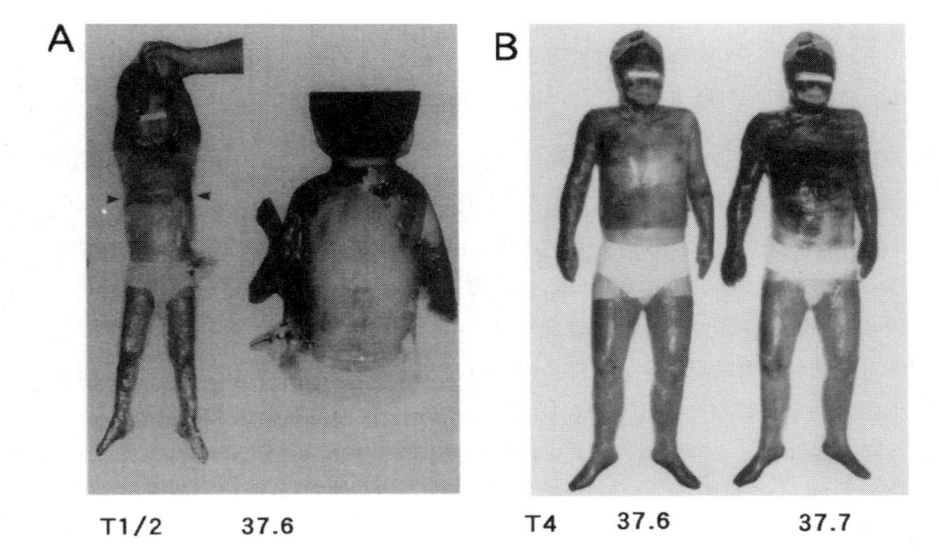

図10. 脊髄損傷例の温熱性発汗異常[15]

A：T1/2レベルの障害例。顔面，肩，上肢外側以外はほぼ無汗。B：T4髄節レベルを中心とする脊髄腫瘍例。下腹部以下の無汗を呈する。

c. 横断性高位脊髄損傷（齋藤，2003[15]）

頸髄や上部胸髄レベルの横断性脊髄損傷でも起立性低血圧を認めうる。発汗は障害レベル以下の髄節に支配される区域で消失し，頸髄レベルの損傷では全身無汗となりうる（図10）。

他方，このような患者では膀胱充満時などに血圧の著しい上昇，徐脈，上半身の血管拡張，紅潮，頭痛などを伴うことがあり，autonomic dysreflexia と呼ばれている（Guttmann[2]）。同時に，障害レベル以下に支配される区域に多量の発汗を認めることがある。これは非温熱性発汗であり，病的に亢進した脊髄交感神経反射によると考えられていた。しかし，最近の微小電極を用いた研究から，これらの症例の筋交感神経線維束の活動は低下しており，dysreflexia の出現している状況でも，過剰活動は認められないことがわかってきた。このように autonomic dysreflexia の病態に関する詳細は不明の点も

多い（国本[5]）。

d. 進行性自律神経失調症：(progressive autonomic failure, PAF)

　Bannister[1]らの命名による進行性自律神経失調症の多くは多系統萎縮症(multiple system atrophy, MSA)に伴い，一部はパーキンソン病(Parkinson disease, PD)に合併する。また，自律神経症状のみで推移する純粋型も知られている。多くは中年以降に排尿障害，立ちくらみなどで発症し，多様な自律神経症状をきたす。温熱性発汗は下半身優位に低下し，経過とともに上行する。初回検査時から全身性無汗の例もまれではない。薬物性発汗も低下し，下肢でより顕著である（図11。図12）。

　起立性低血圧や排尿障害の強い例ほど発汗異常も高度な傾向がある。また，PDに比較してMSAでは発汗障害の頻度も高く，程度も強い（図12）。以下にPAFの具体例を示す。

症例2：72歳。男性。
　臨床診断：PAF＋MSA
　病歴：2〜3年前から立ちくらみが出現し，排尿時を含めときに失神をきたすようになった。また，同じ頃から呂律の回らない喋り型，ふらつき歩行が出現し，徐々に増強した。強いいびき，排尿困難も加わり，泌尿器科で自己導尿を指導された。体位変換に伴い，血圧は臥位；170/80 mmHgから立位80/36 mmHgに低下し，瞬時の失神をきたした。脈拍は臥位；68/分から立位72/分とわずかに増加しただけであった。さらに，瞳孔不同，小脳失調を認め，脳CTでは小脳・脳幹の萎縮像を認めた。温熱性発汗は顔面以外は全く認めず，薬物性発汗は上半身に比較して下肢で明らかに低下し，膝以下ではほぼ無汗であった（図13）。アセチルコリン性発汗も下腿では消失していた。

症例3：72歳。男性。
　臨床診断：PAF＋PD
　病歴：1993年頃から左上下肢の振えが出現，小刻み歩行が加わった。1995年からパーキンソン病として治療を受け，症状は軽減していた。この頃から霜

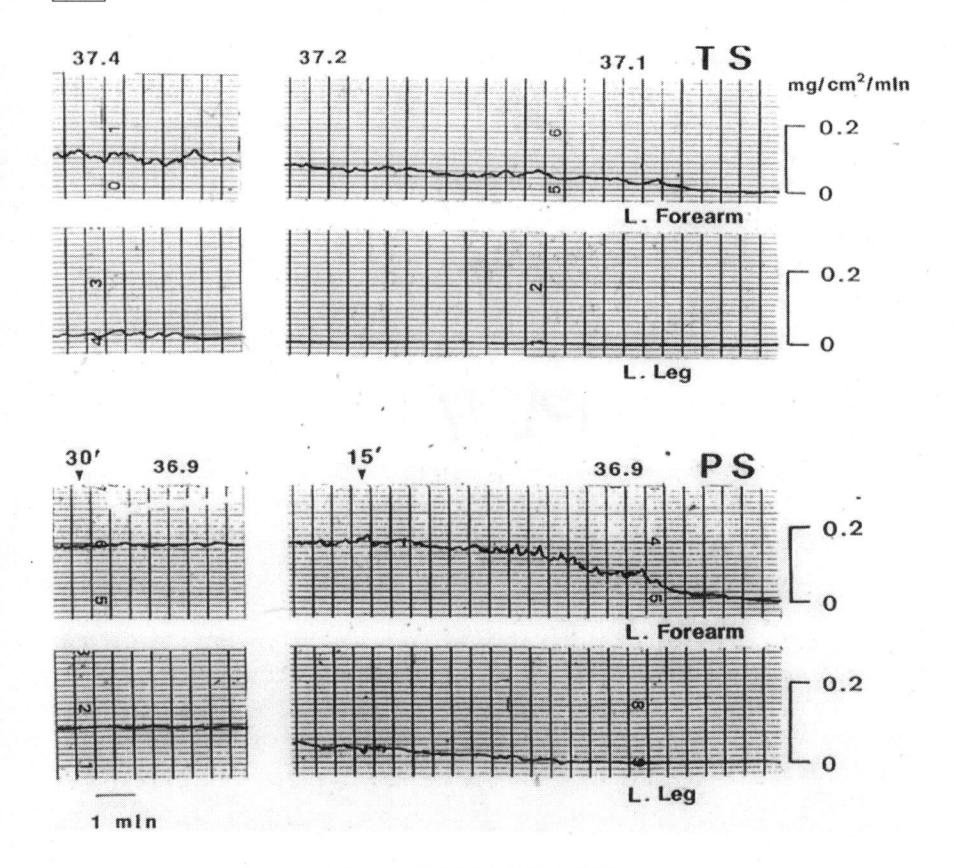

図 11. 進行性自律神経失調症

61歳。男性。臨床診断：Shy-Drager症候群，起立性低血圧で発症後8年の温熱性発汗（TS）とピロカルピン発汗（PS）。下腿ではTSはほぼ消失し，PSも前腕の1/3程度に低下している。

焼けができやすく，さらにいびきや寝言，排尿困難，便秘，立ちくらみが目立ち，排尿時に失神をきたすようになり，運動障害も徐々に進行した。理学的に表情の乏しさ，構音障害，左側優位の静止時四肢振戦，筋強剛，動作緩慢を認めたが，小脳症状や錐体路徴候はなかった。血圧，脈拍は臥位 118/65 mmHg・62/分が立位では 61/35 mmHg・85/分と著明に低下し，失神をきたした。温熱性発汗は全体的に低下し，とくに下肢で顕著あった（図14）。検査終

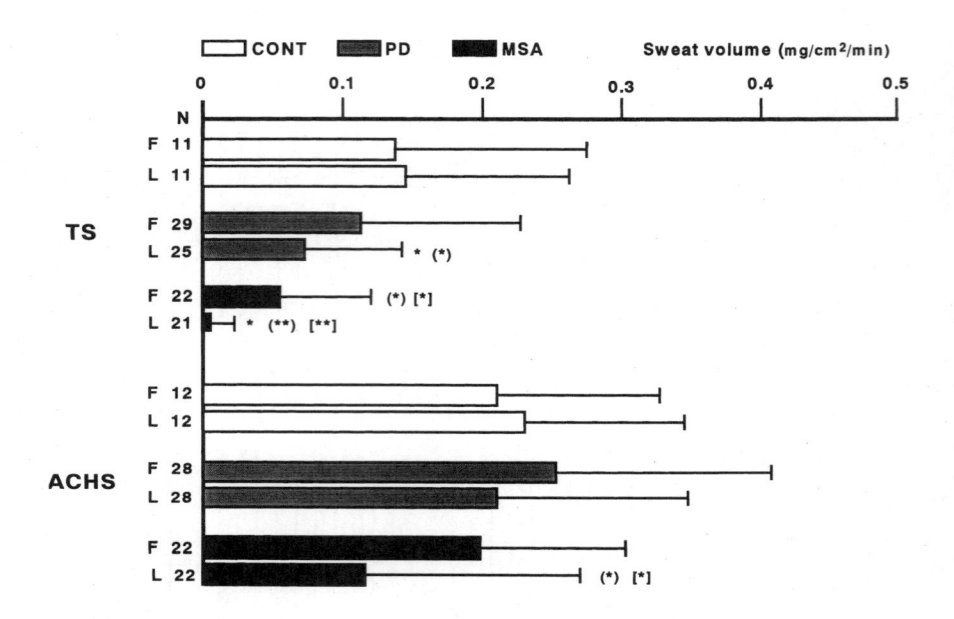

図12. 体温37.2°Cにおける対照群（CONT），パーキンソン病（PD），多系統萎縮症（MSA）の温熱性発汗量（TS）とアセチルコリン発汗量（ACHS）[15]

TSはPD，MSAともに前腕（F）に比較して下腿（L）で低値であり，とくにACHSはMSAの下腿で有意に低値である。*p＜0.05，:**p＜0.01。括弧なし；同一群内の前腕・下腿の比較，（　）；対照群との比較。[　]：PD，MSAの群間比較。いずれも男性患者。

了時（前額深部体温 37.5°C）の局所発汗量（mg/cm²/min）は，前腕 0.077，下腿 0.014，アセチルコリン局所発汗は前腕 0.252，下腿 0.047 と何れも下腿でより顕著な低下を示した。

e. 末梢神経障害：交感神経（節前）・節後線維障害

　この群の原因疾患は糖尿病ニューロパチー，アミロイドニューロパチー，急性汎自律神経失調症，遺伝性（感覚性）自律神経ニューロパチーなど多様である。運動・感覚障害を伴わない例もある。発汗障害は，体幹・四肢（とくに下肢遠位部）の無汗とその中に不規則に残存する斑状ないし点状の発汗パターンを示し，ときに節性分布の障害も認めうる。発汗残存域は代償性多汗を呈しう

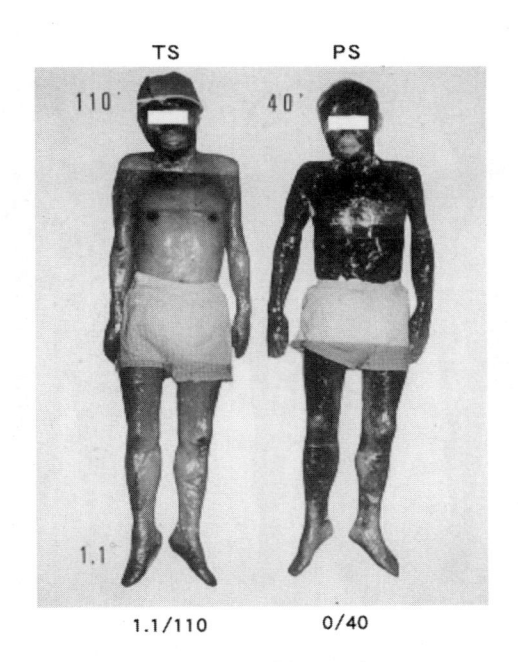

図13. 症例2：72歳・MSA-C（OPCA：オリーブ橋小脳萎縮症）
温熱性発汗（TS）はほぼ全身性無汗，ピロカルピン発汗（PS）では上半身には明らかな発汗を認めるが，下腿では低下している。

る。高度障害では全身性無汗となりうる。通常，節後性障害例では温熱性無汗域における薬物性発汗も消失する。

症例4：38歳。男性。
　臨床診断：急性汎自律神経ニューロパチー
　病歴：太平洋の赤道近辺で漁業従事中，発熱，下痢をきたし，3日後には四肢遠位部のしびれ感，味覚・嗅覚低下，食欲不振，立ちくらみが加わった。発症日に多量の発汗があったが，以後は汗をかかなくなった。また，約5日間は自排尿がなかった。以後，起立時に失神をきたすため，臥床を余儀なくされ，2週間後に帰国した。理学的に血圧は臥位97/75 mmHgから立位56/測定不能

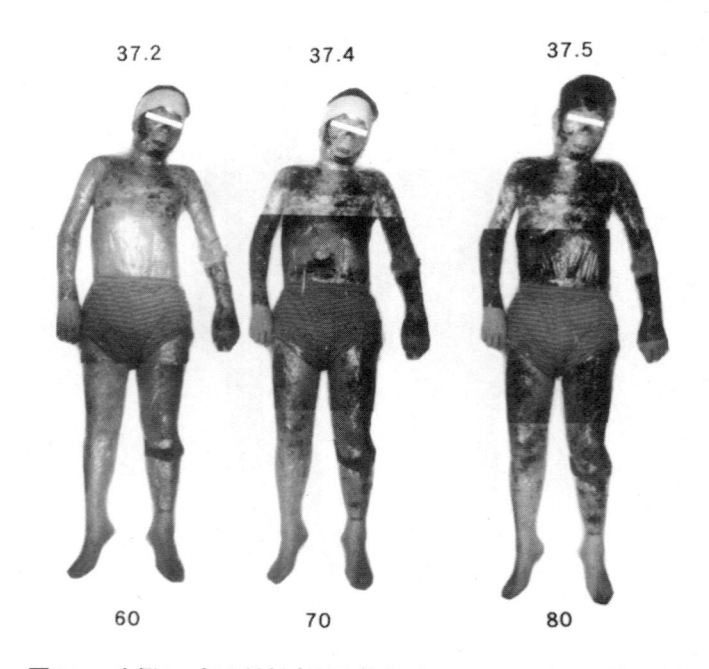

図14. 症例3：起立性低血圧を伴うパーキンソン病の温熱性発汗
発汗は斑状・不均一に出現し，下肢は明らかな低下を示す。上段数字は前額部深部体温，下段は加温開始後の経過時間（分）。

mmHgに低下した。瞳孔異常はなく，筋力低下もなかった。表在感覚は四肢遠位部で軽度の鈍麻が疑われた。髄液は細胞数 $0/mm^3$，蛋白は 150 mg/dl と上昇していた。甲状腺ホルモンは正常範囲だが，基礎代謝は−25％ と低下していた。他方，末梢神経伝導速度は正常だが，ヒスタミン皮内反応は上下肢ともに低下し，腓腹神経生検では細径有髄線維，無髄線維の著明な減少を認めた。皮膚は乾燥し，多量の落屑を認めた。発汗は四肢でほぼ消失し，体幹では無汗域に斑状発汗が不規則に散在し，豹紋状外観を呈した。薬物発汗もほぼ同様であった（図15）。

おわりに

以上のように，温熱性発汗と薬物性発汗検査を併用することにより，交感神経系障害の有無とその程度や広がり（身体のどの部分の支配域がもっとも障害

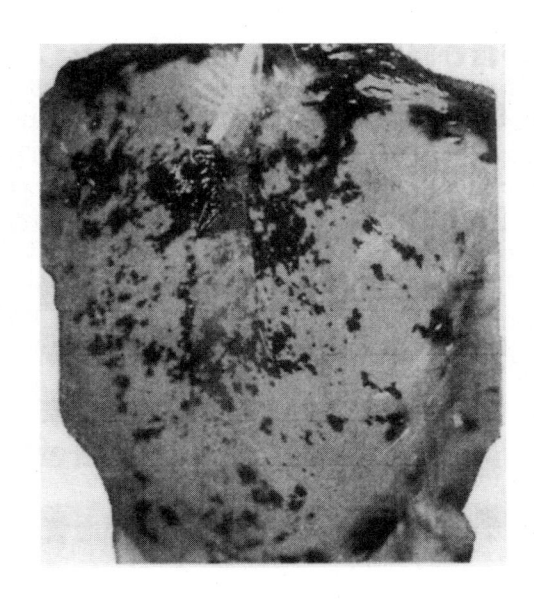

図15. 症例4：急性汎自律神経ニューロパチーのピロカルピン発汗（背面）
不規則な斑状発汗を示す。

されているか？)，さらに1次ニューロン系（視床下部脊髄路），2次ニューロン系（節前細胞系）または節後系のどのレベルが主体なのかを判断するための有用な手掛かりとなりうる。顕著な起立性低血圧を有し，温熱性発汗が正常な例では延髄腫瘍，頸動脈病変などを含む圧受容器求心路障害の可能性も念頭に置くべきである。

文　献

1) Bannister, R.: "Introduction and classification" Autonomic Failure.—A textbook of clinical disorders of the autonomic nervous system. edited by Bannister, R. Oxford. Oxford Univ. Press. 1983.
2) Guttmann, L. Whitteridge, D.: Effects of bladder distension on autonomic mechanisms after spinal cord injury. Brain 70 ; 361-404. 1947.
3) Hyndman, OR, Wolkin, J.: The pilocarpine sweating. 1, A valid indicator in differentiation of preganglionic and postganglionic sympathectomy. Arch.

Neurol. Psychiatry 45 ; 992-1006. 1941.
4) 木原幹洋，高橋光夫，Low, PA.："定量的軸索反射性発汗試験"自律神経機能検査．日本自律神経学会編．第3版．東京．文光堂．2000. pp 219-222.
5) 国本雅也： Autonomic dysreflexia. 神経内科 40 ; 501-515. 1994.
6) Love, DR. Brown, JJ. Chinn, RH. et al. : Plasma renin in idiopathic orthostatic hypotension : Differential response in subjects with probable afferent and efferent autonomic failure. Clin. Sci. 41 ; 289-299. 1971.
7) Low, PA. : "The autonomic neuropathies" Clinical Autonomic Disorders. edited by Low, PA. Boston. Little, Brown and Company. 1993. pp 395-421.
8) Macmillan, AL. Spalding, JMK : Human sweating response to electrophoresed acetylcholine : a test of postganglionic sympathetic function. J. Neurol. Neurosurg. Psychiatry 32 ; 155-160. 1969.
9) Miura, M. Reis, DJ. : The role of the solitary and paramedian reticular nuclei in mediating cardiovascular reflex responses from carotid baro- and chemoreceptor. J. Physiol. 223 ; 525-548. 1972.
10) 宮田和子，藤井滋樹，高橋昭・他：延髄病変により起立性低血圧を呈した2症例．自律神経．40 ; 170-176. 2003.
11) Nakamura, Y. Hatanaka, K. : Effect of denervation of the cat's sweat glands on their responsiveness to acetylcholine, nicotine and mecholyl. Tohoku J. Exp. Med. 68 ; 225-237. 1958.
12) 齋藤博："温熱性・精神性発汗試験"日本自律神経機能検査．日本自律神経学会編．第3版．東京．文光堂．2000. pp 202-208.
13) 齋藤博："薬物発汗誘発試験"自律神経機能検査．日本自律神経学会編．第3版．東京．文光堂．2000. pp 209-213.
14) 齋藤：大動脈炎症候群例にみられた著明な起立性低血圧．自律神経 23 ; 46-51. 1986.
15) 齋藤博，金原禎子：中枢神経障害による無汗症．自律神経 40 ; 316-323. 2003.
16) 齋藤博，金原禎子：有痛性ほてり感を主訴とした進行性自律神経失調症．自律神経 40 ; 479-487. 2003.
17) Sharpey-Schafer, EP. : Circulatory reflexes in chronic diseases of the afferent nervous system. J. Physiol. 134 ; 1-10. 1956.
18) Stead, EA. Ebert, RV. Romano, J. et al. : Central autonomic paralysis. Arch. Neurol. Psychiatry 48 ; 92-107. 1942.

(齋藤　博)

第6章
循環動態

はじめに

　OHは従来shock症候群のなかに入れて論じられたごとく，その循環動態の中心には起立時の心臓への静脈還流の減少と心拍出量の減少，脳血流の減少，系統的末梢血管抵抗の変性が主体である．また，OHは臥位から立位に体位変換したときの心臓に向かう約500 mlの血液の減少に抵抗する代償メカニズムの障害がある場合に現れるともいわれている（Lipsitz[35]，Luukinen[38]）．

　著者らは，かつて起立試験による血圧，脈拍の時間的変動を心臓交感神経の変時作用（chronotropic），変力作用（inotropic）により検討を試みた．循環動態を検討するために，連続血圧測定装置（GP-303，S型，Paroma社）とNCCOM（noninvasive continuous cardiac output monitor，Bomed社）を使用した．さらに，自律神経系の障害部位を推定するために各種自律神経機能検査（ルーチン検査はCOLIN，CBM-3000の装着下）を施行した．

　IOH 80例について，起立後血圧が最低に達するのに要する時間をみると，起立後1～2分で最低に達するグループ（1型，起立直後型，immediate type）23例（29％）と，起立10分前後で最低に達するグループ（II型，起立遅延型，delayed type）19例（24％）があり，大体2ヵ所にピークがあることがわかった．また，その中間型ともいうべきグループがあることがわかった．この中間型は時間と共に半数は変化するようであった（図16）．

　起立試験により，脈拍の増加が1分間に21以上のもの34例を検討すると，血圧の変動と同様に起立直後と起立10分前後にピークがみられた（図17）．

　近年，Streeten（1992[50]，2000[52]）らは，この遅延型は起立後10分以上で起立性血圧低下を起こすものを指し，高度の虚弱者であり，しばしば加療を必要とする疾病を有し，循環血液量が減少している者が多いという．また，遅延

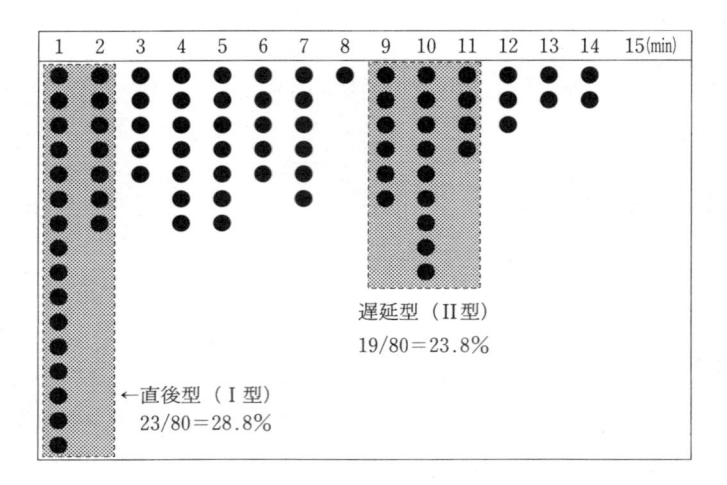

図16. 起立時の最低血圧に達する時間（IOH の 80 例）

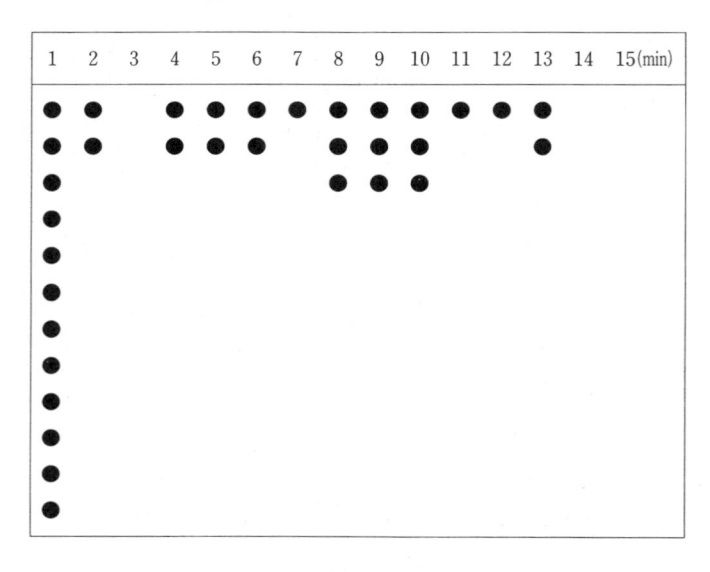

遅延型（II型）
19/80＝23.8%

←直後型（I型）
23/80＝28.8%

図17. 起立時の最大脈拍数に達する時間（IOH 34 例）

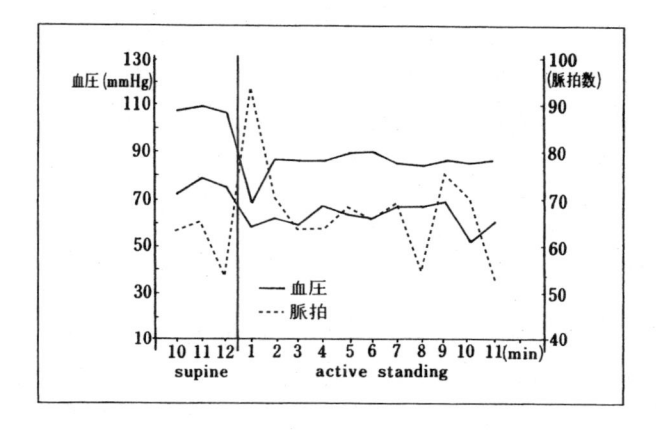

図18. 症例：IOH（76歳男性）

型は慢性疲労性症候群を合併することが多く，ときに，MSA，hypocortisolism のこともあるという（Streeten 1998[51]）。また，この遅延型 OH を診断するには起立30分までみると良いという人もある（Biaggioni[6]）。

　起立試験による血圧と脈拍の変動の同期性を個々の症例で検討してみると，起立直後型20例中，これと同期して脈拍が増加する型（図18）は5例（25％）に過ぎない。こうした例では，代償性変時作用が働いても血圧は下降している。これは代償性神経反応が作動しても，心拍数が増加しすぎて拡張期の心室充満が不十分になるために心拍出量は増加せず，血管収縮も不十分であり，Schellong の hypodyname Form になると考えられる（永田[42]，Honda, 1997[21]）。また，起立時に心拍出量が減少すると心臓，大動脈，頸動脈に限局する圧受容体が刺激され心拍増加をもたらし，そして血圧維持のために末梢血管収縮の原因となるタイプもあり，この起立後1分間に100以上の心拍増加がみられるものを sympathicotonic OH という人もある（Lipsitz[35]，Luukinen[38]）。

　また，起立試験により，収縮期血圧と拡張期血圧の両者が下降し，脈拍増加のない，すなわち，変時，変力の圧反射性神経作動の両者に障害があると考えられるものは，IOH 80例中40例（50％）であり，他の半数は図18に示すよ

うな型で，変時作用，変力作用の両作用の障害の程度に差があると考えられた。

起立直後型10例が治療の経過により，どのように変化していくかを検討してみると，約半数が次第に起立遅延型に変化している。これについては，OH治療が起立直後型に影響を及ぼしている可能性も考えられる。

1. 自律神経反射

IOH 37例（18～59歳）と健康人10例（25～36歳）について，Valsalva試験のovershoot，寒冷昇圧試験，過換気試験を行ったところ，両群間に有意差（t-検定，$p<0.025$）を認めたが，頸動脈閉塞試験，handgrip試験，暗算試験において有意差を認めなかった。これらの患者のIOHの原因は血管中枢より心血管に至る遠心路の機能低下が考えられた。

IOHの起立直後型10例，遅延型11例について，Valsalva試験のovershoot，頸動脈閉塞試験，暗算試験，寒冷昇圧試験を行ったところ，両群間に有意差を認めなかった（表14）。

2. 内分泌学的検査

起立試験による血漿レニン活性の動態を年齢別に若年者13例（15～39歳），中年23例（40～64歳），老年10例（65～81歳）について調べてみると，加齢によって血漿レニン活性は低下傾向にあり，起立試験による反応も少なくなることが示された（図19）。また，同じような結果が最近になり発表されいる（Biaggioni[6]）。

IOHの起立直後型9例，遅延型10例について臥床10分後，起立10分後，起立30分後に血漿カテコールアミンの定量を行った。アドレナリン，ノルアドレナリンの起立試験による動態については，両群の間で大差がみられなかった（図20，図21）。しかし，後述されるごとく小児の起立直後型では起立1分，起立5分後のノルアドレナリンの増加は正常被験者に比して低下していたという（小児起立性低血圧の項目参照）。また，こうした報告は宇宙飛行後に前失神状態を起こすOHにも認められるという（Fritsch-Yelle[12]）。

表14. 自律神経機能検査

(1) IOHと健康人との間の相違

IOH (N=37)	Valsalva maneuver overshoot	Carotid occlusion	Handgrip	Mental arithmetic	Cold pressor test	Hyperventilation test
(Type I + Type II) (N=37)	*36.1±15.0 mmHg Valsalva ratio less than 1.0　　2	12.4±7.7mmHg less than 5 mmHg　　13	15.3±11.4mmHg less than 5 mmHg　　8	17.4±15.0mmHg less than 5 mmHg　　8	Syst.p. *17.0±10.4 mmHg Diast.p. *11.7±6.8mmHg less than 10 mmHg　21	B.P.decreased by *8.5±8.9 mmHg less than 20 mmHg　28 B.P.fluctuated　19
healthy subjects (N=10)	24.9±9.9mmHg Valsalva ratio less than 1.0　　0	14.4±7.9mmHg less than 5 mmHg　　0	19.0±6.9mmHg less than 5 mmHg　　0	14.8±6.5mmHg less than 5 mmHg　　1	Syst.p. 26.0±13.0mmHg Diast.p. 20.2±10.0mmHg less than 10 mmHg　2	B.P.decreased by 25.6±6.6mmHg less than 20 mmHg　0 B.P.fluctuated　3

(* t-test $P<0.025$)

(2) IOHの直後型と遅延型の相違

IOH (N=37)	Valsalva maneuver overshoot	Carotid occlusion	Handgrip	Mental arithmetic	Cold pressor test	Hyperventilation test
Type I (immediate type) (N=10)	disappearence of overshoot 1 34.0±20.8	negative pressor reaction 4 7.5±4.9	negative pressor reaction 4 14.5±12.1	negative pressor reaction 0 19.7±5.6	decreased 9 Syst. 14.5±12.3 Diast. 9.5±6.0	hypofunction and instability of the vasomotor center 9/10(90%)
Type II (delayed type) (N=11)	disappearence of overshoot 1 40.0±21.3	negative pressor reaction 1 13.2±6.8	negative pressor reaction 2 14.5±6.9	negative pressor reaction 2 15.0±8.2	decreased 7 Syst. 11.4±11.6 Diast. 7.7±6.5	hypofunction and instability of the vasomotor center 8/11(73%)

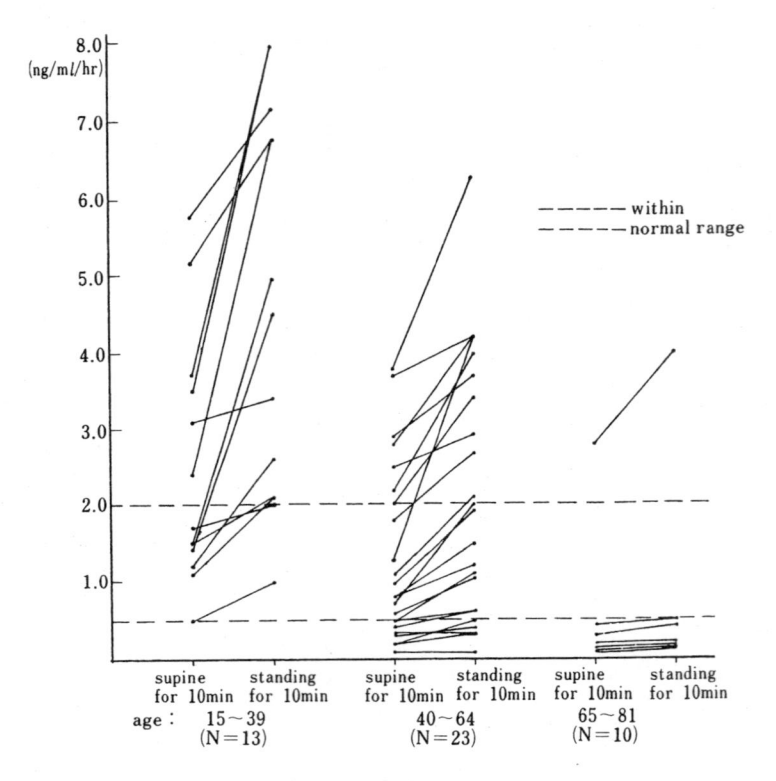

図19. 起立試験時における血漿レニン活性の変動（IOH）

3. 起立試験に伴う循環動態

　体位変換による1回心拍出量（stroke volume；SV。1回拍出係数に換算 stroke index；SI），心拍数（heart rate；HR），分時心拍出量（cardiac output；CO。心係数に換算 cardiac index；CI），全末梢血管抵抗（systemic vascular resistance；SVR）の変化を健常対照群（23例）とOHの起立直後型（14例）と起立遅延型（14例）について比較検討した（図22）（noninvasive continuous cardiac output monitor, Bomed社を使用）。

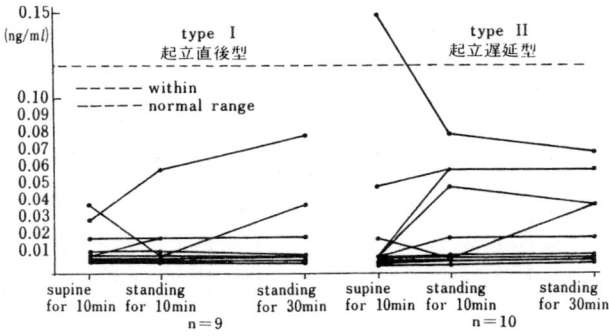

図20. 起立試験時の血漿アドレナリンの変動（IOH）

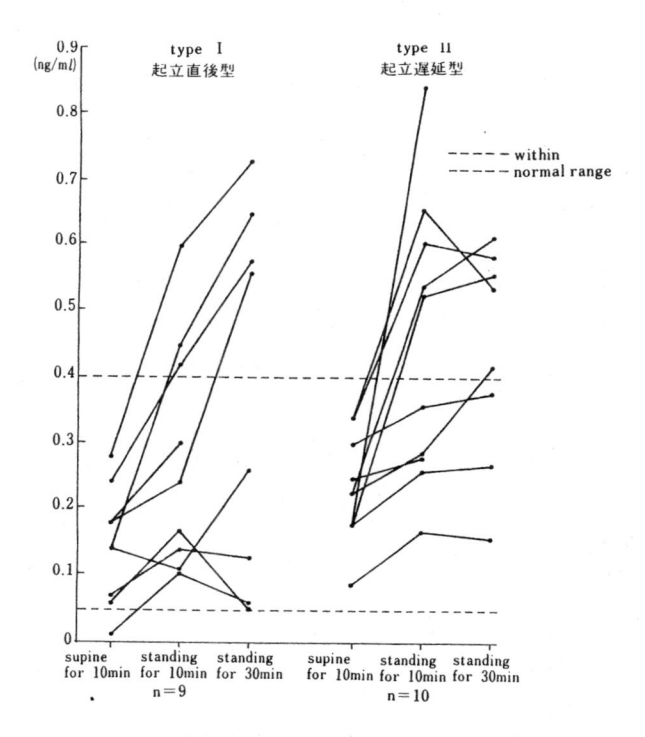

図21. 起立試験時の血漿ノルアドレナリンの変動（IOH）

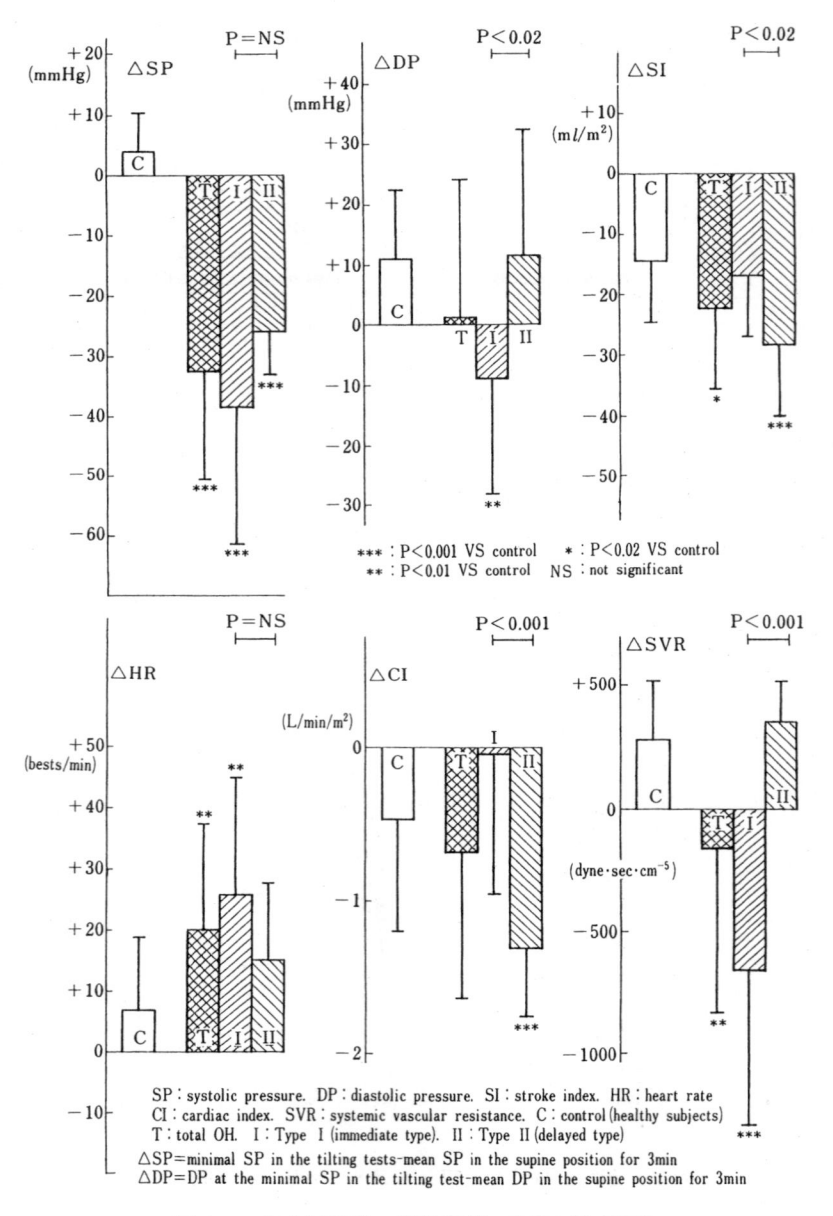

図22. 起立試験時の循環動態の変動（永田[42)]）
healthy subjects (control) : 23. IOH : 28 (type I : 14, type II : 14)

SI は起立遅延型で大きく減少し（p<0.001），HR は起立直後型でより大きく増加する傾向があり（p<0.01），CI は起立直後型でほとんど変化せず，これは OH を HR で代償して，辛うじて CI を保つものと考えられる。CI は，起立遅延型では減少が認められ（p<0.001），これは OH の HR 代償不能によるものと考えられ，両型間には有意差があった（p<0.001）。

　また，SVR は起立直後型で大きく減少し（p<0.001），HR で代償されると考えられ，起立遅延型ではむしろ増加し，HR で代償する必要がなく，1 回心拍出量（心力）で代償されると考えられ，両型間には有意差があった。

　次に，圧反射の障害部位を推定するために，各種自律神経反射（Valsalva 試験の overshoot，頸動脈閉塞試験，handgrip 試験，暗算試験，寒冷昇圧試験，過換気試験）を施行したが，起立直後型と起立遅延型に有意差がなく，血圧低下反応そのものが早いか，遅いかということの差によるものと考えられた。

　この遅延型も本来は自律神経反射障害によるものと考えられるが，それが起立直後の反動によるものなのか，また，この型では起立負荷後の心係数の低下が直後型に比して有意に低い（図 22）ことを考慮すると，血管中枢から末梢血管に至る遠心性交感神経の障害よりも，心臓交感神経の障害の方がより大であると考えねばならない場合もあるようである。

　ともあれ，現時点では起立遅延型は直後型に比して遅い反応というよりほかない。著者らは OH の直後型と遅延型について，血漿カテコールアミン，血漿レニン活性の起立試験による動態を検討したが，この点では両型間に有意差を認めなかった。しかし，小児の起立性低血圧の直後型においては起立 1 分において血漿カテコールアミン濃度は正常被験者に比して低下しているという（小児の起立性低血圧の項目参照）。また，著者らはかつて IOH における自律神経反射について起立試験による血圧，脈拍の変動を変時反応または変力反応という心臓交感神経作用により説明を試みたが，これは自律神経機能の一側面を捉えた考察に過ぎない。今後，別の方法による検討の成果に期待するものである。

　正常人において臥位から立位に体位変換すると，通常下肢に約 200 ml の血液が移行し，通常 500 ml の血液が同時に移行しうるとされている。また，全血液量の 55 % が胸腔以下にあり（Rieckert[46]），OH の起立時収縮期圧低下

20 mmHg を一時的に回復するには 700～800 ml の血液を一時的に注入せねばならないという人もあり，OH を防ぐには 1000 ml の血液を注入したとの報告もある（Stead[48]）。近年，Cowings[11] らは体血液量の約 70 % が静脈系に存在し，起立時に身体上部から静脈血の 700 ml が深い内部，そして，脚の筋肉内静脈に移行し，200 ml が骨盤内，臀部に広く移行するという。そして起立時の心拍出量の減少は 25 % 以上を病的とするという（Bickelmann[7]）。ところで循環動態の調節不全は立位と同様に，臥位においても当然現れることが推察されるが，著者らの成績では循環血漿量，循環血液量は臥位においてわずかに増加傾向にあり（症例の約 70 %，軽症例？），10 % において減少傾向を認めた（本多，1968[18]）（表 15）。また，同時期に，Bannister（1969[4]）らが測定方法は異なるが 4 例中 3 例に循環血漿量，循環血液量の増加傾向を認め，1 例において減少傾向を認めている。しかし，この減少傾向を認めた 1 例は早朝測定したものよりも，夕方測定したものの方が 0.61 l 増加していたという。そしてこの血液量の上昇は視床下部，副腎機能における日内リズムが起立不耐性を改善するものと考えた。また，古くより OH は臥位において下肢の血液量が増加していたという報告もある（Nylin[43]）。著者らの症例は，一過性 OH が 60 %，慢性 OH が 40 % の比率であった。

また，循環血漿量，循環血液量は，起立により 12 例中 3 例において 13～19 % の病的減少を示していた（正常は 7～8 % まで）（表 16）。近年になり，この起立による病的減少が起立失調症状を現す原因ではないかともいわれている。

Ibrahim[24] らは，慢性 OH に臥位で 8 例中 7 例に循環血液量の減少傾向を認め，この減少は起立性血圧低下とは相関があるという。また，彼らはアドレナリン作動遮断薬を生体内に投与すると循環血液量が増加することを認めながらも（Weil[56]），この循環血液量の減少の原因は不明であるという。しかし，これに対して Bannister（1992[3]）らは，循環血液量の減少例は重症例で，起立失調が強く，長期臥床している症例であるという。また，腎臓の神経障害がこの血液量減少に関与するというひともある（Ali[1]）。

また，OH 患者の循環血漿量と拡張期血圧は逆相関の関係にあり，血液量減少の OH は起立により拡張期血圧が上昇し，正常血液量の OH は拡張期血圧が減少傾向にあるという。そして，起立時の心拍の変化は全血液量と逆相関関

表15. 循環血液量, 循環血漿量 (N＝20)

例数	血液量 (ml/kg)	血漿量 (ml/kg)
起立性低血圧 (M±SD)	106.8±31.5	57.5±16.4
健康人 (M±SD) (柴田による)	82±8	45±4

(本多・他, 1968[18])

表16. 循環血液量および循環血漿量の体位変換の効果

症例	年齢	循環血液量				循環血漿量			
		臥位 (ml)	立位 (ml)	臥位と立位の差 (ml)	(%)	臥位 (ml)	立位 (ml)	臥位と立位の差 (ml)	(%)
1	58	4635	4545	－ 90	(－ 2)	2550	2500	－ 50	(－ 2)
2	27	6250	6913	＋ 663	(＋11)	3249	3001	－248	(－ 8)
3	21	7040	7244	＋ 204	(＋ 3)	3456	2781	－675	(－20)
4	39	6275	5054	－1221	(－19)	3204	3121	－ 83	(－ 3)
5	17	7381	6407	－ 974	(－13)	1781	1491	－290	(－16)
6	17	3066	2562	－ 504	(－16)	1750	1950	＋200	(＋11)
7	48	2870	3196	＋ 326	(＋11)	3449	3548	＋ 99	(＋ 2)
8	22	5600	5398	－ 202	(－ 3)	2798	2699	－ 99	(－ 4)
9	47	7721	7664	－ 57	(－ 1)	4549	4602	＋ 53	(＋ 1)
10	21	6404	6729	＋ 325	(＋ 5)	3751	3972	＋221	(＋ 6)
11	29	7710	7155	－ 555	(－ 7)	4008	3648	－360	(－ 9)
12	16	6551	6509	－ 42	(－ 1)	3927	3989	＋ 62	(＋ 2)

カッコ内は％ (本多・他, 1968[18])

係にあるという (Jacob, 1998[25])。

Mader[39]らは, 循環血液量の増加は, 低血圧が持続するとバソプレシンの遊離, レニン・アンジオテンシン―アルドステロン系の活性化が起こり, また, 毛細管レベルにおける圧が減少すると, 毛細管血流の変化が起こり, 腸管体液の吸収が増加し, 循環血液量が増加するという。

Magrini[40]らは, 9人のIOHの臥位における循環動態を詳細に分析し, 心

表17. ウサギの循環血液量，循環血漿量への影響

実験症例	体重(kg)	血液量 切断前(ml/kg)	血液量 切断後(ml/kg)	血液量 増加率(%)	血漿量 切断前(ml/kg)	血漿量 切断後(ml/kg)	血漿量 増加率(%)
a. 頸部交感神経切断の影響							
1	3.2	89.4	113.8	+27.3	50.0	64.1	+28.2
2	3.0	87.0	166.0	+91.0	50.7	96.0	+89.3
3	3.0	93.0	99.5	+ 7.0	59.3	60.7	+ 2.4
4	3.5	83.0	79.1	− 4.7	48.9	51.4	+ 5.1
5	3.5	97.0	95.0	− 2.1	56.3	57.4	+ 2.0
b. 神経節遮断剤（TEA）の影響							
1	3.0	77.7	105.7	+36.0	43.6	57.3	+31.5
2	3.7	93.0	99.7	+ 7.2	48.1	54.9	+14.1
3	3.2	125.0	111.5	−10.8	70.0	66.9	+ 4.4
4	3.1	80.3	95.1	+18.4	47.4	70.0	+47.7
5	3.3	104.0	133.1	+28.0	62.1	78.8	+27.0

実験1〜3．30mg（TEA），4〜5．20mg（TEA） （本多・他，1968[18]）

肺循環量/総血液量の低下は低い心室充満圧と末梢血管内の血液貯留により2次的に心肺循環量が減少したためであり，1回心拍出量/心肺循環量の減少は，心臓交感神経障害のためであるという。

また，末梢血管抵抗に関しては，head-down tilt の場合は臥位安静時に逆になるという。さらに血液粘性は，head-up tilt で正常血圧反応を伴う静脈血貯留群で起立性頻脈を伴うものに増加しているという（Yamanouchi[58]）。

著者らのウサギを使用しての頸部交感神経切断実験，神経節遮断剤（tetraethyl-ammonium bromide，TEA）による交感神経遮断などの実験では，循環血漿量は10例中9例で増加し，循環血液量は10例中7例で増加していた（**表17**）。また，この循環血漿量の増加が圧受容器感受性を減少するとの説もあるが（Cooper[10]），直接的証拠を知らない。

ところで，前述の循環血液量，循環血漿量の起立による病的減少（**表16**）については近年はエバンス・ブルー法とインピーダンス・プレチスモグラフィーを用いて検討しているようであるが（Brown[9]），著者らはかつてこの微小

表18. 毛細血管透過性臨床実験 (Landis 法)

症例	1	2	3	4	5
a. 健 康 人					
水分漏出 (ml)	2.2	16.5	5.4	5.2	0.7
蛋白逸出 (gm)	0.13	0.61	0.18	−0.14	−0.02
b. 起立性低血圧					
水分漏出 (ml)	24.7	21.2	15.4	21.6	10.0
蛋白逸出 (gm)	1.17	2.29	1.18	1.02	0.83

(本多・他, 1971[19])

循環について毛細血管の透過性実験を試みたところ，水分漏出，蛋白逸出ともに著明に亢進していた(**表18**)．この濾過は高い毛細血管圧の効果であり，著明な血液濃縮をもたらし，血漿量を減少するという (Wieling[57])．われわれは従来これに関して毛細血管の脆弱性も考えていたが (Honda, 1997[21])，これからの問題となるようである (Stewart[49])．

最近，この毛細血管透過性に心房性ナトリウム利尿ペプチドが関与し，アルブミンの毛細血管透過性を増加するとの報告がある (Lockette[36])，そして宇宙飛行適応症候群 (space adaptation syndrome) の浮腫形成に寄与すると仮定した．また，この浮腫形成には慢性疲労症候群を伴う POTS においても報告されている (Stewart[49])．

OH の腎臓機能検査で，腎血漿流量 (renal plasma flow, RPF) が臥位において 11 例中 7 例に増加していた (**表19**)．また，Lewis (1967[34]) らは，RPF が立位よりも臥位において増加していることを認めている．

このため，著者らは，ウサギを使って視床下部交感神経破壊実験を行い，心拍出量，RPF の影響をみたが，心拍出量は平均 44％ に減少を認めた (**表20**) (本多，1968[18])．RPF は，手術侵襲があるとはいえ，5 例中 1 例に減少を認めたのみであった (**表20**) (本多，1973[20])．

また，動物実験で腎臓交感神経を切断すると 10～20％ RPF が増加するという．この動物実験の結果と OH の RPF の増加との相違は多分，動物実験の手術侵襲のためであろう．

ところで心拍出量の減少は，交感神経中枢の興奮性低下によるものであろう

表 19. 腎機能検査

症例	年齢	性別	PSP(%) (15分値)	Urea-N (mg/dl)	RPF (ml/min)	GFR (ml/min)
1	35	女	35	12.9	856.7	85.9
2	23	男	30	14.5	1668.6	97.4
3	29	男	35	3.7	983.3	156.0
4	36	女	25	10.6	472.2	85.5
5	31	女	35	3.7	531.8	80.4
6	18	男	30	11.1	662.4	89.5
7	35	女	20	6.4	463.7	81.7
8	12	男	35	7.1	693.2	185.8
9	13	男	40	1.1	768.0	225.6
10	54	男	25	13.3	809.6	132.9
11	27	女	20	19.8	335.5	73.8

(本多・他, 1968[18])

表 20. ウサギにおける視床下部交感帯破壊実験の心拍出量に及ぼす効果

実験症例	心拍出量 (l/min)		減少率(%)
	破壊前	破壊後	
1	2.03	1.06	47.8
2	3.43	1.22	64.4
3	2.60	2.06	20.8
4	3.36	1.34	60.1
5	3.94	2.98	24.4
平均値	3.07	1.73	43.6

(本多・他, 1968[18])

か？視床下部交感神経破壊実験による心拍出量から推察すると，心拍出量の減少はおそらく交感神経中枢の興奮性低下と心臓交感神経の興奮性低下，末梢交感神経緊張低下による静脈還流の減少によるものと考えられる．

Botticelli[8]らは，変時性または，変力性の交感神経心臓作用の欠如がOHの重要な役割をなし，心拍数の固定が起こるという．ではなぜに心拍出量が減

表21. ウサギにおける視床下部交感帯破壊実験の腎血漿流量に及ぼす効果

実験症例	腎血漿流量 (ml/min)		変化率 (%)
	破壊前	破壊後	
1	43.7	45.0	＋ 3.0
2	60.2	34.7	－42.4
3	59.2	65.5	＋10.8
4	33.2	35.5	＋ 7.0
5	32.3	32.5	＋ 0.6

(本多・他，1973[20])

少するにもかかわらずRPFが増加するのであろうか？それは心拍出量の減少程度よりも，腎臓交感神経緊張低下による腎血管の末梢抵抗の減少程度の方が大であると考えればおそらく理解できよう。

　RPFが起立により減少することは，すでに報告があるが（Lewis[34]），著者らの経験では，起立により減少しない3症例がある．近年，腎血流自己調節能（renal autoregulation）の概念が発表になっているが，OHの領域でも今後問題になる可能性がある（Ott[45]）（Johns[29]）。また，臥位高血圧を伴うOHには両側腎動脈狭窄を伴うことがあり注意を要するというひともある（Schirger，未発表）。

　下腿より舌までの循環時間をDecholin法で測定してみると，OH群では起立により著明な延長を認めた。これは起立時に身体下部に血液貯留を起こすためと考えられる（図23）。この静脈還流の減少がCOの一次的減少の原因と考えられ（Onrot[44]），これは左室拡張期末血液量で測定されている。

　OHの網膜中心動脈圧は，上腕動脈圧と平衡関係をもつことはBickelmann[7]が述べたが，著者らの成績では網膜中心動脈圧の病的下降を示すものは脈拍数が起立により病的に増加する傾向にあった（本多，1968[18]）。また，この起立時の網膜中心動脈圧の下降は臥位時の25％以上を病的とするともいわれている（猪[22]）。近年，OHの上腸間膜動脈血流量（superior mesentoric artery flow, SMA）がドプラー超音波検査で測定されるようになり（Fujimura[13]），食後の起立試験では強い血圧下降を引き起こし，OH患者に

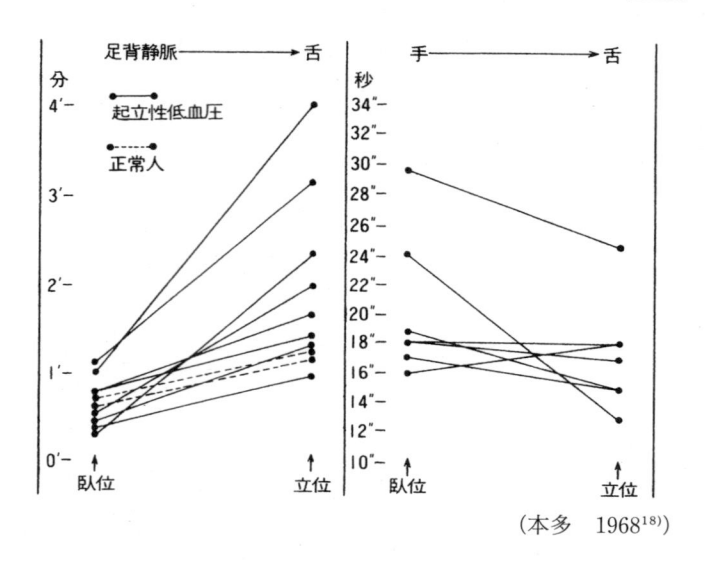

図23. 循環時間（Decholin 法）

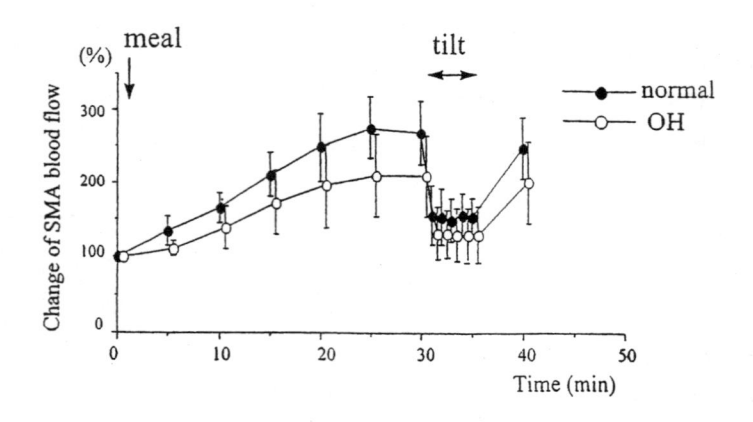

図24. 上腸間膜動脈血流における食餌と起立試験の影響
(Fujimura, J. et al.: J. Auton. Nerv. System. 67 ; 15-23. 1997. より引用[13])

おいては上腸間膜動脈血流の減少を起こし，この血流減少は血圧下降と相関があり，また，食後 OH は食後に上腸間膜の血流が健常対照者に比較して減少しているという（図24）。これにはかつて血管拡張性胃腸ホルモンが関係する

といわれていた（Kooner[31]）。

4. 中枢性血圧調節機構

　中枢性血圧調節機構については，日本では 1950 年代の著者らの報告があるが（本多 1958[17]），当時血圧に関する中枢は大脳皮質，辺縁系，視床下部，橋，延髄と，多くの部位の関係が指摘されており，ここでは中枢性血圧調節機構の新しい考え方として熊田[32,33]らの発表したものを紹介しておきたいと思う。

　彼らの説によれば，延髄内の神経組織は血管収縮性交感神経と心臓交感神経に対する緊張性放電を生じ，同時に動脈の圧受容器や，他の受容器からの入力を受けて反射を仲介する。その局在と，その基礎をなす神経機構は 1 世紀前より心臓血管生理の中心的問題となっている。彼らの研究においては，心臓血管調節における吻側延髄腹外側部（rostral ventrolateral medulla；RVLM）の役割が示された。

　第 1 に動物実験と延髄スライス標本の結果から，RVLM の神経細胞よりペースメーカ電位を生じ，交感神経の緊張性放電を生じる。

　第 2 に，RVLM は動脈圧受容器または化学受容器のような末梢に源を発する多様なインパルスを受ける。また，中心灰白質，視床下部核などの中枢性の興奮性入力を交感神経節前ニューロンに送って，心臓，血管の交感神経活動を調節する。

　RVLM は尾側延髄腹外側部（caudal ventrolateral medulla；CVLM）などの中枢部位のバックアップにより血管運動中枢の機能を果たす。

　第 3 に，RVLM は多様な化学的刺激にも応答することが知られており，上記の神経性ならびにこの化学的因子による情報を統合し，脊髄の中間外側核にある交感神経節前ニューロンに出力を送って心臓，血管の働きを修飾する。

　以上のごとく，RVLM は心臓血管調節において中心的役割を果たしており，まさに延髄血管中枢の名前に値する

　図 25 はこれらの動脈圧受容器反射の中枢経路の模式図であるが，インパルスを受ける場所は孤束核（nucleus tractus solitarii，NTS）である。なお，Isaac[23]もまた，頸動脈洞からの求心性インパルスは舌咽神経（glossopharyn-

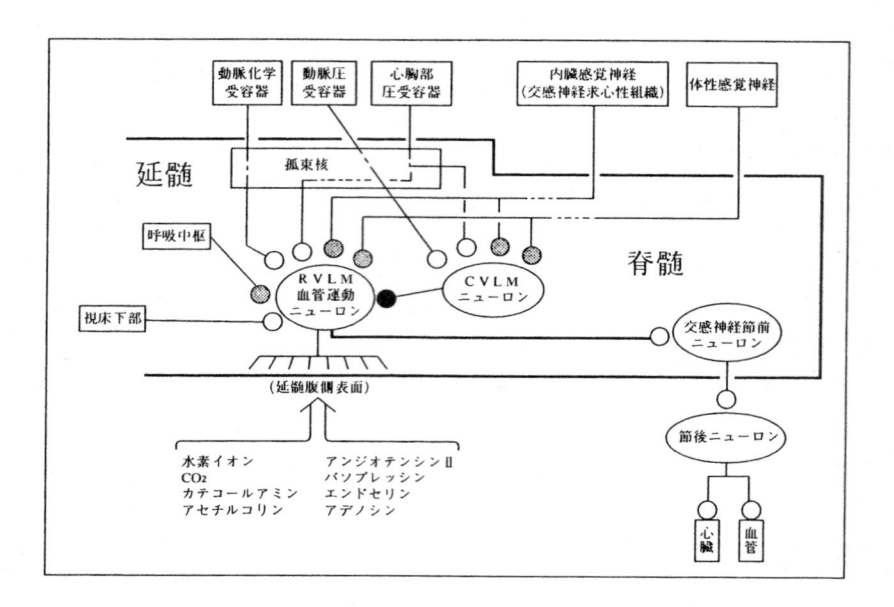

図 25. 心臓血管中枢の機能構成に関する現代的な考え
　心臓血管中枢への神経性入力および延髄腹側表面への化学性入力は，主要なもののみを記入した．○は興奮性，●は抑制性，◉は両者の混在または性質不明のシナプス性入力を表わす．
RVLM : rostral ventrolateral medulla, CVLM : caudal ventrolateral medulla（熊田[32,33]より許可引用）

geal nerve）を経て NTS に入ると指摘しており，大動脈や大血管からの迷走神経のインパルスも NTS に入っていくという．

　前述した著者らの施行している頸動脈閉塞試験（carotid occlusion）は，頸動脈洞部を直接に圧迫するのではなく，頸動脈分岐部より下の一側の総頸動脈の血流を術者の指で止めることである．この頸動脈洞の血液による抑制を除去したインパルスが NTS に入り，次に抑制中枢といわれる CVLM に働き，RVLM の抑制をとり，そのため RVLM の刺激となると考えられ，ついで交感神経節前ニューロンに出力を送って心臓，血管の働きを修飾すると考えられる．これらの理論はすでに Appenzeller[2] らも認めているようである．従ってわれわれの頸動脈閉塞の操作結果は健常人では昇圧反応をもたらす（**表 14**）．

現在，孤束核ニューロンはCVLMニューロンに興奮性入力を与え，その伝達物質はグルタミン酸と考えられ，次いでCVLMニューロンがRVLMニューロンを抑制するが，その伝達物質はγアミノ酪酸（GABA）であるといわれている。

竹内[53]は，圧受容器からの求心性神経線維の第一次シナプスは，NTSまたはこの近傍に存在し，この第2次ニューロンは延髄の中央付近から尾側にかけて正中部位に存在し，主として多シナプス結合をしているという。ここを減圧野と呼び，電気刺激により血圧下降，徐脈および自発性血管運動神経活動の低下を起こすという。しかし，熊田[32,33]らはこの減圧野は場所的には前述のCVLMと一致すると述べている。

強い精神的ストレスを伴う，ひどいOHの初期の血圧下降は，扁桃体（amygdala）から視床下部に向かう交感神経コリン作動性の上行性のインパルスが関与すると考えられるが，結局，このインパルスも皮質を介して遠心性にNTSに入ると考えられている（Tanaka 1994[54]）。しかし，視床下部を中継しないように考えているひともある（Benarroch[5]）。また，場所的に血管中枢と重複している呼吸中枢からは，おそらくもっとも大きな影響を受けていると思われ，両者の相互作用は幾多の研究で知られている（Benarroch[5]）。

また，Korner[30]は，中枢神経のすべてのレベルは神経性心血管調節の局面において実際上は関与していることがわかり，心臓調節と関与する中枢神経機構は，末梢循環を調節するものとはっきりつながっていることが明らかになったと述べている。

5. 脳循環自動調節能

OHの脳循環自動調節能について，Johnson（1976）[27]らによると，起立時の収縮期血圧低下は70 mmHg以上では自動調節能が働いており，心配ないという。その後，Bannister（1992[3]）は自律神経不全症と多系統萎縮症を合併する5人の患者について検査し，自動調節能が収縮期圧60 mmHgに下降するのに維持されていることを発見し，正常被験者においても自動調節能が80 mmHg以下で障害されていることを発見した。そして，自律神経障害のある

OH 患者において，OH の症状がなく起立時に血圧が下降するものは，低血圧に対して著明な耐性を持っていると考え，また，自律神経障害がよくなると自動調節能が変化することを述べている。

しかし，高血圧を伴う OH はこの自動調節能が低下しており，血圧の短時間の減少でも脳虚血症状を起こすという（Mukai[41]）。また，起立不耐性の患者においては，最大そして平均中大脳動脈血流速度は動脈圧が維持されているにもかかわらず起立時に減少していたという（Jacob 1999[26]）。なお，日本において，起立直後型 OH では起立時に脳の oxy-Hb が減少するとの注目すべき報告もある（Tanaka 2002[55]）。

近年，米国においては体位性頻脈症候群（postural tachycardia syndrome, POTS）の概念が拡がり，これに伴い自動調節能の研究も細分化されるようになった。また，最近になり POTS だけの多くの患者における脳灌流と自動調節能は正常なる被検者と相違がないとの報告もある。自動調節能には，筋原性因子，代謝性因子，神経性因子が関与し，脳灌流も血圧のみでは説明できず，それには自動調節能の機序が働いており，血圧と脳血流との間には非直線的相関があるという。そして，筋原性因子は平滑筋に関与する代謝調節からなり，神経調節により修飾されるという。

平滑筋に関する代謝異常は局所の微小循環変化（H^+，K^+，Ca^{2+}，鉄，アデノシン，浸透圧の変化）と内皮細胞因子（トロンボキサン A，エンドセリンとその誘導物質，constrictor factor，一酸化窒素，血小板凝集抑制因子）が関係するという。また，脳血流には CO_2 が強く影響を及ぼし，高炭酸ガス血症は脳血流を増加し，低炭酸ガス血症は脳血流を減少するという。また，神経性因子の影響としては，血管収縮性の神経伝達物質であるノルアドレナリン，ニューロペプチド Y の遊離によって血流が調節されている（Low[37]）。日本では古くより，後藤（1974[14]，1975[15]）らが Shy-Drager 症候群の起立時の脳虚血症状は，灌流圧の著明な低下というよりも自動調節能の障害のためと述べている。

また，最近，脳 SPECT の研究が進み，OH では両側前頭葉領域における起立による脳灌流の低下を認め，これは起立中における血管反応の適応不良のためと考えられている（Hayashida[16]）。

著者らは近年，46歳の女性のアルコール依存症＋OHの患者で脳CTで両側前頭葉萎縮を認め，また，精神性発汗定量で無反応型に近い症例を経験しているが，これからの領域と考えられる。

文　　献

1) Ali, YS. Daamen, N. Jacob, G. et al.: Orthostatic intolerance: A disorder of young women. Obstet Gynecol. Surv. 55(4); 251-259. 2000.
2) Appenzeller, O. Oribe, E.: "Testing autonomic reflexes" The Autonomic Nervous System. 5th ed. Appenzeller, O. and Oribe. E. ed. Amsterdam. Elsevier. 1997. p 671-710.
3) Bannister, R. Mathias, CJ.: "Management of postural hypotension" Autonomic Failure. 3rd ed. Bannister, R. et al. ed. Oxford. Oxford Univ. Press. 1992. p 622-645.
4) Bannister, R. Ardill, L. Fentem, P.: An assessment of various methods of treatment of idiopathic orthostatic hypotension. Quart. J. Med. 38(152); 377-395. 1969.
5) Benarroch, EE.: The central autonomic network: Functional organization, dysfunction, and perspective. Mayo Clin. Proc. 68; 988-1001. 1993.
6) Biaggioni, I. Robertson, RM.: Hypertension in orthostatic hypotension and autonomic dysfunction. Cardiol. Clin. 20; 291-301. 2002.
7) Bickelmann, AG. Lippschutz, EJ. Brunjes, CF. et al.: Hemodynamics of idiopathic orthostatic hypotension. Am. J. Med. 30; 26-38. 1961.
8) Botticelli, JT. Keelan, MH. Rosenbaum, RF. et al.: Circulatory control in idiopathic orthostatic hypotension. Circulation 38(5); 870-879. 1968.
9) Brown, CM. Hainsworth, R.: Assessment of capillary fluid shifts during orthostatic stress in normal subjects and subjects with orthostatic intolerance. Clin. Auton Res. 9(2); 69-73. 1999.
10) Cooper, VL. Hainsworth, R.: Effects of dietary salt on orthostatic tolerance, blood pressure and baroreceptor sensitivity in patients with syncope. Clin. Auton. Res. 12(4); 236-241. 2002.
11) Cowings, PS. Toscano, WB. Miller, NE. et al.: Autogenic-feedback training: A potential treatment for orthostatic intolerance in aerospace crews. J. Clin. Pharmacol. 34(6); 599-608. 1994.
12) Fritsch-Yelle, JM. Whitson, PA. Bondar, RL. et al.: Subnormal norepinephrine release relates to presyncope in astronauts after spaceflight. J. Appl. Physiol. 81; 2134-2141. 1996.

13) Fujimura, J. Camilleri, M. Low, PA. et al.: Effect of perturbations and a meal on superior mesenteric artery flow in patients with orthostatic hypotension. J. Auton. Nerv. Syst. 67; 15-23. 1997.
14) 後藤文男・他: 起立性低血圧における脳循環自動能. 臨床神経学 14(12); 904. 1974.
15) 後藤文男・他: 脳循環の autoregulation. 臨床医 1(13); 56-61. 1975.
16) Hayashida, K. Nishiooeda, Y. Hirose, Y. et al.: Maladaptation of vascular response in frontal area of patients with orthostatic hypotension. J. Nucl. Med. 37(1); 1-4. 1996.
17) 本多和雄: Reserpine の中枢作用ーことに中枢性血圧調節機構に対する影響. 米子医誌. 9(6); 1139-1151. 1958.
18) 本多和雄・他: 成人の起立性低血圧ー循環動態を中心にしてーJap. Circ. J. 32; 803-811. 1968.
19) 本多和雄, 亀山弘道, 重松俊夫・他: 成人の起立性低血圧. 自律神経 8(3); 160-170. 1971.
20) 本多和雄: 総説. 起立性低血圧. Clinical Report 13(2); 1-14. 1973.
21) Honda, K. Tanaka, K. Kimizima, K. Yo, S. Nagata, K. et al.: "Hemodynamics". Modern Orthostatic Hypotension. Honda, K. ed. Turin. Edizioni Minerva Medica. 1997. p. 25-40.
22) 猪　初男: めまいー診断と治療ー. 東京. 文光堂. 1971. p. 126.
23) Isaac, L.: Clonidine in the central nervous system: Site and mechanism of hypotensive action. J. Cardiovasc. Pharmacol. 2(Supple 1); 5-19. 1980.
24) Ibrahim, MM. Tarazi, RC. Dustan. HP. et al.: Idiopathic orthostatic hypotension: Circulatory dynamics in chronic autonomic insufficiency. Am. J. Cardiol. 34(3); 288-294. 1974.
25) Jacob, G. Biaggioni, I. Mosqueda-Garcia, R. et al.: Relation of blood volume and blood pressure in orthostatic intolerance. Am. J. Med. Sci. 315(2); 95-100. 1998.
26) Jacob, G. Atkinson, D. Jordan, J. et al.: Effects of standing on cerebrovascular resistance in patients with idiopathic orthostatic intolerance. Am. J. Med. 106(1); 59-64. 1999.
27) Johnson, RH.: Orthostatic hypotension in neurological disease. Cardiology 61 (Supple 1); 150-167. 1976.
28) Johnson, RH. Lee, G de J. Oppenheimer, DR. et al.: Autonomic failure with orthostatic hypotension due to intermediolateral column degeneration. Quert. J. Med. 35(138); 276-292. 1966.
29) Johns, EJ.: The autonomic nervous system and pressure-natriuresis in cardiovascular-renal interactions in response to salt. Clin. Auton. Res. 12(4);

256-263. 2002.
30) Korner, PI. : "Central nervous control of autonomic cardiovascular function" Handbook of Physiology (2). The Cardiovascular System 1. Berne, R. M. et al. ed. Maryland. Am. Physiol. Society. 1979. p 691-736.
31) Kooner, JS. Raimbach, S. Watson, L. et al. : Relationship between splanchnic vasodilation and postprandial hypotension in patients with primary autonomic failure. J. Hypertens. 7 (Suppl. 6) ; 40-41. 1989.
32) 熊田衛, 桑木共之: 心臓血管中枢の局在と神経機構. 自律神経 31(4); 347-350. 1994.
33) 熊田衛, 照井直人, 桑木共之: 延髄の血管中枢について. 東女医大誌 63(1); 17-25. 1993.
34) Lewis, HD. Dunn, M. : Orthostatic hypotension syndrome. Am Heart J. 74(3) ; 396-401. 1967.
35) Lipsitz, LA. : Orthostatic hypotension in the elderly. N. Engl. J. Med. 321 ; 952-957. 1989.
36) Lockette, W. Brennaman, B. : Atrial natriuretic factor increases vascular permeability. Aviat. Space Environ. Med. 61(12) ; 1121-1124. 1990.
37) Low, PA. Novak, V. Spies, JM. et al. : Cerebrovascular regulation in the postural orthostatic tachycardia syndrome (POTS). Am. J. Med. Sci. 317(2) ; 124-133. 1999.
38) Luukinen, H. Koski, K. Laippala, P. et al. : Prognosis of diastolic and systolic orthostatic hypotension in older persons. Arch. Intern. Med. 159 ; 273-280. 1999.
39) Mader, SL. Rubenstein, LZ. : Postural hypotension. Geriatr. Med. Today 4 (10) ; 54-62. 1985.
40) Magrini, F. Ibrahim, MM. Tarazi, RC. : Abnormalities of supine hemodynamics in idiopathic orthostatic hypotension. Cardiology 61 (Supple. 1) ; 125-135. 1976.
41) Mukai, S. Lipsitz, LA. : Orthostatic hypotension. Clin. Geriatr. Med. 18 ; 253-268 2002.
42) 永田勝太郎: 起立性低血圧. 自律神経 22(4) ; 320-330. 1985.
43) Nylin, G. Levander, M. : Studies on the circulation with the aid of tagged erythrocytes in a case of orthostatic hypotension (asympathicotonic hypotension). Ann. Int. Med. 28 ; 723-746. 1948.
44) Onrot, J. : "Pharmacological treatment of orthostatic hypotension". Disorders of the Autonomic Nervous System. Robertson, D. and Biaggioni, I. ed. London. harwood academic publishers. 1995. p. 407-418.
45) Ott, CE. Vari, RC. : Renal autoregulation of blood flow and filtration rate in

the rabbit. Am. J. Physiol. 237(6) ; 479-482. 1979.
46) Rieckert, H. : Hypotonie. Berlin. Spring-Verlag. 1979.
47) Shy, GM. Drager, GA. : A neurorogical syndrome associated with orthostatic hypotension. Arch. Neurol. 2 ; 511-527. 1960.
48) Stead, EA. Ebert, RV. : Postural hypotension—A disease of the sympathetic system—. Arch. Intern. Med. 67 ; 546-562. 1941.
49) Stewart, JM. Weldon, A. : Vascular perturbations in the chronic orthostatic intolerance of the postural orthostatic tachycardia syndrome. J. Appl. Physiol. 89(4) ; 1505-1512. 2000.
50) Streeten, DHP. Anderson, GH. : Delayed orthostatic intolerance. Arch. Intern. Med. 152(5) ; 1066-1072. 1992.
51) Streeten, DHP. Anderson, GH. : The role of delayed orthostatic hypotension in the pathogenesis of chronic fatigue. Clin. Auton. Res. 8(2) ; 119-124. 1998.
52) Streeten, DHP. Thomas, D. Bell, DS. : The roles of orthostatic hypotension, orthostatic tachycardia, and subnormal erythrocyte volume in the pathogenesis of the chronic fatigue syndrome. Am. J. Med. Sci. 320(1) ; 1-8. 2000.
53) 竹内　享："血圧調節"機能性心疾患（循環器の臨床）．東京．朝倉書店．1980.
54) Tanaka, H. : Cardiovascular responses to orthostatic stress in children. Sweden. Linköping University. 1994, p. 31.
55) Tanaka, H. Matsushima, R. Tamai, H. et al : Impaired postural cerebral hemodynamics in young patients with chronic fatigue with and without orthostatic intolerance. J. Pediatr. 140(4) ; 412-417. 2002.
56) Weil, JV. Chidsey, CA. : Plasma volume expansion resulting from interference with adrenergic function in normal man. Circulation 37(1) ; 54-61. 1968.
57) Wieling, W. van Lieshout, JJ. Hainsworth, R. : Extracellular fluid volume expansion in patients with posturally related syncope. Clin. Auton. Res. 12(4) ; 242-249. 2002.
58) Yamanouchi, Y. Jaalouk, S. Shehader, AA. et al. : Venous dysfunction and the change of blood viscosity during head-up tilt. PACE. 21(3) ; 520-527. 1998.

（田中潔，君島健次郎，山崎迪代，神田　滋，永田勝太郎，楊俊哲，杉田峰康，河合康明，岡田博匡）

第7章
頭部循環，head-down tilt と起立性低血圧

　21世紀を迎え，人類による宇宙開発はより一層の進歩を遂げると予想される。2004年，米国のブッシュ大統領は，新宇宙開発計画を発表した。その中には，火星への有人飛行計画が含まれており，火星まで往復するためには，1～2年の長期にわたる宇宙滞在が不可欠である。

　地球の生物が長期間宇宙に滞在するためには，克服しなければならない問題がいくつかあり，その1つが微小重力である。宇宙の微小重力環境に長時間さらされていると，人体には様々な変化が生じる。こうした変化の主要な原因は，

1) 感覚器への入力の消失，
2) 筋骨格系に加わる機械的刺激の減少，
3) 静水圧勾配の消失である，といわれている。

　その結果として宇宙飛行士には，神経系（宇宙酔い，自律神経異常），筋骨格系（筋萎縮，骨粗鬆症），心循環系に顕著な症状が現れる。

　心循環器系では，体液が下半身から上半身に移動（これを体液の頭方移動という）し，その結果顔面浮腫，鼻閉，頭痛，頭蓋内圧上昇等の症状が現れる。さらに，地球に帰還した際に，起立位の維持が困難となる起立性低血圧（OH）が多くの宇宙飛行士に認められる。従って，微小重力負荷による頭部循環動態の変化やOHの発生機序，ならびにその対応策は，宇宙医学の分野において大きな研究テーマとなっている。

　微小重力の研究は，これまで主にスペースシャトル計画の中で行われてきたが，これには莫大な費用と準備に膨大な時間を要するため，十分な研究が行われたとは言い難い。現在国際宇宙基地の建設が進められており，完成すれば宇宙医学研究の中枢として機能することが期待されているが，完成は2010年頃が予定されている。そこで現在のところ，基礎的なデータは，地上で行われる

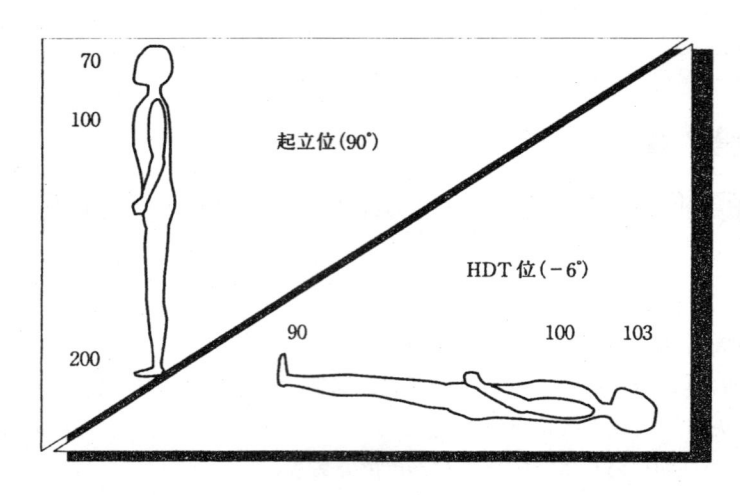

図26. 局所平均動脈圧の理論値（mmHg）

シュミレーション実験によって集められている。ヒトを被験者とする実験では，水平仰臥位から頭部を6度下げた head-down tilt（HDT）位に姿勢を維持すると，心循環器系の変化が微小重力負荷時の変化と類似することが知られている（Kakurin[17]，Nixon[25]）。また，動物実験では，ラットの尾部を懸垂し，30度ないし45度のHDT位に維持する方法が一般的に用いられている。この項ではこうした実験により得られたデータを中心にして，頭部循環動態，OH発生機序，OH防止策などについて概説する。

1. HDT負荷による頭部循環動態の変化

宇宙の微小重力環境にしてもHDTにしても，一義的な影響は静水圧勾配の変化として現れる。立位または座位では，頭部は心臓の上方に位置するが，HDT位になると，心臓とほぼ同じかやや低い位置になる。したがって，立位からHDT位に姿勢を変えると，静水圧の影響で頭部の血管内圧は上昇する（図26）。

一方下半身では逆の効果が表れて，血管内圧は低下する。この圧勾配の変化が体液の頭方移動を惹起する。すなわち，立位では下肢の組織間隙や静脈内に

分布していた体液が，HDT 位になると上半身に再配分される。その結果以下のような身体症状が，しばしば観察される（Hargens[14]）。
- （1）鳥の足現象：下肢が鳥の足のように細くなる
- （2）顔面浮腫：鼻唇溝の消失
- （3）鼻閉：鼻粘膜の浮腫により生じる
- （4）頸周囲径の増加
- （5）頭重あるいは頭痛

これらの中で（5）の発生機序は明確にされていないが（1）〜（4）は体液移動の直接作用によることは明白である。HDT により下半身から上半身に移動する体液量は，2〜3 l にも及ぶといわれている。

しかし，頭部循環と一口にいっても，頭蓋骨の外（顔面の皮膚，口腔，鼻などの循環）と頭蓋内（脳循環）では，様相が異なる。脳循環は，血液―脳関門や強い自己調節機構を有し，体循環の中で特異的な振る舞いをすることが知られている。したがって，HDT 負荷時の変化についても，両者を分けて考える必要がある。そこで以下には脳循環に焦点を絞って，これまでの研究報告を紹介する。

2. ヒトの脳循環動態に及ぼす HDT の影響

立位から HDT 位に姿勢を変換することにより血管内圧が上昇するのは，頭蓋骨の外でも内でも変わりがない。しかし，この圧変化に対する血管反応は異なると予想される。何故ならば，毛細血管壁の構造や血管平滑筋の機能が，脳組織では他の組織と異なっていて，こうした差異により脳循環の特殊性が発揮されるからである。

微小重力に暴露された時，脳循環がどのように変化するのか，古くより興味の的であった。しかし，脳血流測定には方法論的な制約があり，1990 年代に至るまでこの方面の研究は進展しなかった。1991 年，Bagian と Hackett[2] は，経頭蓋超音波ドップラー法（TCD 法）を用いて，宇宙で初めてヒトの脳血流を測定した結果を報告した。それによると，スペースシャトルに搭乗した 8 人の宇宙飛行士の脳血流速度を，打ち上げの 10 時間後に測定した結果，著明な

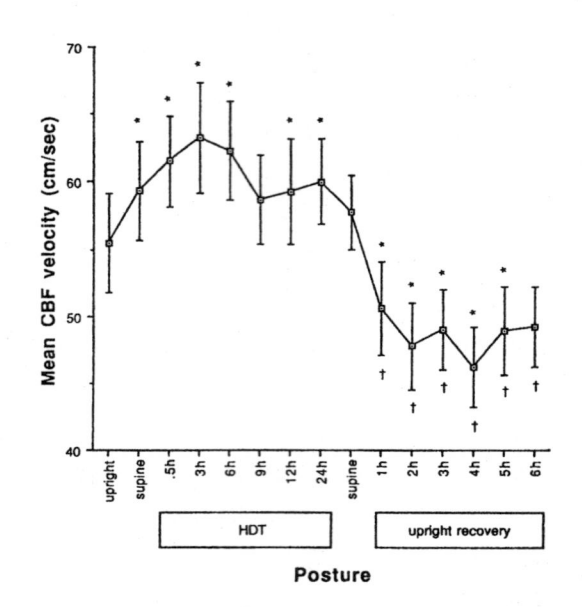

図27. 24時間HDT負荷による中大脳動脈血流速度の経時的変化

変化は認められなかった．ここで問題となるのは，時間経過である．微小重力負荷による循環動態の変化は，時間経過とともに大きく変動することが知られている．しかし，スペースシャトルの任務中に宇宙飛行士が果たす役割が多いために，経時的に脳血流の観察を行うことは困難である．そこで著者らは，米国のHargens博士ら（当時NASAエイムス研究所主任研究員）と共同研究を行い，HDT実験におけるヒト脳血流速度の変化を観察した（Hargens, 1983[14]，2003[15]）．

始めにHDT負荷直後の急性期の変化を調べるため，体位変換5分後の中大脳動脈血流速度（CBFv）を測定した．その結果，HDT位におけるCBFvは，座位における速度と比べて14％増加し，座位に戻すと対照値に向かって低下することが判明した（Kawai, 1992[19]）．次に，CBFvの変化を経時的に観察するために，24時間HDT負荷実験を行い以下の結果を得た（図27, Kawai,

1993[20]）。

（1）CBFv は HDT 負荷前には，8 例の平均で 55.5 cm/sec であったが，負荷直後から 6 時間にわたり有意に上昇した。その間，最高値は 63.2 cm/sec であり，対照値に比べると 14％の増加であった。

（2）HDT 開始後 9 時間から 24 時間の間は，CBFv は依然高値を示したが，HDT 開始直後の値と比べると低下した。

（3）HDT 終了後，姿勢を座位に戻すと，CBFv は一度対照以下に減少し，その後，徐々に回復した。

Frey[12] らによる 48 時間 HDT 実験においても(2)と同様な結果が報告されている。こうした事実より，HDT による CBFv の増加は一過性であり，数時間の経過で消失することが示唆される。これは前述の Bagian と Hackett[2] の報告とも一致する。

以上述べた研究は，いずれも TCD 法を用いて，中大脳動脈の血流速度を観察したものである。TCD 法では血管径の測定ができないので，血流量（血流速度×血管断面積）の変化は記録できない。そこで SPECT（Satake[27]），近赤外線分光法（Kawai, 1996[21]）を用いてヒトの脳血流を記録し，体位変換の影響を調べたところ，直後に脳血流の有意な増加が観察された。これらの事実を総合すると，HDT 負荷直後に脳血流が一過性に増加することは明らかである。その後，どのような時間経過で，いかなるメカニズムにより元のレベルに復するか（あるいはむしろ減少するのか）調べることが，今後の検討課題である。

3. 動物実験の成績

実際の微小重力あるいは HDT 負荷時に生じる脳循環動態変化のメカニズムを調べるために，動物モデルを用いた実験が行われている。Florence[11] らは，レーザードップラー法によりウサギの脳血流量を測定し，放物線飛行（20 秒程度の微小重力環境を得る方法）の最中に，一過性ではあるが脳血流量が増加することを報告した。しかし，ウサギ HDT モデルにおいて，レーザードップラー法を用いて HDT 負荷中の時間経過を観察した結果では，脳血流の有意な

変化は認められなかった（Asai[1]）。相反する結果が報告されたことにより，さらなる実験的検証が必要となった。

　頭蓋内圧は，脳血流の調節に重要な役割を演じるばかりでなく，宇宙酔いの発生に関与する可能性も指摘されており，宇宙医学の研究において注目を集めている。サル（Keil[24]），ラット（Kawai, 1997[23]），ウサギ（Doi[10]）を用いた実験でHDT負荷直後に頭蓋内圧が上昇することが報告されていて，この圧上昇は脳静脈内への血液貯留と，脊髄クモ膜下腔から頭蓋内への脳脊髄液の移動に起因すると考えられる。その後，麻酔下の動物では，1時間以内に頭蓋内圧は基線に向かって低下し始めるが，これは脳脊髄液の吸収による圧調節機構が働いた結果であると推測される。

　覚醒動物を用いて同様の実験を行うと，やや違った結果が得られる。すなわち，HDT負荷直後の頭蓋内圧上昇は，麻酔動物と比べると小さく，その後12時間くらいの間に，頭蓋内圧は徐々に上昇した（Tatebayashi[29]）。この圧上昇は，HDT負荷開始から4日間持続することが判明した。

　微小重力負荷により脳浮腫が発生するか否かという問題も，大きな焦点の1つである。浮腫が軽度な場合，ヒト被験者で非侵襲的に浮腫の存在を立証することは難しい。動物実験では，ロシアの研究者がサルに7日間HDTを負荷した実験で，脳組織に血管周囲浮腫が発生したという報告をした（Kaplansky[18]）。また，ウサギに90度のHDTを負荷したところ，血液脳脊髄液関門が障害を受け，タンパク質が脳脊髄液内に漏出するという報告もある（Wen[30]）。しかし，著者らがウサギに45度のHDTを8日間負荷した実験では，光学顕微鏡，電子顕微鏡，生体染色，免疫組織化学いずれの方法を用いても，浮腫の発生を検知し得なかった（Shimoyama[28]）。動物の種差や実験条件の違いがあるので，結論を導くには至っていないが，慎重な検討が必要である。ヒトが長期宇宙滞在する際に，もし，脳浮腫が発生し，その状態が長時間にわたって持続するのであれば，有効な対応策の開発が不可欠となる。

4．HDTと起立性低血圧

　宇宙から地球に戻ると，再び1Gの環境にさらされる。この時，起立位を維

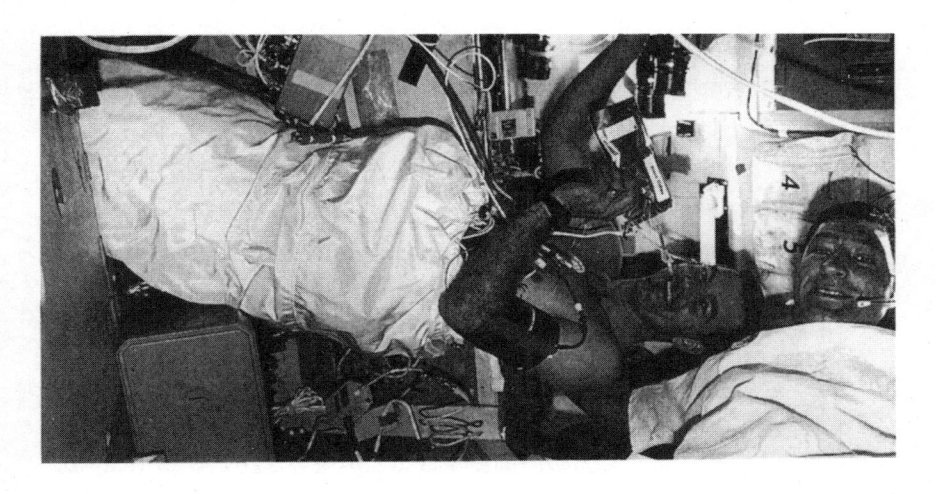

図28. 宇宙空間において，LBNP を施行中の宇宙飛行士
Charles, J. B. et al. : "Cardiopulmonry function". Sace Physiology and Medicine. edited by Nicogossian, C. A. et al.. Philadephia. Lea & Febiger Comp. 1994. p 286-304 より引用)

持しようとすると，重力は身体の長軸方向に働く。すると，下肢への血液貯留が起こり，心拍出量が減少する。その結果，心拍数の上昇，脈圧の低下，著しい症例では脳貧血により失神をきたす。

　OH を定量化するために，起立試験（operational stand test）と下半身陰圧負荷（lower body negative pressure, LBNP）の2つの方法が一般的に用いられる。起立試験は，被験者を回転テーブルに載せ，仰臥位の状態から頭部の方が上になるように60—70度回転させる。LBNPでは，被験者の下半身を箱（または袋）の中に入れ，箱の中の圧を陰圧にする。血管内外の圧力差が大きくなり，下肢の静脈が拡張し血液の貯留が起こるので，地球上で立位姿勢を維持するのと同様の効果が得られる。LBNPの長所は，無重力状態でも実施することができるので，宇宙飛行中であっても用いることができる点である（図28）。

　また，被験者により強いストレスを加える必要のある場合には，2つの方法を併用することもある。いずれの試験でも，血圧，心拍数，心電図，脳血流，

下肢の周囲径などをモニターし,起立耐性を判定する.

　これらの方法を用いて宇宙飛行あるいは HDT 負荷前後の起立耐性を比較すると,特徴的な変化が観察される.

　(1) 下肢の周囲径は,起立(あるいは LBNP)の最中に増加するが,その程度は HDT 前と比べて,負荷後には 2 倍程度強くなる.

　(2) 血圧は,HDT 前にはほとんど変化しない(しても一過性)が,HDT 後は起立時に最高血圧と脈圧の持続性低下が認められる.

　(3) 起立時に圧受容器反射により生じる心拍数の上昇(ΔHR)は,HDT 前と比べて HDT 後では数倍になる.

　また,前述のごとく,TCD を用いた測定で,HDT 後には脳血流速度は起立時に低下し,その回復には数時間要することが報告されている(Kawai, 1993[20]).こうしたテストは,著しい心拍数の上昇や血圧の低下,不整脈出現,悪心や,めまいなどの自覚症状が現れた場合には,失神前状態(presyncope)であると判定されて中止となる.起立試験では中止に至るまでの時間,LBNP では中止時の陰圧の程度,あるいは陰圧を段階的に負荷するテストでは,陰圧の強さと負荷時間の積により起立耐性が判定される.宇宙飛行や HDT 負荷後には,耐性が低下する(これを起立不耐性とよぶ)例が多い.

　微小重力環境に長時間暴露された時に生じる起立不耐性の原因は,複数の要因が関与すると考えられている.

　原因の 1 つは,循環血液量の減少であり,これは体液移動により生じる利尿効果に起因する.そこでその対応策として,地球に戻る前に 1 l の生理食塩水を摂取する方法が提唱され(Johnson[16]),1984 年以降 NASA では,32 オンス(約 1 l)の水またはジュースと 8 錠の食塩剤を帰還前に摂取することを宇宙飛行士に義務づけている.Bungo[4] らによれば,この対応策を行った宇宙飛行士は,17 人中 1 人も失神前状態を示さなかったのに対し,水を飲まなかった宇宙飛行士は,9 人中 3 人が起立不耐性を示したという.しかし,水分摂取の効果は,短期間の宇宙飛行には有効であっても,7 日間以上の微小重力負荷に対しては,単独での有効性が疑問視されている(Buckey[3]).

　原因の第 2 として考えられているのは,圧受容器反射の障害である.心電図の R-R 間隔を指標として,頸動脈洞圧受容器の応答を調べたところ,宇宙飛

行（Fritsch[13]）やHDT負荷（Convertino, 1990[7]）により，OHを呈する被験者では反射応答が低下することが示された．この反射応答の低下は，4～5日の宇宙飛行であっても生じ，地球に戻った後10日間も続く場合があるという．こうした事実は，OHの発生と圧受容器反射の障害に有意な関連があることを示唆する．反射応答が低下する機序としては，迷走神経による洞調律の調節不全であるとする説が強いが，これには反論があり，心電図のスペクトル解析を中心にしてなお議論が続いている．

　第3の原因として挙げられるのは，血管平滑筋の反応性の変化である．HDTや尾部懸垂を負荷した動物から動脈を摘出し，種々の薬物に対する反応性を観察した実験によると，交感神経終末から遊離されるノルアドレナリンに対する収縮反応は，尾部懸垂により低下する（Purdy[26]）．この反応性の低下には α-アドレナリン受容体の活性低下（Delp[9]）と β-アドレナリン受容体の活性化が関与すると考えられる．このうち後者は，ヒトの下肢の血管反応においても観察されている（Convertino, 1997[8]）．

　第4の原因として，下肢静脈コンプライアンスの増加により血液が貯留し，心臓への静脈還流量が減少することが挙げられている．この要因単独での関与は疑問視されているが，循環血液量の減少とあいまって心臓の充満を減少させ，1回拍出量の減少を生じると考えられる（Convertino, 2002[6]）．

　いずれもしっかりした実験事実に基づいて提唱された仮説であるが，いずれかの因子が単独でOHを誘起するという確証は得られておらず，むしろこれらの因子が絡み合って，心血管系に複雑な影響を与えていると考えるのが妥当であるといえよう．

5. 起立性低血圧に対する対応策

　宇宙からの帰還時にこうしたOHを生じることは，宇宙開発を進めるうえで極めて重要な問題である．シャトルの着陸時に，起立していられないようでは，緊急避難さえ困難である．そこで，対応策の開発が重要とされている．前述のごとく，一定量の水分負荷は効果的であるが，それだけで十分ではない．その他の方法として，運動負荷，特殊服（G-suit）着用，検査法として前述し

たLBNPの対応策としての利用，人工重力，薬物使用などが提唱されている。ここでは近年注目を集めている運動負荷とLBNPの併用，運動負荷と人工重力の併用について述べる。

すでに述べたごとく，LBNPは血液を下半身に引き込む作用があるので，これを宇宙空間で行えば，体液の頭方移動を解消することができる。毎日一定時間，箱（または袋）の中に拘束されるという短所があるが，簡単で安価な方法である。さらに，箱の中にトレッドミルをおいて，運動と組合せてLBNPを行えば，より有効な成果が得られると期待されている。前述のHargens博士（現在カリフォルニア大学サンディエゴ校所属）らのグループは，一卵性双生児を被験者として30日間のHDT負荷実験を行い，その間双子の一方には運動負荷とLBNPを併用し，他方を対照群として比較した。その結果，この方法は起立耐性の維持に有効であることが示された（Hargens[15]）。

運動負荷と人工重力の組合せについては，近年，日本国内で盛んに研究が進められている。人工重力は遠心法（セントリフュージ）と呼ばれ，回転により生じる遠心力を利用して，人工的に重力を負荷する方法である。これにより，体液の頭方移動を防ぎ，症状の発現を未然に抑える。理想的には宇宙船全体を回転させる大掛かりな方法であり，莫大な費用と高度な技術が必要で，開発には時間を要する。そこで現在では，短腕型のセントリフュージを用いる方法が検討されている。これは，半径が2m程度の回転器具を使用し，遠心力負荷中に自転車エルゴメータを用いて運動させる方法である。この方法も起立耐性の維持に有効であることが立証され（Clement[5]. Convertino, 2002[6]），将来宇宙基地での利用が検討されている。

文 献

1) Asai, Y. Inoue, S. Tatebayashi, K. et al.: Effects of head-down tilt on cerebral blood flow and somatosensory-evoked potentials in rabbits. Jpn J Physiol. 52 ; 105-110. 2002.
2) Bagian, JP. Hackett, P.: Cerebral blood flow: comparison of ground-based and spaceflight data and correlation with space adaptation syndrome. J. Clin. Pharmacol. 31 : 1036-1040. 1991.
3) Buckey, JC. Lane, LD. Levine, BD. et al.: Orthostatic intolerance after space

-flight. J. Appl. Physiol 81 ; 7-18. 1996.
4) Bungo, MW. Charles, JB. Johnson, PC. Jr : Cardiovascular deconditioning during space flight and the use of saline as a countermeasure to orthostatic intolerance. Aviat Space Environ. Med 56 ; 985-990. 1985.
5) Clement, G. Pavy-LeTraon, A. : Centrifugation as a countermeasure during actual and simulated microgravity : a review. Eur. J. Appl. Physiol. 92 ; 235-248. 2004.
6) Convertino, VA. : Mechanisms of microgravity induced orthostatic intolerance : Implications for effective countermeasures. J. Gravit. Physiol. 9 ; 1-13. 2002.
7) Convertino, VA. Doerr, DF. Eckberg, DL. et al. : Head-down bed rest impairs vagal baroreflex responses and provokes orthostatic hypotension. J. Appl. Physiol. 68 ; 1458-1464. 1990.
8) Convertino, VA. Polet, JL. Engelke, KA. et al. : Evidence for increased β-adrenoreceptor responsiveness induced by 14 days of simulated microgravity in humans. Am. J. Physiol. 273 ; R93-R99. 1997.
9) Delp, MD. Holder-Binkley, T. Laughlin, MH. et al. : Vasoconstrictor properties of rat aorta are diminished by hindlimb unweighting. J. Appl. Physiol. 75 ; 2620-2628. 1993.
10) Doi, M. Kawai, Y. : Mechanisms of increased intracranial pressure in rabbits exposed to head-down tilt, Jpn. J. Physiol. 48 ; 63-69. 1998.
11) Florence, G. Lemenn, M. Desert, S. et al. : Cerebral cortical blood flow in rabbits during parabolic flights (hypergravity and microgravity). Eur. J. Appl. Physiol. Occup. 77 ; 469-478. 1998.
12) Frey, MA. Mader, TH. Bagian, JP. et al. : Cerebral blood velocity and other cardiovascular responses to 2 days of head-down tilt. J. Appl. Physiol. 74 ; 319-325. 1993.
13) Fritsch, JM. Charles, JB. Bennet, BS. et al. : Short-duration spaceflights impairs human carotid barorecptor-cardiac reflex responses. J. Appl. Physiol. 73 ; 664-671. 1992.
14) Hargens, AR. Tipton, CM. Gollnick, PD. et al. : Fluid shifts and muscle function in humans during acute simulated weightlessness. J. Appl. Physiol. 54 ; 1003-1009. 1983.
15) Hargens, AR. Watenpaugh, DE. Lee, SMC. et al. : Physiologic countermeasures for long-duration space flight : review of treadmill exercise within lower body negative pressure. J. Adaptation Med. 7 ; 2-6. 2003.
16) Johnson, PC. Jr : Fluid volume changes induced by spaceflight. Acta Astronautica 6 ; 1335-1341. 1979.

17) Kakurin, LI. Lobachik, VI. Mikhailov, VM. et al.: Antiorthostatic hypokinesia as a method of weightlessness simulation. Aviat. Space Environ. Med. 47 ; 1083-1086. 1976.
18) Kaplanskii, AS. Savina, EA. Kazakova, PB. et al.: Head-down tilt hypokinesia in monkeys: a morphological study. Kosm Biol Aviakosm Med 19 ; 53-60. 1985.
19) Kawai, Y. Murthy, G. Watenpaugh, DE. et al.: Cerebral blood flow velocity increases with acute head-down tilt of humans. Physiologist 35 (suppl) ; S186-S187. 1992.
20) Kawai, Y. Murthy, G. Watenpaugh, DE. et al.: Cerebral blood flow velocity in humans exposed to 24h of head-down tilt. J. Appl. Physiol. 74 ; 3046-3051. 1993.
21) Kawai, Y. Okuda, Y. Ogura, K.: "Acute responses of brain oxygenration during postural change in humans" 6th World Congrss for Microcirculation. ed by Messmer, K. Kubler, WM. Bolonga, Mondzzi Editore. 1996. p 697-701.
22) 河合康明：脳循環に及ぼす重力の影響．日本医事新報．3758 ; 124-125. 1996.
23) Kawai, Y. Doi, M. Matsuura, K. et al.: "Cerebral hemodynamics during simulated microgravity in humans and rats" Adaptation Biology and Medicine. ed by Sharma, BK. Takeda, N. Ganguly, NK. Singal, PK. New Delhi. Narosa Publishing House. 1997. p 155-162.
24) Keil, LC. McKeever, KH. Skidmore, MG. et al.: The effect of head-down tilt and water immersion on intracranial pressure in nonhuman primates. Avit. Space Environ Med. 63 ; 181-185. 1992.
25) Nixon, JV. Murray, RG. Bryant, C. et al.: Early cardiovascular adaptation to simulated zero gravity. J. Appl. Physiol. 46 ; 541-548. 1979.
26) Purdy, RE. Duckles, SP. Krause, DN. et al.: Effect of simulated microgravity on vascular contractility. J. Appl. Physiol. 85 ; 1307-1315. 1998.
27) Satake, H. Konishi, T. Kawashima, T. et al.: Intracranial blood flow measured with sigle phonton emission computer tomography (SPECT) during transient-6 degree head-down tilt. Aviat. Space Environ. Med. 65 ; 117-122. 1994.
28) Shimoyama, R. Miyata, H. Ohama, E. et al.: Does edema formation occure in the rabbit brain exposed to head-down tilt? Jpn. J. Physiol. 50 ; 141-147. 2000.
29) Tatebayashi, K. Asai, Y. Maeda, T. et al.: Effects of head-down tilt on the intracranial pressure in conscious rabbits. Brain Res. 977 ; 55-61. 2003.
30) Wen, TS. Randall, DC. Zolman, JF.: Protein accumulation in cerebrospinal fluid during-90° head-down tilt in rabbit. J. Appl. Physiol. 77 ; 1081-1086. 1994.

（河合康明，土居充，下山玲子，浅井泰雅，立林恭子）

第8章
宇宙飛行と起立性低血圧

　前述のごとく，人類が宇宙飛行に挑戦を始めてから（1957年），約50年を経過しているが，東西冷戦のためか，各国とも情報制限をしていたようである。冷戦の終結とともにようやくわれわれにもかなりの情報が得られるようになった。また，米国の専門家（Robertsonら）はこの情報収集のためにロシアまで留学しているようである。

　現在における宇宙医学の研究は，やはり，米国，ロシアが中心で，それぞれの機関であるNASA, IBMP (Institute for Biomedical Problems, 生物医学問題研究所) が中心となって研究が遂行されている。ヨーロッパでは，ドイツ（DLR），フランス（CNES），デンマーク（DAMEC）がESA (European Space Agency) の枠組みの中で，アメリカ，ロシアとともに共同研究を行っている。

　微小重力状態におかれた宇宙飛行士は比較的短期間の宇宙飛行でも，地球に着陸後25人中16人にOHを認めたともいわれている。特に21世紀は火星への有人飛行の実現が期待されているが，この計画の遂行には片道1年はかかるといわれ，長期間の微小重力が人体に及ぼす影響を調べることが急務となってきた。これらの対策には上記の各国とも膨大な費用と組織をもって対応しているようである。無論，現在も当然研究続行中であり，その一端を紹介するにとどめたい。

　現在，宇宙飛行による無重力状態を除けば地球上で微小重力（厳密な意味では無重力とはいえないため微小重力と称する 10^{-6} G）を模擬的に得るには1) 自由落下 (free fall), 2) 放物線飛行 (parabolic flight), 3) 乾水浸 (dry immersion), 4) 頸下水浸 (head-out water immersion), 5) $-6°$ head-down tilt (HDT) ($-6°$ head-down bed rest) の方法がある。現実的には自由落下

はヒトでは行われていないため，20秒間でも真の微小重力をつくり出すことのできる放物線飛行，水圧による体液移動と浮力を利用した乾水浸，頸下水浸，重力の負荷方向軸を変化させると同時に頭部方向への体液移動を利用する−6°HDTが使用される。特に長期にわたる微小重力の模擬には20日間程度まではロシアでよく行われている乾水浸（34°Cの微温水の上にゴム引きのシートを被覆し，その中に沈みこむ）や，それ以上では−6°HDTがよく使用される（Iwase[17]）。また，この模擬微小重力が宇宙飛行士の飛行前，飛行中，飛行後の比較人体実験と対比して研究されているのが現状のようである（Baisch[2]）。

宇宙飛行によって起立耐性の低下が最初に報告されたのはマーキュリー計画の後期になってからである。飛行後に行われた起立試験により，マーキュリー計画時にわずか34時間の軌道飛行後に起立耐性の軽度の低下が認められたという。その後のジェミニ計画では，飛行前後のtilt試験が必要となり，評価が続けられた。症状としては飛行後早期のtilt試験に伴って心拍数の上昇，脈圧の減少，体液の下肢への貯留が観察された。

最近では宇宙船に乗る前の操縦訓練中におこるパニック障害も注目されている（O'Toole[32]）。加えてまた，小心臓症候群を有する人は操縦士から外すべきだとの報告もある（Yu[46]）。しかし，現在では宇宙飛行後に心臓横径が減少するとの報告もあるようである。

こうした実験計画は理学的，生物学的，生理学的治療を目標にして，現在約90種類の計画があるという。また，米国のNASAではマイクロニューログラフィーを用いて宇宙飛行前と飛行中の宇宙飛行士の筋交感神経活動を測定し，飛行12～13日目には飛行前の臥位より筋交感神経活動は亢進しており，15～20日位で安定化していることを明らかにし，飛行直後の地上への帰還時の臥位と立位では，筋交感神経活動は飛行前よりも高値を示した（Levine[27]）。これらのこととOHとの関係はこれからの研究課題であるという（Ertl[10]，岩瀬[18]）。

心拍変動を指標とした29名の宇宙飛行士の飛行前と短期宇宙飛行後（8−16日）との心拍の自律神経調節を飛行後にOIを経験するかどうかで検討し，飛行前の副交感神経活動の増加メカニズムが飛行後のOIに関係するのではないかといわれている（Blaber[5]）。そして，この潜在的メカニズムが血管抑制性

失神を起こす可能性があり（Sigaudo-Roussel[39]），長期または短期宇宙飛行後の心拍変動からLF/HF比などの相違を比較研究しているようである。

　OHは宇宙飛行後の多くの宇宙飛行士に現れるが，このOHは大気圏に宇宙船が再突入し，地球着陸後に顕在化するため重要な危険性があるという。以上より，宇宙飛行後の立ちくらみには，1）循環機能，2）内分泌学的機能，3）神経学的機能の変化，4）宇宙の微小重力環境曝露直後には脳循環の変化，宇宙酔いという変化が関与する。さらに，生理学的変化，それを支える動物実験が精力的に行われている。

1. 循環動態および血液・内分泌学的検討

　現在までの研究において，微小重力曝露時におけるヒトの心循環系反応と骨格筋適応は長期臥床患者，あるいは長期間のHDTと非常によく似ていることが明らかにされている。

　人体を長期臥床させると心循環系に次のような変化が起こるという。
1) 15～20％の循環血漿量の減少
2) 5～10％の循環血液量の減少
3) 臥床20日後において11％の心臓容量の減少
4) 左室の拡張末期容積が6～11％減少する
5) 運動耐性の低下
6) 最大酸素摂取量の減少
7) 起立（能動的あるいは受動的）または下半身陰圧負荷（lower body negative pressure, LBNP）中の起立不耐性（Cowings[8]）。このLBNPはロシアの宇宙開発計画に用いたのが最初である。起立耐性を評価するには，地上ではtilt bedなどを使用し，起立試験を行うことが可能であるが，宇宙空間では無重量であるため起立試験が適用できず，下肢へ体液を移動させ，地上での重力負荷時と同様な血液分布を作り出すことを目的として開発されたLBNP負荷装置を使用する必要がある（関口・村井[37]）（図29）。

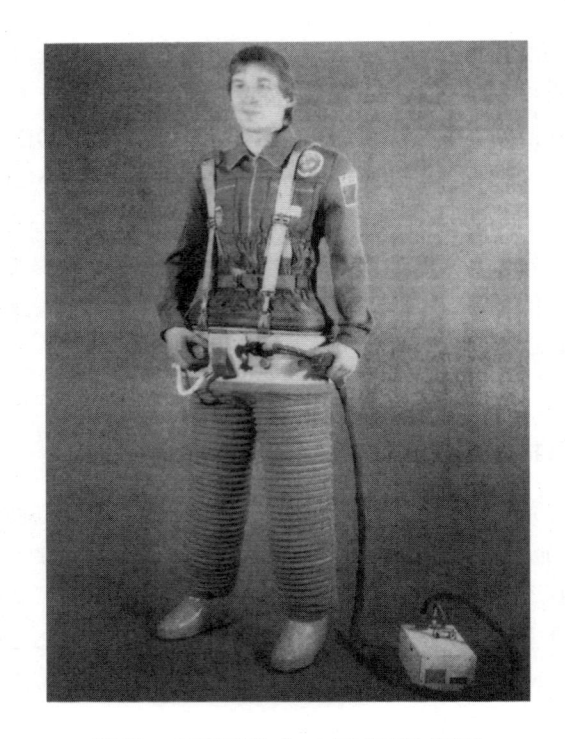

図29. LBNP 服（ロシア IBMP 提供）
(関口千春・村井　正："循環器"宇宙医学・生理学。関口千春・他著。東京。宇宙開発事業団・編。1998。p.53 より引用[37])

a. 循環血漿量の変化

　ヒトを無重力に曝すと，足に貯留すべき血液と，細胞間質液が頭部に向かって再配分される。このため顔面浮腫，および胸腔内血液量増加がおきる。この体液再配分は4～5日くらいでピークに達する。そして宇宙飛行適応症候群（space adaptation syndrome）の浮腫形成に寄与し，あるいはうっ血性心臓病の肺浮腫に寄与すると考えられている（Lockette[28]）。この胸腔内血液量増加がバソプレッシンの分泌低下，心房性ナトリウム利尿ペプチド（ANP）の

増加をきたし，尿量が増加する．同時に血管内の血漿は間質，あるいは細胞内に移動する．このようにして7〜9日で体内の循環動態は無重力状態に適応する．その後地球上の1Gの状態に戻ると，この循環血漿量の減少が起立不耐性のひとつの原因となりOHを起こすようである．この循環血漿量の低下を補うために，大気圏再突入前に，食塩と水分を摂取することが義務づけられていたが，飛行後のOHを完全に阻止できなかった．すなわち，循環血漿量の低下のみでは，飛行後のデコンディショニングの病態が説明できないことが判明した．その後の研究により，1) シェアストレスの低下により血管のノルアドレナリンに対する収縮能が低下し，地球に帰還後の起立時に末梢血管抵抗を上昇させることができなくなる．2) 左室容積が低下するなどの心機能の低下により，心ポンプ機能が低下する．3) 心肺圧受容器反射の低下により，交感神経の賦活化が不十分となる，などが考えられるようになった (岩瀬[18])．また，前述のごとくOHには赤血球容積が減少し，循環血漿量が増加するものがあり，今後の検討課題となるようである (循環動態の項目参照)．こうした体液移動による障害を予防するために，飛行前に無重力状態に適応させるために，少なくとも10日間または，それ以上HDTで寝かせると頭部外傷，頭痛，顔面浮腫，宇宙船酔いにかからないとの報告もある (Simanonok[41])．

そして，短期間のHDT (13日間) は，1) 非線型性心拍変動の複雑性を減少する．2) LBNP負荷により評価した起立ストレスに対する耐性を減少するとの報告もある (Goldberger[15])．

6名の被験者の−6°(10日間) のHDTにおいて，段階的に異なるLBNPを負荷し，LBNPの前，中，後について，SV，CO，HR，SVRを測定した研究では，HDTは血漿量と全体液量を減少し，HDTの終わりにおける安静時COは基準値よりも16％低下しており，HDT前の起立時COと同じであった．SVもまた減少したが，心拍数と血圧は対照と比較して有意差がなかった．LBNP中のCOとSVの変化量の絶対値はHDT中とHDT前で同じであったが，相対的変化量はHDT中の方が大であった．また，LBNPに対する心拍数と血管収縮反応はHDT中に高まったが，失神前状態が6名中2名に起った．安静時におけるSV減少を伴う心室充満の減少は，HDT中に生じるLBNP反応の変化の一次的な原因であるという (Beck[3])．

宇宙船内における安静時心拍数は飛行前の安静時よりも，飛行5日後において上昇し，飛行第3週目においてピークに達し，その後，心拍数は横這い状態になる。LBNPによる下肢への血液貯留は飛行前より飛行中において，より大きな貯留効果があり，また，地球帰還中に重力ストレスにより血液が貯留する。しかし，こうした処置を宇宙飛行中にやっても，飛行後ほとんどの症例が起立により収縮期血圧が減少し，9例中2例において起立試験を中止せざるを得なかったという (Charles[7])。このLBNPを，3分間隔で陰圧負荷を段階的に増加させるとき，突然に脈拍の減少，平均動脈圧，脳血流速度の減少が認められ，その後に失神前の症状が現れるものがあり (Bondar[6])，また，宇宙飛行後のOHにおいて，徐脈と血圧低下のため，血管迷走神経性失神でOHを説明できるものがあるという (Smith[42])。血管迷走神経性失神でOHを説明できるものは，その機序として循環血漿量の減少，心機能の低下，血管反応性の低下に伴う下肢への体液貯留などが現在あげられている (岩瀬[18])。そして，前述のSigaudo-Roussel[39]らは短期宇宙飛行と長期宇宙飛行後のOIを比較して，交感神経，副交感神経系の異常を推定し，その頻度における心臓血管系と前庭神経系の関与を研究中であるという。

b. 血管収縮機能低下と下肢体液貯留

宇宙飛行中の微小重力状態においては，一時的に増血機能が停止するといわれているが，赤血球の変化の中で最も確実で顕著なものは赤血球量の減少であり，エリスロポエチン濃度，鉄のとりこみ，ヘモグロビンラベリング速度，網状赤血球の減少が観察され，赤血球産生の抑制が赤血球変化の最も有力な機序とされている（森[31]，加藤・秋山[20]）。

最近になり，40名の宇宙飛行を16日間持続した宇宙飛行士の起立時の心臓血管反応を検査した注目すべき報告がある (Fritsch-Yelle[14])。また，22名の宇宙飛行士の飛行前10日間と宇宙飛行5〜18日と地球着陸日と着陸後3日目に検討した報告がある (Meck[30])。

1) 多くの宇宙飛行士は短期間の宇宙飛行後にOI症状を経験するけれども，約20％は実際に着陸日に起立試験中に失神前症状を経験するようである (Meck[30])。

2）宇宙飛行後の地球着陸日に10分間自力で起立できる者（nonpresyncopal group）とできない者（presyncopal group）とに区別し，起立できない者は臥位と比較して起立時の血漿ノルエピネフリンの増加が有意に少ない1/3の増加を示し（p=0.05），起立時に末梢血管抵抗が有意に低下していた（p=0.02）。収縮期血圧（p=0.002），拡張期血圧（p=0.0003）も大きく低下していたという。これらの結果は低アドレナリン作動性反応がはっきりと飛行後のOIに寄与することを示し，中枢が仲介することを示唆しているという（Fritsch-Yelle[14]）。

3）この起立試験で低アドレナリン作動性反応を示す起立不耐性の宇宙飛行士のOHは地球着陸後数日で回復した。この過敏性反応には飛行前の病的素質の関与が考えられ，中枢仲介の可能性が示唆されるという。また，このOHには飛行前の$α_1$-adrenergic receptorの反応と圧受容器からの入力による交感神経反応が飛行中に障害されるような飛行中の中枢神経系の変化が含まれているようだともいう。そしてまた，まれに血管迷走神経性失神を起こす宇宙飛行士もいるという（Meck[30]）。

これとは別にRobertsonら（1999[34]）はこの宇宙飛行によるOIに注目し，彼らが低アドレナリン作動性か高アドレナリン作動性か判断するために飛行中における，1）血漿カテコールアミン溶液，2）腓骨神経からの筋交感神経活動，3）ノルアドレナリン・スピルオーバー（spillover）の分析とトリチウムラベルしたノルエピネフリン注入中のクリアランス値を測定し，血漿ノルアドレナリン溶液とノルアドレナリン・スピルオーバーとクリアランス値が地球着陸日に増加していることを認め，こうした症例は高アドレナリン作動性神経亢進状態のOIであることを確かめた。Ertl[10]らも宇宙飛行による筋交感神経活動の促進を報告し，この促進が宇宙飛行士が血液量減少を示すにもかかわらず正常血圧を維持する論拠としている。

また，後述のごとく（遺伝学研究の項目参照），宇宙飛行後のPOTSは家族性のものとは異なり，ノルアドレナリン・トランスポーター遺伝子における突然変異によることを報告し，シナプスからのノルアドレナリンクリアランス値の障害をもたらし，結果として心拍増加を起こすのではないかと推定された（Robertson 2000[35]）。

2. Head-down Tilt (HDT) と脳循環

HDTと脳循環の研究は少ない。Kawaiらはこの問題に10年の歳月を費やし（Kawai[21,22]）, 現在も研究中であるが, ここではその一端を紹介するに止めたい。

1) HDTは頭蓋内圧（intracranial arterial pressure, IAP）の上昇によって脳動脈血流（cereberal blood flow, CBF）速度を増加し, 次に脳内における灌流圧を増加する。

2) CBF速度はHDTの最初の6時間に一過性に上昇する。

3) HDTの開始後6時間でCBF速度が正常化するのは脳血管系がHDTのための頭部体液移動によって生じる変化に対して代償力を有することを示す。

4) HDTから水平臥位に戻すとCBF速度は5時間の間, HDT前値よりも減少する。

5) CBF速度の減少は, 宇宙飛行士が地球に帰ったときにみられる失神の出現に部分的に関与し, 長期臥床後の被験者にみられるものにも関与する可能性がある。

3. 宇宙酔い

宇宙酔い（space motion sickness）は宇宙飛行ではよく知られた問題であり, 宇宙飛行の最初の2～3日において飛行士の73％が罹患するという（Jennings[19]）。この状態は宇宙酔いと呼ばれ, 悪心, 嘔吐, 頭痛, 食欲不振, 顔面蒼白, 全身倦怠感, 思考力低下, 無気力, 顔面浮腫などの自律神経症状が中心であるという（Davis[9], 岩瀬[18]）。また, このような微小重力への適応過程で起こる症候群を前述のごとく宇宙飛行適応症候群と呼んでいる。この原因に関しては諸説があるが, 不明な点も多い（岩瀬[18]）。

4. 意識消失

　一般的に若年者の意識消失は老人に比して非心原性（神経原性）のものが多いと考えられるが，宇宙飛行後の OH を伴う意識消失はそれだけでは説明のつかない可能性がある。前述のごとく OH には血管迷走神経性失神で説明のつくものがあるが，アメリカのシャトル計画を再開した 1988 年には宇宙飛行士の 11 ％ が出発前と地球着陸後に意識消失に近い状態を経験しているという。多くの機序が考えられるが，循環血液量の変化，圧反射機能の減少，末梢血管反応の障害，てんかん，薬物使用，情動障害などを考えねばならないという（Schraeder[36]）。

5. 生理学的変化

　前述のごとく微小重力による生理学的変化の研究の初期のものは比較的粗末であったが，過去 10 年間において多数の精密な情報が宇宙実験室での検査から集められた。米国とロシアでは少し異なる方法が用いられ，米国は比較的短時間の宇宙飛行士の情報に集中し，ロシアは微小重力に長時間さらされた宇宙基地での検査結果を主に追求したものである。

　もっとも重要な生理学的変化は骨のミネラル消失，骨格筋萎縮，筋ポンプの減少，宇宙酔いに基づく内耳前庭機能の問題，OH に関する心循環系の問題，そして循環血漿量の変化と赤血球容積の減少などであり，肺機能も大きく変化しているが，外見上はっきりした変化はないという（West[43]）。

　骨格筋の萎縮は前述のごとく宇宙飛行の比較的早期に出現するといわれ，また，+Gz（頭から足の方に向かう重力）が負荷されない長期臥床やラットの尾部懸垂でも宇宙飛行時と同様に，骨格筋の萎縮が比較的早期から出現するといわれている。いわゆる廃用性萎縮と同様の機序によるものとされている。

　現在，重要視されている説は一種の重力受容器としての筋紡錘からの入力の減少による脊髄 α 運動ニューロンの機能低下が筋萎縮に関与するというものであるが，錘外筋自体への +Gz 負荷の欠如が関与するという説もある。いずれにしても，この筋萎縮は主に抗重力筋の赤筋に出現し，白筋にはほとんど出

現しないといわれている。このことは組織化学的にも証明されており，微小重力の曝露によって赤筋が白筋に変化するともいわれている。また，赤筋支配の運動ニューロンの性質が白筋支配の性質に変化する可能性も示唆されている。この筋萎縮を防ぐ方法としては宇宙飛行中の適度な運動負荷および人工重力が有効とされている（岩瀬[18]，吉岡[45]）。

運動負荷に関しても，それが等尺性の集中的運動を行わせるべきか，等張性の有酸素運動を行わせるかは意見の分かれるところであるが，筋萎縮は抗重力筋により強く起こるといわれているため，等張性の有酸素運動に重点をおくべきであるという意見が強い。

6. 動物実験

Kawai（1997[22]）らはラットにおけるHDT時の脳循環実験も施行しており，また，近年の航空医学では種々の角度から動物実験が進められている。前述の著者らの無麻酔ビーグル犬を使用しての実験モデル作成は古典的なものになりつつある。

ラットおける微小重力実験モデルは，ラットの尾を吊すことにより作られる。このような模擬微小重力にさらすと筋肉，肝臓の質量を減少し，骨組織の変化を起こし，体液は移動して，心臓血管系の機能に著明な影響が及ぼされる。また，ラットにおいて微小重力が長く持続すると肝臓の代謝機能が変化してくるという（Feldman[11]）。

7. 治療および対抗措置

アメリカにおける宇宙飛行の健康管理は広い範囲にわたり，医学的に経過を観察するために，健康維持，さまざまな障害の対策計画，医学的介入と検査，精神的，社会的支持，環境健康モニターなどを包括している（Billica[4]）。

a. 対抗処置

1) 飛行前に自律神経フィードバック訓練（autogenic-feedback training,

AFT) を行い，収縮期圧，拡張期圧を自発的に調節させる試みで，これは主に宇宙酔いに対する治療として開発されたものである (Cowings[8])。この宇宙酔いに対し，飛行前に微小重力で新しい感覚刺激状態をつくり，飛行士が地球に着陸後の適応を促進するトレーニングをすると宇宙飛行による感覚運動失調を最小限に止めることができるという (Harm[16])。

2) 飛行前に微小重力状態に適応させるために，少なくとも 10 日間またはそれ以上，HDT で寝かせると頭部外傷，頭痛，顔面浮腫，宇宙酔いにかからないとの報告もある (Simanonk[41])。

3) スペースシャトルが大気圏に再突入時の加速前に対圧衣服を膨らませることが，OH の予防となる。しかし，飛行士は地球着陸後に脱水状態になっている (Krutz[24])。

4) 宇宙飛行中に間欠的に有酸素運動をさせると，飛行後の起立性心拍反応を最小限にとどめるのに有効である。その効果は最大酸素摂取量を維持することができることによるためとしている (Sinconolfi[40])。宇宙飛行中におけるエルゴメーターによる長時間の持久力を要する運動負荷は，飛行後の OH の原因となることがあり，これは心機能の変化で説明できるという (Raven[33])。

b. 薬物療法

1) 宇宙飛行士の地球着陸前に 0.9％ の生理的食塩水，また食塩塊が投与されているが，1.07％ の食塩水の方が飛行後の OH に対して効果的であり，また，循環血漿量をより増加させるという (Frey[13])。

2) 血液中のエストロゲンが血液量調節に重要な役割をなしており，血漿量の減少にエストロゲンが効果があると考えられる (Fortney[12])。

3) 宇宙酔いに対し，プロメタジン 50 mg の注射 (Bagian[1]) と，できるだけ多く頭部を動かすことが奨められている (Lackner[25])。

また，飛行後の治療にはメクリジンなどの使用も認められている (Jennings[19])。また，この宇宙酔いは小脳中枢の血流増加，網様体と関係があり，嘔吐中枢の活動を増強することによると考えられており，スコポラミン (0.6 mg 経口) の投与が効果があるという (Wood[44])。

4) その他の薬物治療；i) 大量の Na の摂取とミネラル・コルチコイドによ

る血管内容量の増加。ii) α-受容体刺激剤または血管の β-受容体の遮断剤によ る血管抵抗の増加がある。また，α_1-受容体刺激剤のミドドリンが宇宙飛行後の OH に有効だとの報告もある（治療の項目参照）。しかし，フルドロコルチゾンの単独投与は血漿量の減少を防ぐが OH の対策にはならないとの報告もある（Shi[38]）。

5）薬物療法と LBNP の併用；上記の薬物と機械的に経壁圧を上昇させる LBNP の併用が OH に有効であり（Lathers[26]），また，4 時間の LBNP と 1 l の生理的食塩水摂取により，心拍の上昇や脈圧の低下が防がれるという（河合[23]）。

6）長期の宇宙飛行；宇宙飛行の期間が長くなると，飛行士に対して，宇宙飛行中に薬物投与の必要性が増加してくることが考えられる。この場合，微小重力状態では生理学的代謝に変化が生じることが発見されているため，飛行中に投与された生体異物としての薬物の作用も地上とは異なると考えられる。そのため地球の重力環境（1 G）で計算後に宇宙での薬物効果を推測することが理論的である（Feldman[11]）。

また，この分野の研究は，体の長軸方向に重力の影響を受ける機会が極端に少ない「ねたきり老人」の問題解決に重要な情報を提供するものと考えられる（河合，1999[23]）。

文　献

1) Bagian, JP. Ward, DF.: A retrospective study of promethazine and its failure to produce the expected incidence of sedation during space flight. J. Clin. Pharmacol. 34(6); 649-651. 1994.
2) Baisch, F. Beck, L. Karemaker, JM. et al.: Head-down tilt bedrest. HDT'88—an international collaborative effort in integrated systems physiology. Acta Physiol. Scand. 144(S604); 1-12. 1992.
3) Beck, L. Baisch, F. Gaffney, FA. et al.: Cardiovascular response to lower body negative pressure before, during, and after ten days head-down tilt bedrest. Acta Physiol. Scand. 144(S604); 43-52. 1992.
4) Billica, R.: Medical management of U. S. astronauts. J. Clin. Pharmacol. 34(5); 510-512. 1994.
5) Blaber, AP. Bondar, RL. Kassam, MS.: Heart rate variability and short

duration spaceflight : relationship to post-flight orthostatic intolerance. BMC physiol. 4(1) ; 1-11. 2004.
6) Bondar, RL. Kassam, MS. Stein, F. et al. : Simultaneous transcranial doppler and arterial blood pressure response to lower body negative pressure. J. Clin. Pharmacol. 34(6) ; 584-589. 1994.
7) Charles, JB. Lathers, CM. : Summary of lower body negative pressure experiments during space flight. J. Clin. Pharmacol. 34(6) ; 571-583. 1994.
8) Cowings, PS. Toscano, WB. Miller, NE. et al. : Autogenic-feedback training ; a potential treatment for orthostatic intolerance in aerospace crews. J. Clin. Pharmacol. 34(6) ; 599-608. 1994.
9) Davis, JR. Vanderploeg, JM. Santy, PA. et al. : Space motion sickness during 24 flights of the space shuttle. Aviat Space Environ. Med. 59(12) ; 1185-1189. 1988.
10) Ertl, AC. Diedrich, A. Biaggioni, I. et al. : Human muscle sympathetic nerve activity and plasma noradrenaline kinetics in space. J. Physiol. 538 ; 321-329. 2002.
11) Feldman, S. Brunner, LJ. : Small animal model of weightlessness for pharmacokinetic evaluation. J. Clin. Pharmacol. 34(6) ; 677-683. 1994.
12) Fortney, SM. Turner, C. Steinmann, L. et al. : Blood volume responses of men and women to bed rest. J. Clin. Pharmacol. 34(5) ; 434-439. 1994.
13) Frey, MA. Lathers, C. Davis, J. et al. : Cardiovascular responses to standing ; effect of hydration. J. Clin. Pharmacol. 34(5) ; 387-393. 1994.
14) Fritsch-Yelle, JM. Whitson, PA. Bondar, RL. et al. : Subnormal norepinephrine release relates to presyncope in astronauts after spaceflight. J. Appl. Physiol. 81 ; 2134-2141. 1996.
15) Goldberger, AL. Mietus, JE. Rigney, DR. et al. : Effects of head-down bed rest on complex heart rate variability ; response to LBNP testing. J. Appl. Physiol. 77(6) ; 2863-2869. 1994.
16) Harm, DL. Parker, DE. : Preflight adaptation training for spatial orientation and space motion sickness. J. Clin. Pharmacol. 34(6) ; 618-627. 1994.
17) Iwase, S. Mano, T. Cui, J. et al. : Sympathetic outflow to muscle in humans during short periods of microgravity produced by parabolic flight. Am. J. Physiol. 277 ; R419-426. 1999.
18) 岩瀬敏，間野忠明：宇宙環境と自律神経活動．日本臨床 58(8) ; 1604-1612. 2000.
19) Jennings, RT. : Managing space motion sickness. J. Vestib. Res. 8(1) ; 67-70. 1998.
20) 加藤恒生，秋山真一郎："血液・免疫"．宇宙医学・生理学．宇宙開発事業団編

関口千春・他編．東京．社会保険出版社．1998. p. 119-126.
21) Kawai, Y. Murthy, G. Watenpaugh, DE. et al. : Cerebral blood flow velocity in humans exposed to 24h of head-down tilt J. Appl. Physiol. 74(6) ; 3046-3051. 1993.
22) Kawai, Y. Doi, M. Matsuura, K. et al. : Cerebral hemodynamics during simulated microgravity in humans and rats. Biology and Medicine. 1 ; 155-162. 1997.
23) 河合康明：頭部循環動態に及ぼす重力の影響．信州医誌．47(4) ; 279-286. 1999.
24) Krutz, RW Jr. Sawin, CF. Stegmann, BJ.et al. : Preinflation before acceleration on tolerance to simulated space shuttle reentry G profiles in dehydrated subjects. J. Clin. Pharmacol. 34 ; 480-483. 1994.
25) Lackner, JR. Graybiel, A. : Use of promethazine to hasten adaptation to provocative motion. J. Clin. Pharmacol. 34(6) ; 644-648. 1994.
26) Lathers, CM. Charles, JB. : Orthostatic hypotension in patients, bed rest subjects, and astronauts. J. Clin. Pharmacol. 34(5) ; 403-417. 1994.
27) Levine, BD, Pawelczyk, JA. Ertl, AC. et al. : Human muscle sympathetic neural and haemodynamic responses to tilt following spaceflight. J. Physiol. 538 : 331-340. 2002.
28) Lockette, W. Brennaman, B. : Atrial natriuretic factor increases vascular permeability. Aviat. Space Environ. Med. 6(12) ; 1121-1124. 1990.
29) Mauran, P. Sediame, S. Traon, AP. et al. : Effects of a three-day head-down tilt on renal and hormonal responses to acute volume expansion. Am. J. Physiol. 277(5 pt 2) ; R1444-1452. 1999.
30) Meck, JV. Waters, WW. Ziegler, MG. et al. : Mechanisms of post-spaceflight orthostatic hypotension : low α_1-adrenergic receptor responses before flight and central autonomic dysregulation postflight. Am. J. Physiol. Heart Circ. Physiol. 286 ; 486-495. Epub 2003.
31) 森　滋夫：宇宙とからだ―無重力への挑戦―．東京．南山堂．1998. p.96
32) O'Toole, K. : You're the flight surgeon. Panic disorder. Aviat. Space Environ. Med. 70(2) ; 191-192. 1999.
33) Raven, PB. : An overview of the problem ; exercise training and orthostatic intolerance. Med. Sci. Sports Exerc. 25(6) ; 702-704. 1993.
34) Robertson, D. Biaggioni, I. Ertl, AC. et al. : Orthostatic intolerance ; emerging genetic and environmental etiologies. J. Gravit. Physiol. 6(1) ; 51-54. 1999.
35) Robertson, D. Shannon, JR. Biaggioni, I. et al. : Orthostatic intolerance and the postural tachycardia syndrome ; genetic and environment pathophysiologies. Neurolab Autonomic Team. Pflugers Arch. 441(2-3 Suppl) ; R48-51. 2000.

36) Schraeder, PL. Lathers, CM. Charles, JB. : The spectrum of syncope. J. Clin. Pharmacol. 34 ; 454-459. 1994.
37) 関口千春,村井正:"循環器". 宇宙医学・生理学. 関口千春・他著. 東京. 社会保険出版社. 1998. p 42-56.
38) Shi, SJ. South, DA. Meck, JV. : Fludrocortisone does not prevent orthostatic hypotension in astronauts after spaceflight. Aviat. Space Environ. Med. 75(3) ; 235-239. 2004.
39) Sigaudo-Roussel, D. Custaud, MA. Maillet, A. et al. : Heart rate variability after prolonged spaceflights. Eur. J. Appl. Physiol. 86(3) ; 258-265. 2002.
40) Siconolfi, SF. Charles, JB. Moore, AD. et al. : Comparing the effects of two in-flight aerobic exercise protocols on standing heart rate and VO(2 peak) before and after space flight. J. Clin. Pharmacol. 34(6) ; 590-595. 1994.
41) Simanonok, KE. Srinivasan, RS. Myrick, EE. et al. : A comprehensive Guyton model analysis of physiologic responses to preadapting the blood volume as a countermeasure to fluid shifts. J. Clin. Pharmacol. 34 ; 440-453. 1994.
42) Smith, ML. : Mechanisms of vasovagal syncope : relevance to postflight orthostatic intolerance. J. Clin. Pharmacol. 34(5) ; 460-465. 1994.
43) West, JB. : Physiology in microgravity environment. J. Appl. Physiol. 89(1) ; 379-384. 2000.
44) Wood, CD. Stewart, JJ. Wood, MJ. et al. : Habituation and motion sickness. J. Clin. Pharmacol. 34 ; 628-634. 1994.
45) 吉岡利忠:"筋肉". 宇宙医学・生理学. 関口千春・他著. 宇宙開発事業団編. 東京. 社会保険出版社. 1998. p. 57-79.
46) Yu, CH. Qing, WQ : Research on the relationship between small heart syndrome and poor orthostatic endurance of aviators. Aviat. Space Environ. Med. 68(3) ; 246. 1997.

(間野忠明, 岩瀬 敏, 河合康明, 田中英高)

第9章
イヌにおける起立性低血圧の実験モデル作成

はじめに

　OHの動物実験モデル作成の歴史は古く，動物によっては作成失敗の報告もあり（Wagner[5]，Schatz[2,3]），また，意識下で作成できる動物は限定されている。

　著者らは自律神経節遮断剤のtetraethyl-ammonium bromide（TEA）を意識下のビーグル犬（specific pathogen free：SPF）に投与し，OHの実験モデル作成を試みた。

1. 材料と方法

　4匹の雌のビーグル犬の体重$8.73±0.58$ kg，平均年齢$7.38±0.12$ヵ月を用い，安静体位で血圧と脈拍を測定した。実験中は無麻酔で施行した。股動脈にカニューレを挿入した観血的実験のデータはすべてポリグラフに記録した（三栄測器）。心拍は同時に心拍計（三栄測器）にて測定した。

　ビーグル犬は10分間リラックスさせ，次に，前脚を適当な高さに指示し，後脚でほとんど垂直に10分間起立させる練習を日時を変えて数回施行した。

　ビーグル犬は90°に起立させ，血圧と脈拍を起立後1分間と10分間後に測定した。

　TEAの20 mg/kgを30秒間かけて静脈内に注入した。その後，血圧と脈拍は10分間安静状態で測定した（その後，90分間持続的にTEAの1.0gを静脈内に点滴注入した）。

　次に，ビーグル犬は90°に起立垂直位に体位変換した。また，血圧と脈拍は起立後1分間と10分間後に測定した。そして安静体位に戻したあとに，再び

$$\begin{bmatrix} C_2H_5 \\ C_2H_5 \end{bmatrix} \!\! \overset{+}{N} \!\! \begin{matrix} C_2H_5 \\ C_2H_5 \end{matrix} \Bigg] Br^-$$

図30. TEA の構造式

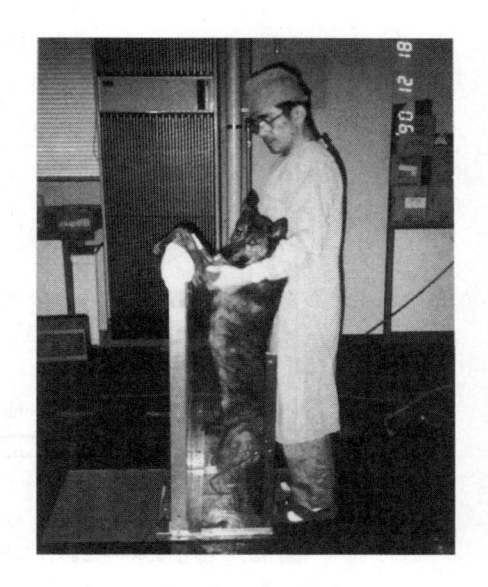

図31. 雑犬による予備実験

10分後に血圧と脈拍を測定した。

図30は，自律神経遮断剤 TEA の構造式である。この薬剤は現在，末梢交感神経と末梢副交感神経の節遮断薬と考えられている。

統計的検定は，分散の等しいものは Student's t-test，分散の等しくないものは Cochran Cox test を使用して検定した。なお，図31は雑犬を使用しての予備実験の写真である。

2. 結　果

図32に実験結果を示す。4匹の意識下のビーグル犬は立位安定状態におかれていた。血圧と心拍数は恒常的状態で測定した（体位 No.1）。つぎにイヌを起立位に体位変換させ，この体位で1分後，10分後に再び血圧と心拍数を測定した（体位 No2，No3）。それからまた，立位安定状態にもどし，1分後と10分後に血圧と心拍を測定した（体位 No.4，No.5）。

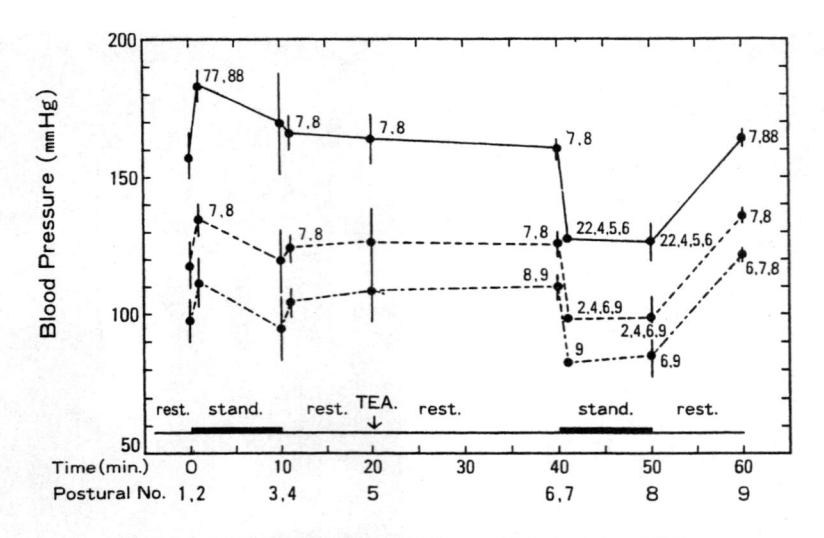

図32. 起立試験時における血圧に対する TEA の影響
●───● Systolic blood pressure
●-----● Mean blood pressure
●─・─● Diastolic blood pressure
Plot. Mean±SE

　つぎに，TEA の 20 mg/kg を静脈内投与し，イヌは 20 分間，立位安定状態におき，血圧と心拍数はこの恒常状態で測定した（体位 No. 6）。

　イヌはその後，起立位に体位変換し，1 分後と 10 分後に血圧と心拍数を測定した（体位 No. 7, No. 8）。

　最後に立位安定状態にもどし，10 分後に血圧と心拍数を測定した（体位 No. 9）。

　図 32 は，収縮期圧，拡張期圧，平均血圧の起立試験の効果を要約したものである。特に TEA 投与後，収縮期圧は起立試験 1 分後，10 分後に，ともに著明に下降している（$P<0.05$）。その上に，TEA 投与後，拡張期圧はまた起立 10 分後に著明な下降をあらわしている（$P<0.05$）。

　ここにおいて，TEA 投与後の収縮期圧，拡張期圧，平均血圧はイヌの起立後，すべて有意に下降し，OH の状態を起こしている。その後，立位安定状態

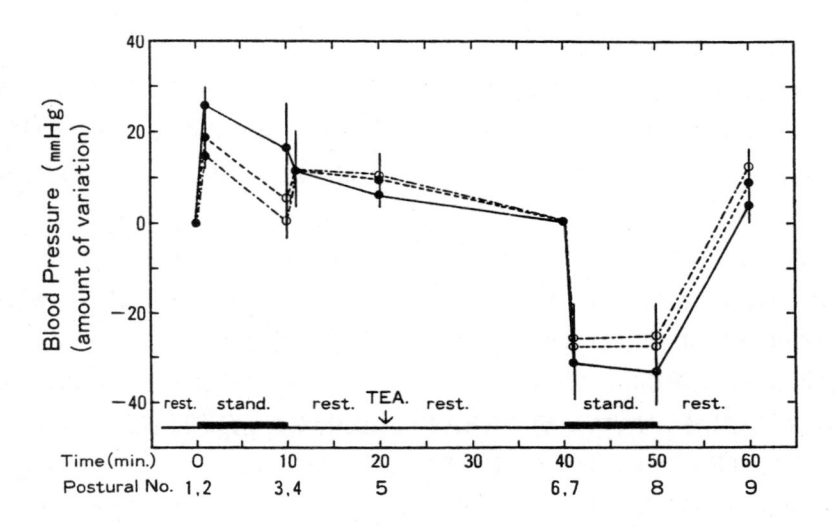

図 33. 起立試験時における血圧の変動量に対する TEA の効果
●——● Systolic blood pressure (amount of variation)
●-----● Mean blood pressure (amount of variation)
●—·—● Diastolic blood pressure (amount of variation)

にイヌを戻すと各々の値はもとのレベルに戻った。

　心拍数は TEA 投与前は起立 1 分後で有意に増加したが（P＜0.05），TEA 投与後の起立試験では心拍数は有意の変化を示さなかった。

　脈圧は TEA 投与前は起立により増加する傾向にあったが，TEA 投与後は起立により逆に狭小化の傾向にあった。

　図 33 は，収縮期圧，拡張期圧，平均血圧の変動量を図示したものである。

　各々のパラメーターは体位 No.1 で測定し，TEA 投与前を標準値としたものである。変動量は体位 No.2, 3, 4 と 5 から体位 No.1 の値を引き算して得たものである。

　TEA 投与後のパラメーターは体位 No.6 で測定したものを標準値としたものであり，変動量は体位 No.7, 8 そして 9 から体位 No.6 の値を引き算して得たものである。TEA 投与前の収縮期圧の変動量は，起立 1 分後で有意の増加を表し（P＜0.01），つぎに，TEA 投与後は起立 10 分で有意の下降を推定

した（P＜0.05）。

　その上，TEA投与前における拡張期圧の変動量は起立後1分で有意に上昇し（P＜0.01），TEA投与後は起立後1分で逆に有意に減少したが（P＜0.05），起立10分後にみられた減少ではよりはっきりとしている（P＜0.001）。

　同様に，起立試験による平均血圧の変動量をみると，TEA投与前は起立後1分で有意に増加したが（P＜0.01），TEA投与後は起立1分後（P＜0.05），起立10分後（P＜0.01）の両方において有意に減少していた。

　図33は，収縮期圧，拡張期圧，平均血圧の起立試験による変動量をあらわしたものである。すべての値はTEA投与前は起立後1分間で有意に増加を示し，逆にTEA投与後は起立により有意に減少していた。

　その後，立位安定状態にイヌを戻すと，各々の値はもとの状態に戻った。

　TEA投与前の起立試験による心拍変動量は起立後1分で有意の増加を現したが（P＜0.05），この反応はTEA投与後には認められなかった。脈圧はTEA投与前には増加傾向にあったが，TEA投与後は狭小化の傾向にあった。

まとめ

　自律神経遮断剤のTEAは古くからある薬物であるが，半減期が静脈内投与で，15〜60分と短く，動物実験には適している。また，この薬物の作用機序が脊髄レベル以下の末梢交感神経節，副交感神経節の両者を遮断することである（Volle[4]）。

　この実験においては，TEAはSPFビーグル犬に投与したが，この犬の血管構造は人間に非常によく似ている。

　TEAを投与して起立試験を施行すると，心拍の増加がなく，収縮期血圧，拡張期血圧，平均血圧がすべて減少し，OH状態を結果として起こした（Honda[1]）。

　なお，ミニチアピッグを使用しての実験モデル作成も試みたが意識下では不可能であり，麻酔下でなくては成功しなかったので割愛させて頂いた。

文　献

1) Honda, K. Kashima, M. Honda, R. et al.: Orthostatic hypotension: with particular reference to experimentally-induced orthostatic hypotension in dogs. Int. Angiol. 12(2); 110-112. 1993.
2) Schatz, IJ.: Orthostatic hypotension. 1. Fundamental and neurogenic causes. Arch. Intern. Med. 144(4); 773-777. 1984.
3) Schatz, IJ.: Orthostatic hypotension: diagnosis and treatment. Hosp. Pract. 19(4); 59-69. 1984.
4) Volle, RL. Kolle, GB.: "The pharmacological basis of therapeutics" Ganglionic Stimulating and Blocking Agents. 3rd ed. Goodman, LS. and Gilman, A. et al. ed. New York. Macmillan Co. 1965. p 578-595.
5) Wagner, HM.: Orthostatic hypotension. Bull. Johns Hopkins Hospital. 105; 322-359. 1959.

（安江俊二，木村準，君島健二郎，田辺恭子，中島光好，鹿島三枝，本田龍三）

第10章
内分泌および代謝異常

はじめに

　OHは，自律神経失調が主要条件であるから，内分泌ことに副腎機能，あるいは交感神経末梢から分泌されるカテコールアミン代謝になんらかの障害があることが想像される。OHの尿中カテコールアミンが著しく減少するという報告はLuftら[40]にはじまり，Benestad[4]もこれを肯定したが，Sundin[64]は起立時の尿中アドレナリンの排泄増加が低いといい，Hicklerら[20]は血中カテコールアミンが正常人で起立により高まり，本症では変化がないことを報告している。

　著者らの定量結果（本多，1964[24]，1971[27]）も筒井ら[67]の定量結果もHickler[20]のものと同様であった。著者らは24時間尿のカテコールアミンの定量を試みたが，IOHの10例中においてアドレナリンの排泄増加をみたものの，ノルアドレナリンの著しい減少は症候性起立性低血圧の1例にみただけであった。あるいは24時間尿のために，カテコールアミンの排泄が平均化されて，本症の特徴が隠されたためかも知れないと当時考えた時代もあった。

　OHの交感神経障害は，現在，中枢性と末梢性にわけて考えられており，中枢障害のものは節前性障害で安静臥位のノルアドレナリンは正常であるが，起立試験による反応が欠如している。これに対して，節後障害のOHにおいては，その障害が広範囲に渡っていれば，ノルアドレナリンの臥位値は減少している。この起立試験時のノルアドレナリンの変動は臥位値よりもアドレナリン作動性神経の機能の敏感な指標となる（Low[39]），（Schatz. 1963[57]）。

　しかし，前述のごとく，この検出はOHにおける節後障害の検出が欠如していると考えられ，この過敏性を改善するために表22に示すごとくカテコールアミン代謝物質の測定が奨められ，節後障害のよい指標となる。また，尿中

表22. 起立性低血圧と正常被験者における
尿中カテコールアミンの代謝物質の定量

代謝物質	正常者(18)	MSA(14)	IOH(9)
		(μmole/day)	
MHPG	14.0±0.96	9.4±0.58[a]	4.81±0.50[a,b]
VMA	20.9±1.54	16.7±0.93[a]	8.66±0.63[a,b]
total*	36.5±1.71	26.6±1.42[a]	13.8 ±0.99[a,b]
HVA	28.5±1.90	21.7±1.97[a]	16.5 ±1.44[a,b]

(　)内は被験者数. a. 平均値　b. p＜0.05（正常被験者と比較した）.
＊ VMA＋MHPG.
MSA：multiple system atrophy
(Kopin, I. J. et al.[35] 1988より引用)

表23. 血漿レニン活性

		臥位2時間 (ng/ml/hr)	座位2時間 (ng/ml/hr)
下降・不変群	N=6　(M±SD)	0.56±0.52	0.46±0.23
上昇群	N=8　(M±SD)	1.52±1.03	2.05±1.09

正常値（M±SD），臥位，0.9±0.5ng/ml/hr.
　　　　　　　　　座位，1.8±0.8ng/ml/hr

ノルメタネフリンの定量を主張する人もある（比嘉[21]）。

　ノルアドレナリンと同様な起立試験による動態が，血漿レニン活性の場合も報告されている（Love[38]）（Johnson[31]）。彼らによれば，求心路障害のものは起立試験により血漿レニン活性が増加し，遠心路障害では増加しないという。

　著者らは，臥位2時間，座位2時間で，血漿レニン活性を測定したが（表23），座位試験により血漿レニン活性の増加するものは臥位2時間で1.52±1.03 ng/ml/hr（N=8），座位2時間で2.05±1.09 ng/ml/hr（N=8）であった。座位試験で不変，または下降するものは臥位2時間で0.56±0.52 ng/ml/hr（N=6），座位2時間で0.46±0.23 ng/ml/hr（N=6）であった。最近，このレニン活性の減少は血液量の減少に反応し，腎臓における傍糸球体装置の交感神経支配が障害されることが，レニン不足の基礎にあるともいわれている

(Robertson 1992[53])。

OH を hypoadrenergic form と hyperadrenergic form に分類している Kuchel[36] は hypoadrenergic form は，交感神経ニューロン路の障害であり，起立時の血漿ノルアドレナリン反応が低下または消失を示していると述べている。また，normo-or hyperadrenergic form は血液量の減少があり，血管のレベルにおける遊離ノルアドレナリンに対する減少反応であり，起立時に強い血漿ノルアドレナリン増加反応を示す。そして，血漿総ドパミンは hyperadrenergic OH の患者において起立試験時に増加していた。また，このドパミン遊離が血管拡張作用を起こすという。しかし，著者らはこの説に疑問を持っている。

また，Streeten（1990[62]）はこの hyperadrenergic OH における静脈内ノルアドレナリン注入による静脈反応は足において健康人に比較して減少しており，この hyperadrenergic OH は限局した自律神経ニューロパチーの結果であり，胸下部，腰部の交感神経ニューロパチーの一次的障害であるとの説を支持すると述べている。

本症の電解質バランス，とくに Na 代謝については種々の報告があるが，古くは Shear[59] が血清 Na の消失は胃における Na 再吸収が低下しているために起こるといい，現在では夜間患者が臥位のときに近位尿細管からの Na の再吸収低下が原因であり，リチウムクリアランスの増加があるという（Pechère-Bertschi[50]）。これには腎臓の自律神経障害の関与が考えられるという。

著者らの症例では 15 例中 7 例に血清 Na が正常値の下界を示した。また，血清 K は 15 例中 2 例に正常値の下界を示した（**表 24**）。

Wieling ら[74] は食塩と水との関係と交感神経の起立性循環調節を強調し，飲水は血圧を効果的に増加し，起立性不耐性と体位性失神に敏感な患者の骨格筋交感神経活動を実質的に増加するという。

Davidson ら[9] は健康人では，Na，水，尿素が日中に排泄が多いのに，IOH の 1 例においては夜間において多かった症例を報告したが，K，クレアチニンにおいては差がなかったという。

また，OD 児では朝の覚醒時に副交感神経優位の睡眠時の状態から交感神経優位への移行が円滑に行われずに，副交感神経優位の状態が午前中一杯続くと考えられ，このことは，24 時間尿中塩類排泄量を指標として生体内リズムを

表24. 血清および尿中電解質

症例	血清(mEq/l)			尿(g/day)		
	Na	K	Cl	Na	K	Cl
1	141	4.1	100	5.3	1.9	7.6
2	145	5.3	97	3.5	1.2	5.2
3	138	5.2	102	2.2	0.7	3.5
4	140	4.3	103	2.5	0.7	2.9
5	140	4.3	97	5.9	2.0	8.0
6	137	4.2	105	4.1	2.0	6.3
7	138	4.4	105	6.0	1.1	6.8
8	140	4.6	105	3.6	1.0	6.1
9	147	4.6	104	4.5	1.0	6.9
10	138	4.1	103	1.9	1.1	2.3
11	138	3.6	109	4.8	0.9	7.3
12	136	3.8	105	4.6	1.3	7.5
13	141	4.2	102	4.5	1.3	5.9
14	139	4.1	99	2.9	1.2	3.8
15	134	4.2	107	2.7	0.4	3.8

(本多・他, 1971[27])

みた検討または報告では, OD児では健康人と異なり, そのピークが夕方から夜にかけてあることが多いという (草川[37], 阿部[1])。

Uchiyama (1984[68])らは, 小児期のODの血清Kと部分尿Na排泄値は, 正常小児に比して低値であったという。また, Hallら[18]は, 正常人のアルドステロン分泌はNa摂取と関係があり, Naを制限するとアルドステロン産生が増加するのに対して, ODではNa摂取制限をしてもアルドステロン分泌増加はなく, そして, この状態ではNaは低下することから, アルドステロン産生とNa代謝の調節に交感神経が関与するという。

しかし, 著者らのIOHの10例の追試では, 1例を除き血清アルドステロンはNa制限により増加していた (**表25**)。これは, 交感神経活動亢進がレニン産生を増加し, レニン産生がアルドステロン分泌増加をもたらすとすると (Gordon[15]), このNa制限によるアルドステロン分泌増加の症例は遠心路に障害がないと考えるべきなのであろうか?

表25. 血清アルドステロンと血清Na

症例	性・年齢	Na摂取制限なし (pg/ml)	Na摂取5gに制限(pg/ml)			血清Na (mEq/l)
			第1日目	第2日目	第3日目	
1	♀75	30	50	30	70	140
2	♀66	90	170	180	150	144
3	♀46	240	190	240	170	140
4	♀52	50	20	100	80	137
5	♀48	30	120	70	70	137
6	♂72	20	40	40		138
7	♀18	90	130	120	80	139
8	♀45	70	130	150	200	141
9	♀44	30	50	60	80	139
10	♂23	110	300	260	240	138
M±SD		76.0±65.5	120.0±85.8*	125.0±81.1**	126.7±64.8**	

* $P<0.05$.　** $P<0.01$.

表26. 血漿レニン活性と血清アルドステロン濃度の起立試験による変動

症例	臥床10分		起立10分	
	レニン (ng/ml/hr)	アルドステロン (pg/ml)	レニン (ng/ml/hr)	アルドステロン (pg/ml)
1	5.2	40	6.8	100
2	0.2	130	0.3	100
3	0.8	60	1.5	35
4	0.4	10	0.6	150
5	1.2	130	4.0	120
6	0.3	40	0.3	40

　著者らは，IOHの6例に臥床10分と起立10分の血漿レニンと血清アルドステロンを同時に測定したが，その動態に相関を認めないものが3例あった(表26)。

　これは，アルドステロンの分泌調節にはレニン・アルドステロン系のみではなく，ACTH，血清電解質（NaおよびK）などが関与しているためと考えられる（畑[19]）。

内山（1992[70]）らはOD小児18名（年齢11～16歳）を対象として血清Mg濃度を，さらにうち13名において尿中Mg排泄量および尿中Mg排泄率を測定した。OD小児は同年齢の健康小児より有意に高い血清Mg濃度を示し，血清Mg濃度は尿中Mg排泄量および尿中Mg排泄率と有意の負の相関を示したという。したがって，腎臓におけるMg調節をはじめとするMg代謝がOD症状発現に関与している可能性が示唆されるという。

著者らは，うつ病を伴うOHに血清Mg濃度が健康人より高値に出ることを経験している。また，血清Mg濃度の減少は細胞Ca濃度の増加をもたらし，血管収縮を起こす。そして，血清Mgはまた，血管平滑筋に直接に作用するともいう（Dyckner[10]）。Petersen[51]らは血清Mg濃度と血圧は逆相関することも認めている。このMg濃度の問題はSchirgerらも注目していたようである。

OHの髄液の研究はShy-Drager症候群について，サブスタンスPが減少することが報告されているが（Nutt[48]），本邦では著者らの報告（本多1986[29]，永田[45]）しかないようである。

IOH 24例の髄液のカテコールアミン，5-HIAA，HVA，MHPGの定量結果は表27，表28に示すとおりである。これをGottfries[16]，Shopsin[60]らの対照値と比較して統計的検定（測定法は同じ）すると，NADは正常値の下界，MHPGは若年，中年，老年ともに減少し解離が推定されたが，このMHPGは血液脳関門を容易に通過することも現在では指摘されている（Freeman[13]）。また，5-HIAAは3群ともにより強く減少していた。ノルアドレナリン，5-HIAAを症例別にみると，NADは20例中4例（20％），5-HIAAは20例中13例（65％）に減少していた。HVAは統計的検定では対照値に比較して有意差がなかったが，個々の症例でみると，減少2例，正常範囲14例，増加4例であった。アドレナリンは低下しているが，これは脳には本来少ないものであり，あまり問題にならないと思う。

60歳以上の老人性OH 11例の髄液のカテコールアミン，5-HIAA，HVA，MHPGの定量結果は表29，表30に示すごとくであるが，これを同様に対照値と比較すると，ノルアドレナリンは正常値の下界，MHPG，5-HIAAは減少し，HVAも老人性OHの場合は減少していた。また，これらを症例別にみ

表 27. 起立性低血圧の髄液所見（24例）

年齢(歳)	NAD	AD	5-HIAA	HVA	MHPG
15〜30 (N=4)	0.06±0.01	0.01↓	13.65±4.83↓	30.22± 6.71	10.97±2.31↓
31〜50 (N=10)	0.07±0.03	0.01↓	17.90±11.77**↓	41.51±20.71	11.31±3.56*↓
50以上 (N=10)	0.08±0.03	0.01↓	17.53±10.34***↓	36.56±22.33	10.81±2.16**↓

対照値 { NAD (ng/ml)：0.06−0.45．AD (ng/ml)：0.12まで
MHPG (ng/ml)：16.0±4.2 (24例)

	5-HIAA (ng/ml)	HVA (ng/ml)
若 年	28.30± 8.33 (35例)	30.80±12.50 (24例)
中 年	31.40± 8.56 (35例)	44.40±19.37 (40例)
老 年	39.80±12.06 (25例)	60.45±32.21 (20例)

*↓：Gottfries ら（1971）[16)] と Shopsin ら（1973）[60)] の正常値と比較した．
*p<0.05．**p<0.01．***p<0.001．

表 28. 起立性低血圧の髄液所見（20例）

NAD (ng/ml)		HVA (ng/ml)	
減少	4	減少	2
正常範囲	16	正常範囲	14
増加	0	増加	4
5-HIAA (ng/ml)		MHPG (ng/ml)	
減少	13	若年 } グループともに減少	
正常範囲	7	中年	
増加	0	老年	

ると，ノルアドレナリンは11例中3例に減少，5-HIAAは11例中7例に減少，HVAは11例中6例に減少し，増加例はなかった．MHPGは9例中5例に減少していた．

なお，1〜3ヵ月加療後7例において髄液アミン定量を再検したが，ノルアドレナリン，5-HIAAともに増加傾向にあった．

OHにおける髄液のアミン定量の結果が，脳のアミン代謝を反映するとすれ

表29. 老人性起立性低血圧の髄液所見

症例	治療前 (ng/ml)					治療後 (ng/ml)				
	AD	NAD	5-HIAA	HVA	MHPG	AD	NAD	5-HIAA	HVA	MHPG
1. S.T.72歳女 OH+うつ病	0.01<	0.01↓	5.6↓	11.6↓		0.01<	0.05	14.4	17.8	8.7
2. N.F.63歳女 OH+うつ病	0.01<	0.06↓	28.5	55.4	5.6	0.01<	0.08	29.8	33.7	
3. W.T.68歳女 OH+うつ病	0.01<	0.11	7.5↓	32.6	10.4	0.01<	0.16	17.0	26.8	1.0<
4. O.M.68歳女 OH+うつ病	0.01<	0.09	14.2↓	18.3↓	2.9↓	0.01<	0.15	46.1		10.1
5. T.F.71歳女 OH+うつ病	0.01<	0.04↓	18.4↓	19.2↓	5.4↓	0.01<	0.08	15.7	12.0	7.2
6. N.H.76歳男 OH	0.01<	0.08	16.5↓	25.6↓		0.01<	0.1	12.2	23.4	10.0
7. F.T.68歳女 OH	0.01<	0.17	21.9	54.1	15.8	0.01<	0.17	45.4		5.9
8. M.Y.68歳女 OH	0.01<	0.08	27.6	51.1	8.7↓					
9. K.T.60歳男 OH	0.01<	0.14	18.9↓	20.1↓	10.5					
10. K.T.69歳女 OH+うつ病	0.01<	0.14	43.2	83.0	11.7					
11. T.H.72歳女 OH	0.01<	0.04↓	11.1↓	19.5↓	8.3↓					

	NAD	5-HIAA	HVA	MHPG
M±SD	0.08±0.04	19.40±10.77***	35.50±22.30***	8.81±3.86*** (***P<0.001)

対照値
 NAD (ng/ml): 0.06-0.45. AD (ng/ml): 0.12まで
 MHPG (ng/ml): 16.0±4.2 (24例). 5-HIAA (ng/ml): 39.80±12.06 (25例)
 HVA (ng/ml): 60.45±32.21 (20例)
 注*↓: Gottfries (1971)[16], Shopsin (1973)[60]の正常値と比較した.

ば，老人性OHの自律神経中枢の広範囲な機能障害が推定される．また，レセルピンの中枢作用において，交感神経，副交感神経系の抑制の程度に差があり（本多，1958[23]），このレセルピンの生体投与においてOHを起こすことを

表30. 老人性起立性低血圧の髄液所見（11例）

NAD (ng/ml)		HVA (ng/ml)	
減少	3	減少	6
正常範囲	8	正常範囲	5
増加	0	増加	0
5-HIAA (ng/ml)		MHPG (ng/ml)	
減少	7	減少	5
正常範囲	4	正常範囲	4
増加	0	増加	0

考えれば（Schatz 1984[58]），老人性 OH のこうした両神経系における機能低下の差，または相互作用の破綻が OH のひとつの原因となることが考えられる（老人性 OH の項目参照）。

1. 神経成長因子 (nerve growth factor : NGF)

Kontos[34] は，NGF を含む免疫障害が OH の突発性変化をもたらす可能性を示した。また，この NGF が OH の不安定な血圧の原因となると考える人もあり（Goedert[14]），この成長ホルモンの異常分泌のメカニズムに視床下部が関係すると考えられている。近年，日本でも髄液の NGF の研究があり，追加，研究の必要性を痛感している。

2. ドーパミンβ水酸化酵素 (dopamine-β-hydroxylase : DBH)

Ziegler[77] らは，交感神経活性中にノルアドレナリンは，DBH と一緒になり，神経末梢より遊離されるとし，この酵素はドーパミンをノルアドレナリンに転換するものであり，IOH または Shy-Drager 症候群に低値であるといっているが，宮下[41] らは，OH の hypotone Form では起立により増加し，hypodyname Form では一時的に増加し，つぎに減少するといっている。

Robertson[53,54] はこの DBH の欠乏の臨床所見は，(1) OH，(2) 眼瞼下垂，(3) 鼻閉塞，(4) 難しい分娩経過，(5) 患者を数分間起立させると血圧下降が

ひどくなり，痙攣が普通に起こり，特に患者が年長者の場合そうであるという。もちろん，これらの患者のはっきりした特徴は，血漿，尿，髄液のノルアドレナリン，アドレナリンの事実上の欠如と血漿ドーパとドーパミンの大きな増加を伴っている。ノルアドレナリンの代謝は欠如するが（VMA，DHPG，ノルメタネフリン），一方，ドーパミン代謝物は増加している（HVA，3,4-dihydroxyphenylacetic acid；DOPAC）。

また，最近ではこのDBH障害は劣性遺伝疾患であるとの報告もある（Vincent[71]）。しかし，ドーパミンの非常に低い症例が最近発見されており，こうした診断する前の多くの研究問題を残しているようである（Robertson[53,54]）。

治療；一番大切なのは，新生児時期での早期発見，早期治療であり，dihydroxyphenylserine（DOPS）で治療するという（Mathias.1999[44]）。

3．ブラジキニン（Bradykinin）

Streeten（1972[61]）は，新しいOHとして家族性に発生した5人のOHで，血中ブラジキニンが高いといい，恐らくその分解酵素の不足によるという。

Ibrahimら[30]は，血中キニンは非常に強い血管拡張作用があり，このhyperbradykinismには2つの型があり，(1)家族性，(2)胃切除後のダンピング症候群に起こるという。また，この2つのタイプは，臨床像は同じであり，食後に起立時意識消失発作をおこし，顔面紅潮，斑状出血，足の紫色変性があり，起立時にひどい頻脈と脈圧狭小化を起こすという。また，発作後しばらくは不安定であり，これを静めることは難しいという。彼もまたこのhyperbradykinismの原因に分解酵素の不足を認めるという。治療にはこの状態を改善するものとして，プロプラノロール，9-α-fludrohydrocortisone，サイプロヘプタジンが奨められている。また，呼吸困難を伴う本症に対して，対圧衣服が効果があるという。

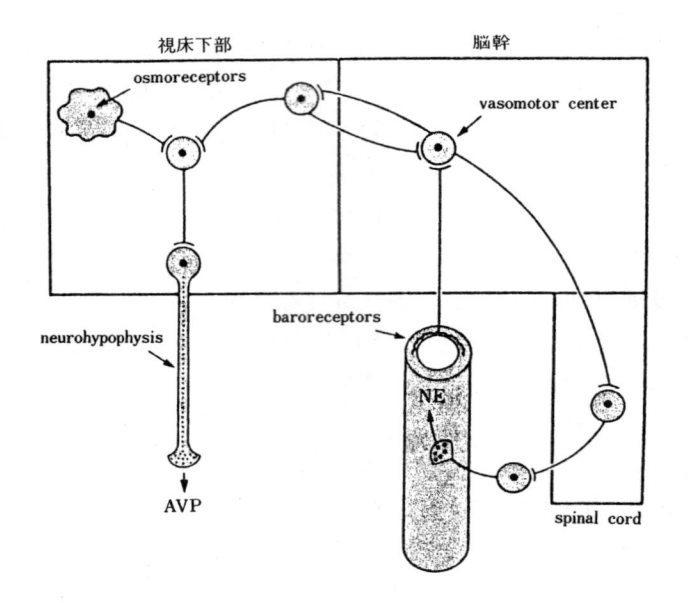

図34. Vasopressinの調節機構
(Rowe. J. W. et al.: JCE & M 54 (3): 661-664, 1982 より引用[55])

4. バソプレシン (Vasopressin)

Zerbe[76]らは，バソプレシンの分泌障害は大血管の圧受容器から血管運動中枢を経て，視床下部—下垂体後葉に向かう圧調節弓の求心路障害を示しており，血圧調節における限局性の神経障害を考えた。また，このバソプレシンの分泌障害はOHの一次的原因でなくて，バソプレシンに対する低血圧刺激は水バランスに影響し，浸透圧が変化し，低Naになりやすいという。

また，動物実験において，アルギニン・バソプレシン（AVP）は，冠循環，心筋収縮に影響し，このAVPの心臓直接作用はV_1-バソプレシン作動性受容体により仲介されるという（Walker[72]，木村[33]）。

自験例では老人性OHにおいて起立によりバソプレシンの正常以下の反応を示すものがある。しかしRowe[55]らは，健康老人においては起立試験によるAVP反応は15名中7名において無反応であり，健康若年者に比して有意

差があるという。

図34は，バソプレシンの調節機構の模式図である。一方，循環血液量の変化に反応する体積受容器は左心房に存在し，血液量の増減を感知する伸張受容器であると考え，この受容器の求心路は迷走神経で延髄を介して視床下部に至り，緊張性にバソプレシンの分泌を抑制するように作用する。したがって，循環血液量や血圧の減少はバソプレシンの分泌を高め，また，それらの増加はバソプレシンの分泌を抑制するという（木村[33]）。

5. プロスタグランジン（Prostaglandin）

内山（1989[69]）らは，小児のODの起立時血圧調節にプロスタグランジン（PG）が重要な役割を果たしており，PGF-MUM（PGF尿中代謝物質）は血圧上昇に，PGE（血漿プロスタグランジン）は血圧低下に関与していると考えた。この血管拡張作用のあるプロスタグランジンの生合成を抑制するものとして，アスピリン，インドメタシンなどの非ステロイド系の抗炎症薬があるが（佐藤[56]），近年になり，OHの治療に使用されている（治療の項目参照）。

6. コエンザイム Q_{10}（Co-Q_{10}）

Nagata（1991[46]）らは，血中Co-Q_{10}がOHで減少し，起立直後型よりも起立遅延型により強く減少することを認めた。また，Co-Q_{10}の投与加療後，OHの症状の改善，循環動態の改善（1回心拍出量，心拍出量，体血管抵抗）を報告しているが，その作用機序については不明であるという。また，最近では神経性食欲不振症に減少することを報告している。

7. HVA（homovanillic acid）とノルアドレナリン

HVAは，ドーパミンの主な代謝産物であり，髄液，血漿，尿中に存在する。著者らは髄液のHVAのみ報告しているが，Kopin[35]らは，IOHの尿中HVAとノルアドレナリンの代謝物であるMHPGとVMA（vanillylmandelic acid)を定量し，IOHにおいては正常被験者に比較して有意に減少し，尿中HVAとノルアドレナリンの代謝物質排泄の間には高度の相関があることを認めた(**表22**)。

8．エリスロポエチン（Erythropoietin）

　自律神経とエリスロポエチン産生の関係については古くより論じられているが，最近では米満[75]，Robertson（1993[53]）らの報告がある。Hoeldtke[22] らは，エリスロポエチン（Espo，Epogin）でOHを治療するという興味深い報告をしている。これは自律神経ニューロパチーに基づくOHはしばしば赤血球容量が減少し，循環血液量に影響を及ぼしOHを悪化させるという。これらのOH患者はエリスロポエチンで赤血球容量を増加し，起立時の血圧を上昇させるという。特に糖尿病性OHに伴う貧血に効果があるともいう（Watkins[73]）。また，このエリスロポエチンに鉄剤の経口投与の併用を主張する人もある（Bannister[2]）。そして，慢性疲労症候群に伴うOHに効果があるとの報告もある（Streeten 2000[63]）。また，近年，宇宙飛行に伴う貧血にこのエリスロポエチンを使用しているようである（宇宙飛行と起立性低血圧の項目参照）。

9．貧血および鉄，銅，亜鉛代謝

　1925年米国のBradbury & Eggleston[7] が，本症に次第に増強する貧血を認めることを報告したが，スウェーデンではsympathicotonic OHに貧血が伴うとの報告もある（Nylin[49]）。その後，米国では。OHに伴う強度の貧血を有するものは転移性癌，腎炎，亜急性細菌性心筋炎，子宮出血，などの症候性OHを推測し，起立性頻脈のあるものは起立性脈拍固定のあるものに比して軽症であると考えていたようである（Green[17]）。

　また，かつてBickelmann[6] らは起立時に下部消化管より"機能出血"をすることを推測した。そして，OHの検出は血液量の消失が1リットルを超えることを示しているという（Evers[11]）。

一方，本邦の小児自律神経研究会では OD より貧血を除外して考えていた。しかし，村上ら[42]は，小児においてひどい OH に罹患しているものは軽度の貧血があることを報告した。

　著者らは上記の症候性貧血を除外した OH に伴う軽度の貧血に対して系統的研究を試みた。前述のごとく，OH は初期は臥位において循環血漿量，循環血液量が増加傾向にあり，また，頸部交感神経切断実験，神経節遮断薬（TEA）を用いた動物実験による循環血漿量，循環血液量の増加は著者らは従来，末梢血管の拡張によるものと考えていた。しかし，最近になり，この OH の赤血球容量は減少しても血漿量は増加傾向にあるとの注目すべき報告もあるようである（Biaggioni[5]）。

　OH の発病後の期間，重症度など今後検討すべき課題があると考えられる。

　著者らは（本多，1966[25]），本症候群に血清鉄が減少することを報告してから約10年間をこの血液問題に費やしたが，現在までにわかっている血液所見の重要な点は次のごとくである。

　（1）末梢血液像：最初に貧血のない状態での本症の血清鉄減少例は 22 例中 10 例（45％）であり，再度貧血を有する者，また貧血のない患者を検査し，20 例中 10 例（50％）に血清鉄の減少を認めた（表 31）。その TIBC は 2 例に，網状赤血球は 2 例に減少したが，血小板の減少はなかった。

　（2）総蛋白量・蛋白分画像：総蛋白量は 30 例中 3 例（10％）に減少し，α-グロブリンは 30 例中 8 例（27％），β-グロブリンは 30 例中 9 例（30％）に減少傾向を認めた。しかし，血清鉄減少と β-グロブリンの減少との間には相関関係はなかった（表 32）。

　（3）血清鉄：貧血のない血清鉄減少例 9 例にエチレフリン塩酸塩（Effortil®）のような交感神経興奮薬にビタミン B_{12} を加えて 11〜28 日経過を観察したが，9 例中 7 例に食欲が亢進し，血清鉄は全例で増加した（表 33）。図 35 は鉄欠乏性貧血の模式図であるが，貧血のない状態での血清鉄減少は貯蔵鉄の減少しているところである。

　（4）赤血球の平均直径：赤血球の平均直径は，貧血のない 5 例では 7.6〜8.2 μ であり，貧血を伴う症例は 8.1〜8.3 μ の間にあり，わずかに右側に寄っている（図 36）。しかし，これには現在異論があるようである。

表31. 末梢血液像

症例	年齢性	Hb %(gHb/dl)	RBC ×10⁴	WBC	CI	MCH (pg)	MCHC (%)	SI (μg/dl)	TIBC (μg/dl)
1	40F	93 (14.8)	478	6800	0.97	30	33.6	29.0*	380
2	26F	85 (13.7)	456	4800	0.92	30	33.4	25.0*	257
3	50F	90 (14.4)	400	6100	1.12	36	32.7	7.0*	381
4	32F	72 (11.5)	218	3700	1.66	52	21.9	35.0*	196
5	36F	76 (12.1)	330	8300	1.15	36	33.6	79.0*	306
6	55F	84 (13.5)	391	7000	1.08	34	35.5	108.0	328
7	28F	65 (10.3)	393	6000	0.83	26	32.2	113.0	323
8	16M	106 (17.0)	592	2000	0.89	28	34.7	154.0	277
9	15M	85 (13.7)	435	3100	0.97	31	33.4	114.0	341
10	17M	100 (16.0)	363	3700	1.38	44	33.3	176.0	273
11	20M	93 (14.8)	401	9700	1.16	36	31.5	174.0	203
12	15M	89 (14.2)	450	7600	0.99	31	32.3	74.0*	432
13	34F	85 (13.7)	397	5600	1.06	34	33.4	130.0	316
14	20F	78 (12.5)	384	6300	1.03	32	31.3	188.0	330
15	33F	85 (13.7)	441	5300	0.97	31	31.9	63.0*	253
16	28F	74 (11.9)	416	3600	0.97	28	29.8	14.0*	299
17	40F	83 (13.8)	349	6300	1.19	39	35.4	118.0	281
18	36F	82 (13.1)	413	5600	1.00	31	40.0	105.0	266
19	17F	74 (11.9)	452	5150	0.82	26	28.3	37.0*	403
20	35F	85 (13.7)	441	5300	0.97	31	31.9	63.0*	253

*血清鉄減少例　　　　　　　　　　　　　　　　　　　　　　　(本多・他，1978[28])

（5）ビタミンB_{12}：20人の患者の血中ビタミンB_{12}濃度の平均値は0.21±0.07 ng/dlであり，正常値（0.2〜0.8 ng/dl）の下界を示した。血中ビタミンB_{12}は20例中7例にわずかに減少し，うち3例は血清鉄の減少を伴っていた（本多。1970[26])。

（6）銅・亜鉛：血清銅，血清亜鉛を正常人，IOH，高血圧の三者で比較した（表34）。

血清銅は，IOH男子では3グループ間に有意差がなく，女性では高血圧と心臓病が他の2つのグループに比較して高かった（p<0.01）。

2つの患者グループの血清亜鉛は，男女とも正常人に比較して高かった。

表35に示すごとく尿中銅は25例の患者において，0.06±0.08 μg/mlであ

表32. 蛋白分画像と血清鉄

症例	年齢性	Alb.	α_1	α_2	β	γ	ϕ	T.P.	A/G	Fe ($\mu g/dl$)
Tisselius 法										
1	39F	63.5		7.4	11.4	17.7		7.5	1.74	55
2	23F	58.4		6.7	10.0	19.8	5.0	8.8	1.40	130
3	42F	63.9		6.4	8.4	14.2	7.1	6.3	1.77	180
4	23F	64.6		5.9	9.5	14.4	5.6	6.8	1.82	30
5	18F	61.3		5.7	12.8	14.9	5.3	7.1	1.58	60
Cellulose acetate 法										
6	54F	71.8	2.9	5.9	5.3	14.1		6.7	2.54	55
7	23M	70.2	4.0	7.1	6.1	12.6		7.0	2.36	45
8	40F	66.2	2.5	7.3	5.5	18.5		6.7	1.93	105
9	35F	64.4	3.3	6.9	7.2	18.2		6.1	1.81	115
10	45F	67.8	2.8	6.9	6.1	16.4		7.0	1.69	80
11	29F	70.9	3.4	8.2	5.3	12.2		6.8	2.43	191
12	36F	66.5	2.9	6.4	7.6	16.6		6.2	1.98	34
13	35F	68.0	3.1	7.8	4.7	16.4		7.4	2.12	155
14	24F	66.9	3.2	7.2	5.2	17.5		7.4	2.02	165
15	36F	72.6	3.3	6.3	5.5	12.3		7.0	2.65	80
16	55F	66.4	3.1	6.6	5.6	18.3		7.0	1.97	160
17	29M	71.9	3.3	5.6	6.9	12.3		7.4	2.56	105
18	29M	70.5	3.2	5.4	5.8	15.1		7.0	2.39	175
19	28F	71.7	2.9	6.7	5.9	12.8		7.0	2.54	120
20	36F	72.6	3.3	6.3	5.5	12.3		7.0	2.65	80
21	49F	63.5	2.7	6.7	4.0	23.1		8.0	1.74	125
22	29F	67.1	3.5	8.0	6.2	15.2		7.4	2.04	195
23	18M	65.4	3.7	8.8	5.6	16.5		7.1	1.89	85
24	49F	69.2	2.6	8.0	6.3	13.9		7.6	2.25	110
25	38F	60.7	3.7	7.2	8.8	19.6		7.6	1.54	115

(本多・他, 1978[28])

り,正常値 $0.01 \sim 0.05 \mu g/ml$ よりわずかに高く,尿中亜鉛は29人の患者において $0.88 \pm 0.87 \mu g/ml$ であり,正常値 $0.1 \sim 0.3 \mu g/ml$ よりかなり高値であった。血清亜鉛と尿中亜鉛の間には相関を認めた ($p < 0.05$)。

唾液中の亜鉛濃度は表36に示すごとく,24人のIOHにおいて 0.57 ± 1.13

表33. 貧血のない起立性低血圧における血清鉄減少例に対する交感神経興奮剤の効果

症例	年齢性	血清鉄(μg/dl)		食欲	体重(kg)(*は減少)	治療期日(日)
		投与前	投与後			
1	18F	60	85	→	51→53	16
2	17M	70	125	→		11
3	22M	80	205	↑	53→55	17
4	29M	90	155	↑	63→63	13
5	23M	45	120	↑	55→54*	17
6	39F	55	125	↑	43→43	28
7	54F	55	85	↑	50→53	20
8	35F	70	195	↑	50→52	12
9	36F	34	75	↑	53→52*	18

(本多・他，1978)

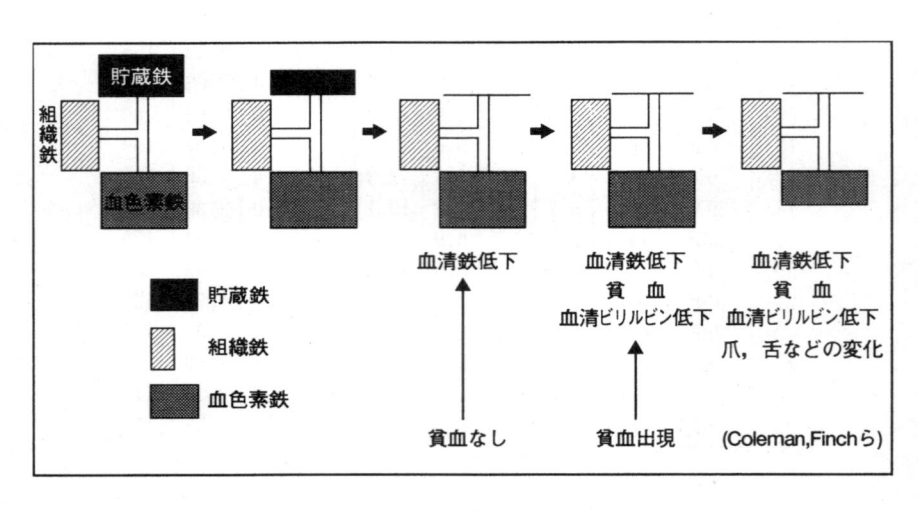

図35. 各組織，血球間の鉄の配分と鉄欠乏性の発現過程

μg/ml であり，高血圧，心臓病の18人は $0.26\pm0.33\,\mu$g/ml で，IOH はばらつきが多く，両者の間には有意差がなかった．なお，唾液中の銅は微量であり，原子吸光分析では定量できなかった．

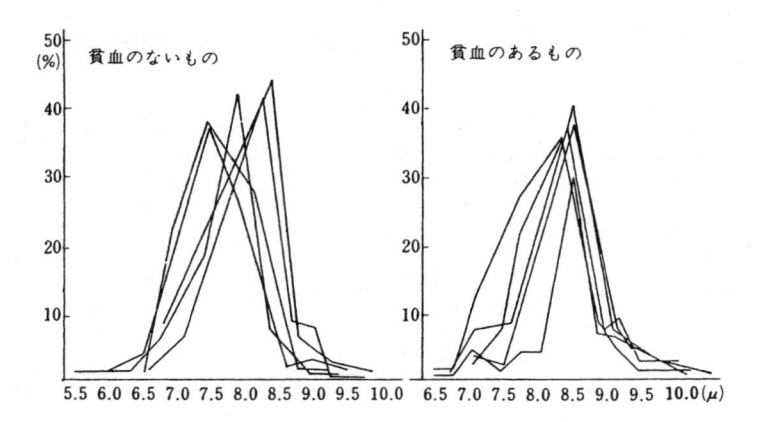

図36. 血清鉄減少例のPrice-Jones曲線（本多・他，1978[28]）

表34. 血清銅と血清亜鉛

(μg/ml)		健康人			起立性低血圧			高血圧と心臓病		
		例数	平均	（±SD）	例数	平均	（±SD）	例数	平均	（±SD）
血清銅	男	165	107	(17)	12	115.3	(26.2)	23	116.8	(31.8)
	女	289	108	(18)	52	111.3	(21.1)	15	171.4**	(46.7)
血清亜鉛	男	165	94	(17)	16	168.5**	(75.3)	25	225.1**	(165.9)
	女	289	96	(17)	51	147.4**	(51.3)	17	147.7**	(52.4)

**健康人との有意差 $P<0.01$　　（原子吸光分析）　　（本多・他，1978[28]）

表35. 尿中銅，亜鉛定量

正常値	起立性低血圧			高血圧と心臓病		
	例数	平均値	（±SD）	例数	平均値	（±SD）
銅 0.01〜0.05 (μg/ml)	25	0.06	(0.08)	37	0.05	(0.08)
亜鉛 0.1〜0.3 (μg/ml)	29	0.88	(0.87)	38	1.89	(2.37)

（原子吸光分析）　　（本多・他，1978[28]）

表36. 起立性低血圧と高血圧，心臓病における唾液中亜鉛定量

起立性低血圧（N＝24）	高血圧，心臓病（N＝18）
平均値±SD（$\mu g/ml$） 0.57±1.13	平均値±SD（$\mu g/ml$） 0.26±0.33

（原子吸光分析） （本多・他，1978[28]）

表37. 胃液の鉄，銅，亜鉛

		起立性低血圧				健康人と他疾患（除胃癌）			
		刺激前		刺激後		刺激前		刺激後	
		症例	平均値(±SD)	症例	平均値(±SD)	症例	平均値(±SD)	症例	平均値(±SD)
鉄($\mu g/ml$)	無酸	2	0.46(0.16)	1	0.26〜	21	0.50(0.22)	8	0.57(0.51)
	低酸	7	0.65(0.32)	1	0.36〜	15	0.49(0.22)	8	0.67(0.38)
	正酸	5	0.63(0.66)	5	0.46(0.19)	14	0.49(0.37)	21	0.46(0.27)
	過酸	1	0.68〜	7	0.57(0.30)	3	0.58(0.30)	21	0.52(0.29)
銅($\mu g/ml$)	無酸	7	0.10(0.08)	3	0.03(0.03)	19	0.15(0.16)	7	0.11(0.09)
	低酸	6	0.22(0.27)	3	0.42(0.46)	12	1.68(2.43)	8	0.74(0.68)
	正酸	3	3.60(2.46)	4	0.51(0.62)	15	1.82(1.95)	16	1.62(2.45)
	過酸	2	0.21(0.13)	8	0.81(1.21)	2	1.40(1.90)	18	0.94(0.83)
亜鉛($\mu g/ml$)	無酸	7	0.70(0.89)	3	0.25(0.31)	19	0.86(0.80)	7	0.91(1.06)
	低酸	7	2.37(1.11)	3	1.46(1.65)	12	2.11(1.22)	9	1.51(0.86)
	正酸	3	4.58(3.64)	5	1.83(0.49)	15	2.39(0.91)	16	2.23(1.55)
	過酸	2	1.59(0.03)	8	2.43(1.74)	2	3.42(2.45)	18	2.18(1.30)

（原子吸光分析） （本多・他，1978[28]）

　胃液の鉄・銅・亜鉛の量は，正酸のものに高く，無酸，低酸を伴うIOHでは低い（表37）。こうした傾向はヒスタミン刺激後によりはっきりしている。同じような傾向は健康人または消化性潰瘍の患者にみられる（以上，鉄，銅，亜鉛定量は約10年間の資料の集積に過ぎず，亜鉛定量は再現性に乏しいと思われる）。

　（7）骨髄像：4例のIOHの骨髄像を表38に示したが，2例において赤芽球系の成熟停止と顆粒球系の過形成がみらる。

　Dagg[8]らは，1966年に鉄欠乏性貧血の6％において，血中ビタミンB_{12}の

表38. 骨髄像

症例				1.	2.	3.	4.
RBC				349×10^4	214×10^4	351×10^4	305×10^4
NCC				171000	156000	31250	94000
reticulo (‰)				3‰	6‰	5‰	23‰
erythroblastic series		urerythroblast (%)		1.2		0.4	0.2
		macroblast	B	2.0	0.4		0.8
			P	3.8	3.2	3.2	2.4
			O			0.4	0.2
		normoblast	B	0.8	2.8		0.2
			P	10.0	18.4	10.8	8.6
			O	3.6	2.4	1.6	1.0
		mitosis				0.4	0.4
granulocytic series	N	myeloblast		1.2	2.0	0.8	0.6
		promyelocyte		4.8	4.0	2.4	3.4
		myelocyte		13.0	11.6	2.8	10.6
		metamyelocyte		15.6	14.0	4.4	21.6
		band		21.8	14.8	7.6	20.8
		seg		8.8	5.6	15.6	12.0
	E	promyelocyte					0.2
		myelo		0.2	0.4		
		meta		0.6			
		band			0.4	0.4	
		seg		0.8	1.2	2.8	
		basophilic					
		mitosis					
M		monoblast					0.2
		promonocyte		0.8			0.4
		monocyte		1.4	3.6	6.0	6.6
lymphocyte				7.8	14.4	39.6	13.8
plasma cell				0.6	0.4	0.8	0.4
reticulum cell				1.2	0.4		1.0
megakaryocyte							
plasmacellular reticulum cell							0.2

(本多・他, 1978[28])

減少がみられると報告した。また，これらの患者は家族集積性があるという。しかし，このビタミン B_{12} と血清鉄は生体内では別々の代謝と考えられ，これが OH の貧血の原因とすれば，この2つの物質の代謝に自律神経系が関与していることが想像される。

　また，近年，日本においても OH はときにビタミン B_{12} 障害の可逆性の神経合併症として起こると考え，ビタミン B_{12} は交感神経の節後繊維の生理学的機能に必要であると考えられるようになった（Toru[66]）。そして，このビタミン B_{12} 欠乏症を伴う OH は糖尿病性ニューロパチーと同じような循環動態を示し，OH を類別すべきだという人もある（Beitzke[3]）。宇宙飛行においても，この OH の貧血の問題には関心がもたれているが，数週間の宇宙飛行中に赤血球の産生の時間的停止がある（Thornton[65]）ともいわれ，現在エリスロポエチンを使用しているようである（宇宙飛行と起立性低血圧の項目参照）。

　従来，鉄吸収と遺伝の問題が議論されているが（Pinkerton[52]），OH の金属代謝も遺伝との関係が当然考えられる。とくに近年は銅，亜鉛と遺伝との関係が問題視されているようである。

　著者らの OH の骨髄像では，生体内になんらかの炎症機転が考えられるが，この原因も炎症のタイプもまだわかっていない。

　なお，本邦の小児科領域において，OD 児のビタミン B_1 代謝の研究が古くよりなされており（中村[47]，北村[32]），また，自律神経中枢との関係など興味深い報告もあり，OD 児のビタミン B_1 不足は腸管よりの B_1 吸収が低いためとしている（中村[47]）。OH の領域でも追試研究の必要性を痛感している。

文　献

1) 阿部忠良：起立性低血圧―起立性調節障害―．肺と心 39(4)；306-313. 1992.
2) Bannister, R. Mathias, CJ.: "Management of postural hypotension" Autonomic Failure. 4th ed. Mathias, CJ. and Bannister, R. ed. New York. Oxford Univ. Press. 1999. p 342-356.
3) Beitzke, M. Pfister, P. Fortin, J. et al.: Autonomic dysfunction and hemodynamics in Vitamin B12 deficiency. Auton Neurosci. 97(1) 45-54. 2002.
4) Benestad, AM. Boe, J.: Idiopathic orthostatic hypotension. Acta Med. Scand. 150；1-9. 1954.

5) Biaggioni, I. Robertson, RM.: Hypertension in orthostatic hypotension and autonomic dysfunction. Cardiol. Clin. 20; 291-301. 2002.
6) Bickelmann, A.. Lippschutz, EJ. Brunjes, CF.: Hemodynamics of idiopathic orthostatic hypotension. Am. J. Med. 30; 26-38. 1961.
7) Bradbury, S. Eggleston, C.: Postural hypotension. A report of three cases. Am. Heart J. 1; 73-86. 1925.
8) Dagg, JH. Goldberg, A. Gibbs, WN. et al.: Detection of latent pernicious anaemia in iron-deficiency anaemia. Br. Med. J. 2; 619-621. 1966.
9) Davidson, C. Smith, D. Morgan, DB.: Diurnal pattern of water and electrolyte excretion and body weight in idiopathic orthostatic hypotension. Am. J. Med. 61(5); 709-715. 1976.
10) Dyckner, T. Wester, PO.; Effect of magnesium on blood pressure. Br. Med. J. 286(6381); 1847-1849. 1983.
11) Evers, ML. Nelson, DA.: Managing the triage of GI hemorrhage as a function of stability. N. J. Med. 92(3); 159-162. 1995.
12) Fehmann, HC.: a 47-year-old man with Pure autonomic failure and perinicious anemia. Dtsch. Med. Wochenschr. 128(24); 1347-1350. 2003.
13) Freeman, R.: "Pure autonomic failure" Disorders of the Autonomic Nervous System. Robertson, D. and Biaggioni, I. ed. London, hawood academic publishers. 1995. p 83-105.
14) Goedert, M. Buhler, FR.: Nerve-Growth-Factor antibodies in idiopathic orthostatic hypotension? N. Engl. J. Med. 297(6); 336-337. 1977.
15) Gordon, RD. Kuchel, O. Liddle, GW. et al.: Role of the sympathetic nervous system in regulating renin and aldosterone production in man. J. Clin. Invest. 46(4); 599-605. 1967.
16) Gottfries, CG. Gottfries, I. Johansson, B. et al.: Acid monoamine metabolites in human cerebrospinal fluid and their relations to age and sex. Neuropharmacol. 10; 665-672. 1971.
17) Green, DM. Metheny, D.: The estimation of acute blood loss by the tilt test. Surg. Gynecol. Obstete. 84; 1045-1050. 1947.
18) Hall, K. Hokfelt, B.: Studies on aldosterone production and sodium metabolism in relation to sympathetic nervous function in man. Acta Med. Scand. 179 (Suppl 445); 397-403. 1966.
19) 畑 俊一，嘉手納成之，岡田晴彦・他：特発性起立性低血圧におけるレニン・アルドステロン系の検討．日本臨床 35; 158-164. 1977.
20) Hickler, RB. Wells, RE. Tyler, HR. et al: Plasma catecholamine and electro-encephalographic responses to acute postural change. Am. J. Med. 26; 410-423. 1959.

21) 比嘉定由，鈴木友和，佐古田三郎・他：起立性低血圧における尿中遊離ノルメタネフリン．自律神経 22；331-337. 1985.
22) Hoeldtke, RD. Streeten, DH.; Treatment of orthostatic hypotension with erythropoietin. N. Engl. J. Med. 329(9)；611-615. 1993.
23) 本多和雄：Reserpine の中枢作用―ことに中枢性血圧調節機構に対する影響．米子医誌．9(6)；1139-1151. 1958.
24) 本多和雄・他：内科領域における起立性低血圧症候群について．米子医誌．15(5)；376-384. 1964.
25) 本多和雄・他：内科領域における起立性低血圧―特に循環動態を中心にして―．Clinical Report 7(1)；75-83. 1966.
26) 本多和雄，田中克己，高橋和郎・他：内科領域における起立性低血圧（第3報）：Clinical Report. 11(3)；23-31. 1970.
27) 本多和雄：成人の起立性低血圧．自律神経 8(3)；138-142. 1971.
28) Honda, K. Fugimoto, K. Yoshino, Y. et al.: Orthostatic hypotension syndrome-with special regard to associated anemia 自律神経 15(2)；74-81. 1978.
29) 本多和雄・他：老人性起立性低血圧．臨床と研究 63(1)；178-184. 1986.
30) Ibrahim, MM. Tarazi, RC. Dustan, HP.: Orthostatic hypotension: Mechanisms and management. Am. Heart J. 90(4)；513-520. 1975.
31) Johnson, RH.: Orthostatic hypotension in neurological disease. Cardiology 61 (Suppl. 1)；150-167. 1976.
32) 北村善男，宮尾益英，松田博・他：OD とビタミン B1（続報）．Clinical Report 4(1)；52-54. 1963.
33) 木村時久，吉永　馨：Vasopressin．診断と治療 74(5)；1035-1041. 1986.
34) Kontos, HA.; Orthostatic hypotension and nerve-growth-factor. N. Engl. J. Med. 296(6)；343-344. 1977.
35) Kopin, IJ. Oliver, JA. Polinsky, RJ.; Relationship between urinary excretion of homovanillic acid and norepinephrine metabolites in normal subjects and patients with orthostatic hypotension. Life Sci. 43(2)；125-131. 1988.
36) Kuchel, O. Buu, NT. Hamet, P. et al ; Orthostatic hypotension : A posture-induced hyperdopaminergic state. Am. J. Med. Sci. 289(1)；3-11. 1985.
37) 草川三治：小児における 24 時間リズムに関する考察．東京女子医大誌．36；45. 1966.
38) Love, DR. Brown, JJ. Chinn, RH. et al.: Plasma renin in idiopathic orthostatic hypotension: Differential response in subjects with probable afferent and efferent autonomic failure. Clin. Sci. 41；289-299. 1971.
39) Low, PA.: Autonomic nervous system function. J. Clin. Neurophysiol. 10(1)；14-27. 1993.
40) Luft, R. Euler, U.: Two cases of postural hypotension showing a deficiency in

release of norepinephrine and epinephrine. Clin. Inv. 32 ; 1065-1069. 1953.
41) 宮下孟士，高橋光雄：病気の生化学（XLTV），特発性起立性低血圧，代謝 17 (1) ; 67-74. 1980.
42) 村上勝美，植田穣，吉田豊・他：起立性調節障害症と軽度貧血との関係．Clinical Report 3(1) ; 29. 1962.
43) Mathias, CJ. Kimber, JR. : Postural hypotension ; causes, clinical features, investigation and management. Annu. Rev. Med. 50 ; 317-336. 1999.
44) Mathias, CJ. "Dopamine-hydroxylase defficiency-with a note on other genetically determined causes of autonomic failure" Autonomic Failure. 4th ed. Mathias, CJ. et al. ed. New York. Oxford Univ, Press. 1999. p 342-356.
45) 永田勝太郎：起立性低血圧．自律神経 22(4) ; 320-330. 1985.
46) Nagata, K. Honda, K. et al. : "New classification of orthostatic hypotension referable to hemodynamics and the therapeutic approach by Coenzyme Q10" New Trends in Autonomic Nervous System Research. Basic and Clinical Integration. Yoshikawa, M. et al. ed. Tokyo. Excerpta Medica. Tokyo. 1991. p 552-553.
47) 中村恒男，林玲二，能勢修・他：OD児に対するビタミンB1　負荷試験 Clinical Report 4(1) ; 55-59. 1963.
48) Nutt, JG. Mrox, EA. Leeman, SE. et al : Substance P in human cerebrospinal fluid : Reductions in peripheral neuropathy and autonomic dysfunction. Neurology 30(12) ; 1280-1285 1980.
49) Nylin, G. Levander, M. : Studies on the circulation with the aid of tagged erythrocytes in a case of orthostatic hypotension (asympathicotonic hypotension). Ann. Int. Med. 28 ; 723-746. 1946.
50) Pechère-Bertschi, A. Nussberger, J. Biollaz. J. et al. : Circadian variations of renal sodium handling in patients with orthostatic hypotension. Kidney Int. 54 (4) ; 1276-1282. 1998.
51) Petersen, B. Schroll, M. Christiansen, C. et al. : Serum and erythrocyte magnesium in normal elderly danish people. Acta Med. Scand. 201 ; 31-34. 1977.
52) Pinkerton. PH. : Control of iron absorption by the intestinal epithelial cell. Ann. Intern. Med. 70(2) ; 401-408. 1969.
53) Robertson, D. Biaggioni, I. Mosqueda-Garcia, R. et al. : Orthostatic hypotension of prolonged weightlessness ; clinical models. Acta Astronaut. 27 ; 97-101. 1992.
54) Robertson, D. Beck, C. Gary, T. : Classification of autonomic disorders. Int. Angiol. 12(2) ; 93-102. 1993.
55) Rowe, JW. Minaker, KL. Sparrow, D. et al. : Age-related failure of volume-

pressure-mediated vasopressin release. JCE & M. 54(3); 661-664. 1982.
56) 佐藤和雄: プロスタグランデイン. 総合臨床 35(5); 878-881. 1986.
57) Schatz, IJ. Podolsky, S. Frame, B. et al.: Idiopathic orthostatic hypotension. JAMA. 186(6); 537-540. 1963.
58) Schatz, IJ.; Orthostatic hypotension. 1. functional and neurogenic causes. Arch. Intern. Med. 144(4); 773-777. 1984.
59) Shear, L.: Renal function and sodium metabolism in idiopathic orthostatic hypotension. N. Engl. J. Med. 268(7); 347-352. 1963.
60) Shopsin, B. Wilk, S. Gershon, S. et al.: Cerebrospinal fluid MHPG (An assessment of norepinephrine metabolism in affective disorders). Arch Gen. Psychiatry 28(2); 230-233. 1973.
61) Streeten, DHP. Kew, CB. Ken, LP.: Hyperbradykinism; A new orthostatic syndrome. Lancet. 18; 1048-1053. 1972.
62) Streeten, DHP.: Pathogenesis of hyperadrenergic orthostatic hypotension. Evidence of disorders venous innervation exclusively in the lower limbs. J. Clin. Invest. 86(5); 1582-1588. 1990.
63) Streeten, DHP. Thomas, D. Bell, DS.: The roles of orthostatic hypotension, orthostatic tachycardia, and subnormal erythrocyte volume in the pathogenesis of the chronic fatigue syndrome. Am. J. Med. Sci. 320; 1-8. 2000.
64) Sundin, T.: The influence of body posture on the urinary excretion of adrenaline and noradrenaline. Acta Med. Scand. 154(Suppl. 313); 1-57. 1956.
65) Thornton, WE. Moore, TP. Pool, SL. et al.: Fluid shifts in weightlessness. Aviat. Space Environ. Med. 58(Suppl); A86-90. 1987.
66) Toru, S. Yokota, T. Inaba, A. et al.: Autonomic dysfunction and orthostatic hypotension caused by Vitamin B12 deficiency. J. Neurol. Neurosurg. Psychiatry 66(6); 804-805. 1999.
67) 筒井末春: 内頸および椎骨動脈循環不全症に関する研究. 日内医誌. 53(10); 65-74. 1965.
68) Uchiyama, M. Otsuka, T. Shibuya, Y. et al.: Abnormal sodium and potassium metabolism in orthostatic dysregulation in childhood. Tohoku J. Exp. Med. 144(3); 327-328. 1984.
69) 内山 聖, 小川昭之: 起立性調節障害小児におけるプロスタグランジンの動態と起立時血圧変動の関連. 自律神経 26(1); 82-85. 1989.
70) 内山 聖, 小川昭之: 起立性調節障害における血清マグネシウム濃度および尿中マグネシウム排泄. 小児科臨床 55(3); 469-472. 1992.
71) Vincent, S. Robertson, D.: The broader view: catecholamine abnonalities. Clin. Auton. Res. 12 (Suppl. 1); I44-I49. 2002.
72) Walker, BR. Childs, ME. Adams, EM.: Direct cardiac effects of vasopressin:

role of V1-andV2 vasopressinergic receptors. Am. J. Physiol. 255(Heart Circ. Physiol. 24); H261-265. 1988.
73) Watkins, PJ. Edmands, ME.: "Diabetic autonomic failure". Autonomic Failure 4th ed. Mathias, CJ. and Bannister, R. ed. New York. Oxford Univ. Press. 1999. p 378-386.
74) Wieling, W. Hainsworth, R.: Orthostatic tolerance: salt, water and the autonomic nervous system. Clin. Auton. Res. 12(4); 234-235. 2002.
75) 米満瑞恵，大林光念，安東由喜雄・他：自律神経障害と貧血．自律神経 34(4)；318-321. 1997.
76) Zerbe, RL. Henry, DP. Robertson, GL.: Vasopression response to orthostatic hypotension. etiologic and clinical implications. Am. J. Med. 74(2); 265-271. 1983.
77) Ziegler, MG. Lake, CR. Kopin, IJ.: The sympathetic-nervous-system defect in primary orthostatic hypotension. N. Engl. J. Med. 296(6); 293-297. 1977.

（石沢正一，高橋和郎，挾間秀文，井上　寛，中村克己，能勢隆之，吉田暢夫，諸岡由憲，長澤紘一，楊俊哲，宮崎一郎）

第11章
背筋力および握力検査

　背筋力，握力ともに筋活動の表現と考えれば，本症の筋力減退に関しては種々の問題を考えねばならない．すなわち起立試験との関係，労働問題，学校保健，最近では宇宙飛行など研究の余地は大きい．

　すでに，Thomas[8]らは，患者の50％において，体位変換，または，運動により，筋力低下を認めるといい，また，宇宙飛行の模擬実験において，長時間のhead-down tiltと臥床は骨格筋萎縮を起こすという（Baisch[1]）．この宇宙飛行による骨格筋萎縮は比較的短期間の飛行によっても起こることがあるという．そして，廃用性萎縮と同様な機序によるものと理解されているが，その本態については必ずしも明確にされていない（宇宙飛行の項目参照）．

　OHの背筋力，握力検査について著者らも早くより注目しているが，対照として，一般集団を，町部，農村部にわけて1893例について，背筋力，握力検査を施行した（**表39**）．

　OHの背筋力検査は，3回測定して平均値をとった．結果は59例中36％に減少を認めた．

　尿中のクレアチニンは減少，クレアチンは増加，クレアチニン係数は減少傾向を示した（**表40**）．

　腓骨神経からの筋交感神経活動において，OHでは起立負荷に対して筋交感神経が過小反応を示し，起立負荷に追従できないものと，逆に筋交感神経活動が過大反応を示し，その結果，血管迷走神経反射を引き起こすものとの2群に分類されるという（間野，1996[4]）．そして，この筋交感神経活動は宇宙飛行中の12～13日目と飛行直後には飛行前よりもむしろ促進していることが明らかになったという（間野，2000[5]）．また，この期間中に血漿ノルアドレナリンのspilloverはむしろ増加しているとの報告もあるようである（Robert-

表39. 握力と背筋力

・握 力

年齢	男						女					
	右			左			右			左		
	No.	MEAN	S.D.	No.	MEAN	S.D.	No.	MEAN	S.D.	No.	MEAN	S.D.
〔町 部〕												
20代	4	41.8	3.54	4	42.5	6.30	10	28.4	1.60	10	28.1	1.85
30	13	45.2	1.20	13	42.8	1.34	16	27.3	1.25	16	27.5	2.63
40	5	39.2	4.20	6	40.4	2.53	17	26.7	1.72	17	25.3	1.42
50	5	44.0	1.90	6	38.5	6.12	22	24.2	1.11	22	23.3	0.88
60	7	38.0	3.27	6	37.0	3.69	9	21.0	1.32	9	19.7	1.70
70〜	1	29.0		1	26.0		3	20.0	5.20	3	20.0	3.46
計	35	41.9	1.20	36	40.2	1.51	77	75.4	0.68	77	24.7	0.80
〔村 部〕												
20代	17	45.4	1.43	17	45.4	1.65	28	30.3	1.28	28	29.1	1.22
30	46	46.9	1.20	46	45.0	1.02	63	29.1	0.55	63	28.1	0.61
40	50	45.9	1.05	50	44.4	0.94	67	27.7	0.60	68	26.4	0.64
50	41	37.6	1.48	41	36.8	1.12	62	24.5	0.70	62	23.2	0.67
60	42	36.2	0.91	42	34.9	0.92	58	20.9	0.70	58	19.7	0.61
70〜	16	26.9	1.70	17	27.2	1.63	28	15.6	0.89	28	14.7	1.04
計	212	41.1	0.66	213	40.0	0.60	306	25.2	0.38	307	24.0	0.38

・背筋力

年齢	男			女			男			女		
	〔町 部〕						〔村 部〕					
20代	4	145	19.6	10	68.0	5.17	17	137	5.11	28	78.9	5.40
30	13	138	3.28	16	63.1	3.44	46	143	4.00	63	71.0	2.72
40	6	120	16.5	17	56.2	5.00	50	133	4.33	67	62.8	2.64
50	6	117	19.6	22	56.4	3.74	41	118	4.57	62	54.8	2.74
60	6	112	15.0	8	47.5	7.01	42	103	4.00	58	38.4	2.29
70〜	1	105		3	41.7	14.5	16	61	5.47	28	30.7	3.2
計	36	127	5.52	76	57.8	2.12	212	121	2.41	306	56.8	1.47

(本多・他, 1971[2])

表40. 背筋力・握力・尿中クレアチニン・クレアチン

・背筋力テスト

	sympathicotonic orthostatism	asympathicotonic orthostatism	total	%
	case (%)	case (%)		
surpass	13 (42.0)	9 (32.1)	22	37
normal	6 (19.3)	10 (35.8)	16	27
lower	12 (38.7)	9 (32.1)	21	36
total	31 (100)	28 (100)	59	100

・握力

	sympathicotonic orthostatism	asympathicotonic orthostatism	total	%
	case (%)	case (%)		
surpass	4 (7.5)	1 (2.6)	5	6
normal	30 (56.6)	19 (48.7)	49	53
lower	19 (35.9)	19 (48.7)	38	41
total	53 (100)	39 (100)	92	100

・尿中クレアチニン・クレアチン

	creatinine	creatine	creatinine coefficient
increase	0	23	4
normal	14	3	13
decrease	12	0	9

(本多・他, 1971[2])

son[6])。

OHの筋組織検査でRoessmannは[7]，軽度の筋萎縮を認め，筆者らの筋生検では筋線維の細小化を一部認めている（本多，1971[2]，Honda，1997[3]）（図37）。

なお，尿中クレアチンの増加は少なくとも一部は自律神経系の変化によると考えられる。また，OHの原因が神経変性疾患と考えられる場合は，薬物療法の他にリハビリテーションの意義が大きいという。そして，宇宙飛行による骨格筋萎縮については運動負荷が有効とされている。

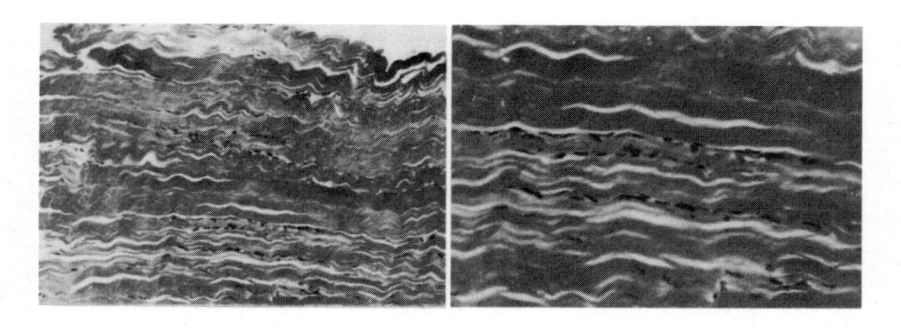

図37. M. quadriceps femoris の H. E. 染色（31歳女性，IOH）
左：100×，右：200×　　　　　　　　　　（本多，1971[2]）

文　献

1) Baisch, F. Beck, L. Karemaker, JM. et al : Head-down tilt bedrest. HDT '88 -an international collaborative effort in integrated systems physiology. Acta Physiol. Scand. 144(S 604) ; 1-12. 1992.
2) 本多和雄，亀山弘道，重松俊夫・他：成人の起立性低血圧．自律神経 8(3) ; 160 -170. 1971.
3) Honda, K. Sigematsu, T. Nose, T. et al. : "Muscle tests(Trunk Extensor) and grasping power tests in the orthostatic hypotension patients" Modern Orthostatic Hypotension. Honda, K. ed. Torino. Edizioni Minerva Medica. 1997. p. 65 -67.
4) 間野忠明：自律神経生理—最近のトピック．自律神経．33(3) ; 228-232. 1996.
5) 間野忠明：微小重力環境における交感神経活動の評価．第53回．日本自律神経学会シンポジウム（於．東京）．2000.
6) Robertson, D. Shannon, JR. Biaggioni, I. et al. : Orthostatic intolerance and the postural tachycardia syndrome ; genetic and environment pathophysiologies. Pflügers Arch 441(2-3 Suppl) ; R48-51. 2000.
7) Roessmann. U. Van den Noort, S. McFarland, DE. : Idiopathic orthostatic hypotension. Arch. Neurol. 24(6) ; 503-510. 1971.
8) Thomas, JE. Schirger, A. : Neurologic manifestations in idiopathic orthostatic hypotension. Arch. Neurol. 8 ; 204-208. 1963.

（重松俊夫，吉田暢夫，能勢隆之，山崎美佐子，宇尾野公義，間野忠明）

第12章
起立性調節障害

1. 小児起立性調節障害の最近の考え方

　小児，思春期における立ちくらみ，脳貧血などの起立失調症状は日常頻繁に認められる症状であるがその程度は人によって様々である．軽症例では，軽い自覚症状のみで日常生活にまったく支障がなく，親にも訴えないので，医療機関を受診することもない．一方，重症例では，起立する度に，浮動感，眼前暗黒感（白濁感），頭痛，動悸，倦怠感が出現し，起立姿勢での日常動作が困難となり，寝ていることが多くなる．これらの病態は，通常，起立性調節障害（OD）と診断されている（大国[12]）．ODは，起立に伴う循環動態の変動に対する生体の代償的調節機構が破綻して生ずるとされ，循環血液量，心拍出量，末梢血管特性，脳循環調節特性，そしてこれらを調節統合する自律神経機能の異常が指摘されている．

　その一方で，患者の愁訴と血圧などの客観的指標が一致しにくく，日によって症状が変動するなど，いわゆる不定愁訴の様相を呈するため，身体症状を伴う不登校のような心因性症状との判別が困難であった．しかし，先端技術を導入した測定機器，非侵襲的連続血圧測定装置（Finapres, Portapres, Finometer, Tonometryなど）や近赤外線分光法（Near-infrared spectroscopy）などを用いた臨床検査によって，曖昧であったODの概念や診断がかなり整理されるようになった．これらの研究報告によると，現時点では，ODは以下の4種類の異なるサブタイプが存在することが明らかになった．

- 起立直後性低血圧
- 体位性頻脈症候群

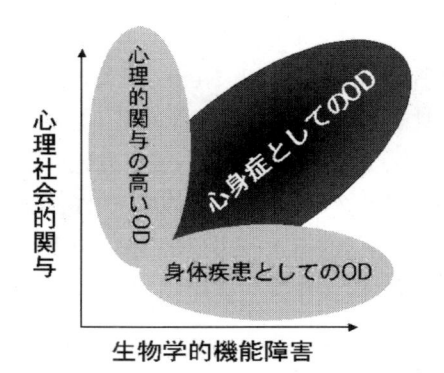

図38. 起立性調節障害の心身医学的な捉え方

・遷延性起立性低血圧
・神経調節性失神

これらのサブタイプ以外にも今後新たなタイプが同定される可能性もある。

さて全身への血行をあずかる循環系は，中枢と末梢の自律神経システムによって制御されている。自律神経系は心理社会的ストレスに非常に強い影響を受けることはよく知られているが，当然ODも例外ではなく，ODは心身症としての側面が強い。

またODと極めて症状が類似する病態に神経症的登校拒否（最近では不登校と呼ぶことが多い）がある。短い診療時間内でこの両者を判別するのはかなり困難であるという事実は，すでに小児科医に広く知られていることである。われわれの研究から，実際にODの約3～4割に不登校を併存することがわかり（後述），この両者は別々の疾患概念でありながらも，bio-psycho-socialな視点からは共通するところが多い。すなわち，ODは，生物学的機能異常（からだ）と心理社会的関与（心）が，様々な程度にまぜ合わさった幅広いスペクトラムからなる病態であり（図38），それを理解することは実際の診療では大切なことである。すなわち，ODは心身症と位置付けて，日常診療に当たることが重要である。

このような新しい考え方に基づき，ODを身体側面と心理社会的側面の多軸

から正確で容易な診療を可能とするために，日本小児心身医学会新規事業多施設共同研究と INPHS (International Network of Pediatric Hypotension/Syncope) が，起立性調節障害診断治療ガイドライン作成の協力作業を行っている (INPHS[3])。現在，作業委員会によって事業が進行中である。

本稿では OD のサブタイプとして，頻度の高い起立直後性低血圧と体位性頻脈症候群について述べる。さらに OD の日常診療で小児科医をたびたび悩ませる不登校との判別や合併例への対応，また最近話題になっている小児慢性疲労症候群との関係についても触れる。

2. 小児の起立試験法

a. 能動起立 (active standing：AS) と受動起立 (passive head-up tilt：HUT)

OD では，起立時の循環調節に何らかの障害があると考えられるため，その異常を発見するために起立試験が行われる。

起立試験には，自らの筋肉を使って起立する能動起立 (active standing：AS) と，傾斜台 (tilt table) に横たわり水平位から垂直位に体位変換させることにより，他動的に立位にする受動起立 (passive head-up tilt：HUT) がある。いずれが検査法として適しているのか，現時点で明確な結論は出ていない。最近，Matsushima らは OD に対して AS と HUT を実施したところ，AS の方が低血圧発作を起こす頻度が高いこと，AS は傾斜台などの装置を必要とせず実施が簡単であることなどの理由から，小児 OD の起立試験は AS でも良いとしている (Matsushima[10])。

この両者の循環動態には大きな差があり，AS では起立直後において一過性の血圧低下を引き起こす (図39)。一方，HUT ではその変化は乏しい。そのメカニズムについては，Wieling らや著者らの研究を含め，他で詳細に述べたので参考にされたいが (Tanaka 1996[24])，手短には以下のごとくである。

Beat-to-beat に心拍出量 (CO) と末梢血管抵抗 (TPR) を測定すると，AS の直後における血圧低下は，TPR の低下によって生じている (図40)。

その生理学的機序は，次のように説明されている。

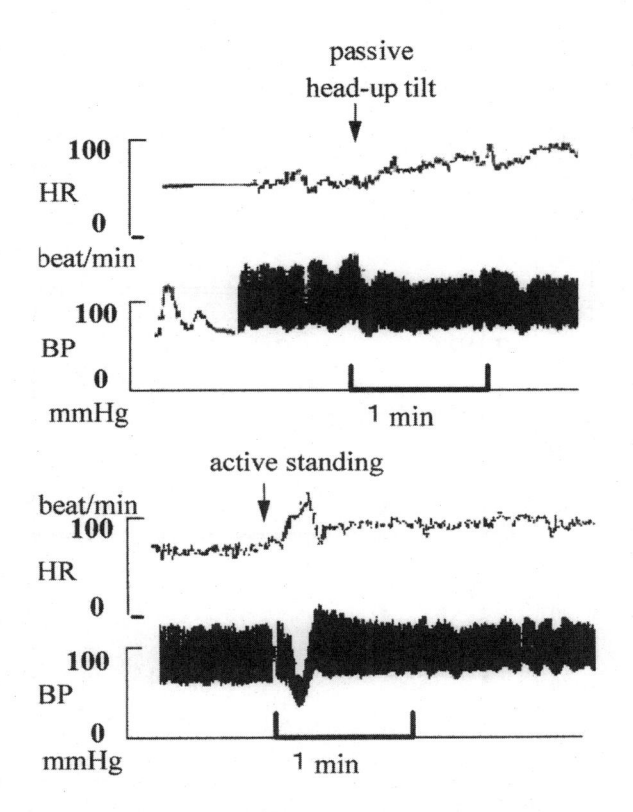

図39. 健常者における能動起立（active standing）と受動起立
（passive head-up tilt）の心拍数（HR）と血圧（BP）変動
能動起立では起立直後に強い血圧低下が認められる（文献[1]より引用）.

① 起立動作によって，腹筋や下肢の筋肉が収縮．
② その筋肉内の静脈血がいっきに右心房に還流．
③ 急激な右心房壁や下大静脈壁が伸展．
④ 伸展刺激による低圧系圧受容器（low pressure baroreceptor）からの信号が求心路を経由し延髄の vasomotor center に伝達．
⑤ 中枢の交感神経活動を抑制し細動脈拡張→降圧．

もうひとつの機序は，AS の際の筋収縮によって，筋肉内静脈圧が低下し，

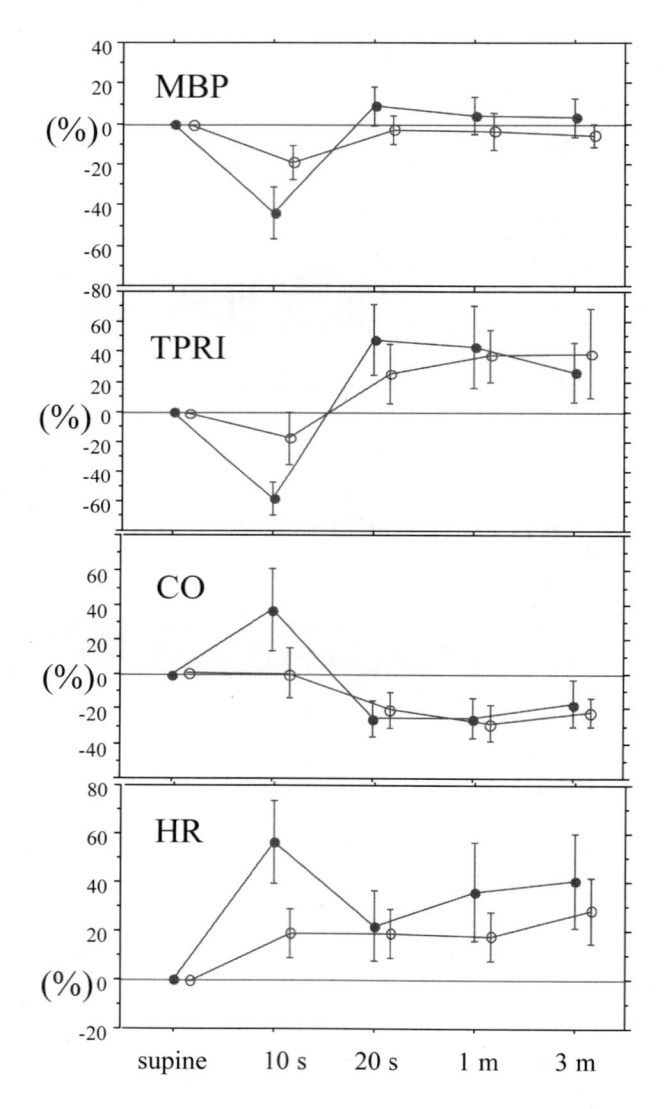

図40. active standing（黒丸）と passive head-up tilt（HUT）（白丸）における循環動態の経時的変化

上段より，平均血圧（MBP），末梢血管抵抗係数（TPRI），心拍出量（CO），心拍数（HR）の％変化率を示す．横軸は，臥位（supine），起立10秒後前後の血圧低下時（10 s），起立20秒後前後の血圧回復時（20 s），起立1分後（1 m），3分後（3 m）を表す．

そのためTPRが物理的に低下するというものである。いずれにせよ，ASの起立動作は交感神経抑制と血管拡張を惹起させる負荷試験であり，とくに後述する起立直後性低血圧に対しては優れた試験方法である。

b. Finapres起立試験法

本法は，シェロング起立試験と同じ方法であるが，血圧測定装置に，非侵襲的連続血圧測定装置（Finapres, Finometer, Portapres, トノメトリーなど）を使用する。シェロング起立試験の原典では1分ごとに血圧心拍数を測定するが，上記の装置では自動的に一心拍毎の記録ができる。通常は起立時間を10分間とし，患者が気分不良を訴えるなどの失神前症状を示せば検査を終了する。最近では起立試験を60分とする報告もあるが，小児では長時間起立は負荷が強く，不適切である。

c. 起立試験実施の注意点（成人の起立試験法に補足した）

- 喧噪な外来は不適当であり，静かな点滴室か，検査専用の部屋で行う（リラックスした状態で行わないと偽陰性となる）。
- 検査は可能な限り午前中に実施する。午後は偽陰性になりやすい。
- 起立検査中は突然の失神発作に対応できるようにスタッフが付き添う必要がある。
- 検査の手技を説明し，痛みのない検査であることを十分に告げる。
- 安静臥位は10～15分間とする（長すぎたり短くすると再現性に問題が起こる）。

3. 起立直後性低血圧（instantaneous orthostatic hypotension：INOH）

INOHは，起立の直後から生ずる，強い血圧低下のために，循環不全が生じて起立失調症状が出現する疾患である。この疾患は，前述のフィナプレス起立試験の導入によって診断が容易となり（田中1993[22]），症例が多く集まったので起立直後性低血圧として報告された（Tanaka 1999[29]）。

診断基準は，以下の3つである。

（1）全身倦怠感，立ちくらみ，失神発作，頭痛，食欲不振，気分不良，動悸，睡眠障害，朝起き不良などの起立失調症状が，3つ以上，1ヵ月以上持続。
（2）起立後血圧回復時間≧25秒，または，血圧回復時間≧20秒+起立直後血圧低下≧60%
（3）循環調節異常を生ずるような基礎疾患がない。

3項目を満たし，かつ，起立3〜7分後において収縮期血圧低下が基礎値の15%以上を持続した場合 severe form とし，そうでないものを mild form とする。

本診断基準の偽陽性率は4.7%である。著者らの経験では，INOHはOD診断基準をみたす患者のうち19%存在する。

a. INOHの能動的起立試験における血圧心拍変動と循環動態

能動的起立瞬時の血圧変化は図41に示したように，健常者において認められる起立直後のすみやかな血圧回復が欠如している。INOHの中には，起立直後の血圧低下が徐々に回復する mild form と，回復せず，起立時血圧の低下（安静時収縮期血圧の15%以上の低下）が持続する severe form がある。いずれも起立直後に生ずるべき血圧回復が遅延することが本疾患の本態であり，severe form ではより顕著であると考えられる。severe form は成人の頻脈型起立性低血圧と類似した病態かもしれない。

本多は，成人の起立性低血圧80例中23例が起立直後に最も強い血圧低下がある，と指摘し，直後型と名付けた。成人でも重要な型であると考えられる（本多[1]）。

われわれの臨床経験では，起立直後における収縮期実測血圧値が50 mmHg未満となった者は，INOH 44名中20名であった。また血圧回復時間が25秒以上の者は41名，前値に血圧が回復しなかった者は21名であった。

起立時心拍数は，多くの症例で著しく増加する。起立3分後の心拍数増加が35拍/分以上（健常児15±8拍/分）を示した者は20名存在した。

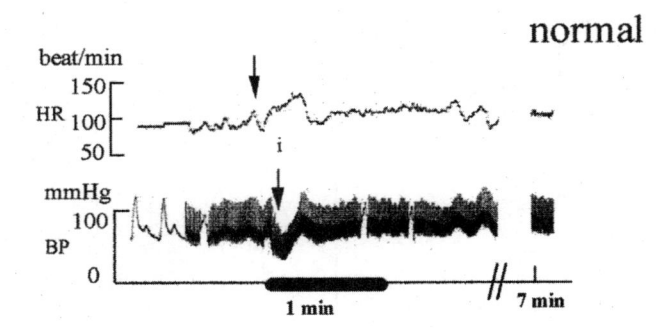

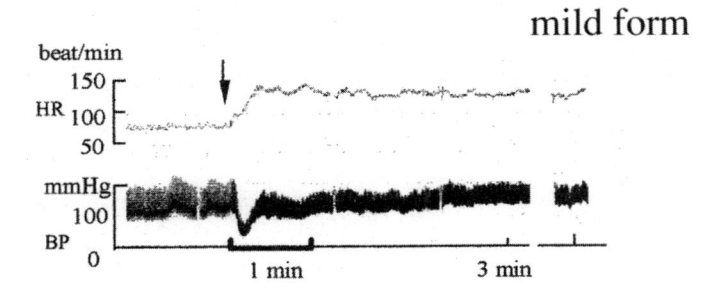

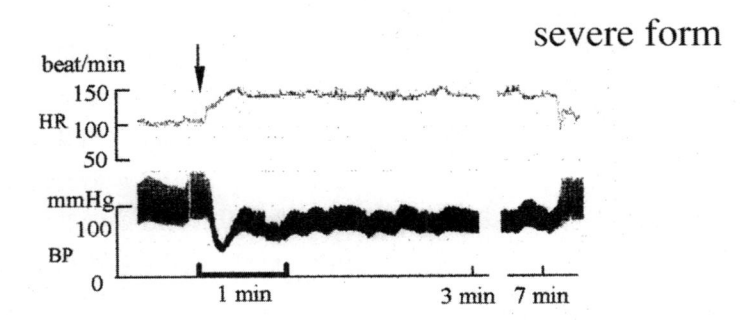

図41. 起立直後性低血圧のacitive standingにおける心拍数（HR）と血圧（BP）変動

　mild formでは，起立直後の強い血圧低下と血圧回復の遅延が見られるが，一方severe formでは，さらに強い血圧低下に加えて，15％以上の収縮期血圧の低下が持続する．

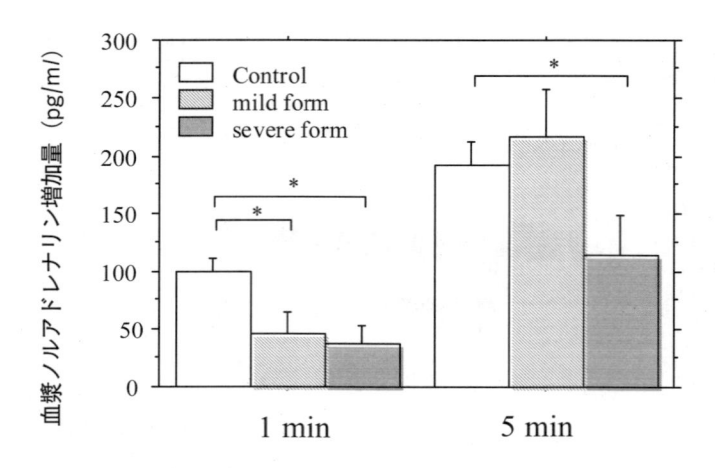

図 42. 起立直後性低血圧患者の起立 1 分,5 分後における血漿ノルアドレナリンの増加量（*；$p<0.05$）

b. INOH の起立時循環動態

　INOH における起立直後の血圧低下の原因を解明するために，心拍出量と末梢血管抵抗係数（TPRI）の起立に伴う経時的変化を INOH と正常血圧反応群とを比較した（田中，1999[27]）。起立直後の心拍出量は INOH 群，正常血圧反応群ともほとんど低下せず，また両群間での有意差を認めなかった。一方，算出された TPRI は，正常血圧反応群と比較し INOH において有意に低下していた。これに一致して，pulse contour 法を用いた Smit らの研究においても，起立性低血圧患者において心拍出量は低下せず，TPRI が低下していた（Smit[16]）。このことから，INOH は AS の際に生じた血管抵抗の低下（末梢細動脈の拡張）が，交感神経神経活動の亢進が抑制されていることにより，すみやかな血管収縮が生じないと考えられる。本多らも直後型において起立時の血管抵抗の低下を指摘している。

c. 血漿カテコールアミン濃度

　INOH の起立直後の末梢細動脈の収縮不全は，反射性の交感神経賦活の障

害に起因すると考えられるが，これを検討するために，起立早期における血漿カテコールアミン濃度を測定した．INOHと正常血圧反応群における，立位1分後，5分後における血漿ノルアドレナリン濃度（pg/ml）の増加量を図42に示した．臥位では3群間に有意差はなかったが，立位1分後ではmild formもsevere formも正常血圧反応群に比較して，血漿ノルアドレナリン増加量は低下していた．立位5分後においてはmild formは正常血圧反応群と同程度の増加量を示したが，severe formは約半分程度であり，著しい増加量の抑制を認めた．以上のことから，INOHでは起立早期における交感神経の賦活が部分的に障害され，その結果，ノルアドレナリン分泌が低下し，末梢細動脈収縮不全によって，起立直後の血圧回復が遅延すると推測される．

さらにINOHは，ノルアドレナリン前駆体であるL-threo-3,4-dihydroxy-phenylserineの低用量の服薬により，起立時の心血管反応は改善するという事実（Tanaka 1996[23]）や，INOHのsevere formと考えられる症例ではα-受容体作動薬に対する過敏性が認められる事実からも，交感神経活動が低下していると考えられる（Tanaka 1996[24]）．

この点について，前述した本多の直後型は，遅延型起立性低血圧とカテコールアミン動態に差はないとしている．また内山は，小児ODの起立時心拍数増加がノルアドレナリンと相関すると報告した（内山[36]）が，これは，INOHと異なるタイプのODの病態を反映しているかもしれない．

d. 静脈収縮不全の関与

INOHでは，さらに末梢静脈系の収縮不全も関与すると思われる．以前から静脈系の障害がODの主原因と考えられていた（木野[7]）．そこで，これを起立安定期（3分後）における脈圧の狭小化から検討したところ，INOHでは健常児（6 ± 7 mmHg）に比較して，有意に強い脈圧狭小化を認めた．（13 ± 9 mmHg，$p<0.05$）．また20 mmHg以上の極度な脈圧狭小化を示した者は，10名存在したことから，一部の症例では，静脈系の収縮不全も関与すると考えられる．またすでに報告したsevere form症例では，インピーダンスで推定した起立時下半身血液貯留が過剰であったことから（田中 1999[28]），静脈系収縮不全も病態生理に関与すると考えられる．しかし，Stewartは末梢の静脈血

貯留は，静脈収縮不全ではなく，動脈収縮不全による末梢血停滞によるとしている（Stewart 2002[18]）。

第一原因が下半身の静脈血プーリングとされている orthostatic intolerance（Jacob 1998[4]．Stewart 1998[17]），postural tachycardia syndrome (Sandroni[13]) や hyperadrenergic orthostatic hypotension（Streeten 1996[21]）と INOH とは基本病型は異なると考えられる。なぜなら，前三者は起立時のノルアドレナリン分泌は亢進しているからである。しかしながら，INOH の治療経過中には起立直後の血圧低下が消失しても頻脈が持続することを考えると，INOH と postural orthostatic tachycardia syndrome とは共通点があるかもしれない。とくに小児 POTS で指摘されている骨格筋によるポンプ作用の減弱（Stewart 2004[20]）は INOH でも関連している可能性は高い。

e. INOH 患者における臨床症状

INOH の症状は極めて多彩である。前述の 44 名中，最も頻繁にみられた身体症状は，持続する全身倦怠感であり 91 % におよんだ。その他，立ちくらみ（88 %），易疲労感（84 %），睡眠障害（73 %），失神発作（68 %），頭痛（68 %），食欲不振（57 %），腹痛（55 %），気分不良（55 %），動悸（54 %），微熱（37 %）であった。また QOL は mild form, severe form のいずれにおいても著しく低下していた。

f. INOH における脳循環動態（Tanaka 2002[33]）

脳は自動調節能によって一定の血液供給が維持されていると考えられている。しかしこのように起立時循環調節異常の明らかな患者の脳循環においては，それが障害されている可能性がある。そこで，近赤外線分光法による酸素モニターによって非侵襲的に脳組織血液量を測定した。その結果，起立直後から酸素ヘモグロビン（oxy-Hb）の低下が認められ（図 43），再臥位にはまた基礎値に復することがわかった。また，起立後期においては，血圧回復にもかかわらず，oxy-Hb の低下が持続しており，パラドキシカルな現象が見られた。このような予想以上に強い脳循環調節異常は，起立性低血圧患者における QOL 低下の原因になると考えられ，今後の治療指標として役立つものと思われる。

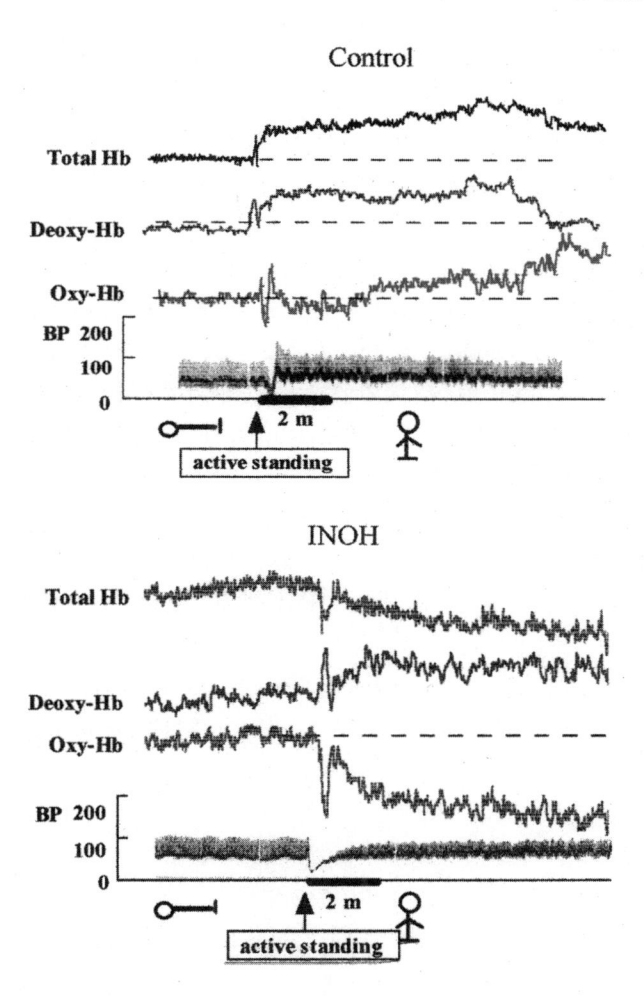

図43. 健常者（Control），起立直後性低血圧（INOH）患者の，脳循環ならびに血圧

上から，total hemoglobin（total-Hb），deoxygenated hemoglobin（deoxy-Hb），oxygenated hemoglobin（oxy-Hb），連続血圧（BP）を示す．健常者では，起立直後の血圧やoxy-Hbに大きな低下は認めないが，INOHでは，oxy-Hbの低下が持続する．

症　例

症例：14歳　男児。

主訴：起立時のふらつき，睡眠覚醒リズム障害

家族歴：母に起立失調症状を認める。

既往歴：特記すべきことなし

現病歴：12歳時より起立時のふらつきが出現し，近医にてODと診断された。昇圧薬の内服が開始されたが，改善せず，学校を欠席しがちになった。朝に倦怠感と立ちくらみが強く，症状は夜になって改善した。中学3年生時には，疲労感が強く，まったく登校できなくなった。大学小児科に紹介され，Finapres起立血圧試験にてINOHと診断された。L-ドプスを処方したが改善なく，精査加療のため入院となった。

入院時身体所見：身長162.0 cm，体重41.7 kgで肥満度−18.4％。血圧は臥位で110/52 mmHg，心拍数は78/分で整，胸部聴診上，心雑音なし。血液学的検査，肝機能，腎機能，電解質，内分泌検査などいずれも異常は認められなかった。

Finapres起立血圧試験（Finapres；Ohmeda, 2300）では，起立直後の強い血圧低下と血圧回復遅延を認め，起立1分後には脳貧血症状を呈した（**図44上段**）。起立性頻脈も伴っていた。起立負荷による血中カテコールアミンの上昇は，1分後，5分後ともに低下していた。以上のことから，INOHのsevere formと診断した。

臨床経過：入院後各種薬剤による治療効果は不十分であった。そこで，細胞外液量の増加を目的に，通常食に加えてNaCl 3 g 1日2回服用を開始した。服用48時間後のFinapres起立血圧試験では，起立直後の血圧低下，血圧回復，起立性頻脈のいずれにおいても改善が認められた（**図44下段**）。さらにNaCl投与前後における午前9−12時の平均血圧，平均心拍数，平均心拍出量をポータプレス（TNO-IPD Biomedical Instrumentation）を用いて測定したところ，心拍出量の19％の増加に伴って，収縮期，拡張期ともに血圧が上昇した。また投与後には多周波インピーダンス法を用いた多周波数方式体脂肪計によって求めた細胞外液量は増加した。

INOHに対しては通常，α受容体刺激薬（ミドドリンなど）を使用するが

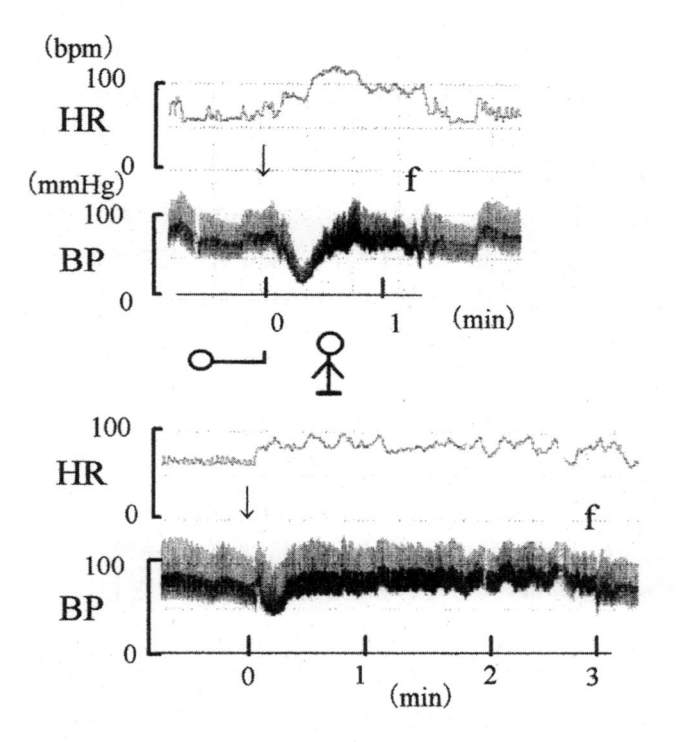

図44. 起立直後性低血圧（INOH）患者において食塩摂取が心拍（HR）血圧（BP）変動に与える影響

上段は食塩摂取前，下段は食塩 6 g/日服用 3 日後．図中 f は，失神前状態．食塩摂取によって起立直後の血圧低下は改善し，起立時間も延長した．

本症例のように循環血漿量の少ない患者では，食塩と水分摂取を併用する必要がある。

4. 小児の体位性頻脈症候群

異常な頻脈に関する報告は古くはアメリカ南北戦争当時に DaCosta の報告した irritable heart syndrome，第一次世界大戦当時の Lewis の soldier's heartにさかのぼり，その後もさまざまな研究者らにより報告されている。これらはvasoregulatory asthenia, neurocirculatory asthenia, idiopathic hypovolemia, orthostatic tachycardia syndromeと違う用語で報告されているが，体位性頻脈以外に起立後の動悸，全身倦怠感，立ちくらみ，不快感など共通した症状を伴っており，広義において同一の病態であると考えられる。Lowらは1995年にこの起立後の異常な心拍数上昇と起立不耐症状を認める病態を体位性頻脈症候群（postural tachycardia syndrome；POTS）として診断基準を報告した（Low 1995[8]）。

わが国では小児の起立時循環調節異常に対して「起立性調節障害OD」という概念がある。その診断基準には心拍数上昇もあげられているが，おもに注目されていたのは起立後の血圧低下であった。これは心拍数上昇のみでは起立失調症状を説明できず，心拍数上昇は血圧低下の代償によるものと考えられたためではないかと思われる。しかし近年，血圧，心拍数，脳循環の測定方法向上によりODの病態が単一ではないことが明らかになるとともに，血圧低下を伴わずに異常な心拍数上昇をきたし，起立失調症状を呈する症例の存在が明らかになった。近赤外線分光法による脳血液量測定を行うことにより，これらの症例の一部は起立時に脳血液量低下を示すこともわかってきた（Tanaka 2002[33]）。すなわち，小児においてもPOTSの病態が存在することが明らかとなった。

小児において異常な心拍上昇とはどの程度であろうか？著者らは無症状の健常小児127名を対象に起立試験を行い，起立後心拍数を測定した。危険率5％のカットオフ値を求め，それをもとに小児のPOTS診断基準を以下のように決定した。

（1）全身倦怠感，立ちくらみ，失神発作，頭痛，食欲不振，気分不良，動悸，睡眠障害，朝起き不良などの起立失調症状が，3つ以上，1ヵ月以上持続。
（2）能動的起立試験において以下のすべてを満たす。
　① 起立後心拍数≧115拍/分 and/or 起立後心拍上昇≧35拍/分。
　② 起立による血圧反応は正常。
　③ 起立を続けることによって起立不耐症状が徐々に増悪。

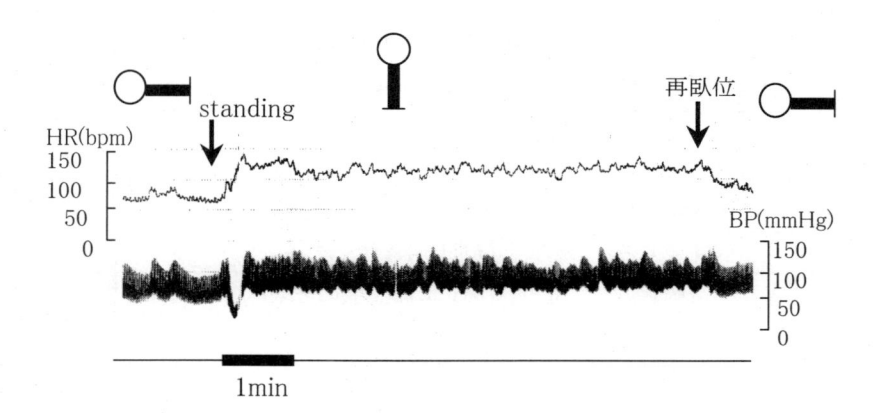

図 45. 体位性頻脈症候群（POTS）小児の能動的起立試験における血圧（BP）心拍（HR）反応

血圧反応は正常だが，心拍数は起立直後から著明に上昇する．再臥位にて HR はすみやかに基礎値にもどる．

（3）循環調節異常を生ずるような基礎疾患がない．

典型的な症例の起立試験結果を図 45 に示す．

a. OD における POTS の割合

慢性疲労，頻回の起立失調症状，失神発作など，OD の診断基準を満たす小児 340 名を対象に起立試験を行い，小児 POTS の診断基準を満たしたのは 45 名（13.2％，9～16 歳，平均年齢 13.3±1.6 歳）であった．男女比は，成人を含めた過去の報告では Low ら（1995[8]）の 1：4（15～50 歳），Jacob ら（1999[5]）の 1：5～6（14～45 歳）と女性に多い．著者らの調査では男子 19 例，女子 26 例で，統計学的有意差は認められなかった．

b. 小児 POTS 患者における身体症状

小児 POTS 患者 45 名のもっとも辛い症状を表 41 に示す．OD の中核である起立直後性低血圧（INOH）の主訴でもっとも多いのが立ちくらみである（Tanaka[29]）のに対し，小児 POTS では頭痛が最も多く，慢性疲労が次ぎ，

表 41. 小児 POTS の身体症状

小児 POTS 患者45名におけるもっとも辛い症状

症状	名（％）
頭痛	15（33.3）
慢性疲労	12（26.7）
立ちくらみ	5（11.1）
失神	3（ 6.7）
睡眠障害	2（ 4.4）
不登校	2（ 4.4）
その他	6（13.3）

小児 POTS 患者45名と年齢を一致させた無症状健常小児812名に健康調査を行い，身体症状出現率を比較した．

	POTS n＝45 （13.3±1.6歳）	健常小児 n＝812 （12.9±1.4歳）	p
慢性疲労	90.9%	59.7%	<0.0001
立ちくらみ	84.8%	33.3%	<0.0001
悪心	51.5%	17.4%	<0.0001
失神発作	46.9%	20.1%	0.0003
食欲不振	43.8%	18.3%	0.0003
胸痛	55.6%	20.8%	0.0004
頭痛	72.7%	45.7%	0.0023
動悸	41.9%	22.3%	0.0111
睡眠障害	73.5%	53.3%	0.0203
微熱	19.4%	11.5%	0.1850
乗りもの酔い	64.7%	59.7%	0.6772
腹痛	53.1%	55.6%	0.7802

立ちくらみは11.1％であった。

　小児 POTS 患者45名，年齢を一致させた無症状健常小児812名を対象に健康調査（Sawamura[14]）を行い，症状出現率を比較した（**表41**）。小児 POTS では「慢性疲労」「立ちくらみ」「悪心」「失神発作」「食欲不振」「胸痛」「頭

痛」「動悸」「睡眠障害」の出現率が健常小児と比較して有意に高く，これらが小児 POTS の診断に有効な身体症状であると考えられた。また，初診時には 28 名（62.2％）が身体症状のために不登校状態であった。

POTS には複数の病態が混在する[6)9)23)29)]。Kanjwal ら[6)] は POTS を partial dysautonomic form と hyperadrenergic form に大きく二分し，partial dysautonomic form は先行感染後に急性発症することが多く免疫の関与が示唆されているが，hyperadrenergic form は先行感染を認めず徐々に発症することが多く，成人を含めた過去の報告では dysautonomic form が POTS の大部分を占めるとしている（Kanjwal[6)]）。Low らのグループも半数に先行感染を認めると報告している（Low 1995[8)]）。これに対し著者らの調査では，小児 POTS の身体症状は徐々に発症し，先行感染を認めないものが多い。むしろ交友関係，家族内のトラブル，ライフイベントなどの心理的要因をきっかけとして発症，増悪するという心身症的発症をとるものが多い。この傾向は小児に特有なのか，日本特有の心理社会的背景によるものか，明らかでない。小児 POTS においても複数の病態が存在すると思われるが，その内訳は成人と異なる可能性がある。

5. 起立性調節障害の治療

治療は非薬物療法から開始し，症状に合わせて薬物療法を追加する。症状が軽い場合は日常生活の諸注意のみでコントロール可能である。重篤な場合は自律神経作動薬を追加し，心理社会的要因の関与が強い場合にはカウンセリング，抗不安薬投与を行う。

a. 日常生活の諸注意（INOH と POTS ともに有効）

長時間の起立，極端に暑い環境には注意し，避けられない場合には下肢交差，足踏みなど筋肉ポンプ作用を利用して静脈還流量を上昇させるよう患児に指導しておく。朝礼，体育の見学など学校生活でこのような場面は多いので，学校側にも患児の体調を説明し，症状が強い場合は座る，横になるなどの必要な処置をとってもらうよう協力を求めておいた方がよい。病態を悪化させる脱水傾

向をふせぐために水分,塩分の摂取を励行する。就寝時の頭部挙上,有酸素運動(Kanjwal[6])の効果もいわれている。

b. 薬剤治療

INOHの44名中自律神経作動薬による治療を要したのは38名(86%)であった。

そのうち,29名が服薬を中止できた。平均服薬期間は8ヵ月であった。一方,POTSの45名中自律神経作動薬による治療を要したのは22名(48.9%)であった。単剤から開始し,2～3週間後に起立試験により再評価を行い,必要に応じて併用を行う。使用薬剤は塩酸ミドドリン,塩酸プロプラノロール,メシル酸ジヒドロエルゴタミン,L-DOPS,メチル硫酸アメジニウムである。塩酸ミドドリンは,INOHとPOTSの両方に効果が見られた(田中2001[32])。その他の薬剤については他稿を参照されたい(Kanjwal[6],Low[8],田中2001[31])。

c. 心理的治療

ODの小児は,その身体症状のために不登校状態に陥ったり,登校可能であっても生活に制限を感じることで何らかの心理的問題を抱えている。逆に前述した通り心理社会的要因によって発症,増悪しやすい。INOH 44名中23名が,POTS 45名中28名が不登校を合併していた。そのため心理的アプローチが必要となるケースが多く,INOH 44名中25名に,POTS 45名中28名(62.2%)にカウンセリングを必要とし,抗不安薬の併用を行うケースもあった。患児の心理的ストレスは交友関係,勉強の遅れ,将来についての不安など多岐にわたる。これに対して家族の協力は不可欠である。心理的ストレスが病態を悪化させることを家族に説明し,ストレスが軽減される環境を提供できるよう協力してもらう。

d. 予後

成人を含めたPOTSに関する過去の報告では,1年(Low 1995[8],Schondorf[15]),あるいは数年の経過をとる(Stewart 2004[19])など様々である。小

表42. CDC改訂　CFS診断基準
(Fukuda, K. et al.: Ann. Intern. Med. (1994))

Prolonged Fatigue（長引く疲労）：1ヵ月以上続く疲労
Chronic Fatigue（慢性疲労）：6ヵ月以上続くまたは出没する疲労

Ⅰ：Chronic Fatigue Syndrome（CFS）
(a・b)の条件をともに備える場合
　　(a)"慢性疲労"が下記の条件を満たす場合
ア）臨床的に新しい明確な発症である
イ）現在続いている労作の結果ではない
ウ）休養で改善されない
エ）職業・教育・社会・個人における活動力の以前に比べての低下
　(b) 以下の4項目以上の存在
（症状は6カ月以上の期間持続もしくは繰り返すし，疲労発現前にないこと）
ア）記名力・集中力の低下のため，以前の職業・教育・社会・個人的活動の重大な低下
イ）咽頭痛
ウ）頸部または腋窩部のリンパ節の圧痛
エ）筋肉痛
オ）発赤・腫脹のない関節痛
カ）新しい様相の頭痛
キ）24時間以上続く労作後の倦怠感

Ⅱ：Idiopathic Chronic Fatigue
原因不明の"慢性疲労"があり，CFSの基準を満たさないもの

児POTSの経過も数ヵ月から数年と幅広い。心理社会的要因の影響を受けるために，受験やトラブル解決後に著明に改善する症例を多く経験するが，再びストレスフルな環境にさらされて再発することもある。季節変動を認める場合もある。しかし過去の報告通りいずれは軽快する。

6. 起立性調節障害と慢性疲労症候群や不登校との関連性

a. 慢性疲労症候群との関係

　　OD や INOH 診断基準には「全身倦怠感」「朝起き不良」の項目があるが、これらの症状は、慢性疲労症候群や不登校の子どもにも認められるものである。慢性疲労症候群は、米国での報告を受けて本邦でも厚生科学研究が進んだが、これは自律神経失調様症状をもつ子どもを「疲労」という視点から疾患を捉えようとしたものである。米国の診断基準が広く使われているが（表42）、日本の基準では、これに加えて、過眠や不眠の睡眠障害の項目が加えられている。小児慢性疲労の多くは、入眠困難と朝起き不良などの睡眠覚醒に関する日内リズム障害を伴っている。三池一派は、日内リズムの脱同調によって慢性疲労が生ずるとしており、コルチゾール日内リズムの乱れ、体温リズム障害による最高最低体温格差の縮小を報告している（Tomoda[35]）。慢性疲労小児では、朝起き不良のために学校を遅刻、または欠席するようになる。また脳機能の低下から集中力、記憶力が低下し結果として学力が低下することから、欠席が長期化して不登校を起こすことになるとしている（Miike[11]）。これらの検査値異常は OD でも認められており、慢性疲労の子どもの多くは OD を生じていると想定される。実際に著者らの研究では、慢性疲労を伴う小児 28 名のうち、16 名に OD を認めた（INOH 8 名、POTS 6 名、遷延性起立性低血圧 2 名）ことから、小児慢性疲労の約半数は OD と考えられる。ただ、小児科の診療現場では、慢性疲労症候群という診断名が使用されることが少なく、OD と診断されているのが現状のようである。なぜなら、慢性疲労症候群の本態がひとつの明確な疾患といえるほど病因が解明されていないこと、「不登校や学校不適応による 2 次性の身体変化」ではない、というには根拠に乏しいからであろう。今後はこの点も明らかにする必要がある。

b. 不登校との関係

　　不登校は文部科学省によって「何らかの心理的、情緒的、身体的、あるいは

表43. 不定愁訴児228名のフィナプレス起立試験による
起立不耐性の内訳

起立不耐性では起立不耐性なしより，神経症的登校拒否の合併が有意に高い（Chi-square検定でP＜0.001）（文献[34]より引用）．

(人　数)		神経症的登校拒否	登 校 群
起立不耐性 (68)	INOH (44)	25	19
	POTS (21)	13	8
	NMS (3)	0	3
起立不耐性なし (160)		45	115
合計 (228)		83 (36%)	145 (64%)

社会的要因・背景により，児童生徒が登校しない，あるいはしたくともできない状況にあること（ただし，病気や経済的な理由によるものを除く）」と定義されている．平成15年度は，不登校小学生数は，24,077人（出現率0.33％），中学生102,149人（出現率2.73％）であり，実数は下降傾向にあるが，少子化のため出現率は依然として減少していない．これは先進国では日本に特有の現象であり，その仔細についてはすでに述べたが（田中2001[30]），戦後教育における教育内容の質的低下，教師の資質低下，問題の多い学校制度，さらには精神性や人間性の欠如した家庭教育の結果の複合物と考えられる．

　不登校は，本来，教育上の問題であるが，小児科領域で問題となるのは不登校児の約7割に，倦怠感，朝起き不良，頭痛，腹痛などの身体症状を伴うことである（星加[2]）．その結果，不登校児の多くは，発症初期にまず小児科を受診することになる．不登校児の身体症状はとりもなおさずOD症状であるが，その症状が不登校をきたす心理社会的ストレス反応として症状発現しているのか，ODによる身体症状であるのか，結論は得られていない．しかし，著者らの研究では，不登校の約4割にODを伴っており（不登校83名中，ODは38名），またODの約半数に不登校を伴っていた（OD 68名中，不登校38名）**(表43)**．不登校では明確に同定しうるODという身体異常を起こす可能性が強く，また一方，ODは不登校という心理社会的に多大な不利益を生ずる，という強い因果関係があるのは事実である．

c. OD症状などの不定愁訴を持つ子どもには全人的医療を

　慢性疲労症候群は，疲労という身体的視点から疾患を捉えようと，一方，不登校は，行動面から病態を捉えようとしたものである．その意味から，起立性調節障害も以前の考え方では，循環調節異常という視点から疾患を捉えようとしているものであった．

　しかし，OD症状のような不定愁訴，自律神経失調様症状をもつ子どもは，身体症状を伴いながらも毎日の生活で，さまざまに思いめぐらし思考し，いろいろな感情や葛藤を感じ，その心理社会的な影響を精神と身体に表出しながら生きている存在である．したがって，身体や行動に表れる表現型だけの分類に終始するのではなく，ひとりの子どもを「社会の中で生きる人」とし，bio-psycho-socio-ethicalな視点から「全人的」に捉える見方をする必要がある．OD症状などの不定愁訴児に対しては，INOHやPOTSなどの特異な身体病変を同定する検査も必要であるが，それにとどまらず，子どもの心理社会的，さらにはWHOが指摘するようにスピリチュアルな視点を含めた全人医療が必要である．そのために新しい全人医学的診断・治療ガイドラインが必要であり，冒頭で述べた活動が期待される．

文　献

1) 本多和雄：現代の起立性低血圧．東京，日本医学館．1997. pp 37-56,
2) 星加明徳：分担研究　小児心身症に関する研究　平成10-12年度厚生科学研究報告書（子ども家庭総合研究事業）『心身症，神経症等の実態把握及び対策に関する研究―』主任研究者　奥野晃正
3) INPHS懇話会．小児科臨床；55：1677-1691. 2002
4) Jacob G, Biaggioni I, Mosqueda Garcia, R. et al.: Relation of blood volume and blood pressure in orthostatic intolerance. Am. J. Med. Sci. 315: 95-100. 1998
5) Jacob, G. Biaggioni, I.: Idiopathic orthostatic intolerance and postural tachycardia syndrome. Am. J. Med. Sci. 317(2): 88-101. 1999
6) Kanjwal, Y. Kosinski, D. Grubb, BP.: The postural orthostatic tachycardia syndrome: definitions, diagnosis, and management. PACE; 26: 1747-1757. 2003
7) 木野稔，小島崇嗣，小林陽之助：起立性調節障害における血中カテコラミン・

エンドセリン動態と下大静脈径. 自律神経 33:306-311. 1996
8) Low, PA. Opfer-Gehrking, TL. Textor, SC. et al.: Postural tachycardia syndrome(POTS). Neurology; 45(suppl 5):S19-25. 1995
9) Low, PA. Schondorf, R. Rummans, TA.: Why do patients have orthostatic symptoms in POTS? Clin. Auton. Res. 11:223-224. 2001.
10) Matsushima, R. Tanaka, H. Tamai, H.: Comparison of the active standing test and head-up tilt test for diagnosis of syncope in childhood and adolescence. Cli. Auton. Res. 14:376-384. 2004
11) Miike, T. Tomoda, A. Jhodoi, T. et al.: Learning and memorization impairment in childhood chronic fatigue syndrome manifesting as school phobia in Japan. Brain Dev. 26:442-447. 2004
12) 大国真彦:起立性調節障害. 現代小児科学体系. 10D, 東京, 中山書店, 1984:397-407.
13) Sandroni, P. Opfer Gehrking, TL. Benarroch, EE. et al.: Certain cardiovascular indices predict syncope in the postural tachycardia syndrome. Clin. Auton. Res. 6:225-31. 1996
14) Sawamura, R. Tanaka, H. Terashima, S. et al.: Difference between children's self-recognition and their parents' recognition of child's physical and mental symptoms and life events. Jpn. J. Psychosom. Med. 107-111. 1999
15) Schondorf, R. Freeman, R.: The importance of orthostatic intolerance in chronic fatigue syndrome. Am. J. Med. Sci. 317(2):117-123. 1999
16) Smit, AA. Wieling, W. Karemaker, JM.: Clinical approach to cardiovascular reflex testing. Clin. Sci. 91(Suppl):108-12. 1996
17) Stewart, J. Weldon, A. Arlievsky, N. et al.: Neurally mediated hypotension and autonomic dysfunction measured by heart rate variability during head-up tilt testing in children with chronic fatigue syndrome. Clin. Auton. Res. 8:221-30. 1998
18) Stewart, JM.: Pooling in chronic orthostatic intolerance: arterial vasoconstrictive but not venous compliance defects. Circulation. 105:2274-81. 2002.
19) Stewart, JM.: Chronic orthostatic intolerance and the postural tachycardia syndrome(POTS). J. Pediatr. 145(6):725-730. 2004
20) Stewart, JM. Medow, MS. Montgomery, LD. et al.: Decreased skeletal muscle pump activity in patients with postural tachycardia syndrome and low peripheral blood flow. Am. J. Physiol. Heart Circ. Physiol. 286:H1216-22. 2004
21) Streeten DHP. Scullard, TF.: Excessive gravitational blood pooling caused by impaired venous tone is the predominant non-cardiac mechanism of orthostatic intolerance. Clin. Sci. 90:277-85. 1996

22) 田中英高, 山口仁, 金泰子, 他:思春期不定愁訴患者における起立瞬時の血圧低下について.:日本小児科学会雑誌 97:941-946. 1993
23) Tanaka, H. Yamaguchi, H. Mino, M.: The effects of the noradrenaline precusor, L-threo-3,4-dihydroxyphenylserine, in children with orthostatic intolerance. Clin. Auton. Res. 6:189-193. 1996.
24) Tanaka, H. Sjoberg, BJ. Thulesius, O.: Cardiac output and blood pressure during active and passive standing. Clin. Physiol. 16:157-170. 1996
25) Tanaka, H. Yamaguchi, H. Tamai, H. et al.: Haemodynamic changes during vasodepressor syncope in children and autonomic function. Clin. Physiol. 17:121-133. 1997
26) Tanaka, H. Tamai, H.: Recent advance of autonomic function test of the cardiovascular system in children. Med. Princ. Pract. 7:157-171. 1998
27) 田中英高:起立性調節障害とその近縁病態. 自律神経 36:297-303. 1999
28) 田中英高, 山口仁, 松島礼子, 他:神経症的不登校を伴った起立性低血圧(直後型)の病態と治療経過について:心身医学 39:429-434. 1999
29) Tanaka, H. Yamaguchi, H. Matsushima R. et al.: Instantaneous orthostatic hypotension in Japanese children and adolescents: a new entity of orthostatic intolerance. Pediatr. Res. 46:691-696. 1999
30) 田中英高:なぜ日本に登校拒否が多いのか－日本の登校拒否をスウェーデンの心理社会的背景から考える－新・現代の起立性低血圧 本多和雄, 稲光哲明編著 194-197. 2001
31) 田中英高:小児起立性調節障害. 神経治療学 18:127-139. 2001
32) 田中英高, 松島礼子, 山口仁, 他:小児起立直後性低血圧, ならびに体位性頻脈症候群の起立循環反応に与える塩酸ミドドリンの効果. 自律神経 38:299-305. 2001
33) Tanaka, H. Matsushima, R. Tamai, H. et al.: Impaired postural cerebral hemodynamics in young patients with chronic fatigue with and without orthostatic intolerance. J. Pediatr. 140:412-7. 2002
34) 田中英高:不定愁訴と心身症. 日本小児科学会雑誌 107:882-892. 2003
35) Tomoda, A. Miike, T. Yonamine, K. et al.: Disturbed circadian core body temperature rhythm and sleep disturbance in school refusal children and adolescents. Biol. Psychiatry. 41:810-3. 1997
36) 内山聖, 里方一郎, 相川務, 他:起立性調節障害小児における血漿カテコラミン濃度の動態. 日児誌 91 1327-1332. 1987

(田中英高, 松島礼子)

第13章
神経調節性失神

1. 失神の頻度と原因

　失神とは，急激な意識消失の結果，姿勢を維持することが困難になることと定義される．意識の消失は一過性で，すみやかに意識が回復する場合をいい，意識障害が遷延する場合は失神とはいわないのが普通である．

　Framingham study によると，一般市民での26年間の追跡調査のあいだに男性の3.0％，女性の3.5％に失神を経験しており（Savage[43]），比較的高頻度に認められると考えられる．これらの失神経験例の原因疾患については心疾患が12.2％，脳血管障害が2.3％で，男性の79％と女性の88％と大多数の症例は基礎疾患のない失神であった（Savage[43]）．

　近年，多数の発表論文からの検索に基づいた失神の診療ガイドラインが発表された（Linzer[25]）．このガイドラインで示された失神の原因疾患とその頻度を表44に示す．最も多いのは神経調節性失神（neurally mediated syncope）であり，ついで不整脈，起立性低血圧（OH），てんかん発作であった．また，約34％が原因不明であった（Linzer[25]）．前述のガイドラインに示された失神の診断のアルゴリズムを図46に示すが，病歴，身体所見，心電図は失神の診断の最も重要なポイントである．45％の症例は病歴や身体所見のみで診断可能である．

　体位（立位，座位）や典型的な状況（排尿時，採血時，食後，咳嗽など）が関係すれば神経調節性失神や OH の可能性が高く，失神前に動悸や胸痛を認めれば不整脈や虚血性心疾患による失神が疑われる．

表44. 失神の原因

失神の原因	特徴	重症度	頻度（%）
反射性失神			
（神経調節性失神）			
血管迷走神経性	悪心，冷汗，眼前暗黒感	軽症	18(8～37)
状況失神(咳嗽，排尿，排便，嚥下)	咳，排尿，排便，食事などの日常生活で発症	軽症	5(1～ 8)
頸動脈洞症候群	頸部圧迫や頸部回旋で発症	軽症	1(0～ 4)
起立性低血圧	起立時に症状発現	軽症	8(4～10)
薬剤性	薬剤投与に関連して症状発現	軽症～重症	2(1～ 7)
精神的	外傷を伴わない頻回の失神	軽症	2(1～ 7)
神経疾患（片頭痛，TIA，てんかん，subclavian steal syndrome）	痙攣，頭痛，複視，片麻痺を認める	中等症	10(3～32)
心原性			
器質的心疾患			
大動脈弁狭窄症，肥大型心筋症，肺塞栓，肺高血圧，粘液腫，心筋梗塞，狭心症，心タンポナーデ，大動脈解離	胸痛，呼吸困難，労作性に症状出現　術後	重症	4(1～ 8)
不整脈			14(4～38)
徐脈性		中等症	
洞不全症候群，II-III度房室ブロック．ペースメーカー機能不全．薬剤性	突然発症，外傷を伴う		
頻脈性		重症	
心室頻拍，Torsades de pointes．上室性頻脈	動悸を伴う		
原因不明		通常は軽症～中等症	34(13～41)

TIA：一過性脳虚血

（文献25)より改変引用）

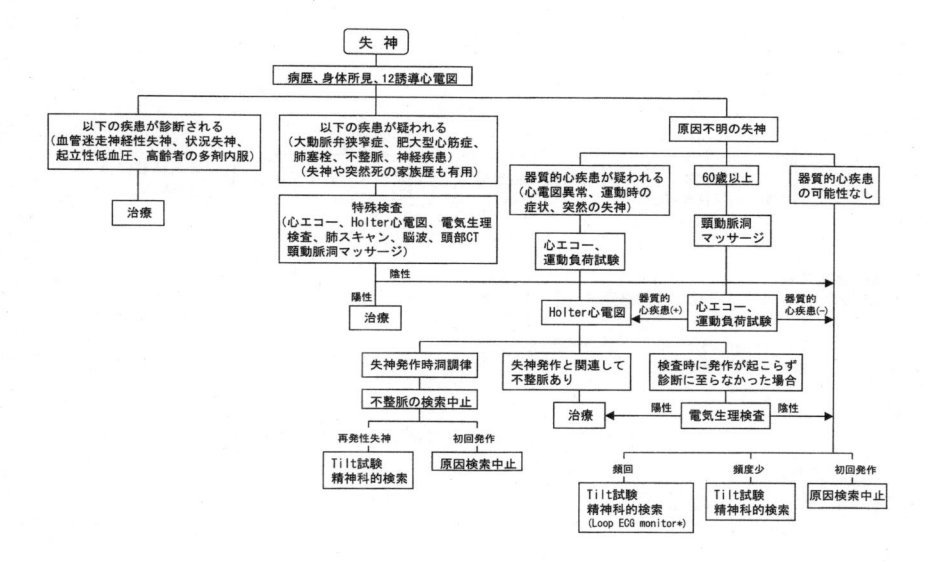

図46. 失神診断のアルゴリズム（文献[25]より改変引用）
* Loop ECG monitorは本邦では利用できないため，Holter心電図を頻回に行うか，入院の上でのモニター監視を考慮する。

2. 神経調節性失神

心血管系および中枢神経系に原因はなく，他の原因疾患も明らかでない失神発作の多くは神経調節性失神である。

神経調節性失神はこれまで血管迷走神経性失神（vasovagal syncope）やneurocardiogenic syncopeと同義語として扱われていた。最近では，血管迷走神経性失神を神経調節性失神の中のひとつの病態と考え，恐怖，疼痛，驚愕など情動ストレスにより惹起される情動失神（emotional syncope），および排尿，咳嗽，嚥下，食後，採血時，運動時などの特定の状況で発症する状況失神（situational syncope），頸動脈洞症候群（carotid sinus syndrome）などの反射性失神を総称して神経調節性失神とすることが多くなった。また，神経調節性失神は体位性頻脈症候群（POTS）や他の起立不耐性を伴う自律神経異常と関連する病態とも考えられている（Grubb, 1999[19], Benditt。1991[5]）（図

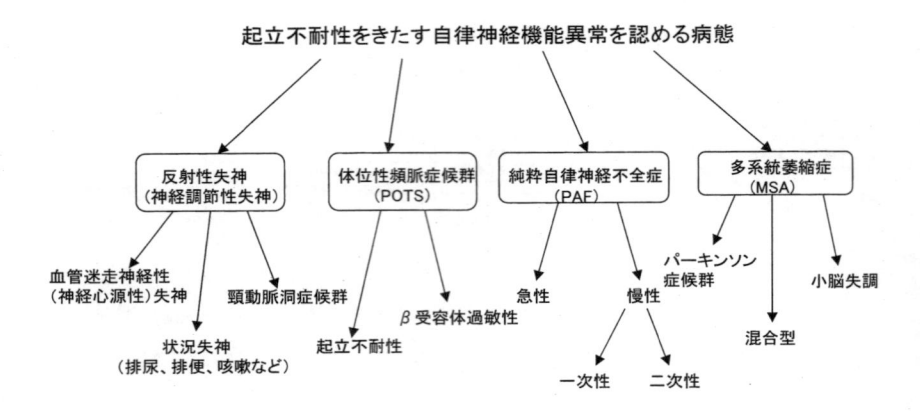

図47. 起立不耐性をきたす自律神経機能異常の分類
起立不耐性をきたす自律神経機能異常を認める病態は，反射性失神（神経調節性失神），POTS，PAF，MSA に分類される（文献[19]より改変引用）

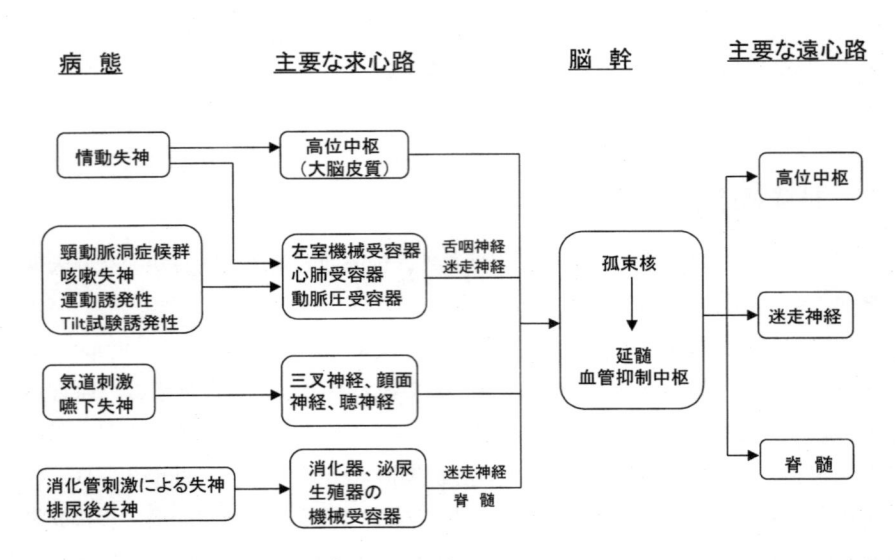

図48. 神経調節性失神に包括される病態と，それぞれに想定される反射弓を形成する主要な求心路と遠心路（文献[6]より引用）．

47，図48)。

　神経調節性失神の診断は，これまでは病歴から推測し他の失神の原因を除外して診断されていたが，近年，tilt（head-up tilt）試験がこの失神の診断と治療効果の判定，および機序の解明に有力な方法であると認められてきた。

3. 神経調節性失神の病態

a. 発作時の症状

　神経調節性失神の発作は，朝礼などの長時間の立位保持，空腹時，疲労蓄積状態，脱水，発熱時や運動直後に起きやすい。また，状況失神は前述のように排尿，食後，採血などの特定の状況で発作を認める。失神発作直前には，疲労感，全身脱力感，悪心，腹部不快感，冷汗，蒼白，眼前暗黒感，めまい感などの前兆が認められる。

　最近の報告では，神経調節性失神を疑う臨床的に有用な所見は，
　（1）前兆としての腹部不快感
　（2）失神の初発から最後の発作の期間が4年以上
　（3）意識回復後の悪心や発汗
　（4）顔面蒼白
　（5）前失神状態の既往
であった（Alboni[2]）。

b. Tilt 試験で誘発される神経調節性失神の機序 （水牧[32]）

　Tiltによる静脈還流量の減少と心拍出量低下（血圧低下）に対する低圧系の圧受容器（心肺圧受容器）反射および高圧系の圧受容器（頸動脈洞，大動脈弓）反射により，交感神経の緊張と副交感神経の抑制が生じる。これにより，心拍数，心収縮力，血管抵抗が増加し，tiltによる血圧低下を代償する。（この血圧維持機構のいずれかに障害があるため起こるものが起立性低血圧である。）

　Tiltにより容積の減少した左室の収縮力が増加すると，左室の伸展，牽引

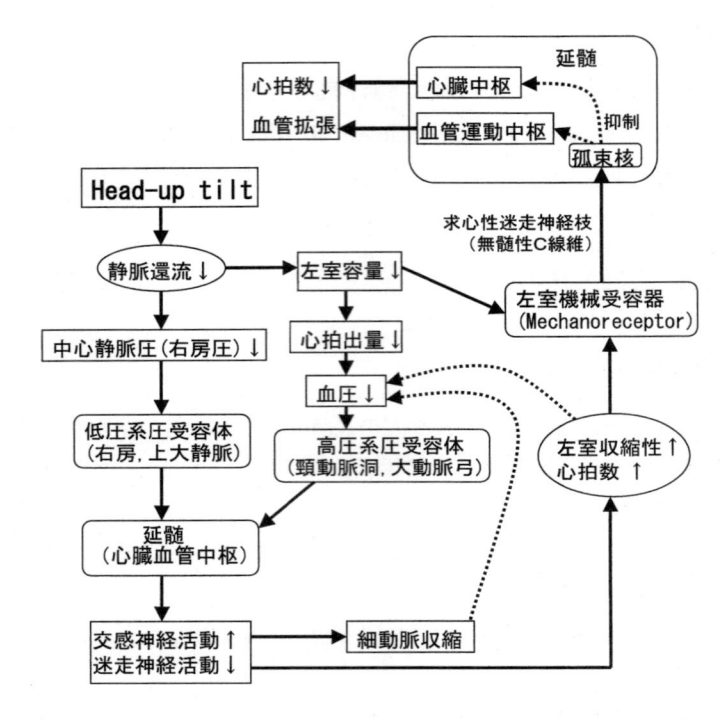

図49. Head-up tilt 試験で誘発される神経調節性失神の機序

Tilt により静脈還流量が減少し，低圧系の圧受容体反射と，心拍出量低下による動脈圧の低下に対する高圧系の圧受容体反射により交感神経緊張の亢進と迷走神経緊張の低下が生じる．tilt により容積の減少した左室の収縮力が増強すると，左室機械受容体が刺激され，求心性の無髄性迷走神経（C-fiber）をインパルスが延髄孤束核に至る．ここからの線維により，血管運動中枢の抑制による血管拡張と，心臓抑制中枢の刺激および心臓促進中枢の抑制により心拍数の低下をきたし失神する．

などを感知する左室機械受容器（メカノレセプター）が刺激され，無髄性迷走神経線維（C-線維）をインパルスが上行し延髄孤束核に至る．延髄孤束核からの刺激は延髄腹外側尾側部（caudal ventrolateral medulla；CVL）の心血管抑制中枢を経て延髄腹外側吻側部（rostral ventrolateral medulla；RVL）の血管運動中枢を抑制し，また，迷走神経背側核や疑核の副交感神経心臓抑制中枢の亢進が生じ，それぞれ遠心性線維を介して血管拡張（血圧低下）と心拍

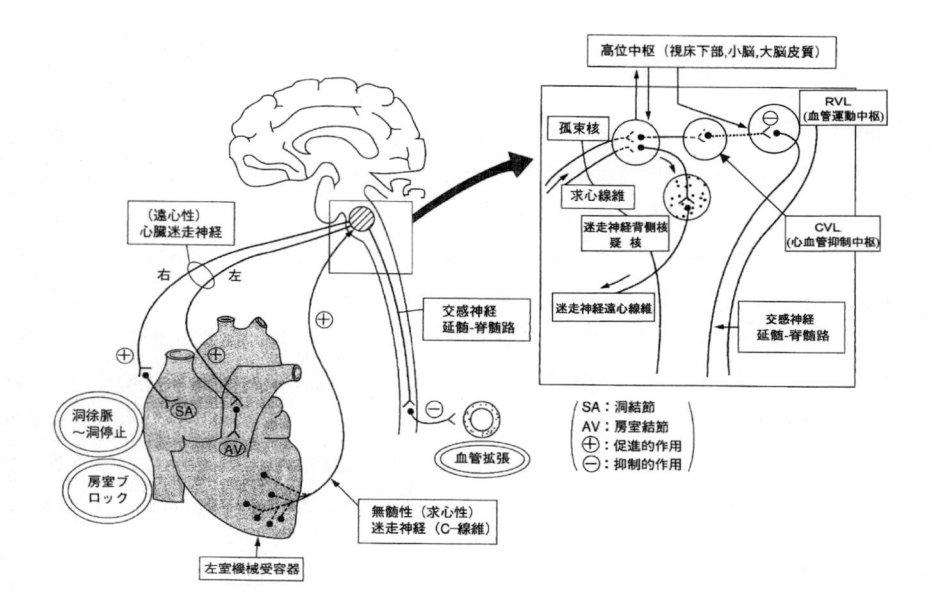

図50. 神経調節性失神に関与する反射弓（文献[32]より改変引用）

神経調節性失神には，左室機械受容器，求心性の無髄性迷走神経線維（C-線維），延髄狐束核，延髄腹外側尾側部（caudal ventrolateral medulla：CVL）の心血管抑制中枢，腹外側吻側部（rostral ventrolateral medulla：RVL）にある血管運動中枢，迷走神経核や疑核とそれぞれの遠心性線維（心臓迷走神経，交感神経延髄脊髄路）が反射弓をなす．

数減少により失神する。これはBezold-Jarisch反射とよばれるが，この反射は容積が減少した左室の過動状態（から打ち状態）を是正する保護反射とも解釈され，どの個体にもこの反射経路は存在するため状況によってはどの個体にも神経調節性失神は起こりうる。

したがって，神経調節性失神の発作を頻回に認める患者と失神発作を有しない正常者の差異が問題となる。神経調節性失神の機序に関する研究については後述するが，神経調節性失神の発作は心室の機械受容器の感受性の差異に起因する可能性がある（図49, 図50）。

c. 神経調節性失神と自律神経活動

　神経調節性失神発作直前に交感神経活動の亢進状態がみられることは，失神の自然発作直前に心拍数や血圧がむしろ上昇し，尿中カテコールアミンや血中カテコールアミン（特にアドレナリン）の上昇がみられること（Sra[48]），さらに骨格筋への交感神経活性は，失神による急激な血圧の低下の前に一過性に亢進すること（Wallin[55]），などの観察により証明されている。動物実験やtilt 中の心エコーを用いた検討では（Mizumaki[31]），神経調節性失神の発作の前に心室の容積の減少と交感神経活動の亢進に伴う収縮性の増強が認められている（図51）。

　Tilt 試験中の心拍変動スペクトル解析による検討では，誘発される失神発作の直前には低周波成分（LF）と高周波成分（HF）の比（LF/HF）の上昇がみられ，交感神経活動の亢進を反映している（図52）（Mizumaki[31]）。

　Furlan ら[16]は，神経調節性失神には失神発作の直前に交感神経活動の亢進がみられるタイプと，交感神経活動はむしろ抑制され迷走神経活動の亢進がみられるタイプがあると報告した。また，非発作時の自律神経活動については，神経調節性失神患者と対照者では安静時の自律神経活動を表す心拍変動スペクトル解析の諸指標に有意な差がなく，神経調節性失神患者が安静時より迷走神経活動の亢進があるとはいえないという（Sneddon[47]）。一方，長い心停止を伴う心抑制型の神経調節性失神では非発作時より迷走神経活動の亢進があるとする最近の報告もある（Nakagawa[35]）。

4. 神経調節性失神の機序についての諸説

a. 左室機械受容器感受性亢進

　静脈還流量の減少による左室容積の減少と反射性交感神経活動亢進に伴う左室収縮力の増強が左室機械受容器に対する刺激となり Bezold-Jarish 反射を誘発する。しかしながらこの反射経過はどの個体にも存在するため，神経調節性失神の発作を頻回に認める患者と失神発作を有しない正常者の差異は，心室の

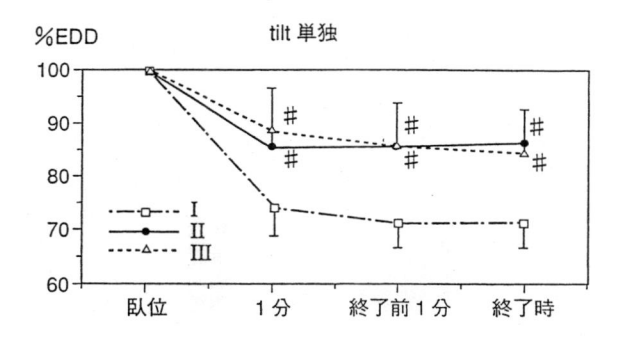

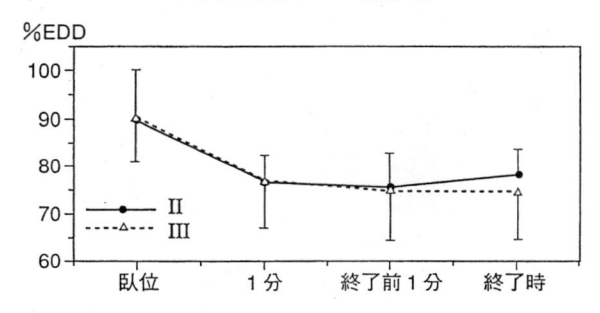

図51. 原因不明の失神患者（I．II群）と失神のない健常対象者（III群）の head up tilt 試験中の心エコーから計測した左室拡張終期径（EDD：end-diastolic dimension）の変化率（% EDD）

tilt 単独負荷（上段）：% EDD は I 群（tilt 単独負荷での陽性例）では，II 群（tilt 単独負荷陰性，イソプロテレノール負荷 tilt での陽性例）と III 群に比べて tilt 1 分から終了時まで有意に小さくなったが，II 群，III 群間に有意差はなかった．イソプロテレノール負荷（下段）：% EDD は II 群，III 群とも tilt 単独負荷時よりさらに小さくなったが両群間で差はなかった（文献[31]より改変引用）．

機械受容器の感受性の差異に起因する可能性がある．臨床的に左室機械受容器の感受性を直接評価することは困難であるが，tilt 試験中の心エコーを用いた著者らの検討では，イソプロテレノール負荷 tilt で失神が誘発される群と誘発されない群で左室径や左室短縮率に差がなかった（図 51）ことから，間接的に陽性群での左室機械受容器の感受性の亢進が示唆された（Mizumaki[31]）．

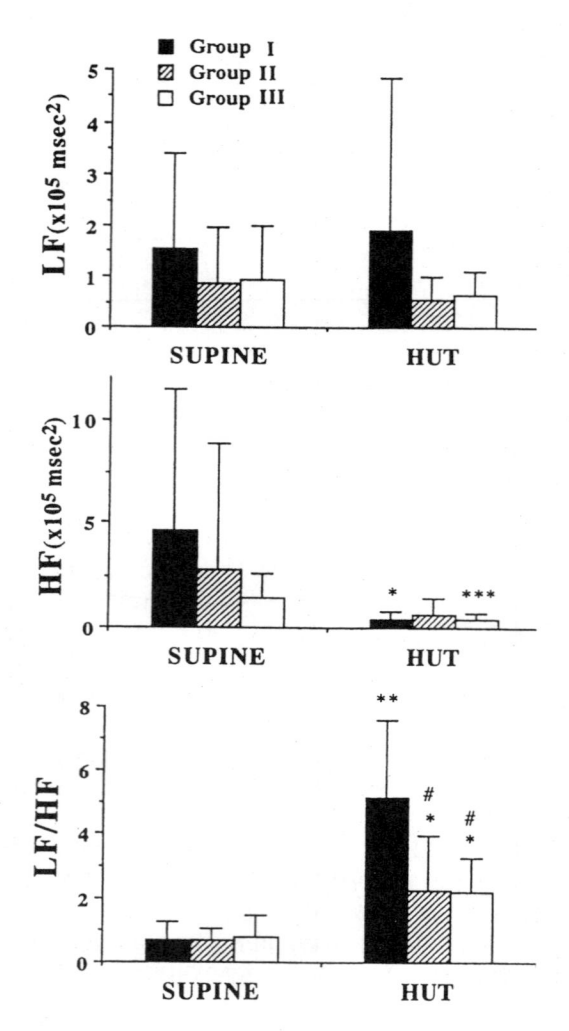

図52. Tilt 単独での臥位（SUPINE）と tilt 終了前4～1分（HUT）の心拍変動スペクトル解析の指標の変化（I，II，III群は図51と同様）

　副交感神経活動をあらわす高周波成分（HF：0.15～1.0 Hz）は tilt により各群とも減少し tilt 終了前4～1分では各群間に有意差はなかった．一方，交感神経活動の指標としての低周波成分（LF：0.05～0.15 Hz）と HF の比（LF/HF）は各群とも tilt により有意に上昇し，tilt 終了前4～1分ではI群がII群，III群より有意に大となり，tilt 単独負荷で陽性となるI群での失神直前の交感神経活動の亢進が認められた（＊ $p<0.05$，＊＊ $p<0.005$ vsSUPINE，# $p<0.001$ vs I群）．（文献[31]より引用）

すなわち，陽性群では陰性群と同等の左室機械受容器への刺激に対して Bezold-Jarish 反射を生じやすいものと考えられた。

b. 血管反応異常

神経調節性失神例は tilt による左室容積の減少が大きいことが心エコーを用いた検討（Mizumaki[31]）で指摘されている（図51）。神経調節性失神患者では，運動時（Thomson, 1996[52]），演算負荷時（Manyari[28]）や動脈圧受容器を刺激しない程度（−10 mmHg）の下半身陰圧負荷（lower body negative pressure；LBNP）時に前腕血管抵抗の正常な上昇がみられず（Thomson, 1997[53]），静脈系の収縮反応低下が静脈還流量の減少をきたし，失神発作の誘因となる可能性がある。

c. 圧受容体反射異常

神経調節性失神の主な機序である Bezold-Jarish 反射においては静脈還流量の減少や血圧の低下に対して，それぞれ低圧系，高圧系の圧受容体を介する代償性の交感神経活動の亢進がみられ，これが反射の誘因となる。フェニレフリン静注による圧受容体感受性（baroreflex sensitivity；BRS）の計測では，神経調節性失神患者では BRS が亢進しているという報告と，逆に減弱しているという報告があり，一定の見解が得られていない。

最近，Pitzalis ら[38]は，sequence 法での検討で安静臥床時には失神患者群で対照群に比較し BRS の亢進がみられたと報告した。

一方，Bechir[4] らは，LBNP 負荷時の筋交感神経活動（muscle sympathetic nerve activity；MSNA）とスペクトル解析法による BRS を検討した。その結果，負荷前の安静時には対照群に比べ失神患者群で MSNA の亢進が認められたが，LBNP 負荷時の MSNA の増強の程度は逆に失神群で小さかった。また，BRS は安静時，LBNP 負荷時とも失神群で低下しており，静脈還流の減少に対する代償性交感神経活動の亢進が減弱していることが神経調節性失神の一因であると結論づけた（Bechir[4]）。神経調節性失神患者における圧受容体反射の異常についてはさらなる検討が必要である。

d. 循環血液量の減少

　貧血や脱水状態などの循環血液量の減少は血管迷走神経反射の誘因となり，神経調節性失神患者では循環血液量の減少がみられ。水分や高塩分食の摂取，フルドロコルチゾンの投与が失神の予防に有効であるという（El-Sayed[14]，Lu[26]，Scott[44]）。一方で，臥位での循環血液量と tilt 試験での失神の誘発とは関係しなかったとする報告もあり（Jaeger[20]），全身の血液量よりもその分布の変化が失神の誘発と関係するという（Stewart[49]）。

e. 神経体液性因子

　除神経されている移植心においても，血管拡張薬の投与や tilt 試験により血管迷走神経反射が誘発されたという報告がある（Fitzpatrick[15]）。この機序として，移植心からの求心性迷走神経線維の神経再生の可能性（Waxman[56]）や，右心房や大静脈，肺動脈に存在する機械（伸展）受容器を介した反射が想定されているが，一方でカテコールアミンなど体液性因子の関与も考えられる。

　前述のごとく神経調節性失神の直前にはカテコールアミンの上昇がみられるが，ノルアドレナリンよりアドレナリンの上昇がみられるという（Sra[48]）。アドレナリンはイソプロテレノールと同様に β_2 交感神経刺激により血管拡張をきたし神経調節性失神時の血圧低下の一因となる可能性が指摘されているが，実験的には証明されておらず，またアドレナリン負荷による tilt 試験の有用性も不明である（Calkins[8]）。また，アドレナリンの上昇は血圧低下や失神のストレスに対する結果としての反応性の上昇である可能性もある（Mosqueda-Garcia[34]）。

　セロトニン（5-hydroxytryptamine；5 HT）は，神経系に広く分布し，血圧の調節に関与する生体アミンである。脳内のセロトニン活性の亢進により，交感神経活動が抑制され迷走神経活動が優位となる。中枢性のセロトニン活性の亢進により血中のコルチゾールやプロラクチンが増加するが，tilt 試験陽性の神経調節性失神例でこれらのホルモンの増加がみられ，セロトニン再吸収阻害を有するクロミプラミンによる血中のコルチゾールやプロラクチンの増加は tilt 試験陽性例で陰性例より大きいことが報告された（Theodorakis[51]）。

さらに，抗セロトニン薬が神経調節性失神例に有効であるといい（Samoil[42]），神経調節性失神の病態へのセロトニンの関与が示唆されている。このほか，アデノシン（Shen[45]，Saadjian[41]），β-エンドルフィン（Wallbridge[54]），バソプレシン（Riegger[40]）などが神経調節性失神の病態に関与する可能性が指摘されている。

f. 脳循環の調節異常

Tilt 試験中にパルスドップラーエコーによる中大脳動脈血流速度を観察した報告では，血圧低下の直前から血流速度の低下，血管抵抗の増加がみられ，神経調節性失神発作時は脳循環の調節異常も関与するという（Grubb, 1991[18]）（Lagi[24]）。

g. 呼吸の変化

神経調節性失神の直前にはあくびを伴ったり過換気状態が認められることが多い。失神直前に呼吸が深くなり血圧の変動を増強させるといい，また，呼吸の変動が交感神経活動を抑制し（Askenasy[3]），過換気による低 CO_2 血症が血管拡張を助長する可能性が指摘されている（図53）。しかしながら最近の報告では失神時の呼吸の変化は血圧の変化と関係がなく，過換気による低 CO_2 血症が脳動脈を収縮させ，血圧低下より早期から眼前暗黒感やめまいなどの失神前駆症状が出現するという（Lagi[24]）（Dan[12]）。

h. 精神・心理的要因

神経調節性失神を繰り返す症例では，発作に対する不安感という精神的要因が交感神経活動の亢進などを介してさらに発作を助長する可能性がある。Cohen ら[9]により tilt 試験陽性の失神例は BAI（Burns Anxiety Inventory）スコアが tilt 試験陰性の対象群に比較し高値であり，失神例では不安感がより強いことが示された。また，神経調節性失神の再発と精神科的障害との関連も報告され（Kouakam[22]），神経調節性失神の発症に精神的・社会的ストレスの関与が指摘されている。われわれは神経調節性失神患者における不安感や精神的要因の関与を検討するため，tilt 試験陽性の神経調節性失神患者と年齢，性

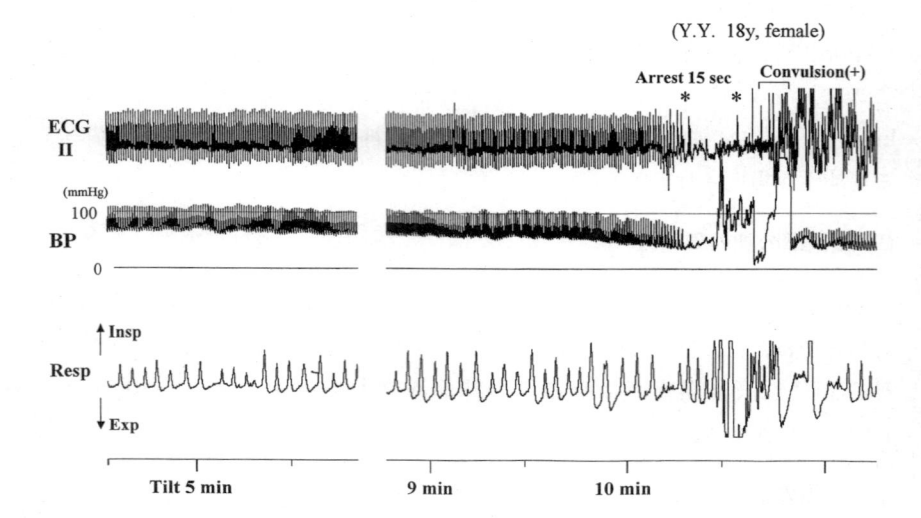

図53. Head-up tilt 試験で心停止を伴う失神発作が誘発された症例の血圧（トノメトリー法），心電図（第II誘導），呼吸曲線（インピーダンスプレチスモグラフィー）の記録（本文参照）
　tilt 60度負荷5分では血圧の低下はなく呼吸も安定しているが，9分50秒から血圧と心拍数が低下しはじめ10分20秒で突然15秒間の心停止を認め，痙攣を伴う心抑制型の神経調節性失神発作が誘発された．この際，失神発作の1分以上前から呼吸が深くなり1回換気量の増大が認められた．

別をマッチさせた健常対照群にMMPI-II（ミネソタ多面人格目録II型）を施行した．その結果，Hs（心気症尺度）やAI（anxiety index：不安指数）が神経調節性失神群で有意に高得点であった．さらに失神患者の罹病期間とAIは有意な正相関を認め，失神の病歴が長いほど不安感が強く，これらの身体的な不安感がさらに失神発作を助長する可能性が示唆された（図54）．

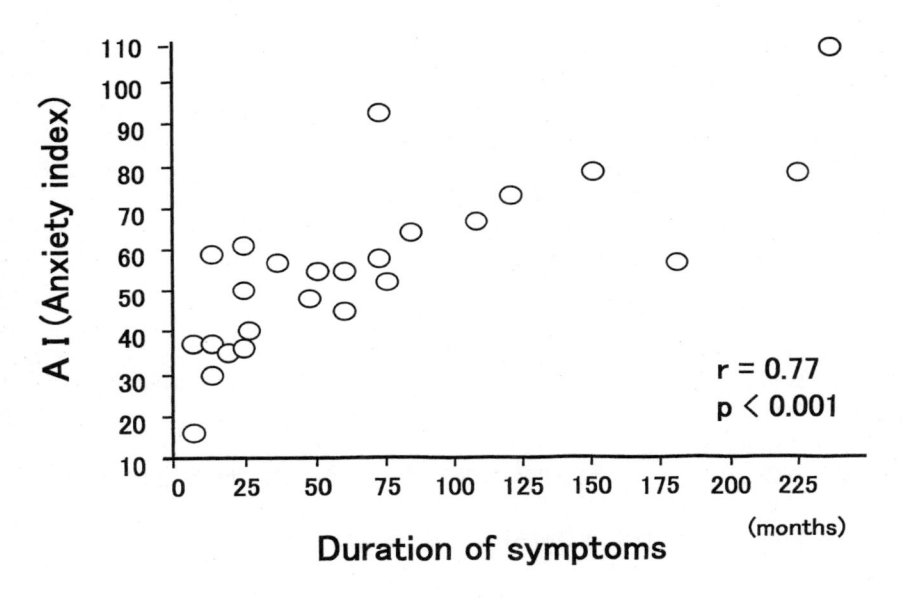

図 54. 神経調節性失神患者の失神の罹病期間（横軸）と不安指数（AI：anxiety index）
失神の罹病期間と AI には有意な正の相関が認められた．

5. Tilt (head-up tilt) 試験

a. Tilt 試験の適応

　病歴より神経調節性失神が疑われる場合のみならず，他の諸検査を施行しても失神の原因が不明である場合に tilt 試験の適応がある．tilt 試験の適応については，近年，米国心臓病学会の tilt 試験に関するコンセンサス報告で示されている（**表 45**）(Benditt, 1996[6])．

表 45. 失神の原因検索のための tilt 試験の適応

1. Tilt 試験の適応あり
    1) 再発性失神，あるいはハイリスク例の単回の失神
       （病歴上，神経調節性失神が疑われるか否かに関わらず）
       ①器質的心疾患を有しない，もしくは
       ②器質的心疾患を有するも，諸検査で他の失神の原因が除外された場合
    2) 明らかな原因（心停止，房室ブロック）などが同定されているが，神経調節性失神も起こしやすく治療方針への影響が考えられる例
    3) 運動誘発性，あるいは運動に関係する失神の評価
2. Tilt 試験の有用性に関して意見の分かれるもの
    1) てんかん発作と痙攣を伴う失神の鑑別
    2) 再発性の原因不明の意識消失患者（特に高齢者）の評価
    3) 繰り返すめまいや失神前駆症状の評価
    4) 末梢神経症状，あるいは自律神経不全症に伴う原因不明の失神の評価
    5) 神経調節性失神の治療効果の評価
3. Tilt 試験の非適応
    1) 外傷を伴わず，その他のリスクが高くない単回の失神発作で，血管迷走神経性失神の特徴が明らかなもの
    2) 他の特別な失神の原因が明らかで，神経調節性失神の起こしやすさが治療方針に影響しないもの
4. 新たに適応となる可能性のあるもの
    1) 再発性特発性めまい
    2) 再発性の一過性脳虚血発作
    3) 慢性疲労症候群
    4) 新生児突然死症候群（SIDS）

（文献[5] より引用）

b. Tilt 試験の方法

　Tilt 試験の実際の方法は施設により相違がみられ，統一されたプロトコールはない．tilt 試験は下肢ないし腹部臓器に血液を貯留し，静脈還流を減少させることにより失神を誘発する方法であるが，傾斜角度が急峻なほど，負荷時間が長いほど静脈還流が減少し失神の誘発率（感度）が高くなるが特異度は低下する．傾斜角度は 60〜80 度で負荷時間は 10〜60 分が多いが，80 度では特異度が低下するともいう．前述の米国心臓病学会の tilt 試験に関するコンセン

表46. Tilt試験の手技に関する勧告のまとめ

項　目	勧　告
検査室	・静かで照明をおとし，適温に保つ ・20～45分臥位で安静を保つ
患　者	・一晩あるいは検査数時間前は絶食 ・点滴静注による補液 ・後日の経過観察のtilt試験は，同じ時刻に行う
記　録	・最低3誘導の心電図の連続記録 ・最も侵襲の少ない方法での1心拍ごとの血圧のモニター（小児には施行が難しい可能性がある）
Tilt台	・Foot-board support ・スムーズに角度が変換できるもの
Tilt角度	・60～80度が推奨される ・70度が一般的になりつつある
Tilt負荷時間	・最初の薬物負荷のないtilt試験は30～45分施行 ・薬物負荷－薬物により適宜設定
薬物負荷	・イソプロテレール（点滴静注が望ましい） ・ニトログリセリン ・エドロフォニウム
監　視	・Tilt試験の手技に精通している看護師と技術者 ・医師はすぐ対応できるよう同伴するか近くで待機
小　児	・検査に協力的でない場合など特殊な問題点がある ・Tilt負荷時間は確立していない ・水銀血圧計（マンシェット）による血圧測定が一般的

（文献[5]より引用）

サス報告（表46）によると，tiltの角度は60～80度，tilt単独の負荷時間は45～60分が推奨されている（Benditt, 1996[5]）。

c. Tilt試験の評価

Tilt試験の判定は，血管迷走神経反射による悪心，嘔吐，眼前暗黒感，めまいなどの失神の前駆症状や失神を伴う血圧低下と徐脈を認めた場合に陽性とする。有意と判定する血圧低下の程度は決まっておらず，収縮期血圧60～70

表47. Head-up 試験で誘発される神経調節性失神の病型

Type 1：混合型（mixed type）
・心拍数は増加した後減少するが，40/分以下にはならないか，40/分以下でも10秒未満あるいは心停止3秒未満
・血圧は上昇した後，心拍数が減少する前に低下

Type 2：心抑制型（cardioinhibitory type）
・心拍数は増加した後減少し，40/分以下が10秒以上あるいは心停止3秒以上
　　2A：血圧は上昇した後，心拍が低下する前に低下
　　2B：血圧は心停止時あるいは直後に80 mmHg以下に低下

Type 3：血管抑制型（vasodepressor type）
・心拍は増加した後不変のまま血圧低下，心拍は低下しても10％未満

（文献[50]より引用）

mmHg 以下や，tilt 1分目より収縮期血圧あるいは平均血圧が 20 mmHg 以上低下する場合を陽性としている報告が多い。tilt 試験での陽性反応は，血圧低下のみ認める血管抑制型（vasodepressor type），血圧と心拍数の両方が低下する混合型（mixed type），心拍数 40/分以下の徐脈が遷延するか 3 秒以上の心停止が誘発される心抑制型（cardioinhibitory type）の 3 つに分類されている（Sutton[50]）。(表47)

著者らの検討では血管抑制型が 25 %，混合型が 63 %，心抑制型が 12 % で，他の報告と同様混合型が 60 % 前後と最多である。この反応型の違いにより神経調節性失神の機序に差異があり，有効な薬剤も異なる可能性が指摘されている。

d. Tilt 試験の感度，特異度，再現性

Tilt 単独での陽性率は，陽性基準の違いにも影響されるが，60～80°の傾斜で，負荷時間が 10～15 分間では 0～60 % と低く，負荷時間を 30～60 分と延長しても 24～75 % にとどまる。イソプロテレノールは，交感神経 β_1 刺激作用により心収縮力を増加させ心室の機械受容器の活動性を高め，β_2 刺激作用により血管拡張作用による静脈還流の減少が神経調節性失神を誘発しやすくするため，tilt 単独で失神が誘発されない場合イソプロテレノール負荷を併用した

tilt 試験が行われることが多い（Mizumaki[31]）。

イソプロテレノール負荷を併用した場合，原因不明の失神患者についての陽性率（感度）が 60～100％ と高くなるが，偽陽性率も高くなり特異性が低くなる危険性もある。イソプロテレノールの他に，ニトログリセリンや亜硝酸イソソルビド，エドロフォニウムを併用した tilt 試験の有用性が報告されている。

Tilt 試験の結果の再現性については日内の再現性は良好である一方，tilt 試験の結果には日差変動がある。また，tilt 試験陽性例が無治療での経過観察中に，tilt 試験再検での陽性率が低下するという（Sheldon[46]）。このように，神経調節性失神の治療薬の効果を tilt 試験で判定する場合，失神患者の検査に対する感受性に日差変動がある可能性を考慮する必要がある。

6. 神経調節性失神の治療

表 48 に神経調節性失神の治療を示した。

a. 患者指導，増悪因子の除去

神経調節性失神の治療の第一には，患者にこの疾患の病態を理解させ増悪因子（脱水，長時間の立位，アルコール多飲など）をなるべく避けるようにし，めまい，悪心，眼前暗黒感などの失神前駆症状が出現したら速やかに臥位をとるように指導することが重要である。また，OH の原因となる Ca 拮抗薬，ACE 阻害薬，α 遮断薬などの血管拡張薬，硝酸薬や利尿薬の投与は失神発作を助長するため可能な限り減量，中止を考える必要がある。

b. 薬物療法

これらの患者指導，増悪因子の除去によっても失神発作が繰り返される例や，心抑制型や高齢者など前駆症状が乏しく突然失神し外傷の危険性が高い例にはまず薬物治療を考慮する。その目的は，i) 心収縮力を抑制し，心室の機械受容体の活動亢進を抑制，ii) 血管収縮作用により，静脈還流の減少を予防し，反射性血管拡張に拮抗して血圧の低下を予防，iii) 遠心性副交感神経活動亢進による徐脈を予防，iv) 循環血液量を増加させ静脈還流の減少を予防すること

表48. 神経調節性失神の治療

1）患者への説明・指導，増悪因子の除去
2）薬物療法
　　① β（β_1）遮断薬
　　　　メトプロロール（セロケン）
　　　　アテノロール（テノーミン）など
　　②ジソピラミド（リスモダン）
　　③抗コリン薬
　　　　硫酸アトロピン
　　　　臭化ブチルスコポラミン（ブスコパン）
　　④交感神経刺激薬（α刺激薬）
　　　　塩酸ミドドリン（メトリジン）
　　　　メチル硫酸アメジニウム（リズミック）
　　　　塩酸エチレフリン（エホチール）
　　⑤鉱質ステロイド
　　　　フルドロコルチゾン（フロリネフ）
　　⑥新たな治療薬
　　　　セロトニン再吸収阻害薬
　　　　テオフィリン（テオドール）
3）非薬物療法
　　①弾性ストッキング
　　②高 Na 食
　　③失神予防手技
　　　　（Leg crossing, Hand grip など）
　　④ Tilt トレーニング
　　⑤ペースメーカー
　　　　（DDD 型＋rate drop response 機能）

にある。i）の目的で β 遮断薬が，i），iii）の目的でジソピラミドが用いられるが，ジソピラミドには末梢血管収縮作用もあるという（Milstein, 1990[29]）。さらに ii）の目的で α 交感神経刺激薬が投与される（Perez-Lugones[37]）。iii）の目的で抗コリン薬が，iv）の目的で鉱質ステロイド（フルドロコルチゾン）（Scott[44]）が用いられることがある。

この他に，セロトニン再吸収阻害薬（Samoil[42]）やアデノシン拮抗薬のテオフィリン（Nelson[36]）の有効性も報告されている。

一方，心抑制型の神経調節性失神患者で β 遮断薬治療により tilt 試験で誘

発された心停止の増悪がみられた例が報告され（Dangovian[13]），また，最近の無作為二重盲検試験ではアテノロールが無効であった（Madrid[27]）。

また，ジソピラミドについても効果がなかったとする報告もある（Morillo[33]）。対象とされた患者背景，特に神経調節性失神の病型の差異がこれらの薬物治療の有効性について相反する結果につながった可能性がある。それぞれの薬物治療の有効性については対象とする症例の選定を含めさらに厳密な無作為臨床試験が要求されるが，現時点では症例ごとに tilt 試験などにより有効な薬剤を慎重に検討する必要がある。

c. 非薬物治療

弾性ストッキングにより下肢の血液貯留を抑制することや，高 Na 食の摂取により循環血液量を増加させることが有効である。また，最近失神直前に自ら施行可能な手技として，左右の下肢を交差して立ち下肢筋の緊張を高める "leg crossing"（Krediet[23]）や，hand grip による上肢筋の緊張を高める方法の有効性が示された（Brignole[7]）。

(1) ペースメーカー治療

ペースメーカー治療は純粋な心抑制型の症例には有効であるが，血圧が低下する血管抑制型や混合型の症例に対する有効性は少ない。一方，失神直前の徐脈を感知し高頻度で心房心室順次ペーシングを行う rate drop response 機能を有する DDD 型ペースメーカーの有効性が報告されたが（Connolly 1999[10]），最近の大規模無作為試験ではペースメーカー治療による失神の予防効果は認められなかった（Connolly 2003[11]）。神経調節性失神に対するペースメーカー治療の適応については ACC/AHA/NASPE（Gregoratos[17]）や本邦（笠貫[21]）のガイドライン（**表 49**）が示されており，これらにもとづき個々の症例に応じて適応を検討する必要がある。

(2) Tilt training

神経調節性失神に対する薬物療法やペースメーカー治療の効果はいまだに十分とはいえない。最近，自宅で簡便に施行できる治療法の 1 つとして tilt training が注目されている（Reybrouck[39]，Abe[1]）。これは，自宅の壁面に背中を密着させ，踵を壁面から 15 cm ぐらい離して壁面にもたれるように立位

**表49. 過敏性頸動脈洞症候群，神経心臓性（神経調節性）失神における
ペースメーカー植え込みのACC/AHA/NASPEガイドライン（2002年改訂）**

Class I
1. 頸動脈洞刺激により生じる再発性失神。洞結節または房室伝導を抑制する薬剤を使用することなく，頸動脈洞の軽い圧迫で3秒以上の心停止が誘発される

Class II a
1. 明らかな誘発イベントのない再発性失神で，過敏性の心抑制反応を伴う場合
2. 自然にあるいはtilt-table test時に証明された徐脈を伴う有意な症候性再発性の神経心臓性（神経調節性）失神

Class III
1. めまい，またはふらつき，あるいはその両方などの漠然とした症状があるか，あるいは症状がなく，頸動脈洞刺激に対する心抑制反応の亢進がある場合
2. 心抑制反応の亢進のない再発性失神，ふらつき，またはめまい
3. 回避行動が有効な状況下における血管迷走神経性失神

Class I：手技・治療が有用・有効であることについて証明されている，および／または見解が広く一致している。
Class II：手技・治療が有用性・有効性に関するエビデンス，および／または見解が一致していない場合がある。
　II a：エビデンス・見解から，有用・有効である可能性が高い。
　II b：エビデンス・見解から，有用性・有効性がそれほど確立されていない。
Class III：手技・治療が有用・有効ではなく，ときに有害となる可能性が証明されている，および／または有害との見解が広く一致している。

（文献[21]より引用）

を保持する受動的立位負荷を行うものである。毎日2回，30分を目標に気分不快などの失神前駆症状が出現したら終了し，すぐに臥位になるように指導する。この方法でtilt trainingを2～4週間継続することにより，薬剤抵抗性の難治例を含め神経調節性失神の再発予防に有効であったと報告されている(Abe[1])。しかしながらtilt trainingを中止すると失神が再発するといわれ(Abe[1])，長期間継続可能なより効果的で簡便なトレーニングプログラムの検討が必要である。

7. 神経調節性失神の再発と予防

　神経調節性失神の生命予後は良好であると考えられているが，失神の再発が問題である。tilt 試験施行前の失神発作の回数が多く，罹病期間が長い程再発の頻度が高いが（Sheldon[46]），一度 tilt 試験で失神が誘発されても，その後の経過中失神発作が再発せず自然治癒する例も多いと考えられ，治療を要する重症例を鑑別する必要性が指摘されている（Sheldon[46]）。しかしながら，その中でも強い迷走神経反射により長時間の心停止を伴う例では外傷や事故の危険のみならず突然死の危険性も指摘されており（Milstein，1989[29]），必ずしも予後が良好とはいえないため，ペースメーカー治療を含めた失神の予防が重要である。

文　献

1) Abe, H. Kondo, S. Kohshi, K. et al.: Usefulness of orthostatic self-training for the prevention of neurocardiogenic syncope. Pacing Clin. Electrophysiol. 25 ; 1454-1458. 2002.
2) Alboni, P. Brignole, M. Menozzi, C. et al.: Diagnostic value of history in patients with syncope with or without heart disease. J. Am. Coll. Cardiol. 37 ; 1921-1928. 2001.
3) Askenasy, JJ. Askenasy, N.: Inhibition of muscle sympathetic nerve activity during yawning. Clin. Auton. Res. 6 ; 237-239. 1996.
4) Bechir, M. Binggeli, C. Corti, R. et al.: Dysfunctional baroreflex regulation of sympathetic nerve activity in patients with vasovagal syncope. Circulation 107 ; 1620-1625. 2003.
5) Benditt, DG. Ferguson, DW. Grubb, BP. et al.: Tilt table testing for assessing syncope. An American College of Cardiology Consensus Document. J. Am. Coll. Cardiol. 28 ; 263-275. 1996.
6) Benditt, DG. Remole, S. Bailin, S. et al.: Tilt table testing for evaluation of neurally-mediated(cardioneurogenic) syncope : rationale and proposed protocols. Pacing Clin. Electrophysiol. 14 ; 1528-1537. 1991.
7) Brignole, M. Croci, F. Menozzi, C. et al.: Isometric arm counter-pressure maneuvers to abort impending vasovagal syncope J. Am. Coll. Cardiol. 40 ; 2053-2059. 2002.
8) Calkins, H. Kadish, A. Sousa, J. et al.: Comparison of resposes to isoprotere-

nol and epinephrine during head-up tilt in suspected vasodepressor syncope. Am. J. Cardiol. 67 ; 207-209. 1991.
9) Cohen, TJ. Thayapran, N. Ibrahim, B. et al. : An association between anxiety and neurocardiogenic syncope during head-up tilt table testing. Pacing Clin. Electrophysiol. 23 ; 837-841. 2000.
10) Connolly, SJ. Sheldon, R. Roberts, RS. et al. : The North American Vasovagal Pacemaker Study (VPS). A randomized trial of permanent cardiac pacing for the prevention of vasovagal syncope. J. Am. Coll. Cardiol. 33 ; 16-20. 1999.
11) Connolly, SJ. Sheldon, R. Thorpe, KE. et al. : Pacemaker therapy for prevention of syncope in patients with recurrent severe vasovagal syncope. Second Vasovagal Pacemaker Study (VPSII) ; a randomized trial. JAMA 289 ; 2224-2229. 2003.
12) Dan, D. Hoag, JB. Ellenbogen, KA. : Cerebral blood flow velocity declines before arterial pressure in patients with orthostatic vasovagal presyncope. J. Am. Coll. Cardiol. 39 ; 1039-1045. 2002.
13) Dangovian, MI. Jarandilla, R. Frumin, H. : Prolonged asystole during head-up tilt table testing after beta blockade. Pacing Clin. Electrophysiol. 15 ; 14-16. 1992.
14) El-Sayed, H. Hainsworth, R. : Salt supplement increases plasma volume and orthostatic tolerance in patients with unexplained syncope. Heart 75 ; 134-140. 1996.
15) Fitzpatrick, AP. Banner, N. Cheng, A. et al. : Vasovagal reactions may occur after orthotopic heart transplantation. J. Am. Coll. Cardiol. 21 ; 1132-1137. 1993.
16) Furlan, R. Piazza, S. Dell'Orto, S. et al. : Cardiac autonomic patterns preceding occasional vasovagal reactions in healthy humans, Circulation 98 ; 1756-1761. 1998.
17) Gregoratos, G. Abrams, J. Epstein, AE. et al. : ACC/AHA/NASPE 2002 guideline update for implantation of cardiac pacemakers and antiarrhythmia devices : summary article : a report of the American College of Cardiology/American Heart Association Task Force on Practice Guidelines (ACC/AHA/NASPE Committee to Update the 1998 Pacemaker Guidelines). Circulation 106 ; 2145-2161. 2002.
18) Grubb, BP. Gerard, G. Roush, K, et al. : Cerebral vasoconstriction during head-upright tilt-induced vasovagal syncope. A paradoxic and unexpected response. Circulation 84 ; 1157-1164. 1991.
19) Grubb, BP. Karas, B. : Clinical disorders of the autonomic nervous system associated with orthostatic intolerance : an overview of classification, clinical

evaluation, and management. Pacing Clin. Electrophysiol. 22 ; 798-810. 1999.
20) Jaeger, FJ. Maloney, JD. Castle, LW. et al. : Is absolute hypovolemia a risk factor for vasovagal response to head-up tilt ? Pacing Clin. Electrophysiol. 16 (4Pt 1) ; 743-750. 1993.
21) 笠貫宏，相澤義房，大江透・他：不整脈の非薬物治療ガイドライン 1999－2000 年度合同研究班．Jpn. Circ. J. 65 ; 1135-1138. 2001.
22) Kouakam, C. Lacroix, D. Klug, D. et al. : Prevalence and prognostic significance of psychiatric disorders in patients evaluated for recurrent unexplained syncope. Am. J. Cardiol. 89 ; 530-535. 2002.
23) Krediet, CT. van Dijk N. Linzer, M. et al. : Management of vasovagal syncope : controlling or aborting faints by leg crossing and muscle tensing. Circulation 106 ; 1684-1689. 2002.
24) Lagi, A. Cencetti, S. Corsoni, V. et al. : Cerebral vasoconstriction in vasovagal syncope : any link with symptoms ? A transcranial Doppler study. Circulation 104 ; 2694-2698. 2001.
25) Linzer, M. Yang, EH. Estes, NA 3rd et al. : Diagnosing syncope. Part 1 : Value of history, physical examination, and electrocardiography. Clinical Efficacy Assessment Project of the American College of Physicians. Ann. Intern. Med. 126 ; 989-996. 1997.
26) Lu CC. Diedrich, A. Tung, CS. et al. : Water ingestion as prophylaxis against syncope. Circulation 108 ; 2660-2665. 2003.
27) Madrid, AH. Ortega, J. Rebollo, JG. et al. : Lack of efficacy of atenolol for the prevention of neurally mediated syncope in a highly symptomatic population : a prospective, double-blind, randomized and placebo-controlled study. J. Am. Coll. Cardiol. 37 ; 554-559. 2001.
28) Manyari, DE. Rose, S. Tyberg, JV. et al. : Abnormal reflex venous function in patients with neuromediated syncope. J. Am. Coll. Cardiol. 27 ; 1730-1735. 1996.
29) Milstein, S. Buetikofer, J. Dunnigan, A. et al. : Usefulness of disopyramide for prevention of upright tilt-induced hypotension-bradycardia. Am. J. Cardiol. 65 ; 1339-1344. 1990.
30) Milstein, S. Buetikofer, J. Lesser, J. et al. : Cardiac asystole : a manifestation of neurally mediated hypotension-brady cardia. J. Am. Coll. Cardiol. 14 ; 1626 -1632. 1989.
31) Mizumaki, K. Fujiki, A. Tani, M. et al. : Left ventricular dimensions and autonomic balances during head-up tilt differ between patients with isoproterenol-dependent and isoproterenol-independent neurally mediated syncope. J. Am. Coll. Cardiol. 26 ; 164-173, 1995.

32) 水牧功一：神経調節性失神．循環器疾患と自律神経機能．井上博編．東京．医学書院．2001. p 258-279.
33) Morillo, CA. Leitch, JW. Yee, R. et al.: A placebo-controlled trial of intravenous and oral disopyramide for prevention of neurally mediated syncope induced by head-up tilt. J. Am. Coll. Cardiol. 22; 1843-1848. 1993.
34) Mosqueda-Garcia, R. Furlan, R. Tank, J. et al.: The elusive pathophysiology of neurally mediated syncope. Circulation 102; 2898-2906. 2000.
35) Nakagawa, M. Takahashi, N. Yufu, K. et al.: Malignant neurocardiogenic vasovagal syncope associated with chronic exaggerated vagal tone. Pacing Clin. Electrophysiol. 23(11 Pt 1); 1695-1697. 2000.
36) Nelson, SD. Stanley, M. Love, CJ. et al.: The autonomic and hemodynamic effects of oral theophylline in patients with vasodepressor syncope. Arch. Intern. Med. 151; 2425-2429. 1991.
37) Perez-Lugones, A. Schweikert, R. Pavia, S. et al.: Usefulness of midodrine in patients with severely symptomatic neurocardiogenic syncope: a randomized control study. J. Cardiovasc. Electrophysiol. 12; 935-938. 2001.
38) Pitzalis, M. Parati, G. Massari, F. et al.: Enhanced reflex response to baroreceptor deactivation in subjects with tilt-induced syncope. J. Am. Coll. Cardiol. 41; 1167-1173. 2003.
39) Reybrouck, T. Heidbuchel, H. Van De Werf, F. et al.: Long-term follow-up results of tilt training therapy in patients with recurrent neurocardiogenic syncope. Pacing Clin. Electrophysiol. 25; 1441-1446. 2002.
40) Riegger, GA. Wagner, A.: Excessive secretion of vasopressin during vasovagal reaction. Am. Heart J. 121(2Pt1); 602-603. 1991.
41) Saadjian, AY. Levy, S. Franceschi, F. et al.: Role of endogenous adenosine as a modulator of syncope induced during tilt testing. Circulation 106; 569-574. 2002.
42) Samoil, D. Grubb, BP.: Neurally mediated syncope and serotonin reuptake inhibitors. Clin. Auton. Res. 5; 251-255. 1995.
43) Savage, DD. Corwin, L. McGee, DL. et al.: Epidemiologic features of isolated syncope: the Framingham Study. Stroke 16; 626-629. 1985.
44) Scott, WA. Pongiglione, G. Bromberg, BI. et al.: Randomized comparison of atenolol and fludrocortisone acetate in the treatment of pediatric neurally mediated syncope. Am. J. Cardiol. 76; 400-402. 1995.
45) Shen, WK. Hammill, SC. Munger, TM. et al.: Adenosine: potential modulator for vasovagal syncope. J. Am. Coll. Cardiol. 28; 146-154. 1996.
46) Sheldon, R. Rose, S. Flanagan, P. et al.: Risk factors for syncope recurrence after a positive tilt-table test in patients with syncope. Circulation 93; 973-

981. 1996.
47) Sneddon, JF. Bashir, Y. Murgatroyd, FD. et al.: Do patients with neurally mediated syncope have augmented vagal tone? Am. J. Cardiol. 72; 1314-1315. 1993.
48) Sra, JS. Murthy, V. Natale, A. et al.: Circulatory and cathecholamine changes during head-up tilt testing in neurocardiogenic (vasovagal) syncope. Am. J. Cardiol. 73; 33-37. 1994.
49) Stewart, JM. McLeod, KJ. Sanyal, S. et al.: Relation of postural vasovagal syncope to splanchnic hypervolemia in adolescents. Circulation 110; 2575-2581. 2004.
50) Sutton, R. Petersen, M. Brignole, M. et al.: Proposed classification for tilt induced vasovagal syncope. Eur. J. Cardiac Pacing Electrophysiol. 3; 180-183. 1992.
51) Theodorakis, GN. Markianos, M. Livanis, EG. et al.: Central serotonergic responsiveness in neurocardiogenic syncope: a clomipramine test challenge. Circulation 98; 2724-2730. 1998.
52) Thomson, HL. Atherton, JJ. Khafagi, FA. et al.: Failure of reflex venoconstriction during exercise in patients with vasovagal syncope. Circulation 93; 953-959. 1996.
53) Thomson, HL. Wright, K. Frenneaux M.: Baroreflex sensitivity in patients with vasovagal syncope. Circulation 95; 395-400. 1997.
54) Wallbridge, DR. MacIntyre, HE. Gray, CE. et al.: Increase in plasma beta endorphins precedes vasodepressor syncope. Br. Heart J. 71; 597-599. 1994.
55) Wallin, BG. Sundolf, G.: Sympathetic outflow to muscle during vasovagal syncope. J. Autonomic Nervous System 6; 287-291. 1982.
56) Waxman, MB. Cameron, DA. Wald, RW. et al.: Role of ventricular vagal afferents in the vasovagal reaction. J. Am. Coll. Cardiol. 21; 1138-1141. 1993.

(水牧功一)

第14章
心身医学的研究

はじめに

　OH の心身医学的研究は少ない。しかし，本邦の小児の OD 研究グループの間では早くからこの問題に注目している（村上[16]，中村[21]，永山[20]）。著者らも成人の OH の領域で以前より関心を持ち報告しているが（本多[5~8]，'68，'75，'93，'97。），研究はまだ未完成である。

　一方，米国においてはこの問題に関しての報告は少なく，最近になり，ようやく起立不耐性（OI）の非特異的症状は心身医学的要因が関与していることを認め（Jacob[9]），その重要性を忘れないことを強調している（Ali[2]）。

　また，老人性 OH では認知障害，痴呆などに注目しているようである（Low[14]）。そして，宇宙飛行士が宇宙飛行後に OH を起こすことに関連して，宇宙船の搭乗前にパニック障害を起こすことで注目を浴びてきた（宇宙飛行と起立性低血圧の項目参照）。

　ここにおいて，著者らは OH の心身医学的研究の従来の知見をまとめ，考察を加えたい。

1. CMI（Cornell Medical Index，健康調査表）

　CMI 試験を，OH の 157 例に施行し（表50），I 領域 14 例（8.9％），II 領域 28 例（17.8％），III 領域 67 例（42.7％），IV 領域 48 例（30.6％）で，準神経症，神経症領域である III～IV 領域は合計 115 例（73.3％）であった。また，治療経過との関係を 35 例についてみると，難治例では III，IV 領域が多くみられた（表51）。

表50. 性格テスト

型	起立性低血圧		健康人	
	例数	%	例数	%
健康調査表（CMI）				
I	14	8.9	19	47.5
II	28	17.8	16	40.0
III	67	42.7	5	12.5
IV	48	30.6	0	0
合計	157	100	40	100
矢田部・ギルフォード（YG）				
A	34	22.4	13	33.3
B	37	24.3	2	5.1
C	22	14.5	12	30.7
D	27	17.8	11	28.3
E	32	21.0	1	2.6
合計	152	100	39	100

2. YG試験（Yatabe-Guilford Test, 矢田部・ギルフォード試験）

　YG試験を，152例に施行し（表50），B型（右寄り型）は37例（24.3％），C型（左寄り型）は22例（14.5％），E型（左下がり型）は32例（21.0％）で，B型＋C型＋E型は合計91例（59.8％）であった。これを健康人に比較するとB型＋E型は合計45％であり，情緒不安定，社会不適応，神経症傾向が強いものが多いといえる。また，治療経過との関係では難治例にB型，E型の不適応状態に陥りやすいものが多かった（表51）。こうした症例には認知行動療法を主に行った（老人性起立性低血圧の項目参照）。

　本症の原因論も遺伝の問題に加えて，性格傾向の面からの追求も必要があることが考えられる。

表51. 治療経過と性格テスト

健康調査表(CMI)

治療経過	I	II	III	IV	合計
完 治		2	2	2	6
軽 快		4	6	4	14
難 治		1	6	8	15

矢田部・ギルフォード(YG)

治療経過	A	D	E	B	合計
完 治	2	1	2	1	6
軽 快	7	3	1	0	11
難 治	6	1	3	6	16

3. MAS (Manifest Anxiety Scale, 顕在性不安尺度)

MASは,本症の105例に施行し,女子86例の平均値±SDは19.4±9.7,男子19例は20.2±8.4であり,健康女子26例の12.7±7.0,男子9例の9.4±5.2に比して男女とも有意に高かった ($P<0.001$) (表52)。これはOHの患者が男女とも不安感を有しているためであろう。

4. SDS (Self Rating Depression Scale, 抑うつ尺度)

SDS(抑うつ尺度)は,32例に施行し(表52),平均値±SDは45.4±6.3であり,九大心療内科・池見らの神経症群,また心身症群に一致する(池見らの心身症群は45.1±12.1,神経症群は46.3±11.6であった)本症のSDS平均値は,うつ病群よりも有意に低いが ($P<0.001$),症例によりうつ病とOHの相関の強いものがある(表52)(うつ病,うつ状態の項目参照)。なお,うつ病+OHと診断したものはSDSの他に,Beck, Hamilton, 精神症状評価尺度などを使用し,症例によりロールシャッハ検査も施行した(うつ病,うつ状態の項目参照)。

表52.

顕在性不安尺度（MAS）

	起立性低血圧		健康人	
	例数	平均値±SD	例数	平均値±SD
女子	86	19.4±9.7***	26	12.7±7.0
男子	19	20.2±8.4***	9	9.4±5.2

抑うつ尺度（SDS）

	疾患例	例数	平均値	SD
九大心療内科	うつ病群	41	53.3***	8.8
	神経症群	80	46.3	11.6
	心身症群	84	45.1	12.1
本多	起立性低血圧	32	45.4	6.3

*** $P<0.001$

5. FSS (Fear Survey Schedule, 恐怖心調査表)

恐怖心調査表（FSS）は19例に施行したが（**表53**），1例を除き"相当ある""非常にある"のいずれかの恐怖心を持っていた。

その他に，行動療法的評価には，ウィロビー人格検査，断行行動調査表などを使用した。特に脱感作，断行訓練の必要性のあるものがかなりあるようである（赤木[1]）（登校拒否の項目参照）

6. MPI (Maudsley Personality Inventory, モーズレイ性格検査)

MPI（モーズレイ性格検査）は，本症の30例に施行した。テストの結果をみると（**表54**），L得点の平均は$14.1±5.0$。（$L^+=1$, $L^0=27$, $L^-=2$で90％がL^0の範囲に入る）で結果は信頼できるものとみなされる。

E得点は，$27.0±12.0$ [$E^-=8$ (26.7%), $E^0=8$ (26.7%), $E^+=14$ (46.6%)]でやや高値を示す。また，E^+が46.6％を占めることも注目され，外向性が強い傾向があるといえる。臨床的観察から，他者依存性で他人に合わせて行動するような傾向が認められるが，他者に対する過剰な適応傾向を示してい

表53. 恐怖心調査表

症例	年齢性	相当にある	非常にある	症例	年齢性	相当にある	非常にある
1	45 F	1	0	11	40 F	14	25
2	56 F	13	0	12	36 F	1	0
3	23 F	2	1	13	60 F	2	2
4	21 F	4	1	14	42 F	3	6
5	21 F	6	1	15	43 F	3	0
6	22 F	6	4	16	61 F	7	20
7	27 F	4	4	17	16 F	2	0
8	15 F	1	24	18	71 F	5	1
9	14 F	1	0	19	26 F	0	0
10	16 F	3	1				

表54. 起立性低血圧とMPI

例数	E得点 平均±SD	N得点 平均±SD	L得点 平均±SD
N＝30	27.0±12.0	23.7±12.3	14.1±5.0

・タイプ別の分類

	E^-	E^0	E^+
N^+	2	3	5
N^0	2	1	3
N^-	4	4	6

る可能性も考えられる。

　N得点は，23.7±12.3［N^-＝14（46.7％），N^0＝6（20％），N^+＝10（33.3％）］で平均値は標準的な値を示す。46.7％の者はN^-であり，神経症的傾向が少ないといえる。しかし，33.3％がN^+に入っており，神経症的傾向が強い者も多い。E^-（内向性）またはN^+（神経症的傾向）のいずれかを示すものは，30例中16例（53.6％）を認めた。一般に神経症や心身症の診断を受けた人には，E^-N^-，E^0N^+が多いとされているが，テストの結果から

表 55. MMPI

1.	(Hs)	=21	(72.4%)
2.	(Hy)	=17	(58.6%)
3.	(D)	=17	(58.6%)
4.	(Mf)	=15	(51.7%)
5.	(Pt)	=12	(41.4%)
6.	(Sc)	=12	(41.4%)

(N=29. T score 55以上)

はそういう傾向をもつ人はむしろ少ない。

偏倚が著しいもの（一応，8＞NまたはN＞40, 8＞EまたはE＞40とする）を拾い出してみると，N高値（N＞40）4人，N低値（N＜8）2人，E高値（E＞40）4人，E低値（E＜8）2人，計12人（40%）でこれらの例は心理的に何らかの問題があることが予想される。しかし，テストの結果に偏倚がみられることが，直ちに社会生活上の不適応，あるいは精神的障害を意味するとは言い難い場合が多いので，臨床的な観察を含めて検討する必要がある。

7. MMPI（Minnesota Multiphasic Personality Inventory，ミネソタ多面的人格検査）

MMPI[10]を本症の29例に施行したが，9例（31.0%）に信頼性の低いものがあった。（？スケールでT得点が70以上の高値のもの）。これは，テストに対して防衛的な面，迷いやすく決定しきれない面，不全感の強い面などがあることが窺われる。

神経症患者には，Hs（心気症尺度），D（抑うつ尺度），Hy（ヒステリー尺度）の各尺度の高値が顕著にあらわれる。また，Pt（精神衰弱性尺度）の高値を伴う場合もある。

T得点55以上をとると，表55に示すごとく，OH患者の特徴としては神経症的な傾向，その内容としては健康状態に関する過度の心配，精神的未熟さ，心理的圧力への耐性の低さ，処理能力の低さ，活動水準の低さ，抑うつ感，不安，恐怖，自信のなさなどの傾向が認められた。特にHs尺度のT得点の高いものが多く認められた。

表56. P-F スタディ（プロフィール）

	障害優位型 (O-D)	自我防衛型 (E-D)	要求固執型 (N-P)
他責的 (E-A)	E' ↑13 (46.4%) E' ↓3	E ↓3 (10.7%)	e ↑18 (内14例は e ←，1例 は → e) (64.3%)
自責的 (I-A)	I' ↓4 (14.3%) I' ↑1 (3.6%)	I ↑3 (10.7%) I ↓3 (10.7%)	i ↑5 (内2例は i ←) i ↓1
無責的 (M-A)	M' ↓11 (39.3%) M' ↑1 (3.6%)	M ↓3 (10.7%) M ↑4 (14.3%)	m ↓4 (14.3%) m ↑1 (3.6%)

GCR 　男子　51.2±6.7（N＝6）
　　　女子　51.3±10.2（N＝22）

　また，Sc（精神分裂性尺度），Mf（性度尺度）の尺度において T 得点で比較的高値を示すものがいたが，関心や思考・行動の偏りを意味していると思われる。これらの結果が病気になったことによる2次的傾向か，元来そういう傾向を持った人が病気になるのかはっきりしない。
　7例において治療前後を比較してみると，Hs，Hy，D は治療後やや低下，Mf，Sc，Pt も治療後減少傾向を示した。こうした結果から病気になることでより神経症的になり，不安，恐怖，自信低下，関心や興味の低下，行動の偏りが認められるようになる可能性が考えられる。

8．P-F Study（Rosenzweig Picture Frustration Study，絵画-欲求不満テスト）

　投影法として P-F スタディ[22]を OH 28 例に施行し，その結果を**表56**に示した。
　GCR は男女とも平均値約51％で，標準よりやや低い値を示すが，著しい不適応状態を示す者はおらず，表面的には一応適応良好であると考えられる。プロフィール欄で特徴的に認められることは，E' の高値（46.4％），e の高値（64.3％）であり（そのうち e ← は50％），また，反応転移としては前半に E

表57. K-SCT (N=26)

positive : negative	8.5 : 10.0
active : passive	6.5 : 11.9

防衛指数 13.9％，肯定感情 36.4％
内向指数 65.7％

が多く，後半に減少，同時に後半にMが増加する傾向（E ← → M）は12例（42.9％）に認められた．後半にEの減少（E ←），後半にMの増加（→ M）がみられるもの6名を加えると，18例（64.3％）がE ←，ないし → Mの傾向を有していた（表56）。

これらの結果から，欲求不満場面において，不平や不満，失望感を抱きやすく，欲求不満に打ちのめされやすい傾向を持つ人が多く，また，不満の解決手段として，相手に必要以上に助けを求めたり，依存する傾向を持つ人が多いといえる．

しかも，相手への依存傾向を表出せずに抑え込む傾向や，攻撃的感情を抱きながらも，自己主張せずに押さえ込む傾向が強い．したがって，GCR＝51％にみられる適応傾向は，むしろ表面的な適応傾向を意味し，約半数の者は，内的な怒りや依存欲求を抑えており，不安定な傾向を示している可能性が強い．なお，7例について治療前後を比較，検討したが，特に目立った傾向は認められなかった．これは内科療法が主体であったことも考えられる．

9. K-SCT (Sentence Completion Test，文章完成テスト)

K-SCT（文章完成テスト）[13]は，26例に施行したが（表57），否定的，受動的な反応が多く，また，内向反応が多い．内容的にみると，悪く思われまい，失礼にあたるまい，という構えが強い人が多く，それに伴う対人緊張の強い人が多い．また，攻撃的感情を抑える人が多く，おとなしく，ひかえめで，依存的，消極的な傾向が強く認められた．内向反応は病気へのとらわれ，他人を傷つけまいとする対人的な配慮，心身の安定を求める心などについて記述が多かった．病気へのとらわれは，ほとんどの症例に認められるが，特に5例（19

％）では著しく，心気的な傾向がうかがわれる。

　文章が短文，単純であるものは8例（30％）にみられるが，病気のためにすべてに無関心になっていること，抑うつ気分が強いこと，年齢的に高齢者であることなどのために，短文になっていることが考えられる。

　7例について治療前後のK-SCTを比較してみたが，目立った変化は認められず，ただ，積極的な態度がわずかながら増加し，積極的な感情の増加も認められた。しかし，受動的な構えは強く残っていた。そして，この否定的，受動的な傾向についても元来そうなのか，あるいは病気になったための，二次的なものなのかについては不明である。

　治療前後のK-SCTの比較を通して受動的な構えが強く，依存的で緊張しやすく，攻撃的感情を抑えやすい傾向が症状を起こし，増悪させる可能性があるが，病気になったために，二次的にますます抑うつ的，否定的，消極的な態度をとらざるを得なくなるとも考えられる。

10. ウェクスラー成人知能診断検査と内田-クレペリン精神作業検査。WAIS (Wechsler Adult Intelligence Scale) and Uchida-Kraepelin Psycho-Diagnostic Test)

　知能検査を併用して知的側面まで注目した症例は少ないが，興味深いことは，WAIS成人知能診断検査を行った5例全員で動作性優位の知能を示したことであり，さらに，下位検査成績を個人内分散でみると，全例で算数問題，符号問題で好成績を収めていることである。これは，クレペリン検査においても好成績を示したことと，合致する事実である。ところが，算数問題では容易な試問での失敗が目立ち，また，クレペリンでの動揺率の高いこと，初頭努力の欠如といった所見と考え合わせると，一定水準での緊張の持続が困難であるかもしれないという推論が成り立つ（**表58**）（本多　1975[6]）。

　内山[25]らは，小児OD領域において計算能率の低下が，小児の学業成績に及ぼす影響の一端ではないかと考えて研究を行い，加療によりODの改善と計算能率の改善とは正の相関を示したという。彼らは，この研究を足し算で施行しているが，著者らのOHの自律神経機能検査で行う暗算試験の引き算でも同様に計算能率の低下を認めている。

表58. 知能検査および投影法検査

症例	年齢性	IQ「言語性」「動作性」	クレペリン	CMI	P-F (GCR%)	SCT
1	15F	92「90」「94」	b	IV	E↑ (50%)	自他に否定的態度 女性拒否
2	16F	110「96」「120」	au'（休憩効果）	III	I↑ (71%)	対人緊張
3	32F	90「83」「101」	a"（動揺率↑↑）	I	E↑ (64%)	症状への困惑, 不安
4	45F	95「91」「102」	f'（初頭努力↓↓）	III	E↑ (89%)	軽度抑うつ 病因を職場体制に 強く求める
5	56F	90「87」「96」	af { 初頭努力↓↓ 動揺率 ↑↑	III	E↑ M+I↓ (46%)	身体不安 予期不安

11. MDT (Mirror Drawing Test, 鏡映描写試験)

　鏡映描写試験（MDT）を本症の17例に施行したが，**表59**に示すごとく，情緒不安定な傾向が目立ち（65%），神経症型が多い．型別にみるとスロープ型2例，V型1例，逆N型3例，ピラミッド型2例，テスト不能型3例であった．また，3例において非協調的であった．そして，ヒステリー性格のものが3例があり，型別にみるとN型1例，脚揚型2例であり，依存心の強いもの，抑圧のみられるものがあった．

表59. 起立性低血圧とMDT

類型	例数	類型	例数
スロープ型	2	テスト不能型	3
V型	1	N型	1
逆N型	3	脚揚型	2
ピラミッド型	2	プレート型	3
合計			17

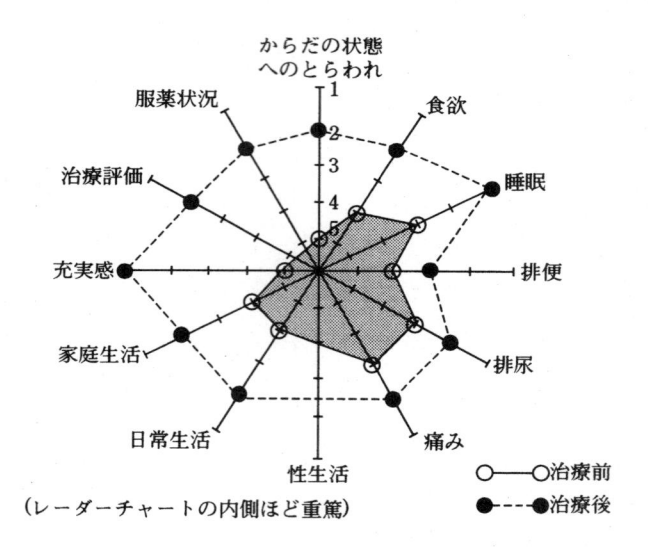

図55. QOLの推移（永田[17]）

12. QOL (quality of life) 的評価

　永田[17〜19]らは，OHをbio-psycho-socio-ethical medical modelに則り分析し，治療評価をQOLチャートを考案し分析した（図55）。そして，難治例をロゴセラピー（実存分析）の領域まで及ぶ治療が必要であるとした。図示するごとく治療学的には，からだの状態へのとらわれ，睡眠，日常生活，家庭生活，充実感，性生活，食生活などに2段階以上の改善をみている。

また，こうしたQOL的評価は現在，米国でも注目を浴び，POTSの領域で報告があるようである（Benrud-Larson[3]）。

13. 心身医学的治療

前述のごとく，米国においてもOIの非特異的症状は心身症的なものであることを認める時代となった。しかし，われわれのこれまでの心理的治療は認知・行動療法であった。

また，ロゴセラピーには逆説的思考と反省除去があるようであるが，本質的には神経症での治療のようである。また，ロゴセラピーの目標が従病的思考（高島[23]）にあり，こうした考えは現在学会でも話題になっているが，仏教にも古くより"共生"といって同じような考えが存在していたようである（加藤[11]，本多 1993[7]）。

性格は遺伝と環境によるものであり，complex sensory input は自律神経反応を変える可能性がある（Korner[12]）。また，アドラー心理学では性格は遺伝と学習によるものという。そして，兄弟，親子間の問題を重視しているようである（Dreikurs[4]）。

OHは多くは自律神経失調が基礎にあることは確実であるから，摂食障害，不登校に伴うOH，老人性OHのごとく，認知・行動療法に加え，今後QOL的評価，行動科学的分析と治療が必要ではないかと考えられる（Nagata[19]，筒井[24]）。

文　献

1) 赤木稔：新・行動療法と心身症―行動医学への展開．東京．医歯薬出版．2000.
2) Ali, YS. Daamen, N. Jacob, G. et al.: Orthostatic intolerance: A disorder of young women. Obstet Gynecol. Surv. 55(4); 251-259. 2000.
3) Benrud-Larson, LM. Dewar, MS. Sandroni, P. et al.: Quality of life in patients with postural tachycardia syndrome. Mayo Clin. Proc. 77(6); 531-537. 2002.
4) Dreikurs, R.（宮野栄訳，野田俊作監訳）：アドラー心理学の基礎．東京．一光社．1996.

5) 本多和雄, 石田勝也, 亀山弘道・他: 内科領域における起立性低血圧－循環動態を中心にして. Jap. Circ. J. 32 ; 803-811. 1968.
6) 本多和雄, 柳原正文: 起立性低血圧の精神身体医学的研究（第1報）. 精神身体医学 15(5) ; 24-31. 1975.
7) 本多和雄: 私は低血圧をこう治療する. 心療内科の立場から(1). Therapeutic Research 14(11) ; 4582-4587. 1993.
8) Honda, K. Araki, T. Ago, Y. et al. : "The study of psychosomatic medicine in relation to orthostatic hypotension" Modern Orthostatic Hypotension. Honda, K. ed. Torino. Edizioni Minerva Medica. 1997. p 69-77.
9) Jacob, G. Biaggioni, I. : Idiopathic orthostatic intolerance and postural tachycardia syndrome. Am. J. Med. Sci. 317(2) ; 88-101. 1999.
10) クレイアム JR.（田中富士夫訳）: MMPI－臨床解釈の実際. 京都. 三京房. 1985.
11) 加藤義夫: 低血圧の臨床. 東京. 日本医書出版. 1950.
12) Korner, PI. : "Central nervous control of autonomic cardiovascular function" Handbook of Physiology(2). Maryland American Physiological Society. 1979. p. 691-739.
13) 片口安史, 早川幸夫: 構成的文章完成法（K-SCT）解説. 東京. 千葉テスト・センター 1989.
14) Low, PA. Opfer-Gehrking, TL. McPhee, BR. et al. : Prospective evaluation of clinical characteristics of orthostatic hypotension. Mayo Clin. Proc. 70 ; 617-622. 1995.
15) MPI研究会・編: 新・性格検査法－モーズレイ性格検査. 東京. 誠心書房 1969. p 234.
16) 村上勝美, 石田文太: 小児起立性調節障害の精神身体医学的考察. 小児科診療. 23(3) ; 337-341. 1960.
17) 永田勝太郎, 村山良介, 本多和雄: 起立性低血圧の診断・治療と Quality of life. Jap. Prim. Care 9(2) ; 93-98. 1986.
18) 永田勝太郎・編: ロゴセラピーの臨床. 東京. 医歯薬出版. 1991.
19) Nagata, K. : Comprehensive Medicine. Florida, C. E. P. INC（東京. 佐久書房）. 2000.
20) 永山徳郎, 福田宏志, 本田憙・他: 起立性調節障害の精神身体医学的研究. Clinical Report 4(3) ; 33-41. 1963.
21) 中村文弥, 小野中平, 八代公夫・他: 起立性調節障害児童の性格調査および脳波について. Clinical Report 2(1) ; 19. 1961.
22) Rosenzweig, S. : P-F スタデイ解説. 三京房. 1987.
23) 高島博: 人間学への招待. 東京. 三海堂. 1991.
24) 筒井末春: 行動科学概論. 人間総合科学大学. 東京. 株式会社サンヨー. 2000.

25) 内山聖, 小川昭之, 鈴木幸雄：起立性調節障害小児における症状悪化と計算能率の関連について. 自律神経 25(6)；643-646. 1988.

(荒木登茂子, 吾郷晋浩, 赤木稔, 柳原正文, 永田勝太郎, 藤岡耕太郎)

第15章
遺伝学的研究

　起立時において，めまい，意識消失を伴い，また，色々な非特異的症状と愁訴を有する普通の自律神経調節症候群を OD と名づけ，主にヨーロッパ，日本の小児科医によって研究されていた。

　一方，自律神経失調症状があり，起立試験陽性のものを OH といい，このうち基礎疾患のあるものを症候性 OH といい，基礎疾患のないものを IOH といっている。これらの症状はいろいろの点で異なるが，症候学的には重複している。OD と IOH との病理学的相関の研究は，現在のところ研究者の間で異なっている。

　小児の OD 症状に類似した症状が成人に現れることもまれではない。個々の OD 症状は正常人にも現れることがある。一般に，OD 患者は，体位変換による反応が強くて収縮期血圧の低下，脈圧の減少，脈拍の増加，心電図の変化を起こすが，これらの反応は正常人にもみられるもので，一種の生理的な現象ともいえよう。その OD と正常人の間にはっきりした境界を引くことは難しいと考えられる。

　また，血圧，脈拍数，その他の反応は連続変異で，正規分布を示すことがわかっている。そして，OD 症状は正常人から強度の OD まで連続スペクトルとして出現する。しかしながら，これらの OD 症状と起立性過敏反応は特定の人たちに集中して現れる傾向にあり，主成分分析の結果からもわかるように，多数の因子がこれらの症状の発生に関与している（臨床症状の項目参照）。

　OD が遺伝することは，これまでも指摘されている。患者の両親における症状の頻度は対照よりも有意に高く（草川[9]，大国[11]，井村[5]），立ちくらみ，動悸，朝起き不良，乗り物酔い，などの特定の症状の出現について両親と子供の間に，相関がある（大国[11]），特に車酔いの家族集積性は遠城寺[3]，Bakwin[1]

によって認められている。

若い年齢におけるOD症状は成人になるとしばしば消失する。大国（1958[10]）は，12人のOD患者のうち11名において少なくとも一方の親がOD症状を有していたことから，優性遺伝を示唆した。しかしながら，ODの研究にはまだ多くの問題を残しているので，著者らはODと対照の家系資料を詳しく分析した。

1. 対象と方法

133家系の427人について，OD症状と愁訴の分析をし，能動起立試験を施行した。

1) 家系調査は本多，能勢らで施行した。

2) 1359人の一般，中学生，高校生の集団検診において，ODの症状分析と能動起立試験は共同研究者と協同して施行した。

3) 調査方法；まず，11項目の症状項目（A. めまい。B. 起立時の意識消失。C. 入浴時あるいはいやなことを見聞きすると気持ちが悪くなる。D. すこし動くと動悸，息切れがする。E. 寝起きが悪い，午前中調子が悪い。a. 顔面蒼白。b. 食欲不振。c. 腹痛。d. 全身倦怠。e. 頭痛。d. 車酔い。について症状のある，なしを問診した。

次いで能動起立試験を施行し，臥床10分後血圧，脈拍数を測定し，その後起立10分で血圧，脈拍数を測定した。

なお，61歳以上の人はこの分析から除外した。これは老人の場合は若年者と同じ症状分析では不適当と思われたからである。また，OHの診断基準については研究者の間では参考に止めた。心電図の起立試験の結果はOHの患者のみ施行したので，次の分析には用いなかった。

2. 結　果

a. 発端者の近親と対照発端者の近親との比較

　日本の小児自律神経研究会で使用されていた診断基準にしたがってODと非OD（対照者）とに分け，82患者家系の近親（親，子，同胞）225人と51対照家系の近親202人を比較した。これらの家族は，男女それぞれ5〜11歳，12〜18歳，19〜60歳の各群に分けた。発端者の配偶者は対照群に含めてある。ほかに，一般中・高校生の調査資料も比較に用いた。

（1）ODの近親，対照発端者の近親および一般学生における起立反応と平均症状数

　体位変換による収縮期血圧低下，脈圧減少，脈拍数増加はOD患者の近親の平均値の方が大きくて，30の比較のうち例外は4に過ぎず，有意の差を示す比較もあった。平均症状数は症状の軽重，頻度を考慮せずに比較したが，大多数の比較において対照の近親よりも患者の近親の方が大きかった（表60）。

（2）患者の両親と対照との間の収縮期血圧低下の分布

　起立性収縮期血圧低下は，患者の両親でも対照でも幅の広い分布を示している。しかしながら，体位変換により16 mmHg以上の収縮期血圧低下を示すものの割合は，対照グループよりも患者グループにおいて有意に高かった（表61）。逆に，5 mmHg以下の低反応，正常反応の割合は対照群の方に多かった。

（3）OD発端者の近親と対照群，一般学生におけるODの発生頻度

　ODの頻度は中・高校生，対照者の近親よりもODの患者の近親において著明に高かった（表62）。

　患者近親と対照者との差は，例数の少ない11歳以下の男子と青年男子を除いては，大部分の比較において高度の統計学的有意性を示した。

（4）性・年齢により分類したOD発端者の近親におけるODの発生頻度

　ODの発端者を男女別に分け，さらに年齢によって18歳以下と19歳以上との4群に分類した。発端者の近親も同じように分類した。4×4群の間でODの頻度を比較した（表63）。

　ODの頻度は男子成人発端者の近親において最も高かったが，他の3群との

表60. 患者近親と対照における起立反応および症状数の平均と標準偏差

	人数	収縮期圧減少 平均（±SD）	脈圧減少 平均（±SD）	脈拍増加 平均（±SD）	症状数[*1] 平均（±SD）
成人男子					
患者近親	28	7.75　(8.74)	12.82　(10.54)	6.96　(7.12)	1.32　(1.75)
対照近親	51	3.06*　(7.48)	6.90**(8.25)	7.80　(7.18)	1.22　(1.35)
青年男子					
患者近親	4	21.50　(4.97)	21.50　(4.33)	13.00　(9.64)	3.50　(2.87)
対照近親	11	9.82*　(7.55)	14.36　(5.66)	11.45　(6.51)	1.45　(0.99)
男子中学生	406	13.38　(10.87)	14.88　(19.14)	8.42　(9.07)	1.60　(1.49)
男子高校生	171	9.52*　(9.51)	20.66　(15.78)	11.06　(8.26)	2.01　(1.75)
若年男子					
患者近親	8	20.75　(10.72)	19.00　(9.38)	16.50　(11.65)	2.13　(1.27)
対照近親	7	12.29　(9.10)	16.14　(7.34)	11.14　(7.77)	1.14　(1.25)
成人女子					
患者近親	72	11.01　(10.61)	7.13　(10.37)	7.64　(7.89)	4.08　(2.77)
対照近親	56	7.57　(9.13)	6.79　(6.97)	5.23　(6.19)	2.79**(2.22)
青年女子					
患者近親	15	16.13　(9.93)	12.67　(11.67)	11.87　(10.16)	3.40　(1.99)
対照近親	15	12.07　(5.59)	11.47　(7.07)	12.93　(6.72)	1.40**(1.43)
女子中学生	457	13.92　(10.54)	10.05　(16.94)	8.82　(9.75)	2.16　(1.73)
女子高校生	325	9.42**(9.34)	9.15　(10.03)	6.87*　(9.12)	2.10　(1.63)
若年女子					
患者近親	3	12.00　(11.43)	18.00　(10.20)	21.33　(5.25)	2.00　(0.82)
対照近親	2	28.50　(6.50)	47.50　(39.50)	2.00　(2.00)	1.00　(1.00)

[*1] 症状数では重症度や頻度を考慮しなかった．　　　　(Tanaka, et al., 1976[16])
患者近親における値との差の有意水準を*(5%) と**(1%) であらわした．

差は有意ではなかった．

　若い女性発端者の成人男子近親の OD の発端者は6.3%の低率で，他の発端者の成人男子近親全体における頻度よりも有意に低かった（p＜0.0013）。しかし，若い女性発端者のすべての近親における OD 出現率は若い男性，成人女性発端者の近親に比べて低くはなかった．

　性別を考えずに OD の出現率を成人 OD 発端者と若い OD 発端者の成人，若

表61. OD発端者と対照発端者の両親における収縮期圧減少の分布

	収縮期血圧減少 (mmHg)	患者の親 例数 (%)		対照者の親 例数 (%)		差の確率
父親	≧0	4 (19.0)	8(38.1)	16 (36.4)	25(56.8)	10〜20%
	1〜5	4 (19.0)		9 (20.5)		
	6〜10	7 (33.3)		13 (29.5)		
	11〜15	1 (4.8)		4 (9.1)		
	16〜20	3 (14.3)	5(23.8)	2 (4.5)	2(4.5)	3.2%[1]
	21〜25	1 (4.8)		0		
	26〜30	1 (4.8)		0		
	31〜	0 (0)		0		
	計	21(100.1)		44(100.0)		
母親	≧0	9 (14.5)	14(22.6)	11 (22.9)	20(41.7)	<5%
	1〜5	5 (8.1)		9 (18.8)		
	6〜10	18 (29.0)		12 (25.0)		
	11〜15	7 (11.3)		7 (14.6)		
	16〜20	15 (24.2)	23(37.1)	4 (8.3)	9(18.8)	<5%
	21〜25	2 (3.2)		3 (6.3)		
	26〜30	4 (6.5)		1 (2.1)		
	31〜	2 (3.2)		1 (2.1)		
	計	62(100.0)		48(100.1)		

1) Fisherの直接法による. (Tanaka, et al., 1976[16])

年者の近親者について比較すると，差はほとんど認められなかった（表64）。

(5) 両親の組合せによる分離比

133家系のうち65家系について両親の資料が使用できた（表65）。片親，または両親にODをもった発端者の頻度は対照群（29%）よりも患者群（50%）において高かった。この差は統計学的に有意でなかった（$\chi^2=2.699$．$0.1<P<0.2$）。ただし，両親ともODのものは患者家系20のうち3家系であったが，45対照家系中にはひとつもなかった。

両親の組合せにより分類すると，OD両親から生まれた発端者の同胞におけるODの頻度はODでない両親から生まれた者よりも高かった（患者群では6/13対1/3．対照群では2/12対1/25）。

OD発端者の同胞におけるODの頻度は，対照発端者の同胞にくらべてOD（+）母×OD（−）父（5/10対2/12）でもOD（−）母×OD（−）父（1/3

表 62. 患者と対照の第 1 度血族および一般中・高校生における OD の頻度

集団	年齢	患者の近親 NO.	OD	(%)	対照の近親 NO.	OD	(%)	差の確率
成人男子(全)	19〜60	28	7	(25.0)	5	11	(2.0)	0.15 %[1]
父	39〜60	21	4	(19.0)	44	1	(2.3)	3.5 %[1]
兄弟	20〜37	3	0	(0)	3	0	(0)	
息子	19〜25	4	3	(75.0)	—	—		
患者の夫	39〜50	—	—		4	0	(0)	
青年男子(全)	12〜18	4	2	(50.0)	11	1	(9.1)	
兄弟	12〜18	2	1	(50.0)	11	1	(9.1)	
息子	12	2	1	(50.0)	—	—		
一般集団								
中学生	12〜15	—	—		186	17	(9.1)	
高校生	15〜18	—	—		171	18	(10.5)	
若年男子(全)	5〜11	8	1	(12.5)	7	0	(0)	
息子	9〜10	3	1	(33.3)	—	—		
兄弟	5〜11	5	0	(0)	7	0	(0)	
成人女子(全)	19〜60	72	35	(48.6)	56	13	(23.2)	0.1〜1 %($\chi^2=8.7$)
母	33〜60	62	30	(48.4)	48	12	(25.0)	1〜5 %($\chi^2=6.3$)
姉妹	19〜46	6	4	(66.7)	7	1	(14.3)	
娘	19〜33	4	1	(25.0)	—	—		
患者の妻	37	—	—		1	0	(0)	
青年女子(全)	12〜18	15	10	(66.7)	15	3	(20.0)	1〜5 %($\chi^2=4.9$)
姉妹	12〜18	9	6	(66.7)	15	3	(20.0)	
娘	14〜18	6	4	(66.7)	—	—		
一般集団								
中学生	12〜15	—	—		230	60	(26.1)	<0.1 %($\chi^2=11.4$)
高校生	15〜18	—	—		325	21	(6.5)	<0.1 %($\chi^2=62.7$)
若年女子(全)	6〜11	3	1	(33.3)	2	0	(0)	
娘	6	1	0	(3)	—	—		
姉妹	7〜11	2	1	(50.0)	2	0	(0)	

1) Fisher の直接法を用いて計算した.

(Tanaka, et al., 1976[16])

対 1/25) でも高かった (**表 66**)。OD (＋) 母×OD (＋) 父と OD (−) 母×OD (＋) 父の組合せは対照者の同胞の資料がなかったので比較できなかった。

表63. OD発端者の第1度血族におけるODの頻度
——発端者と近親を年齢と性別により4群に分類した場合——

発端者（年齢）	近親				
	成人男子	若年男子	成人女子	若年女子	すべての近親
	No. OD (%)	No. OD (%)	No. OD (%)	No. OD (%)	No. OD (%)
成人男子(21～42)	1 1(100.0)	1 1(100.0)	2 2(100.0)	2 1(50.0)	6 5(83.3)
若年男子(7～18)	4 2(50.0)	4 0(0)	8 4(50.0)	3 1(33.3)	19 7(36.8)
成人女子(21～56)	7 3(42.9)	4 1(25.0)	21 6(28.6)	7 5(71.4)	39 15(38.5)
若年女子(12～18)	16 1(6.3)	3 1(33.3)	41 23(56.1)	6 4(66.7)	66 29(43.9)
計	28 7(25.0)	12 3(25.0)	72 35(48.6)	18 11(61.1)	130 56(43.1)

(Tanaka, et al., 1976[16])

表64. OD発端者の近親におけるODの頻度：
発端者と近親を年齢により2群にわけた場合

発端者	近親			差の確率
	成人	若年	計	
	No. OD (%)	No. OD (%)	No. OD (%)	
成人	31 12 (38.7)	14 8 (57.1)	45 20 (44.4)	0.3～0.5
若年者	69 30 (43.5)	16 6 (37.5)	85 36 (42.4)	0.7～0.8
計	100 42 (42.0)	30 14 (46.7)	130 56 (43.1)	0.7～0.8
差の確率	0.5～0.7	0.2～0.3	0.8～0.9	

(Tanaka, et al., 1976[16])

(6) 定型的ODと非定型的ODとの間の遺伝的関係

体位変換に対する反応は強いが，OD症状が少ないため，ODの診断基準に一致しない発端者が4名いた。また，起立試験による収縮期圧の減少は15 mmHg以下であるが，自律神経愁訴が多いためODと診断された発端者は6名いた。これらの非定型的発端者の近親を定型的発端者の近親と比較した（表67）。

愁訴の少ない起立試験陽性の（非OD）発端者（a群）の近親におけるODの頻度は愁訴の少ない起立試験正常反応の発端者群（b群）の近親よりも有意に高い（1％水準）。

表65. 発端者の親の表現型

OD=(+)	非OD=(−)	OD発端者			対照発端者		
父	母	男	女	計	男	女	計
(−)	(−)	1	9	10	6	26	32
(+)	(−)	1	0	1	0	1	1
(−)	(+)	1	5	6	4	8	12
(+)	(+)	2	1	3	0	0	0
合計		5	15	20	10	35	45
少なくとも親の一方がODの家系		4	6	10	4	9	13
その割合(%)		80.0	40.0	50.0	40.0	25.7	28.9

(Tanaka, et al., 1976[16])

表66. 両親の組合せ別によるOD発端者と対照者の同胞における罹患率

OD=(+) 非OD=(−)		患者の同胞						対照の同胞						
		兄弟		姉妹		計		兄弟		姉妹		計		
父	母	No.	OD	No.	OD	No.	OD	(%)	No.	OD	No.	OD	No. OD	(%)
(+)	(+)	0		2	1	2	1	(50.0)	0		0		0	
(+)	(−)	0		1	0	1	0	(0.0)	0		0		0	
(−)	(+)	5	0	5	5	10	5	(50.0)	7	1	5	1	12 2	(16.7)
(−)	(−)	1	1	2	0	3	1	(33.3)	12	0	13	1	25 1	(4.0)
計		6	1	10	6	16	7	(43.8)	19	1	18	2	37 3	(8.1)

(Tanaka, et al., 1976[16])

他方,愁訴が多くて起立試験反応の正常な発端者(c群)の近親におけるODの頻度は,同じように多数の愁訴をもつ起立試験陽性OD発端者(d群)のそれよりも低い。しかし,有意差はなかった。

b. 双生児の所見

資料中に同性の双生児を3組(すべて女性)発見したが(表68),OD症状の重症度,発生頻度,症状のある・なしと起立反応は対偶者の間でかなりよく一致している。双生児I,IIの組はそれぞれ両人ともODと診断され,双生児

表67. 非定型発端者の近親におけるODの頻度

	a.起立反応陽性症状少		b.対照群(aを除く)		c.収縮期圧減少の小さいOD		d.患者群(cを除く)	
	No	OD	No	OD	No	OD	No	OD
発端者	4	0	47	0	6	6	76	76
父	4	3	40	1	3	0	18	4
母	4	3	44	9	5	1	57	29
兄弟	3	1	11	0	1	0	4	1
姉妹	1	1	21	3	3	2	12	8
近親総数のODの割合(%)	12	5	116	13	12	3	91	42
	41.7		11.2		25.0		46.2	
確率	$\chi^2 = 8.349$, $0.001 < P < 0.01$				有意差なし			

(Tanaka, et al., 1976[16])

IIIはODの徴候はないとされ，従って，OD診断に関しては3組とも同じであった．ただし，卵性判定に役立つ情報は得られなかった．

c. 起立反応とOD症状数の遺伝率

12～18歳の中学生，高校生を発端者として集めた98家族において，体位変換による収縮期圧減少，脈圧減少，脈拍数増加，症状数の相関を，発端者とその同胞，発端者と親および発端者の父母間で求めた．また，子どもの値に対する両親の平均値の回帰係数を計算した．症状に関しては，その有無のみを考慮し，その重症度と頻度は考慮しなかった（**表69**）．

症状数については，血族間における9つの相関係数，回帰係数がすべて正であり，親子間，同胞間，ならびに平均親一子間の荷重平均はすべて統計学的に高度に有意であって症状数の遺伝率は0.5～0.75と推定された．

収縮期圧減少の相関は，3群の同胞資料において正であり，その荷重平均は1％水準で有意であった．

他の比較においては，相関は著明でなく負のものもあった．脈拍減少と脈拍増加の相関は群によって一定しないが，6つの荷重平均のうち5つで正の値を

表68. 双生児資料

家系番号	第I組 63		第II組 81		第III組 143	
性別(年齢)	女性 (31)		女性 (12)		女性 (12)	
	発端者	対偶者	発端者	対偶者	発端者	対偶者
症状 A	++	+	++			
B	++	+				
C			++			
D	++	++	++	++		
E	++					
a		+	++	++		
b	++	++				
c		++	++	++		++
d	++	++	++			
e	++	++				
f		++	++	+−		
収縮期圧減少	14	18	26	24	12	14
脈圧減少	0	10	10	20	10	4
脈拍増加	2	28	26	28	12	16
診断 (OD)	+	+	+	+	−	−

症状の発現頻度が高い場合を++
少ない場合を+で示した．

(Tanaka, et al., 1976[16])

示した。

　一方，夫婦間には有意の相関はなかった。

d. 遺伝学的考察

　家系資料を分析した結果，OD発端者の近親は，平均して対照発端者の近親や，一般中・高校生に比べて体位変換に対する反応が強く，OD症状が多いことがわかった。これは遺伝要因の存在を示唆している。

　3組の女性双生児を発見したが，起立試験反応と症状が非常によく似ている。日本では同性双生児の75％が一卵性であるから，双生児でのこの観察結果は，自律神経失調に遺伝成分が寄与していることを示唆する。

表 69. 近親間における起立試験反応と OD 症状数の相関

血縁関係	組数	収縮期圧減少	脈拍減少	脈拍増加	症状数
夫婦	60	0.122	0.205	−0.164	0.205
兄弟	7	0.246	0.583	−0.397	0.134
姉妹	21	0.532*	−0.168	0.349	0.574**
異性同胞	26	0.228	0.389*	−0.229	0.250
荷重平均	54	0.361**	0.199	−0.011	0.383***
男子―父	15	−0.197	0.101	0.323	0.340
男子―母	19	−0.048	0.281	−0.194	0.268
女子―父	48	0.207	−0.033	0.109	0.062
女子―母	74	0.078	0.077	0.239*	0.339**
荷重平均	156	0.082	0.068	0.159*	0.248***
平均親―男児[*1]	37	0.174	0.392	−0.195	0.437
平均親―女児[*1]	71	0.042	−0.010	0.307	0.801***
荷重平均	108	0.076	0.118	0.097	0.630***

[*1]子に対する親の平均の回帰係数　　　　　　　(Tanaka, et al., 1976[16])
係数の有意水準は，*：5％，**：1％，***0.1％で示した．

著者らの分析によると，成人 OD 発端者の若年近親にも，若い OD 発端者の成人近親にも高率に OD が現れており，小児期の OD と成人期の OD または OD 様状態が，共通の要因に支配されることを示唆する。

OD 発端者の近親における OD 頻度は，対照近親者のものよりも高い。OD 発端者の母，姉，娘における頻度はそれぞれ，48％，65％，45％であり，父，兄弟，息子における頻度は 19％，10％，56％であった。これらの数字は，男子ことに成人男子において，浸透度の低い常染色体単一優性遺伝子によっても説明できるかもしれない。

しかしながら，著者らの研究によると，起立反応と OD 愁訴はかなり変動するものである (Tanimura[15])。そのうえ起立反応と OD 症状の重症度，頻度は連続的に変化する。OD と正常者の間には明確な境界を引くことができない (Honda[4])。起立性収縮期血圧低下が 21 mmHg であったために OD と診断されたり，20 mmHg の減少であったために OD でないと診断される可能性もあ

りえよう。ODの診断基準を適当に変えるならば，他の遺伝形式の方が成立するようになるかも知れない。典型的ODから典型的正常者までの連続性は，非典型的ODと非典型的正常者の家系資料により明らかにできよう。体位変換に対して強く反応し，ODの愁訴の少ない発端者はODと診断されないが，その近親はODでない一般発端者の近親よりもODの発現率が高い。

愁訴が多くて起立試験が正常の発端者はODと診断されるが，彼らの近親における程度は，より定型的なODの近親における程度よりも著しく低い。

資料はまだ不十分で決定的ではないが，非典型的発端者の近親における罹患率が，典型的ODの近親と典型的正常者の近親との中間の値をとるという事実からみて，非定型的発端者の遺伝構成は，典型的ODと典型的正常者の中間であると考えることができよう。このような構成は多因子遺伝モデルに合うと考えられる。

単一遺伝子モデルか，多因子遺伝モデルかをみるために，さまざまな角度から検討した。**表66**に示すごとく，OD発端者の同胞におけるODの頻度は，対照発端者のそれよりも著しく高かった。この傾向は，OD（－）父×OD（＋）母や，OD（－）両親から生まれた同胞群においても同様であった。

このような散発症例よりも家族集積性のほうが再現性が高いという事実は多因子遺伝の期待に合致する。

また，ODの頻度は男子におけるよりも女子において高い。こうした傾向は現在，起立不耐性でも認められている（Jacob[7]）。男子では成人よりも若年者において高いが，近親におけるODの頻度は，成人男子発端者の近親が最高で（83.3％），若い女子発端者の成人男子近親が最低であった。これらの事実も，多因子遺伝の可能性を示すものであり，罹患率の低い性を発端者としたときのほうが，他の性を発端者としたときよりも，近親の罹患率が高いという多因子遺伝の期待に合うといえよう（Cater[2]）。しかし，資料がまだ不十分で決定的なことはいえない。各人がもつ症状の数の遺伝率を同胞相関，親子相関，平均親・子回帰から推定したところ0.5～0.75の高値が得られた。起立試験反応の遺伝率は，収縮期血圧減少の同胞相関から得られた値を除いて比較的低かった。このように遺伝率が低いのは，少なくとも一部は，再現性の研究でも示したように（Tanimura[15]），反応の変わりやすいことによるものと思われる。また，

主成分分析の結果，いろいろなOD症状の発生は少数の因子によって説明できないことがわかった。正常人とOD患者における多彩な症状と起立反応は，さまざまな環境因子と遺伝要因の相互作用の結果なのであろう（Tanaka[16]）。

　近年，Schwartz[13]らはODの遺伝が多因子遺伝であることを認めながらも，ODの3家系についてミトコンドリアDNA突然変異を検索した結果，これがODの表現型に影響する可能性を論じている。また，Shannon[14]らは僧帽弁逸脱症の病歴を有する起立不耐性の一卵性双生児の姉妹の家族を中心にして起立性頻脈のDNA分析を施行し，心臓の神経シナプスに入るノルエピネフリン・トランスポータの障害により，起立性頻脈が起こることを報告したが，その後宇宙飛行後のOIはノルエピネフリン・トランスポータ遺伝子におけるアミノ酸457部位におけるアラニン/プロリンの突然変異であるとしている（Robertson[12]）。しかし，このDNA分析を46人中14人の完全なOI患者（起立により心拍1分間に30以上増加，起立により600 pg/ml以上の血漿ノルエピネフリン濃度）に施行し，何れにしてもこの特殊な突然変異は認められず，そのルーチン検査はOIの臨床診断を確立する助けとはならないという人もある（Ivancsits[6]）。しかしながら，上述のごとく特発性のOIは多因子遺伝であり，遺伝因子と環境因子の両者がOIの表現型を作るのに個々にあるいは集合的に寄与するものと考えられ（Jordan[8]），今後の研究成果が期待される。

文　献

1) Bakwin, H. : Car-sickness in twins. Dev. Med. Child. Neurol. 13(3) ; 310–312. 1971.
2) Carter, CO. : The inheritance of congenital pyloric stenosis. Br. Med. Bull. 17 ; 251-254. 1961.
3) 遠城寺宗徳，佐々木秀隆：小学生の修学旅行における乗物酔いの調査．Clinical Report. 1(2) : 2-4. 1960.
4) Honda, K. Nose, T. Yoshida, N. Tanimura, M. Tanaka, K. : Responses to the postural change and orthostatic dysregulation symptoms. Jap. Circ. J. 41(6) : 629-641. 1977.
5) 井村総一，高島敬忠，大国真彦・他：OD患者の家族調査．Clinical Report 12(1) ; 31-33. 1971.
6) Ivancsits, S. Heider, A. Rudiger, HW. et al. : Orthostatic intolerance is not

necessarily related to a specific mutation (Ala457Pro) in the human norepinephrine transporter gene. Am. J. Med. Sci. 325(2) ; 63-65. 2003.
7) Jacob, G. Biaggioni, I.: Idiopathic orthstatic intolerance and postural tachycardia syndromes. Am. J. Med. Sci. 317(2) ; 88-101. 1999.
8) Jordan, J. Shannon, JR. Jacob, G. et al.: Interaction of genetic predisposition and environmental factors in the pathogenesis of idiopathic orthostatic intolerance. Am. J. Med. Sci. 318(5) ; 298-303. 1999.
9) 草川三治, 浜口陽子, 森川由紀子・他: 起立性調節障害の家族歴の再検討. Clinical Report 9(2) : 18-20. 1968.
10) 大国真彦, 大島正浩, 奥山和男・他: 小児における起立性調節障害の診断及び治療について. 小児科診療 21(12) ; 1390-1396. 1958.
11) 大国真彦, 井村聡一, 髙島敬忠: 起立性調節障害, とくに小児科臨床および家系の面から. 自律神経 8(3) ; 126-128. 1971.
12) Robertson, D. Shannon, JR. Biaggioni, I. et al.: Orthostatic intolerance and the postural tachycardia syndrome ; genetic and environment pathophysiologies. Pflügers Arch. 441(2-3Suppl) ; 48-51. 2000.
13) Schwartz, F. Baldwin, CT. Baima, J. et al.: Mitochondrial DNA mutations in patients with orthostatic hypotension. Am. J. Med. Genet. 86(2) ; 145-150. 1999.
14) Shannon, JR. Flattem, NL. Jordan, J. et al.: Orthostatic intolerance and tachycardia associated with norepinephrine-transpoter deficiency. N. Engl. J. Med. 342(8) ; 541-549. 2000.
15) Tanimura, M. Honda, K. Nose, T. et al.: Reproducibility of the orthostatic responses and orthostatic dysregulation complaints in Japanese junior and senior high school students. Jap. Circ. J. 41(3) ; 287-298. 1977.
16) Tanaka, K. Honda, K. Nose, T. et al.: A genetic study of orthostatic responses and orthostatic dysregulation Jap. J. Human Genet. 21(2) ; 97-121. 1976.

(田中克己, 谷村雅子, 能勢隆之, 吉田暢夫)

第16章
特殊な起立性低血圧

はじめに

　症候性起立性低血圧（二次性起立性低血圧）のように，OHの原因がはっきりしたものではないが，諸検査で器質的な変化が予想され，将来は症候性と考えねばならない症例があり，そのメカニズムを解明することは，OHの原因追求に重要である。こうした症例を著者らは従来，OHの特殊型または異形型（variant type）として取り扱ってきた（Honda, 1997[5]）。現在，日本の小児科領域においても同じようにODのいくつかのサブタイプが問題となっている。

1. 脳波異常を伴う症例

　本邦の小児自律神経研究会は，最初からOHの脳波異常の問題に注目し，故・堀田正之教授は，かつてこの問題をシンポジウムとして取り上げ検討したことがある。

　著者もこのシンポジウムに参加し，43例のOHに脳波検査を行い，18例（42％）に脳波異常を認め，自律神経発作症とOHが中枢のみに的を絞って考えれば，1つの中枢障害で両者が生じることを理論的に論じた（本多，1971[3]）。しかし，現在ではこの考え方に異論がある。また，Thomasら[10]はかつて40例のOHのうち20例（50％）に広汎性律動異常，1例に広汎性徐波活動を認めることを述べている。

　Schwarz[8]は，Shy-Drager症候群に光刺激を与えて脳波に棘波が生じることを報告したが，深田ら[2]は，Shy-Drager症候群5例中4例に突発性徐波および6 Hz陽性棘波を観察した。そして，脳波異常と自律神経症状との間に相関を認め，変性病変の拡がりを知り得たとした。

臨床的にOHの中枢神経症状または自律神経症状は脳波異常を伴うものか，自律神経発作症によるものか判然としない場合がある．また，意識消失を起こす223人の患者に起立試験を施行し，69人（31％）の患者にOHを認めたという報告もある（Atkins[1]）．しかし，OHと脳波異常との問題は論じていないようである．

また，前述のごとくに心理学的な問題も存在する（心身医学的研究の項目参照）．著者らは，OHの脳波異常を伴うグループ16例と脳波異常を伴わないグループ36例の心理学的相違について検討した（Honda, 1985[4], 1997[5]）．(**表70～表74**)．

両グループの治療前後の心理テストの結果は治療前においては，以下の4点に要約することができる．
1) 両グループの患者は，神経症性，不適応感がある．
2) 両グループの患者は，比較的うつ傾向で不安感がある．
3) 両グループの患者は，不満な境遇における攻撃的感情を抑制する傾向にある．
4) 両グループとも，対人関係と生活態度において，否定的，受動的な傾向にある．

また，治療後においては，以下の2点に要約することができる．
1) 神経症性，うつ傾向，不安感は脳波異常群よりも正常群のほうがよりよく軽快する．
2) 対人関係，生活態度に注目してみると，両グループとも否定的な傾向が減少し，肯定的な傾向が増加している．そして，これらの傾向は脳波異常群よりも脳波正常群のほうが強い．

すなわち，起立試験の治療経過と併せて分析すると，脳波異常のないOHは加療によりOHの消失と心理テストの改善が平衡しているのに対し，脳波異常のOHは加療によりOHが消失しているのに心理テスト上，脳波正常群に比して難治性である．これは，脳波異常を伴うOHでは微小脳損傷による機能障害の存在が疑われる．この場合の微小脳機能障害は，身体器官（特に循環器系）の生理学的反応を障害するような脳の機能異常といえよう．また，その心身相関は単純な心理的反応というよりも，脳と循環器との相関があるとい

表70. 16例の起立性低血圧の脳波異常

症例	年齢・性	安静時記録	過換気	光刺激	Diphenhydramine 誘発
境界領域～軽度異常					
1	34 F	律動異常	6 H$_z$突発性徐波	（−）	（−）
2	52 F	律動異常	（−）	（+）	6 H$_z$. 7 H$_z$の陽性棘波
3	62 F	律動異常	（−）	（+）	突発性徐波
軽度異常					
1	18 F	（−）	（−）	（+）	律動異常＋6 H$_z$, 7 H$_z$の陽性棘波＋6 H$_z$, 7H$_z$突発性棘徐波連合＋phantom
2	25 F	律動異常	(H)	（−）	陽性棘波
3	31 F	律動異常＋突発性高電位徐波	(H)	（−）	突発性高電位徐波
4	40 F	律動異常＋突発性徐波	徐波増強	（+）	6H$_z$.7H$_z$の突発性徐波
5	44 F	律動異常	（±）	律動異常＋5 H$_z$ phantom	突発性徐波
6	48 F	突発性高電位徐波	（−）	（−）	突発性徐波
7	49 F	突発性高電位徐波	(H)	（+）	突発性高電位徐波
8	52 F	突発性徐波	徐波	（+）	突発性徐波
9	58 F	（−）	徐波増強	（−）	突発性徐波
10	59 F	律動異常＋突発性高電位徐波	徐波増強	（+）	突発性徐波
11	59 F	律動異常＋突発性徐波	（−）	（+）	突発性高電位徐波
中等度異常					
1	32 F	突発性徐波＋6H$_z$ phantom	（−）	突発性徐波＋6 H$_z$ phantom	
高度異常					
1	33 M	突発性徐波	（−）	（−）	突発性高電位棘徐波連合

表71. CMI, YG, MAS, SDS の結果

		正常脳波	異常脳波
CMI	I　II III　IV	9 (25.0%) 27 (75.0%)	5 (31.3%) 11 (68.7%)
YG	ACD B　E	20 (58.8%) 14 (41.2%)	8 (50.0%) 8 (50.0%)
SDS (n=27, n=15) MAS (n=34, n=16)		49.3 20.6	47.9 20.7

CMI, YG における数値は人数. （ ）内の数字は%

表72. P-Fスタディ, SCT の結果

		正常脳波	異常脳波
P-Fスタディ	GCR=% E ⇌ M E ↓	50.1% (n=33) 25 (75.8%) 7 (21.2%)	51.3% (n=16) 13 (81.3%) 3 (18.8%)
SCT	negative passive positive passive	18/35 (51.4%) 10/35 (28.6%)	11/15 (73.3%) 2/15 (13.3%)

E ⇌ M, E ↓, SCT の数字は人数

える. すなわち, 脳波異常のある OH は少なくとも狭義の心身症とはいえないということであろう.

　Ivanova[6]は, 60人の健康被験者を老人と成人の2つのグループに分けて起立試験よる EEG パワースペクトルを比較分析し, 老人グループでは脳波変化が遅いことを報告している. 今後, OH の EEG のパワースペクトルの分析, 脳半球血液量との関係, ドパミン代謝との関連などの研究の余地は大きいと考えられる. 近年, 日本においても, OD の起立試験による脳波パワースペクトル解析の報告があるが, 起立直後に帯域脳波パワーは 40% まで低下し, 5分後に回復し, 起立直後の脳波パワーの低下は脳血流量の低下を反映しているという (神谷[7]).

表73. 治療前後の心理テストの結果（CMI, YG, MAS, SDS）

		正常脳波		異常脳波	
		治療前	治療後	治療前	治療後
CMI	I　II	6(20.7％)	5(31.3％)	1(10.0％)	2(20％)
	III　IV	23(79.3％)	11(68.8％)	9(90.0％)	8(80％)
YG	ACD	8(44.4％)	14(77.8％)	2(22.2％)	4(44.4％)
	B　E	10(55.6％)	4(22.2％)	7(77.8％)	5(55.6％)
SDS		48.8(n=13)	39.1(n=13)	50.4(n=10)	40.8(n=10)
MAS		23.4(n=17)	16.8(n=17)	26.0(n=9)	21.7(n=9)

	CMIの変化		YGの変化		
	正常脳波	異常脳波		正常脳波	異常脳波
改善	5(41.7％)	1(10％)	改善	8(44.4％)	2(22.2％)
III, IV→I, II	(5)	(1)	BE→ACD	(8)	(2)
不変	7(58.3％)	9(90％)	不変	9(50％)	7(77.8％)
I, II→I, II	(0)	(1)	ACD→ACD	(7)	(2)
III, IV→III, IV	(7)	(8)	BE→BE	(2)	(5)
悪化	0(0％)	0(0)％	悪化	1(5.6％)	0
I, II→III, IV	(0)	(0)	ACD→BE	(1)	(0)

表74. 治療前後の心理テストの比較（P-FスタディとSCT）

		正常脳波		異常脳波	
		治療前	治療後	治療前	治療後
P-Fスタディ	GCR=％	51.8％(n=17)	49.7％	54.6％(n=11)	44.1％
	E ⇄ M	10(58.8％)	10(58.8％)	8(72.7％)	5(45.5％)
	E ↓	6(35.3％)	4(23.5％)	1(9.1％)	3(27.3％)
SCT	negative passive	8(50％)(n=16)	1(6.3％)	7(63.6％)(n=11)	4(36.4％)
	positive passive	5(31.3％)	9(56.3％)	2(18.2％)	4(36.4％)

正常脳波		異常脳波	
治療前	治療後	治療前	治療後
5{1(↑) / 4(↓)}	4{0(↑) / 4(↓)}	2{0(↑) / 2(↓)}	5{0(↑) / 5(↓)}
(29.4％)	(23.5％)	(18.2％)	(45.4％)

また，体位と脳波（θ波，δ波）との間にはっきりした相関があることが認められ，-6° head-down tilt（HDT）後に定型的に起こる心血管デコンデショニングの効果はOIをエルゴメーターで検査することにより分析され，

1) EEGのスペクトル分析ではhead-up tilt（HUT）と比較してHDT中により徐波化が強くなっている。
2) HDTにより体液が胸部に移動し，EEGのδ波の増加と感覚運動の作業能力の低下がみられ，皮質抑制の兆候をもたらすという（Vaitl[11]）。

また現在，意識消失を起こす宇宙飛行士の地球着陸後のOHについて，急性の脳虚血による脳の電気的休止をみるために，EEGとECGの連続記録をみているようである（Schraeder[9]）。

現在，日本でも米国でもOHを起立直後型と起立遅延型に分けることが認められているが，脳波異常との関係は今後の課題になると考えられる（循環動態の項目参照）。

文　献

1) Atkins, D. Hanusa, B. Sefcik, T. et al.: Syncope and orthostatic hypotension. Am. J. Med. 91(2); 179-185. 1991.
2) 深田忠次，藤本一夫，神庭誠・他：Shy-Dragerの脳波異常．自律神経 19(1); 13-19. 1982.
3) 本多和雄：自律神経発作症と起立性低血圧．Clinical Report 12(2); 55-60. 1971.
4) Honda, K. Shimoda, Y. Nagata, K. et al.: A study of orthostatic hypotension with special regard to abnormal EEG. 自律神経 22(5); 439-443. 1985.
5) Honda, K. Shimoda, Y. Araki, T. et al.: "The patients with orthostatic hypotension who have abnormal EEG" Modern Orthostatic Hypotension. Honda, K. ed. Torino. Edizioni Minerva Medica. 1997. p 91-95.
6) Ivanova, LA.: Orthostatic changes in the EEG power spectra of normal subjects: Effect of aging. EEG and Clin. Neurophysiol. 70(4); 363-365. 1988.
7) 神谷裕子，相原正男，畠山和男・他：起立性調節障害における体位変換時の脳波パワースペクトル解析．小児科臨床 52; 125-130. 1999.
8) Schwarz, GA.: The orthostatic hypotension syndrome of Shy-Drager. Arch. Neurol. 16(2); 123-139. 1967.
9) Schraeder, PL. Lathers, CM. Charles, JB.: The spectrum of syncope. J. Clin. Pharmacol. 34(5); 454-459. 1994.

10) Thomas, JE. Schirger, A. : Idiopathic orthostatic hypotension (A study of its natural history in 57 neurologically affected patients). Arch. Neurol. 22(4) ; 289-293. 1970.
11) Vaitl, D. Gruppe, H. Stark, R. et al. : Simulated microgravity and cortical inhibition ; a study of the hemodynamic brain interaction. Biol. Psychol. 42(1〜2) ; 87-103. 1996.

　　　（下田又季雄，池見酉次郎，堀田正之，吉野行夫，荒木登茂子，吾郷晋浩，矢部博樹）

2. 過敏性腸症候群

　起立性低血圧と過敏性腸症候群（irritable bowel syndrome，IBS）との関係を論じた報告は少ない（Honda，1997[6]。Jacob[7]）。しかし，近年になり，IBS は腸における末梢性のものと，脳における中枢性のものとあり，この2つの間の相互作用により症状が起こるとされている（Spiller[14]）。

　症例：18歳，女性，学生
　主訴：立ちくらみ，頭痛，食欲不振，下痢，便秘。
　家族歴：父母健在。祖母は糖尿病で加療中，兄一人下痢もちである。
　既往歴：幼少時より，しばしば腹痛を訴えていた。中学3年ごろより時々下痢と便秘が交互に起こるようになった。その頃より立ちくらみ，頭痛が起こるようになった。生理は順調。
　現病歴：1980年3月（18歳）ごろより食欲不振があり，当時妻子ある男性との恋愛感情に悩まされていた。6月頃には，この問題は消滅した形になったが，そのころより頭痛，立ちくらみがひどくなり，食欲減退が著明，下痢が1日に5～6回起こるようになった。粘液排出は便秘時に多くみられた。
　検査成績：起立試験で OH を認め，心電図で ST_{II} の 0.1 mV の減高，T_{III} 陰性化（表75）がみられた。
　自律神経機能検査および神経反射：Valsalva 検査の overshoot は軽度昇圧反応，Valsalva ratio＝1.2，Handgrip－昇圧反応，暗算試験－陽性。頸動脈閉塞試験－陰性。過換気試験－血圧不変。MDT－スロープ型。

表75. 起立試験

日付	臥床10分		起立10分	
	血圧(mmHg)	脈拍	血圧(mmHg)	脈拍
6.19.'80	100～70	76	68～62	60
8.18.'80	100～64	66	72～56	88
9.9.'80	98～64	68	74～56	92
9.13.'80	102～64	62	74～64	76

表 76. 血漿レニン活性と血清アルドステロンの起立試験による変化

日 付	血漿レニン活性 (ng/ml/hr)		血清アルドステロン (pg/ml)	
	臥床 10 分	起立 10 分	臥床 10 分	起立 10 分
6．20．'80	1.2	4.0	130	120
8．5．'80	3.7	8.0	160	120

脳波検査：1) 10〜12 Hz negative abundantly, 2) 左右前後の asymmetry (−), 3) paroxysmal discharges (−), 4) 眼瞼開閉 (+), 5) HV (−), 6) photic stimulation; diffuse driving (+), 7) diphenhydramine provocation; a) paroxysmal sharp or θ dysrhythmia in all leads slightly, b) 6−7 Hz positive spike in both occipital leads c) paroxysmal 6〜7 Hz spike and wave phantom in both posterior parietal, occipital leads (+)。

脳波学的診断：軽度異常

起立試験による血漿レニン活性及び血清アルドステロン濃度の変動 (**表 70**)。

尿中カテコールアミン：NAD 22.6 μg/day。AD 17.0 μg/day。

血中セロトニン：88 ng/ml

胃腸透視：バリウムは2時間で直腸に達していた。腹部単純撮影において回盲部にわずかにガス像を認める。

レントゲン学的診断：過敏性腸症候群（下痢・便秘交替型）

胸部レントゲン写真：CTR＝33 %。UCG：異常なし

心理テスト：(表 77)

治療：ジヒデルゴット，1日3錠に抗不安薬を加え投薬，自律訓練法，行動療法を行い2ヵ月で軽快し退院した。

IBS は，DaCosta が南北戦争のとき下痢患者が多かったことを1871年 mucosus enteritis として発表し，また，irritable heart（心臓神経症）に合併した IBS を報告している（河野[8]）。また，Almy (1963[2]) は，IBS が NCA 症状をしばしば伴うことを報告している。OH と effort syndrome, NCA は第一次大戦までは同意語と考えた人もあるようであるから（Lewis[9]），当然，

表77. 心理テスト

CMI：III 領域，YG：E 型
MAS：36 点，SDS：48 点
FSS ：相当ある；なし
非常にある；なし
断行行動調査表：16/30 が非断行的行動
MPI：$E_0 N^+$ ≒（アイゼンク）精神身体神経症
MMPI：テストに対して防衛的，迷いやすい．不全感が強い
PF スタディ：GCR＝43％，前半に E ↑，後半に M ↑，無責的要求固執性，E－$\underline{E}$ ↓，I－$\underline{I}$ ↑
SCT：negative, passive な傾向が強く，他人に悪く思われないとする構えが強い．攻撃的の感情を抑え，おとなしく控えめで他人を傷つけまいとする対人配慮のために内向反応が強くなっている．

OH と IBS との合併は考えられる。しかし，この合併のメカニズムには情動障害，自律神経失調が関係していることは推定されるが，詳細は不明である。

また，本症例は小心臓を合併し，これが少なくとも NCA 症状の発生に関与していることが推察される。

本症例の他にもう1例著者らが経験した同様の合併例にも，同じような脳波異常（自律神経発作症）がみられた。おそらく，ひとつの中枢障害が OH にも IBS の発生にも密接な関係を有していることが考えられる。

中川[11]らは，IBS（便秘型）に脳幹発作症を合併した症例を報告し，宮石[10]らは IBS の10例の脳波異常例について，詳細な病態生理を報告している。

Wagner[16] は，OH の一症状として慢性下痢を報告しているが，著者らの従来の調査では，下痢よりも便秘例が多く，その頻度は 8〜9 倍である。しかし，本症例のように便秘・下痢交替型のものはほとんどなかった。

Almy（1957[1]）は，情動と大腸機能の一連の研究のなかで，敵意や攻撃的な精神状態のときに，S 状結腸の運動亢進をきたして便秘を起こし，また，失望状態では S 状結腸の運動低下をきたして下痢になると説明している（河野[8]）。そして，自律神経系では副交感神経系の極度の緊張を主張する人もある（篠田[13]）。

OH と IBS との合併の問題は興味のある課題であり，今後，心身医学の領

域，自律神経，特に神経化学の領域の研究が期待される（本多[5,6]，Bishop[3]）。

また，近年，米国においても起立不耐性の中にこのIBSが含まれるという報告もあり，13人の起立不耐性の患者のうちに23％はIBSに一致した症状を有していたという（Jacob[7]）。

また，最近日本においてはIBSの便秘型に選択的5-HT$_4$受容体刺激薬（クエン酸モサプリド，ガスモチン1日15 mg）を使用して効果があったとの報告もある（尾高[12]）。しかし，下痢症状には止瀉薬（塩酸ロペラミド，ロペミン1日1-2 mg）と5-HT3受容体拮抗薬が効果があるともいう（Spiller[14]）。

近年，日本ではストレスによる消化管の自律神経活動の変化が病態生理研究の中心をなしており，IBSではストレス負荷による消化管運動亢進がみられ，高率に不安，抑うつなどの心理的異常を合併し，心的外傷体験を持つものの割合が高いという。さらに脳から消化管への遠心性信号だけでなくて，消化管から自律神経の求心路を経由して脳に到る信号が重視されている（福土[4]）。また，このストレスの鍵物質として重視されるcorticotropin-releasing hormone（CRH）がIBSの病態に大きく関与することのデータが集積されている。

また，上述のような便秘・下痢交替型のようなタイプのIBSは中枢における交感神経・副交感神経系のバランスの問題もあるのではないかと推定され，自律訓練法や行動療法が効果があったのではないかと推定される。

最近になり，このIBSの細菌やウィルス感染などが問題となりだし，感染後のIBSの研究が始まるとともに（Verdu[15]），これが起立不耐性症状を呈することの報告もある。

心理療法：OH＋IBSの患者には薬物療法の他に提供した症例のごとく，自律訓練法や行動療法が効果があるようであるが，IBSの精神療法として国外では催眠療法が効果があるとの報告もある（Spiller[14]）。

文　献

1) Almy, TP.: What is the "Irritable Colon" Am. J. Dig. Dis. 2 ; 93-97. 1957.
2) Almy, TP.: "Disorders of motility" Textbook of Medicine (Cecil-Loebe) 11th. Beeson, P. B. and McDermott, W. ed. Philadelphia and London. Saunders Comp. 1963. p 869-879.
3) Bishop, AE. Polak, JM.: "The gut and the autonomic nervous system"

Autonomic Failure 4th ed. Mathias, CJ. and Bannister, R. ed. New York. Oxford Univ. Press. 1999. p 117-125.
4) 福土審：ストレスと過敏性腸症候群．自律神経学会発表（於長崎）．2004
5) 本多和雄：起立性低血圧による立ちくらみとめまい．からだの不調．東京．日本図書センター．1988. p. 175-181.
6) Honda, K. Shimoda, Y. Yo, S. Yabe, H.: "Irritable bowel syndrome and orthostatic hypotension" Modern Orthostatic Hypotension. Honda, K. ed. Turin. Edizioni Minerva Medica. 1997. p 95-98.
7) Jacob, G. Shannon, JR. Costa, F. et al.: Abnormal norepinephrine clearance and adrenergic receptor sensitivity in idiopathic orthostatic intolerance. Circulation 99; 1706-1712. 1999.
8) 河野友信：過敏性腸症候群．東京．中外医学社．1970. p 3.
9) Lewis, T.: The soldier's heart and the effort syndrome. New York Paul B. Hoeber. 1919.
10) 宮石典浩．西川清方．下田又季雄．：発作性異常脳波を示す Irritable Colon Syndrome の検討．精神身体医学 15(3); 28-33. 1975.
11) 中川哲也．河野友信．：過敏性腸症候群の臨床．東京．藤沢薬品工業．1973.
12) 尾高健夫，瀬座文香，山口武人・他：過敏性腸症候群に対するクエン酸サモプリドの効果．自律神経学会発表（於長崎）．2004.
13) 篠田知璋：自律神経失調症．東京．法研．1997. p 66.
14) Spiller, RC.: Irritable bowel syndrome. Br. Med. Bull. 72; 15-29. 2005.
15) Verdu, EF. Collins, SM.: Microbial-gut interactions in health and disease. Irritable bowel syndrome. Best. Pract. Res. Clin. Gastroenterol. 18(2); 315-321. 2004.
16) Wagner, HM.: Orthostatic hypotension. Bull. Johns Hopkins Hospital. 105; 322-359. 1959.

（下田又季雄，吾郷晋浩，矢部博樹）

3. Holmes-Adie症候群—求心路障害を求めて—

　Johnson (1971)[2]らはHolmes-Adie症候群とOHを合併した2症例を発表し，圧受容器からの求心路障害であることを証明し，Shy-Dragerタイプとは別のものであることを論述した。

　しかし，田辺[7]らの報告したAdie症候群の2例はOHを示していない。犬飼[1]らはその後，Adie症候群，分節無汗症，OHなどの多彩な合併症を伴った皮膚筋炎の1例を報告し，節性，節後線維障害を考えるという。

　求心路障害のあるOHとして，Johnson (1976)[3]は脊髄癆，アルコール性神経障害でも起こりうることを示唆している。また，齋藤[6]は大動脈炎症候群に伴うOHに求心路障害を推定している。Onoda[4]らはアルコール性神経障害 (129例中11例，18.5％) にOHを認め，また，Valsalva ratioの低下，心電図R-R間隔のCV％の減少を認めるという。そして，Onrot[5]らは，頸部損傷，放射線治療による迷走，舌咽神経障害による求心路障害を指摘している。

　自験例 (69歳の男子) では，糖尿病性OHにおいてValsalva maneuverのovershootの消失，頸動脈閉塞試験の両者が陰性なものがあり，このような症例を求心路障害と考えるべきなのであろう。

文献

1) 犬飼敏彦，荻原修，今陽一・他：Adie症候群，分節性無汗症，起立性低血圧などの多彩な合併症を伴った皮膚筋炎の1例．日内医誌．72(4)；425-429. 1983.
2) Johnson, RH. McLellan, DL. Love, DR.: Orthostatic hypotension and the Holmes-Adie syndrome. J. Neurol. Neurosurg. Psychiatry 34(5); 562-570. 1971.
3) Johnson, RH.: Orthostatic hypotension in neurological disease. Cardiology 61 (Suppl. 1); 150-167. 1976.
4) Onoda, K. Takahashi, K.: Alcoholic neuropathy and myelopathy: A clinical electrophysiological, and pathological study. Yonago Acta Medica. 31(1); 17-28. 1988.
5) Onrot, J. Goldberg, MR. Hollister, AS. et al.: Management of chronic orthostatic hypotension. Am. J. Med. 80(3); 454-464. 1986.

6) 齋藤博：大動脈炎症候群にみられる著明な起立性低血圧．自律神経 23；45-51. 1986.
7) 田辺等，朝長正徳，矢島一枝・他：Adie 症候群 13 例についての臨床的考察．自律神経．8(4)；240-253. 1971.

(楊俊哲)

4. Shy-Drager症候群と多系統萎縮症

　1960年，Shy-Drager[33]が，死亡前にほかの病名がつけられず，剖検により延髄のオリーブ核に変性とグリオーシスがあるほか，橋，中脳から大脳核に至るまでの各所に同様な変化をみた1例をIOHより鑑別したことが本症候群の最初であると一般的に信じられていた。木下(1979[14])は，臨床的にみてShy-Drager症候群を，広範な自律神経症状を発症から症状完成まで通じて中核症状とし，これに小脳症状，錐体外路症状，運動ニューロン疾患の症状が加わった多彩な病像を有する疾患と考えた。

　Shy-Dragerの発表後，約10年してGrahamとOppenheimer[8]らはこれらの患者の病理組織的所見から多系統萎縮症(multiple system atrophy, MSA)という言葉を用いたという(田村[36]，Robertson[30])。近年，このMSAという概念のうち，小脳症状が主な人はオリーブ橋小脳萎縮症(olivopontocerebellar atrophy, OPCA)，パーキンソン症候群が主な患者には線条体黒質変性症(striatonigral degeneration, SND)および，自律神経障害がおもな人にはShy-Drager症候群という言葉が使用されるようになった(American Autonomic SocietyとAmerican Academy of Neurologyの一致した意見，1995[5])。

　また，米国では前述のBradbury以後，メイヨークリニックのBriggs[3]が1927～1945年の間のpostural hypotensionの文献とメイヨークリニックの症例を再調査し，実質的にはこの中にShy-Drager症候群は症例としては存在していたという(Robertson，1995[31])。現在ではこのMSAのうち自律神経障害が顕著であり，OHを示すものをShy-Drager症候群といっている可能性が強い(Daniel[6]，Graham[8])。

　また，MSAは現在病理学的には神経系の一次的変性疾患であり，乏突起膠細胞(oligodendrocytes)の胞体内にみられるグリア細胞質内封入体(glial cytoplasmic inclusion, GCI)が報告され，このGCIはMSAが単一疾患であることを示すマーカーになることが指摘され(Papp[24]，三明[18])，これにより組織学的に定義されるという。

[症例1] 60歳，女性，主婦

主訴：立ちくらみ，頭痛，歩行障害，構音障害

家族歴：家系内に類似疾患を認めない

既往歴：特記すべきものなし

現病歴：1968年（57歳）頃より頭痛，立ちくらみがあった。1970年1月頃より立ちくらみが強くなり，乗り物酔いをしやすくなった。また，歩行障害，構音障害，頻尿などを生じるようになった。1970年6月（59歳），排尿後立ちくらみが強く，ときに失神をきたし，トイレで倒れ顔面に裂傷を受け某総合病院に入院した。

入院時現症：胸腹部に理学的異常なし。脳神経正常。言語は断綴性言語を示し，指鼻試験拙劣，変換運動障害が認められた。特に失調性歩行が著しく，歩行に杖を必要とした。四肢深部反射は亢進，感覚は正常，頻尿，尿失禁を示した。血圧は臥位で126/76 mmHg，立位で56/30 mmHgと著明なOHを示した。

検査所見：ワ氏反応（－），RBC $409×10^4$，Hb 86.5％，WBC 10,400，尿正常。血清総蛋白 5.8 g/dl，A/G比 1.05，RA（－），CRP（－），肝臓機能検査正常，脳脊髄液正常，心電図，胸部写真に異常なし。

疾病経過：1971年3月ごろには頻尿，言語障害が著しく，歩行もやっと可能という状態となった。同年6月肺炎を併発して死亡した。

中枢神経組織検査（剖検所見）：
1) 大脳；皮質，基底核，視床下部に異常を認めず。
2) 中脳；黒質のメラニン細胞の脱落とメラニン遊出が認められた。
3) 橋；橋核，橋腕の著明な変性脱落がみられる（図56）。同部は線維性グリオーシスを示し，被害部では青斑核に軽度の変性を認めた。
4) 延髄；オリーブ核の著明な神経細胞脱落，星状細胞の増殖が認められた。迷走神経背側核には異常なし。
5) 小脳；Purkinje細胞が脱落し，Bergmann's gliaの増殖，torpedoなどを認めた。特にPurkinje細胞の脱落は小脳虫部に著しい。白質の変性萎縮，グリオーシスは著明であるが，Vliesの髄鞘は比較的よく保たれ，歯状核の変性は中等度であった。
6) 脊髄；前索，側索の軽度の変性がみられた。Clark柱の神経細胞も軽度

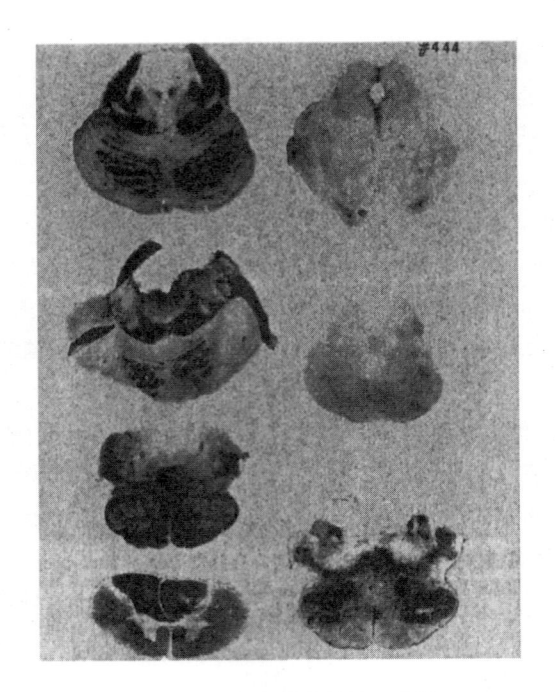

図 56. 橋低部横走線維の変性
同部ならびに黒質,オリーブ核の線維性グリオーシスがみられる.脊髄では側索がびまん性に髄鞘の脱落がみられる.結合腕はよく保たれている.(高橋和郎教授提供)

に脱落,脊髄の中間外側柱の神経細胞の萎縮変性像がみられた。細胞数もやや減少しているように思われる(図57)。

[症例2] 55歳,男性。地方公務員
主訴:右手指の脱力感,小字症,頻尿,歩行障害
家族歴:家系内に類似疾患を認めない
既往歴:特記すべきものなし
現病歴;1981年(53歳)はじめごろより,右手指の脱力感を起こし,そのころより小字症を認め,某病院でパーキンソン病と診断され,加療を受けたが,

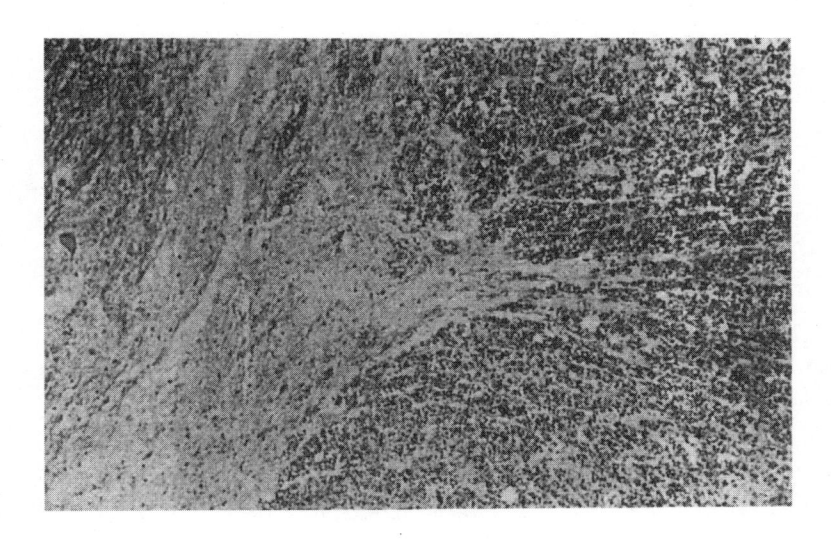

図57. 脊髄側角，神経細胞の脱落がみられた Luxol fast blue-cresy
　　　　　　　　　　　(violet 染色, ×80)（高橋和郎教授提供）

軽快せず，'82年ごろより頻尿を訴えた。'83年はじめ頃より歩行障害を起こし，'83年4月ごろより著明な"いびき"をかくようになった。Shy-Drager 症候群の疑いで紹介入院した。

入院時現症：両側対光反射消失，左ホルネル徴候陽性，口とがらし反射 (+)，左手に強剛を認める。両側前腕，両側下腿に感覚障害を認める。歩行は失調性歩行，言語障害は著明ではないが，断綴性言語で患者は舌もつれがすると訴える。

検査成績：起立試験は，臥床10分で血圧104/89 mmHg，脈拍71，起立10分で血圧74/60 mmHg，脈拍84。貧血なし。電解質　異常なし。TSH　1.91 μU/ml，肝臓機能正常，梅毒反応陰性，BMR　-11.2％，脳CT　軽度の大脳皮質回転の萎縮。検尿　軽度の膀胱炎の所見あり，泌尿器受診で神経因性膀胱，膀胱炎の診断を受けた。自律神経機能検査；Valsava maneuver の overshoot の消失あり，Vasalva ratio＝1.25。carotid occlusion-negative。Handgrip-negative。暗算試験—陰性，過換気テスト—血圧下降反応＋動揺性，

表78. 血漿カテコールアミン濃度，血漿レニン活性，血清アルドステロン濃度の起立試験による変動

カテコールアミン (ng/ml)		レニン (ng/ml/h)	アルドステロン (pg/ml)
臥床10分			
AD	NAD		
0.07	0.06	0.65	79.7
起立10分			
0.03	0.13		
起立30分			
0.03	0.11	1.29	105.5

寒冷昇圧試験―陰性。脳波―正常範囲。心電図 R-R 間隔　CV％＝1.33％↓，血漿セロトニン―178 ng/ml，血中コルチゾール―17.4 μg/dl。尿中カテコールアミン―NAD 14.0 μg/day，AD 12.5 μg/day。髄液アミン定量－AD 0.01 ng/ml，NAD 0.14 ng/ml。HVA 9.5 ng/ml↓，MHPG 7.4 ng/ml↓，5-HIAA 5.7 ng/ml↓。血漿カテコールアミン，血漿レニン，血清アルドステロンの起立試験による変動（**表78**）。

疾病経過：約1ヵ月の入院加療にて一時期において OH は加療により消失したが，その他の症状の改善なく退院した。実家の北九州の病院に転院。その後，半年後に死亡したと報告を受けた。剖検は施行できず。

a. Shy-Drager 症候群の疾病概念

Shy と Drager[33]が多彩な自律神経症状と広汎な中枢神経症候を伴う OH を報告してより，日本でも多数の症例が報告されている。そして，これが単一な疾患単位であるかどうかについては，これまで多くの議論がなされてきた（木下，1985[15]）。しかし，現在病理学的にみて前述のごとく，OPCA，SND，SDS の間には共通するものが多く，これを包括して多系統萎縮症（MSA）と呼ぶことが多くなった（濱田[11]）。このうち，自律神経症状が初期よりあり，OH が著しく，しかも，多彩な運動系の障害があるものを本症候群と呼んでいる。

b. Shy-Drager 症候群の臨床症状

陸ら (1985)[27] は，多数例の臨床症状をまとめ，次のごとく要約している。
1) 多くは 40～50 歳代に発病し，発病より死亡までの期間は平均 5～6 年，平均死亡年齢約 56 歳。
2) 男子に圧倒的に多い。
3) 自律神経症状で発病することが多く，発病後約 2 年で自律神経症状が明らかとなる。運動神経症状で発病しても，2 年で自律神経症状がはっきりする。
4) 初発する自律神経症状は排尿障害，陰萎，OH の三者が大部分を占める。
5) 主な運動神経症状は小脳症状，パーキンソン症状，運動ニューロン症状の出現頻度はこれと同等かそれ以上である。
6) 機能予後や，生命予後に対し，OH の影響が多い。
7) 死因については，変性疾患，一般にみられる感染症が多いが，血圧や呼吸の異常に関連した突然死がありうる。

また，平山 (1985)[10] らは臨床的に SDS，OPCA，SND と診断された症例につき比較対比して詳細に検討している (**表 79**)。

また，臨床的に SDS，OPCA，SND と診断された症例では，自律神経症状は認められるものの SDS に観察されるような多彩なものでなく，その程度も軽微なものが多いという (濱田[11])。

c. Shy-Drager 症候群の病理学的所見

[症例 1] を提供した高橋ら[34] は，Shy-Drager の報告以後，IOH として剖検されたものを病理学的にみて，パーキンソン病に類するものと，OPCA あるいはその他の脊髄小脳変性症に類似するものと 2 つに分けている。そして症例 1 は後者に近似しているという。しかし，近年の MSA 的考えからするとこの 2 つの混合型も存在するという (Daniel[6])。

[症例 2] は剖検所見は残念ながら得ることができなかったが，小脳症状—失調性歩行，錐体路症状—筋強剛，小字症。自律神経症状—対光反射消失。ホルネル徴候，圧反射の障害を認め，自律神経中枢障害などが疑われ，強い"い

表79. MSA の3主要徴候の出現頻度

		OPCA (24例)	SND (7例)	SDS (13例)
小脳症状	＋	24 (100 %)	0 (0 %)	6 (46 %)
	(＋)	0 (0 %)	3 (43 %)	7 (54 %)
	－	0 (0 %)	4 (57 %)	0 (0 %)
錐体外路症状	Froment 徴候	19 (79 %)	1 (14 %)	6 (46 %)
	筋強剛	14 (58 %)	6 (86 %)	9 (69 %)
	Westphal 現象	8 (33 %)	1 (14 %)	5 (38 %)
	振戦	2 (8 %)	2 (29 %)	2 (15 %)
	歯車現象	0 (0 %)	5 (71 %)	0 (0 %)
	すくみ現象	1 (4 %)	6 (86 %)	1 (8 %)
	小刻み歩行	4 (17 %)	2 (29 %)	1 (8 %)
	寡動	0 (0 %)	1 (14 %)	1 (15 %)
	小字症	0 (0 %)	1 (14 %)	1 (8 %)
	Myerson 徴候	1 (4 %)	4 (57 %)	2 (15 %)
自律神経症状	立ちくらみ	4 (17 %)	1 (14 %)	11* (85 %)
	起立性低血圧	6 (25 %)	2 (29 %)	12 (92 %)
	排尿障害	22 (92 %)	5 (71 %)	12**(92 %)
	発汗低下	10 (42 %)	3 (43 %)	10 (77 %)
	陰萎	2/10 (20 %)	0 (0 %)	11/11 (100 %)
	便秘	7 (29 %)	1 (14 %)	9 (69 %)
	瞳孔異常	7 (29 %)	0 (0 %)	5 (38 %)

*失神をきたすもの…4 (31 %)，**失禁をきたすもの…9 (69 %)．

(文献平山[9)10)]より引用)

びき"は喉頭の後輪状披裂筋の麻痺などの広範囲の進行性の病変が疑われる。

かつて，Roessmann[32)] は，Shy-Drager 以後の諸家の剖検例16例をまとめ，黒質，錆斑の細胞消失，レビー小体の出現，背側迷走神経核の細胞消失，小脳皮質の細胞消失，オリーブ核の細胞消失，交感神経節の好エオジン体，骨格筋の細胞消失を報告し，16例中14例に脊髄の中間外側柱の細胞消失があることを報告していた（**表80**）。

しかし，現在では前述のごとく MSA が単一疾患である理由は OPCA，SND，SDS に共通して認められるグリア細胞内の嗜銀性封入体の存在である

表80. 剖検例の総括

	Schwarz	Shy-Drager	Johnson et al	Schwarz	Martin et al	Johnson et al	Roessmann	Fichefet et al	Vanderhaeghen et al
症例数	1	2	2	2	4	1	1	1	2
性別	F	M	M	M	M	M	M	F	M
年齢	41	46	54	57	59	66	68	71	73
発病後の年数	4	6 1/2	5	11	5	4	10	1	1
黒質	+	+	+	+	−	LB	+LB	+LB	LB
青斑	+	+	+	+	−	LB	+LB	+LB	LB
背側迷走神経核	+	+	N	+	−	−	+	−	−
小脳皮質	+	+	+	+	−	−	−	−	−
橋核	−	−	+	+	−	−	−	−	−
下オリーブ核	+	+	+	+	−	−	+	−	−
脊髄前角	−	+	−	−	−	−	−	+	N
脊髄中間外側角	+	+	+	+	+	+	+	+	N
交感神経節	+	N	−	N	−	EB	LBEB	+EB	EB
骨格筋	+	N	−	+	N	N	+	N	+

＋:細胞消失, LB:レビー小体, EB:好エオジン体, −:異常なし
N:記載なし, または材料不完全
(Roessmann et al.: Arch. Neurol. 24: 503: 1971 より変更[32])

が，その顕微鏡的所見において三明[18]らは次のごとく分類している．
 1) 線条体−黒質系では被殻の後外側優位の神経細胞の脱落とグリオーシスであり，脱落は主として小型神経細胞であり，大型神経細胞は比較的よく残る．尾状核の変化はあっても一般に軽度であり，肉眼的にも脱色のみられる黒質では緻密帯のメラニン含有細胞の著明な脱落とグリオーシスが見られ，網状帯にも強いアストログリアがみられ，その増殖がみられる．
 2) オリーブ−橋−小脳系では，下オリーブ核の神経細胞の脱落とグリオーシスがみられる．橋では被蓋部は保たれているのに対して，橋低部の横走線維

表81. MSA の病変分布

部位	変性
大脳皮質	−
尾状核	(+)
被殻	++
淡蒼球	(+)
視床	−
視床下核	−
赤核	−
黒質	+
青斑核	+
橋核	+
下オリーブ核	+
Purkinje 細胞	+
歯状核	−
迷走神経背側核	+
Clarke 柱	+
脊髄中間外側核	−
Onuf 核	+
前角細胞	+
脊髄後根神経節	+
交感神経節	+

++：常にもしくはほとんど常に変性がある．
 +：一般的に変性がある．
(+)：時折変性をきたす．
 −：変性はないとされている．
 （文献：三明[18]，Oppenheimer [23] より引用）

の変性と橋核の神経細胞の脱落がみられる。Purkinje 細胞，顆粒細胞にも脱落をきたす。一般に歯状核は保たれているという報告が多く，軽度のグリオーシスにとどまる。

3) 自律神経系としては胸髄中間外側核，Onuf 核の神経細胞の脱落がみられる。青斑核と迷走神経背側核の神経細胞の脱落もみられる。以上の要約を**表81** にまとめた（Oppenheimer[23]，三明[18] より引用）。

4) 電子顕微鏡所見；前述の GCI は大きさが $4〜20\,\mu m$ で，HE 染色では非常にみにくい。この GCI は嗜銀性を示し，Gallyas 染色でよく認識される。

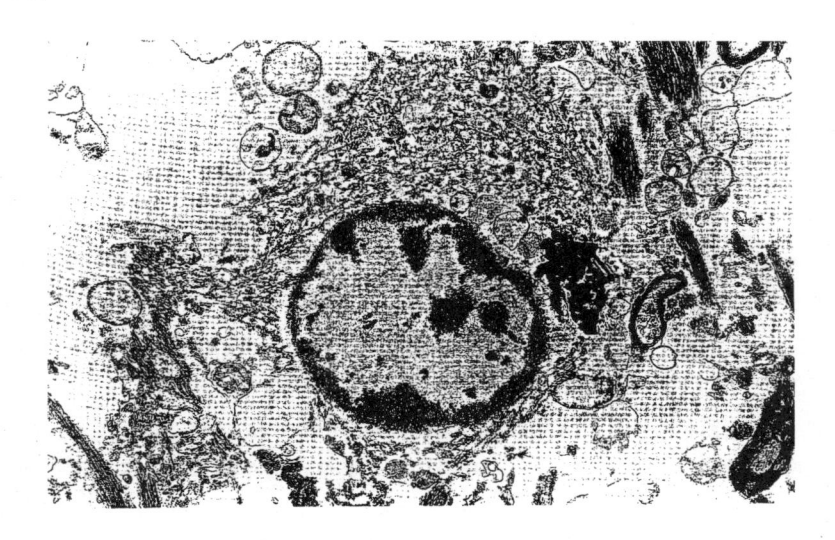

図58. GCI の微細構造
GCI は核との間に多少のスペースを有し，主にランダムに交錯する細線維と顆粒状物質から構成され，一部小胞状構造や細胞内小器官を含むが，限界膜は認められない．(×3,300)（三明[18] 1999 より引用）

また，GCI 含有細胞は，白色に多く束間の乏突起膠細胞の列のなかによくみられる．封入体をもたない乏突起膠細胞と比較して，その核は大きく，クロマチンが疎で明るくみえる．免疫細胞化学的に GCI 含有細胞は乏突起膠細胞と考えられる（図58）（三明[18]らの別症例を引用）．

近年，日本でも Shy-Drager 症候群の剖検例が相次いで報告され，中枢神経系だけでなくて，節後線維の器質的変化が強調されるようになった．

朝長[37,38]は，2例の剖検例をまとめ，末梢では交感神経節の神経細胞数の減少のほか種々の変化がみられ，末梢神経の無髄神経線維の萎縮，減少，さらに，副腎髄質にも adrenal body が見出され，迷走神経も線維の減少があり，喉頭筋のうち外転筋の後輪状披裂筋の選択的萎縮がみられた（いびきの原因）．しかし，延髄の疑核の変化は軽度であり，また臓器の壁在神経にも変化がみられたという．

大藤[22]は，2例の全身解剖で認められた内臓末梢神経と平滑筋の広汎な変化

を以下のとおり報告している。

1) 膀胱と消化管に共通するびまん性の組織検査所見として，固有筋層平滑筋細胞の萎縮を伴う筋層内神経線維束の高度の変性と萎縮，さらに壁内，小ないし細動脈中膜の菲薄化を認めた。

2) 1例の上頚交感神経節でaxo-dentriticとsynapseがほとんど認められず，神経線維も減少していた。また，この例の脳動脈にびまん性の中膜平滑筋細胞の萎縮があり，外膜の神経線維束に認められるシナプス小胞の多くはコリン作動性と思われ，本症候群では節後線維の器質的変化が広範に起きているという。

また，睡眠時無呼吸の研究において，Shy-Drager症候群においても，睡眠時無呼吸症例が報告され，延髄の呼吸中枢の外側部の中枢神経系の異常を認め，これが睡眠時無呼吸の呼吸異常発生に重要であることが提唱されている(Lehrman[17])。これに対して長嶋[20]らは，MSAの睡眠時無呼吸を伴う3剖検例において，青斑核および橋中部以下の縫線核群の病変が関与していることを推定した。

また，前述のMSAにおける顕微鏡的末梢神経障害の細胞学的含有物は神経膠，細胞形質，核に広く存在することが報告され，この乏突起膠細胞含有物(GCTs)は至るところに存在し，神経束内，付随体，血管周辺において銀の透浸を容易に確認することができるという(Daniel[6])。

d. Shy-Drager症候群の神経化学

Polinsky (1988)[25]らは，Shy-Drager症候群の髄液内のHVA, 5-HIAAの濃度が低下していることから，中枢性ドーパミンおよびセロトニン系ニューロンの障害を示唆されるとしたが（平山，1989[9]），自経例の症例2は加えて，ノルアドレナリンの代謝産物のMHPGの減少も認めている。また，ドーパミンとセロトニンは血圧調節に関する中枢神経路と同様に錐体路系の神経伝達物質でもある（図59）。また，パーキンソン病との鑑別はこの髄液所見だともいわれている。

陸 (1987)[28]らは神経系と赤血球の異常発現に共通の因子を推定し，楕円赤血球を伴う注目すべきShy-Drager症候群の1例を報告しているが，Shy-

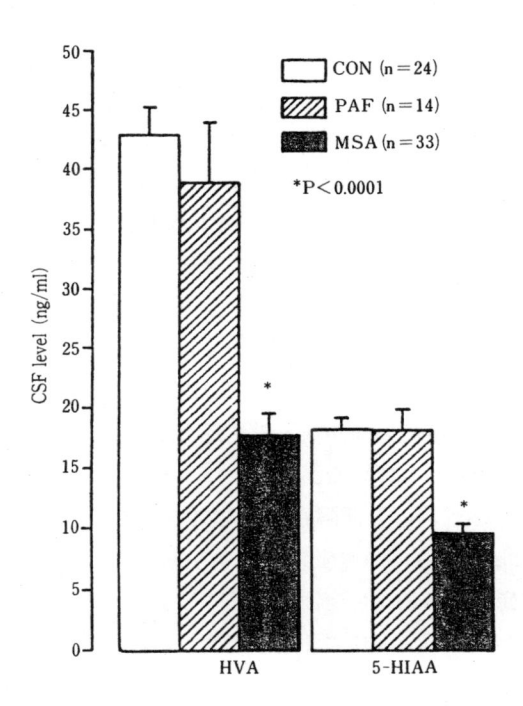

図59. pure autonomic failure (PAF), multiple system atrophy (MSA) における髄液中のHVAと5-HIAAの濃度 (M±SEM)
正常被験者 (CON)
(Polinsky, RJ., et al.: J. Neurol. Neurosurg. and Psychiat, 51: 914-919. 1988 より引用)[25]

Drager症候群の血液学的研究の端緒となるのではなかろうか。

次いで，Kano[13]らは，Shy-Drager症候群と同じ神経症状をあらわし，血清，髄液ともにHTLV-1陽性抗体を示し，末梢血において成人T-細胞白血病様細胞を認める症例を報告している。

e. Shy-Drager症候群と高血圧

両者の合併はまれでなく（三杉[19]），臥位血圧が動揺性であり，動揺性高血圧と考えられるものは，起立試験，中枢性神経症状，末梢神経症状に注目すべ

きだという。田中[35]らは，このShy-Drager症候群の高血圧発症の機序として次の2点を挙げている。
1) 起立によるレニン・アンジオテンシン―アルドステロン系の賦活
2) 交代性ホルネル徴候が出現するごとく，本症候群の変性途上にある交感神経機能がかなり変動しており，一過性の機能亢進が起こるとα-受容体の過敏性のため著明な血圧上昇を起こすのであろうという。

f. Shy-Drager症候群の病気進行過程

従来，中枢に障害があり，下行性に病変が進行していく場合と，仙髄，腰髄における中間外側柱の機能障害が病気の初期より存在し，病気進行に伴って上行する場合と2つ考えられていた。

木原[16]らは，本症候群の発汗障害の研究により，上行性の病気進行を主張している。Bannister[1]らは，本症候群が繰り返される脳の乏血による2次的脳幹徴候か，原発性ニューロン変性か結論する前に，長い間の疾病の経過を周到に分析することの方が，より大切だと述べている。

g. Shy-Drager症候群の死の転帰

Robertson（1993）[30]が報告しているが，多くの患者は喉頭喘鳴，嚥下障害を起こし，これが再発性肺炎を生じ，しばしば死の原因になるという。

加えて，多くの患者はCheyne-Stokes呼吸と周期性呼吸を生じ，あるものは呼吸運動の危険な停止を起こし，これをOndine's curseと呼んでいる。また，Polinsky（1995）[26]はMSAの患者の平均生存期間は発病後，約8.5年だともいっている。また，肺性高血圧が肺炎の経過中に起こる可能性があり，そしてこの2つの問題をかかえてShy-Drager症候群の死の最も多い原因は肺塞栓症であるという。また，この死亡の原因について調査した飯島[12]らは肺炎（約50%），窒息死，突然死（20%）と述べている。加えて陸（1988）[24]は，食後低血圧がShy-Drager症候群の突然死の一因となる可能性を示唆している（食後低血圧の項目参照）。

h. 多系統萎縮症の治療

　MSAの治療は原因治療ではなくて, 症候性治療が主体である。

　薬物療法；パーキンソン症状を表すMSAの患者にはレボドパが40〜60％有効とされている。また, MSAに伴うOHの治療にはミドドリン, フルドロコルチゾン, クロニジン, エフェドリン, インドメタシン, カフェイン, プロチレリン, デスモプレシンなどが使用され, 貧血を伴う時はエリスロポエチンが効果があるという。また, 心臓選択性 β_1-adrenoceptor の部分的刺激剤である Xamoterol は Shy-Drager syndrome に伴うOHの血圧, 心拍数を著明に増加させるともいわれている (Obara[21])。

　非薬理学的治療；運動失調に対する治療（マシントレーニング, 福田[7]）, 生理学的治療, 歩行促進, 平たい足裏の靴を履く, 喘鳴のあるものは気管支切開, 不全失語症のあるものは胃瘻設置術, 泌尿生殖器症状（尿失禁, 尿閉, インポテンツ）のある患者は, QOLを改善することを考えるべきだという (Colosimo[4])。

　現在, 日本においても Shy-Drager 症候群は MSA の一部として研究が続けられているが, われわれが日常遭遇する IOH とは異質のものであり, 混同を避けるべきだとするのが著者らの従来からの立場である。

文　献

1) Bannister, R. Ardill, L. Fentem, P.: Defective autonomic control of blood vessels in idiopathic orthostatic hypotension. Brain 90(4); 725-746. 1967.
2) Bradbury, S. Eggleston, C.: Postural hypotension. A report of three cases. Am. Heart J. 1: 73-86. 1925.
3) Briggs, NM.: Neurological manifestations associated with postural hypotension. Thesis B-MnU-M-46-70. Univ. of Minnesota 1946.
4) Colosimo, C. Pezzella, FR.: The symptomatic treatment of multiple system atrophy Eur. J. Neurol. 9(3); 195-199. 2002.
5) Consensus statement on the definition of orthostatic hypotension, pure autonomic failure, and multiple system atrophy. J. Neurol. Sci. 144; 218-219. 1996. Neurology. 46; 1470. 1996. Clin. Auton. Res. 6; 125-126. 1996.
6) Daniel, SE.: "The neuropathology and neurochemistry of multiple system

atrophy" Autonomic Failure.―A textbook of clinical disorders of the autonomic nervous system―. 4th ed. Mathias, CJ. et al. ed. New York. Oxford Univ. Press. 1999. p 321-328.
7) 福田弘毅，古和久典，中島健二：多系統萎縮症に対するマシントレーニングの起立性低血圧改善効果の検討．第 57 回．日本自律神経学会発表．2004.
8) Graham, JG. Oppenheimer, DR.: Orthostatic hypotension and nicotine sensitivity in a case of multiple system atrophy J. Neurol. Neurosurg. Psychiatry 32；28-34. 1969.
9) 平山惠造：神経病学．日本医事新報 3384；3-10. 1989.
10) 平山惠造，北耕平：多系統萎縮症の臨床．Shy-Drager 症候群を中心にして．脳神経 37；637-645. 1985.
11) 濱田潤一：多系統萎縮症における自律神経異常．神経内科 50；24-33. 1999.
12) 飯嶋睦，岩田誠：多系統萎縮症の概念と臨床．神経内科 50；1-7. 1999.
13) Kano, M. Mitsuhata, Y. Kishida, S. et al.: Shy-Drager syndrome and human T-lymphotropic virus type 1 infection. Ann. Neurol. 25(4)；420-421. 1989.
14) 木下真男：Shy-Drager 症候群の概念について．日本医事新報 2903；20-23. 1979.
15) 木下真男：松村芳幸：Shy-Drager 症候群の歴史的展望．脳神経 37(7)；631-635. 1985.
16) 木原幹洋，高橋昭，菅屋潤壹・他：Shy-Drager 症候群における発汗障害の定量的検討．自律神経 22；345-353. 1985.
17) Lehrman, KL. Guilleminault C. Schroeder, JS. et al.: Sleep apnea syndrome in a patient with Shy-Drager syndrome. Arch. Intern. Med. 138(2)；206-209. 1978.
18) 三明裕知，水澤英洋：多系統萎縮症の神経病理．神経内科．50；8-15. 1999.
19) 三杉進，高橋光雄，岩崎雅行・他：高血圧症と考えられた Shy-Drager 症候群の 1 例．Geriatric Medicine 14；45-49. 1976.
20) 長嶋淑子，宮本和人，山田克浩・他：Mutiple System atrophy に見られる Sleep Apnea Syndrome と脳幹病変―とくに青斑核および縫線核群の神経病理―．自律神経 20(1)；27-33. 1983.
21) Obara, A. Yamashita, H. Onodera, S. et al.; Effects of xamoterol in Shy-Drage Syndrome. Circulation 85(2)；606-611. 1992.
22) 大藤高志：Shy-Drager 症候群の内臓と血管の病理．脳神経 37(7)；699-705. 1985.
23) Oppenheimer, DR. Esiri, MM.: "Disorders of the basal ganglia, cerebellum and motor neurons" Greenfield's Neuropathy 5th Adams, JH. and Duchen LW. ed. London. Edward Arnold 1992. p 988-1045.
24) Papp, MI. Kahn, JE. Lantos, PL.: Glial cytoplasmic inclusions in the CNS of

patients with multiple system atrophy (striatonigral degeneration, olivoponto-cerebellar atrophy and Shy-Drager syndrome). J. Neurol. Sci. 94 ; 78-100. 1989.
25) Polinsky, RJ. Brown, RT. Burns, RS. et al. : Low lumbar CSF levels of hemo-vanillic acid and 5-hydroxyindoleacetic acid in multiple system atrophy with autonomic failure. J. Neurol. Neurosurg. Psychiatry. 51(7) ; 914-919. 1988.
26) Polinsky, RJ. : "Shy-Drager syndrome and multiple system atrophy" Disorders of the Autonomic Nervous System. Robertson, D. Biaggioni, I. ed. London. Harwood Academic Publishers. 1995. p. 107-139.
27) 陸重雄, 松岡幸彦, 祖父江逸郎 : Shy-Drager症候群の臨床経過. 脳神経 37(7) ; 647-654. 1985.
28) 陸重雄, 佐橋功, 高橋昭・他 : 楕円赤血球に伴う Shy-Drager 症候群. 自律神経 24 ; 462-467. 1987.
29) 陸重雄, 千田康博, 高橋昭 : Shy-Drager 症候群の予後と血圧異常. 自律神経 25(4) ; 370-374. 1988.
30) Robertson, D. Beck, C. Gary, T. et al. : Classification of autonomic disorders. Int. Angiol. 12(2) ; 93-102. 1993.
31) Robertson, D. : "Introduction" Disorders of the Autonomic Nervous System. Robertson, D. and Biaggioni, I. ed. London. Harwood Academic Publishers 1995. p. 1-8.
32) Roessmann, U. Van der Noort, S. McFarland, DE. : Idiopathic orthostatic hypotension. Arch. Neurol. 24(6) ; 503-510. 1971.
33) Shy, GM. Drager, GA. : A neurological sydrome associated with orthostatic hypotension. Arch. Neurol. 2 ; 511-527. 1960.
34) 高橋和郎 : 本態性起立性低血圧の臨床病理学的検討. 神経学トピックス 3(1) ; 49-54. 1973.
35) 田中信行, 内田愛, 工藤明生・他 : Shy-Drager 症候群の起立性低血圧の発現機構と高血圧発症の可能性について－自律神経機能, 心血行動態および Renin-Angiotensin-Aldosterone 系からの検討－自律神経 14(4) ; 188-196. 1977.
36) 田村直俊, 山元敏正, 島津邦男 : Shy-Drager 症候群の歴史的展望. 1. 1970 年以前. 自律神経 41(4) ; 392-400. 2004.
37) 朝長正徳 : Shy-Drager Syndrome の病理. 脳神経 37(7) ; 687-689. 1985.
38) 朝長正徳 : Shy-Drager 症候群にみられた自律神経系の形態学的変化について. 自律神経 14(2) ; 67-75. 1977.
39) Wenning, GK. Tison, F. Ben Shlomo, Y. et al. : Multiple system atrophy : A review of 203 pathologically proven cases. Mov. Disord. 12 ; 133-147. 1997.

(高橋和郎, 中島建二, 田中信行, 永田勝太郎, 本田龍三, 大塚昇)

5. 登校拒否ならびに不登校

近年，日本の小児科領域の OD，または内科領域の OH に登校拒否ならびに不登校が続発することが問題になっている。また，米国においても漸く POTS が不登校の原因となることを認める時代となった（Stewart[11]）。

永田（大分バリントグループ）[4]らは 17 例の登校拒否を起こした高校生について bio-psycho-socio-ethical に分析したところ，文部省の作成した登校拒否の原因と症状の両者に着目した分類（1983 年）にあてはまらないもの（不明項目）が一番多いことに気づいた（**表 82**）。そして，不明欄に該当するものは心身症型であるとして，別に新しい分類法を設けた（**表 83**）。この中に 3 例の OH を伴う登校拒否のあることを報告しており（Honda[3]，本多，永田[4]），そのうち 2 例について記述する。

[症例 1]　18 歳，女性，看護学生
主訴：登校拒否，立ちくらみ，頭痛
家族歴：両親健在，姉 1 人（看護師）健在。
既往歴：高校に入ってより，夏期に立ちくらみ，頭痛があった。
現病歴：1984 年 4 月 11 日，某医大看護学校に入学（奈良），2 週間過ぎたころに突然寮のなかで不安感，落ち着かない感じがした。3 人部屋の関係があったかも知れないという。

同年 5 月 8 日，突然無断で帰郷（島根）した。学校，寮にいたくなかった。不安感もあったという。

同年 5 月 11 日，両親が本人を説得し，学校に連れて行き，おいて帰る。
同年 5 月 12 日，寮に置き手紙をしてまた帰郷する。
同年 5 月 20 日，両親に連れられて，再度学校に行くが，連れて帰る。
同年 5 月 28 日，初診。本人と両親との面接。

中学，高校時代の友人たちとの分離不安と，学校，寮では関西弁であり，自分の石見弁では緊張し，それが不安につながるという。寮内では 3 人部屋であり，人間関係にも問題があるようである。

表82. 登校拒否の分類（文部省，1983）

①	不安を中心にした情緒的な混乱によって登校しない，神経症的な拒否の型	2 (11.8%)
②	精神障害による拒否で，精神的な疾患の初期の症状とみられる型	2 (11.8%)
③	怠学すなわちずる休みによる拒否で，非行に結びつきやすい型	5 (29.4%)
④	身体の発育や学力の遅滞などから劣等感を持ち，集団不適応に陥り，登校を拒否する型	1 (5.9%)
⑤	転向や入学時の不適応，いやがらせをする生徒の存在などの客観的な理由から登校を拒否する型	0 (0%)
⑥	学校生活の意義が認められないというような独自の考えから，登校を拒否する型	0 (0%)
⑦	不明	7 (41.2%)
	合　計	17

表83. 登校拒否の分類

怠学型	5 (29.4%)
心身症型	7 (41.2%)
神経症型	3 (17.6%)
精神病型	2 (11.8%)
その他	0 (0%)
合計	17

精神科受診ではカルチャーショック状態であるという。

検査成績：貧血なし，肝臓機能検査・正常，電解質・異常なし，脳波・境界領域，頭部 CT・異常なし，CTR＝43％，BMR＝－17％，T_3-uptake＝27.5％，T_3＝1.24 ng/ml。T_4＝8.4 ng/ml。TSH＝0.3 μU/ml。

自律神経機能検査 (**表84**)；Valsava 試験—overshoot 15 mmHg, handgrip-negative, carotid occlusion—陰性，暗算試験・陰性，過換気テスト（3分間）—血圧下降反応 10 mmHg ↓，寒冷昇圧試験（4℃）—収縮期血圧 25 mmHg ↑，拡張期血圧 20 mmHg ↑，心電図 R-R 間隔の CV％－6.63％，microvibration－β-wave に富む。

内分泌機能検査 (**表85**)；血漿ノルアドレナリン（NAD）の減少，cyclic GMP, cyclic AMP の減少，髄液の NAD, 5-HIAA, MHPG の減少を認めた。

表84. 自律神経機能検査

- Valsalva 試験：overshoot 15 mmHg
- handgrip：negative
- carotid occlusion：negative
- 暗算試験：陰性
- 過換気テスト（3分）：血圧下降反応（10 mmHg ↓）
- 寒冷昇圧試験（4℃）： $\begin{cases} 収縮期血圧 & 25 \text{ mmHg} \uparrow \\ 拡張期血圧 & 20 \text{ mmHg} \uparrow \end{cases}$
- ECC R-R 間隔の CV %：6.63 %
- microvibration：β-wave に富む

表85. 内分泌学的検査

年 月 日	血漿カテコールアミン (ng/ml)				血漿レニン (ng/ml/hr)		血清アルドステロン (pg/ml)	
	臥床10分		起立10分		臥床10分	起立10分	臥床10分	起立10分
	AD	NAD	AD	NAD				
6.19.'84	0.01↓	0.04↓	0.01↓	0.05↓	4.26	4.10	168.0	274.2
7.30.'84	0.01↓	0.05↓	0.01↓	0.11				

尿中-AD：10.5 μg/day
尿中-NAD：52.7 μg/day
血清セロトニン：83.2 ng/ml
c-GMP：1.0　pmol/ml ↓
c-AMP：6.1　pmol/ml ↓

髄液のアミン定量(ng/ml)

日付	AD	NAD	5-HIAA	HVA	MHPG
5.31.'84	0.01↓	0.04↓	7.0 ↓	20.5	9.3 ↓
7.31.'84	0.01↓	0.04↓	8.3 ↓	19.3	10.7 ↓

　心理テスト；心理テストでは不安感があり，非断行的で MPI ではアイゼンクの心身症である。投影法では対人関係に問題があり，不登校で他人に迷惑をかけたことに対する内向反応が強い。約3ヵ月間の入院加療で登校意欲が出てきて退院した（**表86**)。

表86. 心理テスト

	入院時(5. 28. '84)	退院時(8. 8. '84)
CMI	II	I
MAS	21	12
YG	C(AC)	C(AC)
MMPI	normal profiles	
アレキシサイミア調査表	7/13	
断行行動調査表	14/30	7/30
MPI	$E^0 N^+$=(アイゼンク) 心身症型	$E^+ N^-$ 不安型↓
P-Fスタディ	GCR=59% E⟷M i↑E↑	57% E⟷M i↑E↑
SCT	passiveな傾向↑ 内向反応↑ 登校拒否で他人に迷惑をかけたこと	negative passive 内向反応↓ 登校意欲が出てきた.

治療経過（図60）；1984年5月28日に入院。入院当初の3週間はミドドリン4 mg/日＋自律訓練で経過をみたが，不安感がやや軽快した程度でOHは頑固に持続していた。同年6月19日よりジヒドロエルゴタミン6 mg/日を併用したところ，一時OHは境界領域まで軽快したが，ミドドリンを一時カルニゲン®に変更した直後にOHがひどくなり，結局，ミドドリン4 mg/日＋ジヒドロエルゴタミン6 mg/日＋自律訓練法＋行動療法を約3ヵ月近く施行し，OHの消失と登校意欲が出てきたために退院した。

[症例2] 17歳，女性，高校生

主訴：不眠，頭痛，立ちくらみ

家族歴：両親が6年前に離婚，本人は父の姪ということになっているが，母と同居（母は教員），21歳の姉がいる。複雑な家庭に育っている。

既往歴：小学6年ごろより夏になると，頭痛，立ちくらみ，寝起きが悪いなどを訴えている。

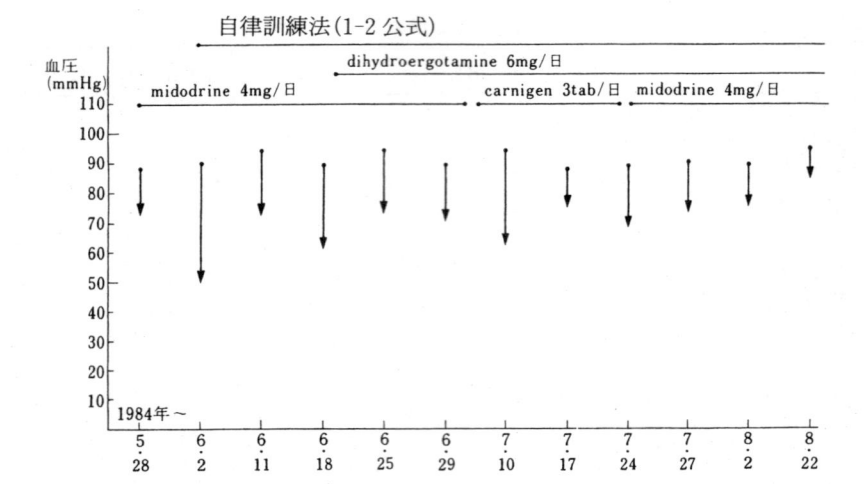

図60. 症例1の起立性血圧低下に対する治療経過（収縮期血圧）

現病歴：中学2年の2学期に不登校を起こす。高校に進学してから1983年7月に男子生徒と付き合い，停学処分（1ヵ月）を受け，以後食欲不振，不眠となる。

検査成績：起立試験で心電図の T_{II} の 0.2 mV の減高がみられた（表87）

自律神経機能検査；Valsava 試験—overshoot 35 mmHg ↑，handgrip—陰性，carotid occlusion—陰性，暗算試験—15 mmHg ↑，過換気試験—血圧不変，寒冷昇圧試験-収縮期血圧 35 mmHg ↑，拡張期血圧 35 mmHg ↑，心電図 R-R 間隔の CV％－6.60％，microvibration-irregular wave（$\alpha+\beta$）。

内分泌学的検査；(表88)，血漿カテコールアミン，血漿レニン活性の起立試験による変動には異常がない。髄液のカテコールアミン，HVA，5-HIAA，MHPG をみたが，治療前に 5-HIAA の低下がみられた他は異常がなかった。

心理テスト（表89）；うつ状態を認めた。

治療経過：1983年9月12日入院。入院当初よりジヒデルゴット 3 mg＋ルジオミール 30 mg＋セレナール 30 mg を投与して経過観察，同年10月4日の起立試験による OH は消失していたが，心理テストに示すようにうつ状態は

表87. 起立試験（ECGT$_{11}$ 0.2 mV の減高）

日付	臥床10分 血圧　脈拍	起立10分 血圧　脈拍
8.17.'83	97〜58　65	72〜59　108
9.12.'83	109〜64　62	78〜49　93
10. 4.'83	92〜64　75	81〜60　114

表88. 内分泌学的検査：起立試験による変動

血漿カテコールアミン						血漿レニン活性	
AD (ng/ml)			NAD (ng/ml)			(ng/ml/hr)	
臥床10分	起立10分	起立30分	臥床10分	起立10分	起立30分	臥床10分	起立10分
0.08	0.73	0.17	0.17	0.41	0.35	5.27	13.85

尿中 { AD：11.2 μg/ml　血清セロトニン：45.0 ng/ml
　　 { NAD：37.5 μg/ml

髄液所見 (ng/ml)

	治療前 (9.13.'83)	治療後 (10. 6.'83)
AD	0.01<	0.01<
NAD	0.08	0.05
HVA	34.7	38.0
5-HIAA	14.7 ↓	20.4
MHPG	14.2	15.8

表89. 心理テスト

	治療前 (9.12.'83)	治療後 (10.13.'83)
CMI	III	
YG	B (AB)	
MAS	26	
SDS	55	60
MMPI	depression valley	
Beck	35	39
Hamilton	25	20
精神症状評価尺度	中等度	中等度
K-SCT	negative, passive な性格で文章は短文，energy の低下，内向反応が強い。	

改善していなかった．その後，トフラニール 20 mg/日を併用して不眠はやや改善したが，同年 10 月 26 日，家庭の都合で学校の近くの医師に転医を希望して退院した．

起立性低血圧と不登校

1) OH が不登校を起こす症例は決して多いものではないが，症例の病歴が示すように不登校の前にすでに OH 症状を訴えていることに注目すべきである．
　　また，その頻度については古くは小児科領域で大学病院を受診している OD 患者の約 10 % が不登校になっていたとの報告もある（Okuni[9]）．しかし，最近の OD と不登校との関係について田中らの発表を要約すると，
(1) 不登校の出現率は小学生 0.33 %，中学生 2.73 % であり，
(2) OD の約半数に不登校を伴っており（OD 68 名中不登校 38 名），
(3) 不登校の約 4 割に OD を伴っている（不登校 83 名中 OD は 38 名），
(4) 慢性疲労を伴う小児 28 名のうち 16 名（57 %）に OD を認めるという（田中らの起立性調節障害の項目参照）．
　　この不登校は現在，小児科領域でも注目され，OD のサブタイプと考えられている．

2) OH＋不登校例は病態生理が複雑であり，脳波異常を伴うもの，不安，うつ状態のあるものなどを経験している．治療は難治性のものが多く，OH の早期発見，早期治療が望ましい．

3) 小児の OD 領域で尿中塩類の排泄リズムについて，日本では古くより草川[6]らの報告があるが，OD に続発する不登校の尿中塩類排泄リズムは，うつ病の排泄リズムときわめて類似しており，小児科領域では不登校の大半はうつ病とみることも奇説ではないと考えられている（草川[5,6]）．そして，長い間の経過観察が重要だといわれている．

4) 近年になり不登校児の終夜睡眠脳波の研究が進み，中途覚醒が多いこと，REM 期，深睡眠期のある割合が少ないことなど，うつ病と類似しており，不登校児は慨日リズムの乱れをきたしているものと結論されている（梅

津[14]）。行動異常のある不登校児（内山[15]）には，脳波異常を示すものがかなりあり，少なくとも数回の脳波検査の必要性を痛感している（下田[10]）。

5) 最近，小児科領域の不登校児に血漿 β-エンドルフィンの定量が行われている。β-エンドルフィンは内因性生体反応を即時的に反映する可能性があり，その生体リズムが不登校児に乱れを生じ，軽快後は正常に回復するという（塚田[12]）。内科領域においても，症例のごとく不登校は存在し，追試研究の必要性を痛感している。

6) 著者らの取り扱う不登校は，高校生以上のことが多いが，環境要因，病態生理を分析し，個々の症例について治療法を検討すべきである。

　症例により薬物療法のほかに，カウンセリング，行動療法および行動科学的検討（上里[1]，筒井[13]）と，治療の併用が効果があると思われる。また，両親とくに父親とのカウンセリングが必要なことが多い（内山[15]）。

7) 現在，日本では保健室登校や不登校は深刻な社会問題になっているが，友人，患者の先生らが相談に乗ってやること，心の教育の充実（筒井[13]），病的な児童はできるだけ早く専門医師の受診を受けることが必要である。

8) 最近，家族療法による治療も行われている（東[2]，吉川[16]，中村[8]）。

文　献

1) 上里一郎・編：登校拒否．東京．岩崎学術出版．1985.
2) 東　豊：セラピストの技法．東京．日本評論社．1997.
3) Honda, K. Yo, S. Nagata, K. Harrison, RA.: "School refusal and the orthostatic hypotension". Modern Orthostatic Hypotension. Honda, K. ed. Turin. Edizioni Minerva Medica. 1997. p. 107-113.
4) 本多和雄，永田勝太郎：起立性調節障害と起立性低血圧―登校拒否を中心にして―思春期心身症．東京．誠心書房．1990.
5) 草川三治，西尾正子：起立性調節障害．東京．中外医学社．1975. p 129-135.
6) 草川三治：生体リズムと登校拒否．日本医事新報 3285；137. 1987.
7) 文部省：生体の健全育成をめぐる諸問題―登校拒否問題を中心にして―（中学校，高等学校編）．東京．文部省．1983. p. 13-21.
8) 中村伸一：家族療法の視点．東京．金剛出版．1997. p. 134-145.
9) Okuni, M.: Orthostatic dysregulation syndrome. Asian Med. J. 30(3); 149-155. 1987.

10) 下田又季雄：臨床脳波 40 年．日本医事新報 2839；17-29. 1978.
11) Stewart, JM.: Orthostatic hypotension in Pediatrics. Heart Dis. 4(1)；33-39. 2002.
12) 塚田和子：登校拒否症における血中 β-エンドルフィンの慨日リズムについて 自律神経 24(6)；530-535. 1987.
13) 筒井末春：行動科学概論．東京．人間総合科学大学．株式会社サンヨー．2000. p. 118-122.
14) 梅津亮二，大谷智子，草川三治：登校拒否児の終夜睡眠脳波．臨床脳波 28(7)；476-480. 1986.
15) 内山喜久雄：登校拒否．東京．金剛出版．1983.
16) 吉川悟：家族療法．京都．ミネルヴァ書房．1995.

(永田勝太郎，田中英高，吉田暢夫，東　豊)

6. 過換気症候群

　過換気症候群（hyperventilation syndrome, HVS）と神経循環無力症（neurocirculatory asthenia, NCA）との関係（Ames[1]），OHとHVSとの関係の報告は古くよりある（Lewis[9]）。また，Burnum[4]らは血液ガスの面からOHを説明しようとしたが，HVSを示さないOHにおいてはうまくいかないようである（表90）。また，HVSを起こし，呼吸性アルカローシスを起こしてもOHを起こさないものもある。こうしたことから著者らはHVSの前に自律神経失調症を伴うOHを考えねばならない場合もあると考えるようになった。

　著者らの経験では，ヒステリー，不安神経症などの機能的疾患があり，頻回にHVSが起こり，臥位においてすでに呼吸性アルカローシスを起こしている症例では，起立という些細なストレスが加わると，OHを起こす場合があると考えている。この際の動脈血CO_2濃度の下降は脳血管収縮の原因となり，そして，遠心性交感神経緊張が減少し，血圧が下降するともいわれている（Schatz[13]）。これに対し，Burnum[4]は随意的に行った過呼吸によって生じた低炭酸ガス血症は直接に末梢血管抵抗を減少し，動脈圧の減少の原因になるという。

　一方，脳の血管収縮のために脳血流は減少し，無酸素性無酸素症（anoxic anoxia）も手伝って脳の無酸素症（anoxia）を招来し，意識消失を起こすと考えられている（笹本[11]，楊[15]，長野[10]）。

[症例1] 17歳，女子高校生
診断：過換気症候群＋起立性低血圧
主訴：呼吸困難発作
家族歴：特記すべきものなし
既往歴：中学生の頃より時々めまい感があり，高校に入ってより学校内で体育のときに時々呼吸困難発作を起こし倒れることがあった。しかし，家庭内で倒れることはなかった。

表 90. 起立性低血圧の体位変換による血液ガスの変動

case No	1	2	3	4	5
●臥位 10 分					
1. actual pH	7.420	7.422	7.424	7.410	7.386
2. Po_2 (mmHg)	122.0	97.6	98.0	128.0	110.0
3. hemoglobin (g/100 ml)	11.5	14.0		18.5	
4. oxygen saturation (%)	98.4	97.6	97.5	98.4	97.6
5. actual Pco_2 (mmHg)	54.0	47.0	44.0	40.0	60.0
6. base excess (mEq/l blood)	(+)8.5	(+)6.5	(+)2.9	(+)0.8	(+)4.2
7. buffer base (mEq/l blood)	55.0	54.2	60.5	51.5	61.5
8. plasma bicarb. at Pco_2=40 mmHg (mEq/l plasma)	32.1	26.8	26.5	25.0	27.8
9. actual bicarb (mEq/l plasma)	34.9	31.7	28.6	25.0	35.1
10. total CO_2 (mEq/l plasma)	36.5	33.1	29.5	26.2	36.9
●起立 3 分					
1. actual pH	7.410	7.434	7.452	7.436	7.430
2. Po_2 (mmHg)	115.0	104.0	120.0		115.0
3. hemoglobin (g/100 ml)	20.2	11.5	7.0	12.0	
4. oxygen saturation (%)	98.0	97.7	98.4		98.2
5. actual Pco_2 (mmHg)	60.5	45.0	43.0	34.0	51.0
6. base excess (mEq/l blood)	(+)9.5	(+)5.2	(+)5.2	0	(+)6.0
7. buffer base (mEq/l blood)	59.0	51.7	49.8	46.5	61.5
8. plasma bicarb. at Pco_2=40 mmHg (mEq/l plasma)	33.2	29.0	29.1	24.3	29.6
9. actual bicarb (mEq/l plasma)	48.4	30.2	29.5	23.5	34.0
10. total CO_2 (mEq/l plasma)	50.2	31.6	30.8	24.5	35.6

(本多, 1973)

現病歴：1977年2月7日，学校内で運動後，呼吸困難発作を起こし，救急車にて来院し入院した。前胸部痛，四肢のしびれ感を訴えていた。

現症：入院2日目，起立試験の起立10分後に発作を起こし，血圧が下降し，測定不能となり，起立性低血圧と診断した。

検査成績：RBC $417×10^4$, WBC 5500, Hb $12.8\,g/dl$, Ht 37%, 血液ガス（救急外来で紙袋呼吸を使用した直後の血液ガス）．

1) actual pH 7.421, 2) Pco_2 73.0 mmHg, 3) Hb $12.8\,g/dl$, 4) SaO_2 94.9%, 5) actual Pco_2 32.2 mmHg, 6) base excess $-3.0\,mEq/l$ blood, 7) buffer base $42.4\,mEq/l$ blood, 8) plasma bicarb at $Pco_2=40$ mmHg, $21.7\,mEq$ plasma, 9) actual bicarb $20.3\,mEq/l$ plasma, 10) total CO_2 $21.3\,mE/l$．

電解質は異常なし。

自律神経機能検査および神経反射；脳波—α波に富み，発作波なし，過換気試験（−），光刺激（−），ジフェンヒドラミン誘発1～2回，低電位6 Hzを全誘導に認めた（図61）。

Valsalva maneuver—正常反応，寒冷昇圧試験—正常な昇圧反応，暗算試験—陽性，頸動脈閉塞試験—陽性，呼吸曲線の乱れあり。

NEFA—臥床10分，$380\,\mu Eq/l$。起立10分，$428\,\mu Eq/l$，心電図—起立によりT_{II}の0.2 mVの減高，CTR=42%

心理テスト；外向的，活動的で精神的に安定している。自己主張しすぎる傾向を意識的に抑制しようとしており，やや内罰的になっている。家庭（特に父親）への不満が顕在化してヒステリー的になっている（表91）。

治療経過：入院は2週間で，メフォバルビタール（プロミナール0.2 g/日）と抗不安薬の投与により発作は出現せず退院した（1977年2月21日）。

本症例は起立試験をきっかけに突然に過換気発作を起こし，呼吸性アルカローシスを起こし，OHを認めた症例できわめてまれな症例である（Honda[6]）。しかし，このOHを起こす機序には呼吸性アルカローシスの他に未明のメカニズムが働くのではないかと日本では従来考えられていた（安藤[2]）。

[症例2]　17歳，女子高校生

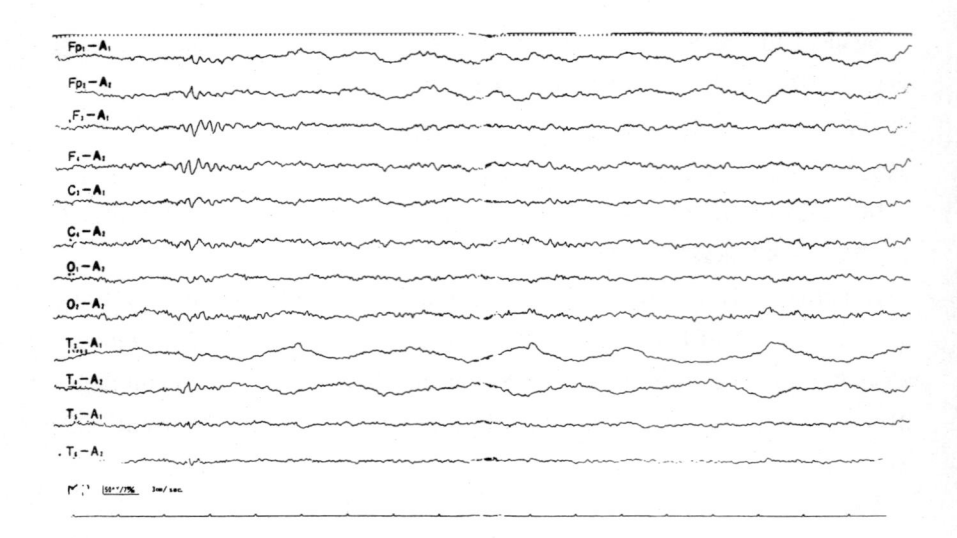

図61. 17歳女子の脳波

表91. 心理テスト

CMI	II領域
MAS	5
YG	B型，のんき，支配性，外向的，活動的
P-F スタディ	GCR＝43％ ↓
	E ↓ E％ ↓ I％ ↑
	I $\overset{0.33}{\nearrow}$ $\overset{0.38}{\searrow}$ N-P％ やや内罰的
K-SCT	父親への不満(理想と現実のギャップ)
	会話の少ない家庭への不満
	潔癖（＋），自己主張（＋＋）

診断：過換気症候群＋起立性低血圧＋自律神経発作症（疑い）
主訴：過換気発作，めまい，立ちくらみ，不眠，発作時の四肢のしびれ感
家族歴：特記すべきものなし
既往歴：特記すべきものなし

現病歴：2001年6月12日，テスト前で不眠がちであった時期に通学の電車の中で本が重く感じられ，倦怠感が強まり，周囲が白く見えて座りこんでしまった。その後，立ち上がろうとしても力が入らず，担架で保健室に運ばれた。2001年6月23日，演劇部の舞台に上がる前に四肢硬直を伴う過換気発作を起こし，某病院神経内科，某病院精神科を経て，T大学附属病院精神科・心療内科に紹介された。

現症：初診時に過換気発作のない状態にもかかわらず指の屈曲，下肢の伸展および足指の底屈，硬直がみられた。2001年11月14日には右下肢に限局する膝関節の伸展硬直がみられた。

検査成績および治療経過：NCA症状分析では，息切れ，易疲労感，神経質，めまい，不眠，仕事の制限，失神，前胸部痛，頭痛，悪夢，四肢のしびれ感，吐き気，頻尿，残尿感の14項目が陽性であった。心理療法として施行した集中内観直後に症状数は10項目に，分散内観3ヵ月後には7項目に減少した。BMR＝－10.9％，CTR＝45％，BUN＝23 mg/dl ↑，無機リン＝2.9 mg/dl ↓，血沈22 mm↓，心電図R-R間隔のCV％＝2.15％↓，QTc＝0.39 msec→。

精神性発汗定量は各負荷試験で無反応型，脳波―自律神経発作症を思わせるlow voltageの6―14 c/s波形を昏迷期に認めた。

心理テスト；性格―ヒステリー性格

質問紙法では，内観前はSTAIでは状態不安が非常に高く，特性不安は正常。

YG性格検査B型，TEG-NP低位型，SDS 47点。集中内観後にはSTAIでは状態不安が低下し，特性不安が高まる，YG性格検査AB型，TEG 逆N型。

投影法では，内観前のP-F studyでは，GCR＝57％，自責固執型であり，集中内観後にはGCR＝61％，自責固執型が少し軽くなっていた。K-SCTは内観前，防衛性＝28％，肯定感情＝29％，内向性＝75％，肯定：否定＝7：10，内向：外向＝9：0。否定的，受動的な性格であり，問題の原因を自己の身体条件に帰する態度があり，HVS＋OHの治療を根本的に行う必要性を感じた。集中内観直後は防衛性＝8％，肯定感情＝31％，内向性＝67％，肯定：

否定＝7：4，内向：外向＝8：3となり，内観直後には否定的，受動的な傾向には変わりがないが，内向性に少し活動的，能動的な面の増加が見られ，自己の身体条件に対するとらわれも軽減していた。

バウム・テストでは内観前「右側で切断された木」がみられ，感情よりも知的統制や理性的権威に支配される傾向がみられた。集中内観後に新しい「木の芽」が出ており，何らかの新しい発想が感じられた。

精神性発汗定量；内観前は無反応型であったものが，集中内観後には過呼吸負荷1分間，暗算試験，起立負荷試験1分後に精神性発汗は正常に回復していた。しかし，3ヵ月後の分散内観中には各負荷試験とも精神性発汗は抑制傾向にあった。これはこうした疾病に対する集中内観後の投薬（セルシン）の影響があったのではないかと推察される。

起立試験；治療前の能動的な起立試験では起立11分で下肢にしびれ感が起こり中止したが，起立11分で収縮期血圧で40 mmHg，拡張期血圧で15 mmHg下降し，心拍数は40/min上昇する定型的な遅延型のhypodyname FormのOHであり，循環動態では起立によりSVとTPRの両者が下降していた。

起立試験に対する治療効果；集中内観1週間後の起立試験の結果では，OHはhypotone Formに変化し，循環動態でみると，TPRが起立により増加傾向にあるのが目立った。分散内観3ヵ月ではセルシン投与を併用したが，OHは消失し，脈拍増加も正常であった。循環動態でみるとTPRが著明に改善していたが，SVの起立による変化はほとんどみられなかった。

治療効果：本症例はHVS＋OH＋自律神経発作症（疑い）と診断した症例であるが，認知洞察療法（内観療法）を目的として入院した。内観療法の施行前に精神性発汗が無反応型であったものが集中内観直後に，過呼吸負荷，暗算試験，起立1分負荷試験で正常に回復し，起立試験でhypodyname Form（脱力型）がhypotone Form（低緊張型）に変わり，交感神経効果を推定できた症例であった。しかし，患者は集中内観後も発作が止まらず，15～30分持続する発作は結局，紙袋を使用する戻し呼吸で軽快した。退院3ヵ月後の再診では毎日あった発作が週1回の短時間発作に変わり，自己コントロールができるようになり，体重が2 kg増加し，高校に復学し，OHは分散内観3ヵ月とセ

ルシンだけの投与で消失した（本多[7]）。

他にもう1例，同様なOH＋HVSの高校女子生徒を経験しているが，繰り返されるHVSの発作のために血液ガスは臥位において，すでに呼吸性アルカローシスを示していた。

治療法：古くより紙袋を使用した戻し呼吸が効果があるといわれ，現在でも使用されている。また，発作時に腹式呼吸をするとよいともいわれている（Lewis[9]）。

症例により心理療法が併用され，難治例では心身のリラックスを目的とした自律訓練法や系統的脱感作法などの行動療法も効果があるといわれている（安藤，1988[3]）。

供覧した2症例はいずれも脳波異常を認め，自律神経発作症が疑われた。こうした症例には従来セルシンを投与している。なお，症例2はヒステリー性格であり，被暗示性が高く，認知洞察療法（内観療法）の効果が著明であったと推察している。

起立性低血圧と過換気症候群

1) 日本の小児科領域において宇都宮[14]はOD自験例683例のうち過換気発作を示したものは6例に過ぎず，起立試験時に過換気発作を起こしたものは1例もなかったと述べている。
2) 著者らのHVS＋OHの症例経験は少ないが，症例1，2とも脳波異常を示し自律神経発作症が疑われた。また，従来，この脳波異常の症例に対しては，セルシンなどの投与が奨められている。
3) このHVSを心身医学的にみると，うつ傾向のあるもの，不安感の強いもの，ヒステリー性格を有するものなどがあるといわれている。
4) 心理療法としては，自律訓練法，行動療法，認知洞察療法（内観療法）などがあり，とくにヒステリー性格の人には内観療法が効果がある。
   日本では古くよりこのHVSの報告は池見[8]，笹本[11]，楊[15]，安藤[2]などの報告がある。
5) 近年，米国においてはOHとHVSは無関係であるとの報告もあるが情

報交換の不足を感じている（Cowings[5]）。精神病学会では HVS は一部はパニック障害の中に入れるべきだともいわれている。
6) また，HVS には古くより，β-遮断薬の使用が奨められているが，OH を合併する者は今後の課題となることが考えられる．

文　献

1) Ames, F.: The hyperventilation syndrome, J. Ment. Sci. 101；466-525. 1955.
2) 安藤一也：過呼吸症候群．内科．24(3)；433-440. 1969.
3) 安藤一也：過呼吸症候群．Medical Practice. 5(8)；1435-1438. 1988.
4) Burnum, JF. Hickam, JB. McIntosh, HD.: The effect of hypocapnia on arterial blood pressure. Circulation 9；89-95. 1954.
5) Cowings, PS. Toscano, WB. Miller, NE. et al.: Autogenic-feedback training；A potential treatment for orthostatic intolerance in aerospace crews. J. Clin. Pharmacol. 34(6)；599-608. 1994.
6) Honda, K, Yo, S. Kubota, T.: "Hyperventilation syndrome" Modern Orthostatic Hypotension. Honda, K. ed. Turin. Edizioni Minerva Medica. 1997. p. 114-117.
7) 本多和雄，貫名秀，溝部宏二，他：心理療法（内観療法）が精神発汗定量に及ぼす影響．発汗学．9(2)；73-76. 2002.
8) 池見酉次郎：Hyperventilation Syndrome.（神経性呼吸困難）について．日本医事新報．1540 号；10-13. 1953.
9) Lewis, BJ.: The hyperventilation syndrome. Am. Int. Med. 38；918-927. 1953.
10) 長野準，島元宗暉：Hyperventilation. Geriat. Med. 12(5)；33-39. 1974.
11) 笹本浩，楊俊哲，：起立性低血圧．慶應医学．41；89-97. 1964.
12) 笹本浩，楊俊哲：酸塩基平衡の臨床．東京，中外医学社．1971. p 151-154.
13) Schatz, IJ.: Orthostatic Hypotension II, Clinical diagnosis, testing, and treatment. Arch. Intern. Med. 144；1037-1041, 1984.
14) 宇都宮淳一：成人の起立性調節障害（OD）．（未発表）
15) 楊　俊哲：過換気症候群．呼吸器診療．13(1)；27-32. 1958.

（楊俊哲，吾郷晋浩，安藤一也，久保田健之，貫名秀，溝部宏二，黒澤洋一，稲光哲明）

7. 神経性食欲不振症

神経性食欲不振症（anorexia nervosa, AN）に低血圧を伴うものはすでに本邦でも報告があるが（切池[2]），OH を伴う AN の報告は非常に少ない。初期の発表者は Johnson（1974[1]）である。

現在 AN の診断は DSM-IV の摂食障害や厚生労働省の診断基準で判定されており，体重減少 85％以下（厚生労働省の診断基準では 80％以下，坂野[6]）の体重が続くこと，肥満恐怖，体型や体重への歪んだ認識，無月経が診断基準となっている。

[症例 1]　16 歳，女性，高校生
主訴：食欲不振，不眠，無月経，徐脈。
家族歴：母 42 歳—起立性低血圧，父 44 歳—健在，妹 13 歳—起立性低血圧
既往歴：出産時体重 3300 g，正常産。13 歳の頃より夏になると体重が 2～3 kg 減少していたが，食欲の減退はなかった。14 歳 10 月に初潮があり，その後半年無月経の後は 2 ヵ月に 1 回ぐらいあるが，不順であった。
現病歴：1974 年 5 月初め体重が 55 kg あったが，同年 6 月より過労などの誘因がなくて，食欲不振となり，次第に全身衰弱を起こし入院となる。入院時（同年 7 月 9 日）に体重 43 kg（78％）に減少していた。同年 5 月 10 日に月経あり，その後，無月経。7 月 25 日より不眠となる。食事は同年 6 月初めごろより米飯はほとんど食べず，アイスクリーム，氷，ジュースなどをとっていた。とにかく米飯は食べたくなかったが，米飯に対する嫌悪感ははっきりしなかった。
検査成績：RBC 406×10^4，WBC 3600，Hb 13.3 g/dl，Ht. 47％，血清鉄 62.9 μg/dl，アイロソルブ 59.13 μg/dl，血清銅 70 μg/dl　↓，尿中銅 30 μg/dl　↑↑，蛋白分画・総蛋白量　5.3 g/dl，A/G 比 2.2，Alb 69.0％，α_1-gl. 3.6％，α_2-gl. 7.1％，β-gl. 6.0％，γ-gl. 14.3％，免疫グロブリン IgG 1250 mg/dl，IgA 175 mg/dl，IgM 280 mg/dl，BUN 8.1 mg/dl，血清電解質 Na　141 mEq/l，K　3.7 mEq/l，CL　101 mEq/l，Ca　4.6 mEq/l，尿

表92. 起立試験

日付	臥床 10分		起立10分	
	血圧(mmHg)	脈拍	血圧(mmHg)	脈拍
8. 9.'74	100〜52	52	73〜43	76
8.11.'74	110〜65	46	79〜57	74
8.15.'74	99〜55	54	77〜55	78
8.19.'74	107〜72	58	69〜49	118

中電解質 Na 1.2 g/day, K 0.4 g/day, Cl 1.3 g/day, Ca 0.07 g/day, 尿中17-KS (17-OHCS) 5.8 (4.8) mg/day, 2.1 (1.7) mg/day, BMR＝－17％。

ブドウ糖50g負荷試験：血糖・負荷前76 mg/dl, 負荷30分後146 mg/dl, 負荷60分後134 mg/dl, 負荷120分後96 mg/dl, 尿糖・負荷前0.4 mg/dl, 負荷30分後0.3 mg/dl, 負荷60分後0.3 mg/dl, 負荷120分後0.4 mg/dl。

自律神経機能検査および神経反射；EEGは2回とも境界領域〜正常範囲。メコリールテスト（沖中法）N型，ノルアドレナリン試験＝0，暗算試験 陽性，寒冷昇圧試験は血圧上昇反応，Aschner眼球圧迫試験（＋），Kestner皮膚毛細管反応（＋），皮電図―顔面，両腋窩，足蹠に皮電点分布。握力―左12kg, 右13 kg。胃透視―胃炎。肝機能検査―異常なし。

起立試験；入院後4回とも陽性（hypodyname Form）（表92）。

心理テスト（表93）；

治療前；周囲からの批判に対して過敏で，対人緊張が強く，攻撃性を感じながらも表出できずに，不適応状態に陥っていることが推定される。外界への恐怖心も強い。

治療後；不適応感や外界への恐怖心が消失し，抑うつ傾向も減少して，表面的には非常に安定してきている。以前よりも自己主張できるようになっており，対人関係でのストレスは減少していると推測される。

治療前後の変化；不安や不適応感の減少，病気によって不安，恐怖心が一時的に増強していたと仮定すると，病気の軽快により，精神的に安定したと考えられる。

表93. 心理テスト

	治療前（7.30.'74）	治療後（8.23.'74）
CMI	III領域，不適応感，怒り，緊張	I領域
MAS	22	8
YG	A型	C型
SDS	42	31
FSS	相当ある〜15, 非常にある〜11.	相当ある〜0. 非常にある〜0.
P-F study	GCR＝64％ E ↑, E+I↑, I−I ↓ E∠0.8 0.85、O−D 反省心が少なく，いいわけ，否認が多い．攻撃的でありながら抑制→不平，グチが多くなる．批判などに対して過敏，対人関係構え↑→緊張↑と予想される．	GCR＝50％ I−I ↓, E∠1.00 0.03、E 反省心が少なく，やはりいいわけ，否認が多く，まだ，対人緊張の持続は認められる．はっきり自己主張できるようになっている．しかし，ストレスが続くと外罰的になりやすい．
K-SCT	父に対してpositiveで一緒にいたい寂しさがある．他人からの批判，両親に抵抗（対人緊張）	父親への憧れ，男性は強く女性はやさしく，保母になりたい．

治療と経過：患者は1974年7月9日に入院，某医師に治療を受けるも軽快せず，同年7月28日に著者に紹介される．同年7月28日より説得療法とともに自律訓練法を開始する．食欲は自律訓練法開始3日目より完全に回復し，体温が35℃台であったものが36℃に上昇した（吉植[10]）．体重は自律訓練法開始後10日にして約3kg増加した．同年8月23日に希望退院したが，その後通院なし．

本症例は，OHの家系に生まれ，偶然にANを合併したとも考えられる．

短期間の入院中の自律神経機能検査には末梢性とも中枢性ともはっきり断定できないが，治療前の起立試験（hypodyname Form），起立による心拍の著明な増加，心理テストが自律訓練法により，非常に改善している点からみると，少なくとも中枢性OHが考えられ，本症例は心身医学的な因子が強く作用し

ていると考えるべきであろう。また，初期の報告者 Johnson[1] は OH＋AN の患者は Valsalva maneuver が正常反応であることからカテコールアミンの遊離不足で説明できるとしている。

しかし，現在では AN は視床下部の摂食中枢からの影響を受け，また，この摂食中枢は脳の他の部分からの影響を受け，ドパミン，ノルアドレナリン，セロトニンなどを含む神経線維が中枢からきて影響を及ぼしており，加えて各種の神経ペプチドがこれらの摂食中枢の神経核に働いて食欲を調節しているという。また，本症例のように体温下降をする症例も視床下部が関係し，体温を調節するための各種の神経ペプチドが体温調節の活動を修飾するとしている（筒井[8]）。

また，AN の心拍変動パワースペクトル解析においては，通常 LF/HF 比は安静臥位ならびに起立時に低い傾向にあり，交感神経活動が低下傾向を示すといわれている（数間[3]，佐藤[5]）。また，この AN を伴う OH には筋緊張の低下が関係するとの報告もある（Schatz[7]）。しかし，本症例は自律訓練法開始後短期間で起立による頻脈を認める。これは，自律訓練法により，比較的はやく交感神経活動が回復したと考えられる。

本症例で特に注目すべきは，血清銅の減少傾向，尿中銅の著明な増加である。これは潜在性神経疾患の内在していることを疑わせる。また，近年，本症の味覚障害が学会で問題になっているようであるが，金属代謝，特に亜鉛代謝について再検討する必要があるのではなかろうか。

著者らは，他にもう 1 例，OH＋AN の患者を経験しているが，女子大学生であり。臨床的にはむちゃ喰い/排出型（ブリマレキシア）ともいうべき症例であったが，外来で予約日に来院せず検査できなかった（White[9]）。また，最近，小心臓＋低血圧＋AN の 2 症例（28 歳女性，39 歳女性）を経験しているが，これからの問題となるのではないかと考えている。

現在，日本では OH を合併する AN は，AN 症例の 1/10 であるとの報告もある。この OH を合併する AN は心身医学的にみて中核群（アレキシサイミア）ではなくて辺縁群に属するともいわれている。また，近年の学会では AN の ECG では QT 間隔の延長が生命予後に影響を及ぼすこと，脳―SPECT で頭頂葉，前頭葉を中心とする皮質の幅広い領域に脳血流の低下を認めるという。

OHとの関係，精神性発汗，自動調節能との関係など今後に問題を残すことになろう．

うつ病＋AN＋OHの関係については「うつ病，うつ状態」の項目を，また，「うつ病とAN」については中野の著書[4]を参考にされたい．

文　献

1) Johnson, RH.: Disorders of the Autonomic Nervous System. London. Blackwell Scientific Publication. 1974. p. 104.
2) 切池信夫：摂食障害の治療指針について．日本医事新報 4186；16-23. 2004.
3) 数間紀夫：神経性食欲不振症における心拍変動の検討．心身医．43(6)；342-347. 2003.
4) 中野弘一：摂食障害の心身医学（筒井末春監修）．東京．新興医学出版社．2001. p 83-84.
5) 佐藤　広："神経性食欲不振症"．心拍変動の臨床応用．林博史編．東京．医学書院．1999. p. 123-124.
6) 坂野雄二："神経性食欲不振症の認知行動療法"．認知行動療法．東京，日本評論社．1998. p 99-109.
7) Schatz, IJ.: Orthostatic hypotension; diagnosis and treatment. Hospital Pract. 19(4)；59-69. 1984.
8) 筒井末春：行動科学概論．人間総合科学大学．株式会社サンヨー．2000.
9) White, MB. White, WC.（杵渕・他共訳）：過食と女性の心理．東京．星和書店．1994.
10) 吉植庄平：神経性食欲不振症の体温調節は単純にDysfunctionなのか？　自律神経 25(1)；1-3. 1988.

（石沢正一，荒木登茂子）

8. ポルフィリン尿症

　OHのうちポルフィリン尿を出す症例はもちろんIOHより区別して考えるべきだと思う。OH＋ポルフィリン尿症を最初に報告したのはメイヨークリニックのSchirger教授である[5]。日本では著者らが症例報告をした（本多，1971[2]，1997[3]）。

　[症例]　32歳，女性，教員
　既往歴：6年前（1961年），貧血があるといわれたが，その他に特記すべき疾患を認められていない。
　家族歴：特記すべきものなし。
　現病歴：1967年8月（妊娠末期）より全身の皮膚に黒色の色素沈着を認めた（同年10月1日に出産）。11月18日ごろより2〜3日勤務したが，頭重感，腹痛あり，かつ腰部，背部のしびれ感が起こった。11月21日腹部より大腿部にかけてしびれ感と疼痛があり，M病院に入院，1968年6月に再度腹痛を起こしたがしびれ感はなかった。また，同年12月腹痛と両側足蹠痛を起こした。
　M病院退院後，しばらく自宅にて静養中，OHの疑いのもとにN病院に入院した。月経不順，不眠がある。
　現症：体格中等度，栄養不足，全身皮膚に黒色の色素沈着，舌は灰白色，舌苔（＋＋＋），脈拍数118，不整脈なく緊張良好，眼瞼結膜は軽度貧血性，心臓濁音界正常，心音純，呼吸音正常，腹部で肝脾触知せず，心窩部に圧痛があった。Mendel（＋），膝蓋腱反射等大，下肢に浮腫なし。病的反射なし。体前面上方，乳房より下方大腿部中央まで触覚，痛覚障害を認め，体後面上方は両側腸骨稜（iliac crest）より下方大腿部中央にかけて触覚，痛覚障害を認めた。
　検査成績（M病院）：RBC 472×10^4，Hb 9.6 g/dl，WBC 13.200，尿蛋白（＋），血清電解質・Na 138 mEq/l，K 4.2 mEq/l，Ca 5.3 mEq/l，HCO_3 23.9 mEq/l，血清ジアスターゼ 520 単位，尿中ジアスターゼ 512 単位。
　肝機能検査：総蛋白量 6.0 g/dl，A/G比＝1.22，アルブミン 3.3 g/dl，グロブリン 2.7 g/dl，黄疸指数 5，コリンエステラーゼ 0.7 PH，NPN 42.0

mg/dl，Urea-N 25.0 mg/dl，アルカリフォスファターゼ 2.9 単位，コレステロール 280 mg/dl，Phenol Turb T 20.8，Co-RR$_4$（+），Ca-RR$_8$（+），GPT 76.6，空腹時血糖 138 mg/dl，便中，尿中にポルフィリン体の証明，陽性（Fischer の Burgsch 変法）。Thorn's 試験 減少率 88%，17-KS 18.3 mg/day，16.2 mg/day，11.6 mg/day，17-OHCS 6.90 mg/day，5.04 mg/day，4.92 mg/day，濃縮試験 1.041，1.038，0.040。心電図 異常なし。

（N 病院）；起立試験，臥位 10 分；血圧 140〜80 mmHg，脈拍 100。起立 10 分；血圧 90〜70 mmHg，脈拍 130。握力左 17 kg，右 17 kg，背筋力テスト 19 kg。自律神経機能検査：メコリール試験（沖中法）P 型，ノルアドレナリン試験 0.71，Ach/Adr 皮内反応＝0.51，末梢血液像・RBC 327×10^4，WBC 4800，Hb 10.9 g/dl。Ht 41%，分類 Stab 7%，Seg. II 40.0%，III 25.0%。IV 6% Eosin 1%，Lymph 21.0%，血清銅 130 μg/dl，血清亜鉛 100 μg/dl。尿中亜鉛 1.02 μg/dl。尿中銅 0.06 μg/ml。

入院後検査：N 病院にて自律神経機能検査後，筋の組織化学検査などを考え，検査目的のために T 大学内科に転院，その 2 日後（1968 年 12 月 9 日）検査未施行のままでベッド上において右側臥位にて突然死亡した。剖検拒否（本多 1971[2]）。

臨床診断：肝性ポルフィリン症（混合型）＋起立性低血圧

初期の発表者 Schirger ら[5]は，ポルフイリン尿を出す OH に発汗障害と肛門括約筋の調節消失を報告し，Gibson ら[1]は交感神経系の反射弓の遠心路に少なくとも障害があると考え，末梢自律神経系の細胞の変性を認めるという。また，Perlroth ら[4]は，視床下部，視床下部―下垂体系を含む中枢神経障害を報告している。近年，米国では POTS（postural orthostatic tachycardia syndrome）という概念が注目されているが，本症例は脈拍が臥位で 100/分，立位で 130/分と増加している。POTS の疾病解明のメカニズムに参考となる症例ではなかろうか（POTS の項目参照）。加えて，著者らは，このポルフィリン症が初期または寛解期には OH を示さず，増悪期に OH を認めるのではないかと推察し，関心をもっている。

文　献

1) Gibson, JB. Goldberg, A.: The neuropatholgy of acute porphyria. J. Pathol. Bacteriol. 71 ; 495-509. 1956.
2) 本多和雄, 亀山弘道, 重松峻夫, 他: 成人の起立性低血圧. 自律神経 8(3) ; 160-170. 1971.
3) Honda, K. Yo, S. Kubota, T. et al.: "Porphria and orthostatic hypotension" Modern Orthostatic Hypotension. Honda, K. ed. Turin. Edizioni Minerva Medica. 1997. p 120-121.
4) Perlroth, MG. Tschudy, DP. Marver, HS. et al.: Acute intermittent porphyria. New morphologic and biochemical findings. Am. J. Med. 41(1) ; 149-162. 1966.
5) Schirger, A. Martin, WJ. Goldstein, NP. et al.: Orthostatic hypotension in association with acute exacerbations of porphyria. Mayo Clin. Proc. 37 ; 7-11. 1962.

〔安達直弥, 久保田健之〕

9. うつ病，うつ状態

　うつ病と OH の関係については，近年精神科領域において抗うつ薬の副作用によるとの報告がなされており（Hayes[6], Glassman[4], Jarvik[11]），定説化されてきた。しかし，本邦の小児自律神経研究会では早くより，うつ病と OD が原因不明ではあるが，併発することに注目している（草川[14], 阿部[1] 本多 1976[7]）。また，日本には古くよりうつ病の 60 ％ が自律神経障害を伴うとの報告もある。

　OH 研究者として高名な Ibrahim[10] は，抗うつ薬の投与を受けたことのない慢性 OH 患者 8 人のうち 4 人が，精神科でうつ病の診断を受けたとの注目すべき報告をしている。

　OH 患者 23 人と OH＋うつ病 22 人の症状分析と，OH＋うつ病患者のうつ尺度を**表 94** に示した。

　OH にうつ病が加わると，発汗異常，夜間多尿，性欲減退などの項目の頻度が増すようである。

[症例1]　48 歳，女性，主婦

　主訴：頭重感，口渇，食欲不振，嘔吐，不眠，立ちくらみ，便秘，腹部不快感。

　家族歴：夫が 1965 年に脳卒中で死亡，1978 年 12 月に 15 歳の次女が慢性腎炎で死亡。現在，高校 3 年の長女と一緒に生活し，また姉と一緒に豆腐製造業で生活を支えている。

　現病歴：1976 年 6 月ごろ，次女が慢性腎炎で 20 歳くらいまでしか余命がないと某医大でいわれ，その頃より帯状の頭重感，口渇，食欲不振，嘔吐，不眠，立ちくらみ，便秘，腹部不快感などが起こってきた。この状態が 1 年くらい持続し，漢方薬，お灸で少しよくなったが，1978 年 12 月に次女が死亡し，その頃よりまた上記の症状がひどくなった。

　検査成績：

　起立試験（**表 95**）；ECG の起立試験で T_{II} の 0.1 mV の減高，脳波―正常，

表94. 症状分析と症状発生頻度（Wagnerを修飾）ならびにうつ尺度

症状分析	OH (N=23)	OH+Dep (N=22)
1. 失神	6 (26%)	7 (32%)
2. 心拍数固定	9 (39%)	3 (14%)
3. 暑さへの不耐性	11 (48%)	9 (41%)
4. 発汗異常	11 (48%)	18 (82%)
部分増加	5	5
部分増加，全身減少	3	7
全身減少	2	3
全身増加，部分減少	1	1
全身増加		2
5. 夜間多尿	3 (13%)	5 (23%)
6. インポテンツ	1 (4%)	1 (5%)
7. 性欲減退	10 (43%)	17 (77%)
8. 若々しい顔貌	20 (87%)	18 (82%)
9. 顔面蒼白	13 (57%)	11 (50%)
10. 便通異常	15 (65%)	14 (64%)
便秘	10	11
下痢	2	3
便秘，下痢交互	3	1
11. 貧血	8 (35%)	2 (9%)
12. 尿素窒素の増加	0 (0%)	3 (14%)
13. 基礎代謝の低下	9 (39%)	5 (23%)
14. 不安,軽度の中枢神経症状	20 (87%)	22 (100%)

OH+Dep (N=22)のうつ尺度
　SDS　61.04±6.08
　新福　14.00±2.79
　Beck　23.35±10.97
　Hamilton 34.38±7.20
　精神症状評価尺度　高度2，中等度18，軽度2

CTR=48%，MDT—テスト不能型，microvibration-irregular wave ($\alpha+\beta$)，Valsalva maneuver—正常反応，carotid occlusion—昇圧反応，寒冷昇圧反応—低反応，過換気試験—血圧不変（血管中枢の機能低下?），暗算試験—陽性，handgrip—血圧不変.

　生化学的検査；17-OHCS 9.5μg/dl，尿中カテコールアミン・NAD 32.7

表 95. 起立試験

日付	臥床 10 分	脈拍	起立 10 分	脈拍
3. 31.'79	96〜66 mmHg	58	76〜58 mmHg	70
4. 13.'79	92〜66 mmHg	72	72〜62 mmHg	100
4. 26.'79	106〜74 mmHg	78	86〜68 mmHg	74
5. 6.'79	100〜66 mmHg	74	60〜56 mmHg	112

μg/dl, AD 13.8 μg/dl, 成長ホルモン 0.3 ng/ml, 血清アルドステロン 70 pg/ml. NaCl を 5 g に制限すると 2 日目 90 pg/ml, 3 日目 150 pg/ml, 血漿レニン活性（臥位 2 時間）0.4 ng/ml/hr, 同（座位 2 時間）0.4 ng/ml/hr.

心理テスト；CMI IV 領域, MAS 34 点, SDS 66 点, YG E 型, FSS（相当ある）33 項目,（非常にある）29 項目. 断行行動調査表 30 項目中 13 項目が非断行的行動. MPI E-N+, 不安, 抑うつ状態. MMPI 神経症傾向.（投影法）PF スタディ, GCR＝57 %, 無責的自我防衛型, 依存心が強く, 家庭, 対人関係に問題がある. K-SCT, 病気へのとらわれが強く, 心気的になっており, 夫の死後, 娘の死亡, 自分の生活力に悲観的になっている.

治療経過：

患者は 1979 年 3 月 21 日〜同年 4 月 14 日まで検査のため入院したが, 家庭の事情のため外来診療を希望し, 一時退院. しかし, 症状不変のために 1979 年 4 月 24 日再入院. 一見して, うつ型の OH であり, 上記の検査結果から血管中枢機能低下〜心血管に至る遠心路障害による OH を疑った. 心身医学的にみると, 神経症性うつとでもいうべきものであった. また, 頭痛は定型的な帯状であった.

治療は同年 4 月 4 日ごろより自律訓練法, 再入院のころよりジヒデルゴット, 抗うつ薬のトフラニールを使用し, 5 月 6 日現在, OH はまだ消失しないが, 帯状の頭痛は軽減し, 後頭部に軽い頭重感を残すのみとなり, 不眠, 食欲不振も消失していた. 頭痛は筋緊張性頭痛に近いものであった.

本症例はうつ病の軽快とともに, その後 OH が消失し, 低血圧に移行した症例であるが, 退院時（1979 年 6 月 27 日）, 心理テストで生活態度に積極性が出てきたが, まだ, 神経症的で家庭内の対人関係に危惧, 不満をもっていた.

[症例2］　19歳，女性，無職

主訴：摂食障害，うつ傾向

家族歴：祖母がうつ病で精神科に入院したことがあり，母は7年前に心臓病に罹患，父は健康，兄弟4人，弟が昨年神経症で不登校，その他は元気である。

既往歴：3歳のとき"ひきつけ"あり，3回病院に通ったという。中学は1年だけ行き，2年，3年は行事の時だけ行き，いわゆる不登校であった。高校1年で中退，自分では目的がなかったためという。

16歳のとき，某会社に勤めたが，3ヵ月で退職，細かい仕事で肩こり，頭痛があり，体の具合が悪くなり，その頃家人の注意を引くため，祖母の薬を大量に飲んだり，手を傷つけたりしたことがあった。同じ16歳の冬，スーパーに勤めたが3ヵ月でやめた。17歳の春（4～7月）酒屋に勤めたが3ヵ月でやめた。17歳の9～11月までホームセンターに勤めた。

現病歴：17歳11月（1990年）頃より，仕事を止めてからイライラした時に過食傾向となり，半年間で体重が5kg増加した。当時夜間に不安発作，幻聴があったという。18歳7～8月，家庭で内職，9月にアルバイト，10月に外来で起立性低血圧を認められた。アルバイトを止めると過食になるという。19歳1月ごろより，また，嘔吐，嘔気があり，入院前は隔日くらいに嘔吐があった。寝つきが悪く，外出するのが不安となり，集中力低下，うつ傾向があり，ほとんど家に閉じこもっているが，昨年，弟が神経症と不登校であり当院で治療，治癒したので家人に説得されて入院することになった。入院前1ヵ月間（19歳3月）で11kgの体重増加があったという。

現症：両側大腿部の触覚，痛覚の減退。両背部に圧痛があった。

検査成績：

起立試験（外来時）臥床10分，血圧106～71 mmHg，脈拍68/分。起立1分，血圧82～72 mmHg，脈拍110/分。循環動態ではSV 52から31 ml，TPR 1870から1770 dyne/sec/cm^{-5}と起立1分後に減少していた。血液一般，肝臓機能検査，腎臓機能検査に異常なし。CTR＝41～42％。甲状腺機能検査；FT$_4$ 1.01 ng/dl，FT$_3$ 3.9 pg/ml。TSH 0.74 μU/ml。脳波；1回目—resting records-predominant α with rare θ（7 Hz）。H.V.（＋），P.S.（＋），診断；境界域（6. 10. '91）。2回目—resting records-regular unsteady rhythm。

表 96. 起立試験による血漿カテコールアミンの変動 (ng/ml)

	supine 10 min.	standing 10 min.
AD	<0.01 ↓	<0.01 ↓
NAD	0.05 ↓	<0.08 ↓
DOPA	0.01 ↓	<0.01 ↓

血中セロトニン	14.2 μg/dl
尿中 5-HIAA	1.6 mg/l
尿中 17-KS/T	3.60 mg/day ↓
尿中 17-OHCS	4.90 mg/day

表 97. 自律神経機能検査

Tests	治療前 (3.31.'92)	治療後 (5.11.'92)
Valsalva maneuver	square wave like response	square wave like response
overshoot	8 mmHg ↑	18 mmHg ↑
Valsalva ratio	0.86	1.1
carotid occlusion	6 mmHg ↑	4 mmHg ↑
handgrip	6 mmHg ↑	10 mmHg ↑
hyperventilation	6 mmHg ↑	8 mmHg ↑
cold press. test		
syst. p.	8 mmHg ↑	4 mmHg ↑
diast. p.	14 mmHg ↑	8 mmHg ↑
mental arithmetic	6 mmHg ↑	8 mmHg ↑
Aschner	(+)	(+)
Erben	(−)	(−)
Czermak-Hering	(−)	(−)

H.V. (+), PS (−)。診断；正常域 (3. 9. '92)。

整形外科的診断；レントゲン上は異常なく，神経症状もなく経過観察。

起立試験による血漿カテコールアミンの変動 (ng/ml) (**表96**)。

自律神経機能検査 (**表97**)。

心理テスト；**表98** はうつ尺度と質問紙法（治療前と治療3ヵ月後）を，**表99** は投影法（治療前と治療後）を示している。

表98. 心理テスト

		治療前	治療後（3ヵ月後）
うつ尺度	SDS	61	34
	新福	11/20	6/20
	Hamilton	33	6
	Beck	12	2
質問紙法	CMI	3	2
	MAS	24	9
	YG	A″	
	MPI	平均的性格	
	MMPI	?61 ↑	?66 ↑
		決められない，不全感	決められない，不全感
		正常沈下型	profile「Spikes」Mf ↑
	ECL-R	AC ↓	AC ↓
		他人との非協調的態度	他人との非協調的態度
			社会性↓

心理面接；小学6年の時に初潮があり，高校中退のころよりうつ状態が強くなると過食し，性欲は減退し，うつ状態が回復すると食欲は正常となり，性欲も旺盛となり，ボーイフレンドと遊ぶようになった。また，生理のときにいらいら感が起こり，うつ状態になるという。

入院前，うつ状態になると一室に引きこもりがちとなり，他人とは非協調的であり，自己の病気（肥満，過食）にとらわれ，心気的，内向的になっていった。

治療経過：

最初にこの過食は心理テストの結果でうつ状態によるものと考えアナフラニール（25 mg）1Aを点滴で1週間投与し，テトラミド（10 mg）1錠を就寝前投与したところ，患者はそう状態となり，リーマス（100 mg）4錠を1週間投与し，そう状態を鎮静した。双極II型障害（bipolar 2-type）を疑った（服部[5]，高橋[20]）。

入院前1ヵ月間で11 kg体重増加したのは，気分障害の状態であり（高橋[20]）自律訓練法から深町[2]の"行動制限療法"800 kcalよりはじめ，感想文

表99. 心理テスト

		治療前	治療後
深層心理	P-F study	GCR＝39％ 無責的要求固執型 前半 E↑，後半 M↑ 家庭構造，対人関係に問題あり E↓，E+I↓，攻撃性↓ 社会性↓，精神発達↓	GCR＝36％ 他責的障害優位型 前半 E↑，後半 M↑ (M−A)+I↓ 対人関係に問題あり 社会性↓，精神発達↓
	K-SCT	防衛性＝5％ 肯定感情＝63％ 内向性＝67％ 肯定：否定＝15：7 positive passive の傾向にあり自己の病気（肥満，過食）にとらわれ，心気的↑，内向的↑になっている。 文章は短文でうつ病を疑う。	防衛性＝24％ 肯定感情＝40％ 内向性＝67％ 内向：外向＝8：4 positive passive の傾向にあり，自己の病気にとらわれ，内向反応が強いが，前回に比し落ち着いた態度がみられ，自己の病気についての気付きがみられる。

は毎日回診時に提出させた。家族との治療契約（3ヵ月）も結び，病棟看護師の協力も得ることを約束した。

入院後2週間で嘔吐が止まった。最初看護師も大変てこずったが，一般病棟から心療内科病棟に変えた1ヵ月後くらいから落ち着き，経過順調であり，体重減少も目標どおりとなり，外泊もできるようになった。

a. 抗うつ薬の副作用による OH

抗うつ薬による副作用としての OH については，抗うつ薬の投与量によることを疑っている。すなわち，抗うつ薬（イミプラミン，アミトリプチリン）は，少量では交感神経興奮作用があり，大量では交感神経抑制に働くことである（Lapin[15]）（図67）

また，これらの三環系抗うつ薬は，OH＋うつ病の患者において OH の増悪因子となるとの報告もあり，著者らは四環系抗うつ薬（マプロチリン，ミアンセリン）の少量（30 mg/day）を好んで使用していたが，三環系抗うつ薬は

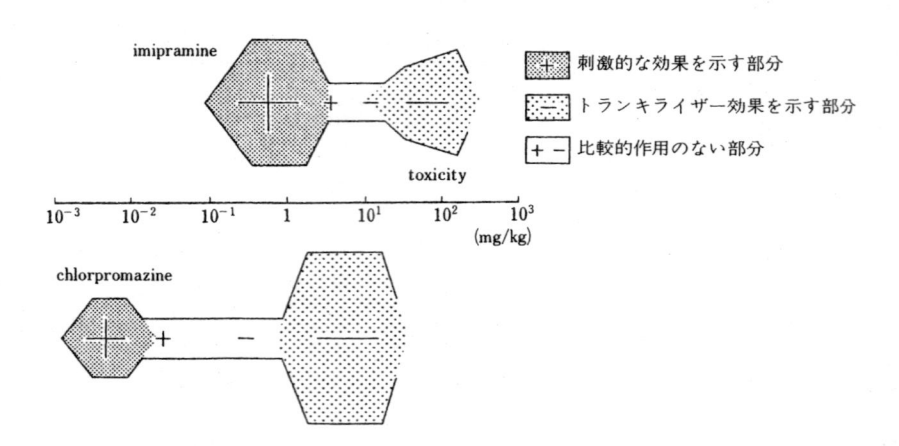

図 67. Imipramine と chlorpromazine の作用比較（Lapin[15]より変更）

凡例：
- 刺激的な効果を示す部分
- トランキライザー効果を示す部分
- ＋－ 比較的作用のない部分

30〜100 mg/day までにしたいと思っている。また，近年，発売された選択的セロトニン再取り込み阻害薬（SSRI），セロトニン・ノルアドレナリン再取り込み阻害薬（SNRI）が多く使用されるようになったが（筒井[21]），OH の副作用としての発生率は少なく，SSRI で 0.4% といわれている。前述の三環系抗うつ薬の慢性投与は，β-受容体の感受性低下（受容体数の減少）と $5-HT_2$ 受容体の感受性低下（受容体数の減少）などが考えられおり（田中[19]），抗うつ薬の作用機序は，ひとつの neurotransmitter だけではクリアカットに説明するには無理な時代となっている。

Middleton ら[17] は，抗うつ薬の副作用としての OH について研究するために，著者らの使用する数倍ないし 10 倍の大量投与をして心臓脈管系反応をみたが，心臓脈管系反射の異常は，コリン作動性またはアドレナリン作動性の両者のメカニズムと関係があり，アドレナリン作動性の機序は末梢の α_1-遮断薬と同じであるという。臨床的にみて，抗うつ薬の副作用としての OH を考える場合，抗コリン作用の少ないという四環系または二環系抗うつ薬の少量が奨められている。また，最近では SSRI，SNRI が多く使用されるようになっているが，これは前述のごとく副作用が少なく合理的だともいわれている。

表 100. 自律神経機能検査

	CTR 40% 以下	Overshoot Valsalva ratio	Carotid occlusion	Handgrip	Mental arithmetic	Cold pressor test	Hyperventilation hypofunction or instability
OH + Depression (N=22)	7 * (31%)	negative 1 positive 21 M±SD 41.31±18.51 V.ratio= 1.34±0.17	negative 10 * positive 12 M±SD 10.22±9.06	negative 3 positive 19 M±SD 20.68±13.21	negative 4 positive 18 M±SD 17.60±12.95	increased P.R. 5 normal P.R. 5 decreased P.R. 12 Syst. p. 14.25±12.38 Diast. p. 11.81±9.94	72%
OH (N=23)	3 (13%)	negative 2 positive 21 M±SD 41.73±22.03 V.ratio= 1.38±0.15	negative 4 positive 19 M±SD 15.62±8.11	negative 4 positive 19 M±SD 18.04±12.31	negative 6 ponitive 17 M±SD 17.27±9.96	increased P.R. 4 normal P.R. 9 decreased P.R. 10 Syst. p. 14.34±9.33 Diast. p. 10.21±5.73	69%

(χ^2-test   * P<0.05)

b. 自律神経障害のための OH

　前述のごとく，古くより日本にはうつ病の 60% に自律神経障害を認めるとの報告があるが，OH の自律神経機能検査として，著者らが使用している圧反射の検査でも大体同じような傾向を認めている（**表 100**）。

　Valsava maneuver の overshoot, carotid occlusion, handgrip, 過換気負荷，暗算試験，寒冷昇圧試験のうち，OH＋うつ病の患者では carotid occlusion の negative なものが，OH だけのものよりも有意に多く，また，小心臓を示す者が多いことに注目すべきであろう．これは OH＋うつ病＋小心臓とい

表 101. 起立性低血圧と起立性低血圧＋うつ病の髄液検査

age (yr)	CSF findings of orthostatic hypotension (N=23)				
	NAD (ng/ml)	AD (ng/ml)	5-HIAA (ng/ml)	HVA (ng/ml)	MHPG (ng/ml)
15-30 (N=4)	0.06±0.01	0.01 ↓	13.65±4.83 ↓*	30.22±6.71	11.53±2.47
31-50 (N=4)	0.08±0.02	0.01 ↓	17.74±9.61 ↓***	36.12±18.63	11.13±3.01 ↓**
Over 50 (N=10)	0.08±0.03	0.01 ↓	20.22±10.09 ↓***	40.65±27.19	10.81±2.31 ↓**

age (yr)	CSF findings of OH+depression (N=22)				
	NAD (ng/ml)	AD (ng/ml)	5-HIAA (ng/ml)	HVA (ng/ml)	MHPG (ng/ml)
15-30 (N=1)	0.04 ↓	0.01 ↓	10.4 ↓	25.8	
31-50 (N=7)	0.07±0.03	0.01 ↓	10.10±14.56 ↓***	18.03±19.57 **	12.77±5.15
Over 50 (N=14)	0.07±0.04	0.01 ↓	18.80±11.14 ↓***	31.43±20.07 ↓*	6.57±3.55 ↓***

The * ↓ notations were compared to the control values of Gottfries (1971) and Shopsin (1973).
(* P<0.05, ** P<0.01, *** P<0.001)

う明らかな低機能病変があって，OH 単独なものよりも圧反射効果が弱いことが容易に考えられる。

　なお，OH の圧反射の障害のうち，最大の原因となるものは，過換気負荷に示すごとく，OH 患者で 69％，OH＋うつ病患者で 72％ が血管中枢の機能低下または不安定であり，昇圧薬に加えて精神安定薬の投与が望ましい。

　OH＋うつ病患者の髄液アミン定量の結果は，これまで報告がないが，表101 に示すごとく，AD, NAD, 5-HIAA, HVA, MHPG の定量結果では，OH＋うつ病と，OH だけのものも 5-HIAA の減少が目立ち，NAD と MHPG との間には解離とも考えられる変化がある。また，OH＋うつ病のものは HVA が低下していた。ともあれ，自律神経中枢の広範な機能障害がある

ことが推定される (Honda 1997[9]) (内分泌および代謝異常の項目参照)。

うつ病患者の脳灌流が最近になり問題となり，前頭部の脳灌流の減少があるという (MacHale[16])。また，慢性疲労症候群を伴う OH にはうつ病を併発することがあるという (Streeten[18])。こうしたことは，今後 OH＋うつ病の領域ではこれからの問題として考慮すべきであろう。

c. 心理療法

うつ病を伴う OH 患者についての心理療法は OH の領域では報告がない。また，抗うつ薬で反応がなかった OH＋うつ病に心理療法が効果があったとの報告も知らない。Gelder[3] は，うつ病の心理療法には認知療法と対人関係療法 (interpersonal therapy) があり，特に認知療法は薬物との併用により効果があり，再発が少ないという。

Klerman[13] らが発表した対人関係療法は，遷延性うつ病を減少させるという。また，近年，この遷延性うつ病に内観療法が効果があったとの報告もある (川原[12])。ともあれ，こうした心理療法の基礎は受容，支持，保証であり，OH＋うつ病の患者にも使用されるべきものであろう (本多。1992[8])。

[症例1] は，心身医学的には OH＋神経症性うつとでもいうべき症例であり，OH に合併するうつ病では最も多いタイプの症例ではなかろうか？ 前述のごとく，薬物療法と認知療法が主体である。

[症例2] は，OH＋気分障害の双極 2 型障害 (bipolar 2-type) の症例で摂食障害を起こしたまれな症例と考えられる (そう状態をリーマスで鎮静した)。うつ状態のときに過食を起こし，うつ状態がきえると性欲が旺盛になる症例であった。心理療法は自律訓練法から，深町[2] の"行動制限療法"を試み成功した症例である。

一般的にいって遷延性うつ病に OH を合併した症例は難治性であり，三環系抗うつ薬も 30 mg/day ではうつ病の治療が成功しない症例があり，また，家族内の人間関係が非常に影響している例があり，両親のカウンセリングが必要な場合がある。

現在，日本では不登校児の OH，老人性 OH などにうつ病，うつ状態が関係し問題を提起している。

文　献

1) 阿部忠良：OD の治療．起立性調節障害．東京．中外医学社．1974. p. 232-247.
2) 深町建：続・摂食異常症の治療．東京．金剛出版．1989.
3) Gelder, MG.: Psychological treatment for depressive disorder. BMJ. 300 (6723)；1087-1088. 1990.
4) Glassman, AH. Bigger, JT. Giardina, EV. et al.: Clinical characteristics of imipramine induced orthostatic hypotension. Lancet. Mar. 3：468-472. 1979.
5) 服部晴起，前田潔："双極 II 型障害の治療"．双極性障害の治療スタンダード．樋口輝彦，神庭重信編．東京．星和書店．2002. p 80-90.
6) Hayes, JR. Born, GF. Rosenbaum. AH.: Incidence of orthostatic hypotension in patients with primary affective disorders treated with tricyclic antidepressants. Mayo Clin. Proc. 52(8)；509-512. 1977.
7) 本多和雄：成人の起立性調節障害．薬物療法 9(11)；29-34. 1976.
8) 本多和雄：うつ病と起立性低血圧．心療内科（中川哲也，末松弘行・編）．東京．金原出版．1992. p. 108-109.
9) Honda, K. Hazama, H. Kimizima, K. et al.: "Depression and the depressive state in orthostatic hypotension" Modern Orthostatic Hypotension. Honda, K. ed. Turin. Edizioni Minerva Medica 1997. p. 125-129.
10) Ibrahim, MM. Tarazi, RC. Dustan, HP. et al.: Idiopathic orthostatic hypotension；circulatory dynamics in chronic autonomic insufficiency. Am J. Cardiol. 34(3)；288-294. 1974.
11) Jarvik, LF. Read, SL. Mintz, J. et al.: Pretreatment orthostatic hypotension in geriatric depression；predictor of response to imipramine and doxepin. J. Clin. Psychopharmacol. Dec. 3(6)；368-372. 1983.
12) 川原隆造，木村秀子，長沢宏：遷延性うつ病に対する集中内観療法．臨床精神医学 22(3)；343-348. 1993.
13) Klerman, GL. Weissman, MM. Rounsaville, BJ. et al.: Interpersonal psychotherapy of depression. New York. Basic Books 1984.
14) 草川三治，西尾政子：難事 OD の 1 例．Clinical Report 12(1)；65-66. 1971.
15) Lapin, IP.: Comparison of imipramine and chlorpromazine effects on behavior of amphetamine-excited animals. Psychopharmacological Methods. Oxford-London Pergamon Press. 1963. p. 80-86.
16) MacHale, SM. Lawrie, SM. Cavanagh, JT. et al.: Cerebral perfusion in chronic fatigue syndrome and depression. Br. J. Psychiatry 176；550-556. 2000.
17) Middleton, HC. Maisey, DN. Mills, IH. : Do antidepressants cause postural hypotension by blocking cardiovascular reflexes？Eur. J. Clin. Pharmacol. 31 (6)；647-653. 1987.

18) Streeten, DH. Thomas, D. Bell, DS.: The roles of orthostatic hypotension, orthostatic tachycardia, and subnormal erythrocyte volume in the pathogenesis of the chronic fatigue syndrome. Am. J. Med. Sci. 320; 1-8. 2000.
19) 田中正敏:"抗うつ薬の薬理"うつ病の科学と健康（河野友信, 筒井末春・編）. 東京. 朝倉書店. 1987. p. 62-70.
20) 高橋三郎, 大野裕, 染矢俊幸訳:"気分障害"DSM-IV 精神疾患の分類と診断の手引. 東京. 医学書院. 1995. p 129-133.
21) 筒井末春：うつ病と自殺. 東京. 集英社新書. 2004. p 38-39.

　　（挟間秀文，君島健次郎，筒井末春，楊俊哲，吉田暢夫，井上寛，汐田まどか）

10. 透明中隔腔および Verga 腔嚢胞

かつて，日本において透明中隔およびヴェルガ腔嚢胞がボクサーの試合出場の資格の合否としてマスコミで話題になったことがある。著者らは，この透明中隔嚢胞およびヴェルガ腔嚢胞と起立性低血圧について40年前より関心をもっている（本多，1964[3]，'83[4]，'97[5]）。

[症例] 56歳，男子，会社員
主訴：左片頭痛，不眠，歩行中のふらつき。
家族歴：父は55歳で脳卒中で死亡，母は42歳で不明疾患で死亡。兄弟9人中3人は幼児のときに死亡。6人は生存。彼らの1人は糖尿病の治療を受けている。
既往歴：患者は25・26歳ごろから酒客（0.36〜0.54 l/日）であった。1964年より2年間肺結核で入院した。
現病歴：1980年6月より患者は全身倦怠，頭部のふらつきを訴え，6月12日著者らの外来を訪れた。当時肝臓機能障害を認め，外来患者として加療している。9月10日ごろより左片頭痛，頭重感がひどくなり，不眠を訴えた。1980年9月16日，外来でOHを認め入院した。
検査成績：貧血なし，肝臓機能正常，便尿検査正常，血清梅毒反応陰性，電解質 Na 139 mEq/l, K 4.0 mEq/l, Cl 105 mEq/l, Ca 4.6 mEq/l, PSP 1) 15.5 %，2) 16.5 %，3) 17 %，4) 12 %。濃縮試験1) 1.019，2) 1.019，3) 1.019。RPF 598 ml/min, GFR 120 ml/min, FF 0.20, CTR = 40 %，UCG 正常，頸椎軽度変形，胃透視にて胃角に"ニッシェ"を認め，内視鏡で胃潰瘍を認めた。
自律神経機能検査：Valsalva maneuver—収縮期圧の5 mmHgの昇圧反応，Valsalva ratio = 1.0, 暗算試験—血圧上昇10 mmHgの昇圧反応，寒冷昇圧試験−35 mmHgの血圧上昇反応，handgrip—5 mmHgの血圧上昇反応，carotid occlusion−5 mmHgの血圧上昇反応，microvibration β-wave に富む，過換気テスト—血圧不変反応，起立試験（**表102**）。

表102. 起立試験（$T_{II}0.3\,mV$ の減高）

日付	臥床 10 分		起立 10 分	
	血圧 (mmHg)	脈拍	血圧 (mmHg)	脈拍
9.6.'80	132〜92	60	102〜72	82
9.22.'80	124〜80	72	104〜76	88
9.29.'80	144〜92	68	112〜82	88
10.3.'80	134〜88	78	112〜76	93
10.22.'80	144〜96	72	106〜78	90
10.27.'80	156〜104	68	110〜84	86
11.19.'80	152〜102	70	111〜80	96
1.14.'81	140〜94	78	122〜88	90
1.22.'81	142〜92	80	122〜90	92

表103. 起立試験による変動

	血漿カテコールアミン濃度 (ng/ml)		血漿レニン活性 (ng/ml/hr)	血清アルドステロン濃度 (pg/ml)
	AD	NAD		
臥位 10 分	0.06	0.23	1.1	120
起立 10 分	0.14	0.57	2.1	120

尿中カテコールアミン
NAD；$9.8\,\mu g/dl$
AD；$4.1\,\mu g/dl$

血漿セロトニン：$7\,\mu g/ml$　↓

内分泌学的試験：（表103）

心理テスト：

CMI II 領域，YG AE 型，MPI E＝7，N＝23，E-N⁰ 偏倚　↑↑，L＝26 ↑，(neurosis-PSD)．MAS 18, SDS 42, FSS；相当ある，5。非常にある，0。断行行動調査表―非断行的9/30。MMPI；D。Pt/Hs。Hg, Sc, Pd/。PF-スタディ；E↓，I'↑，未熟な無関心。K-SCT；positive, passive な性格で疾病に執着するために内向的になっている。脳CTで透明中隔嚢腫とヴェルガ腔嚢胞を認める（図68）．

治療経過：

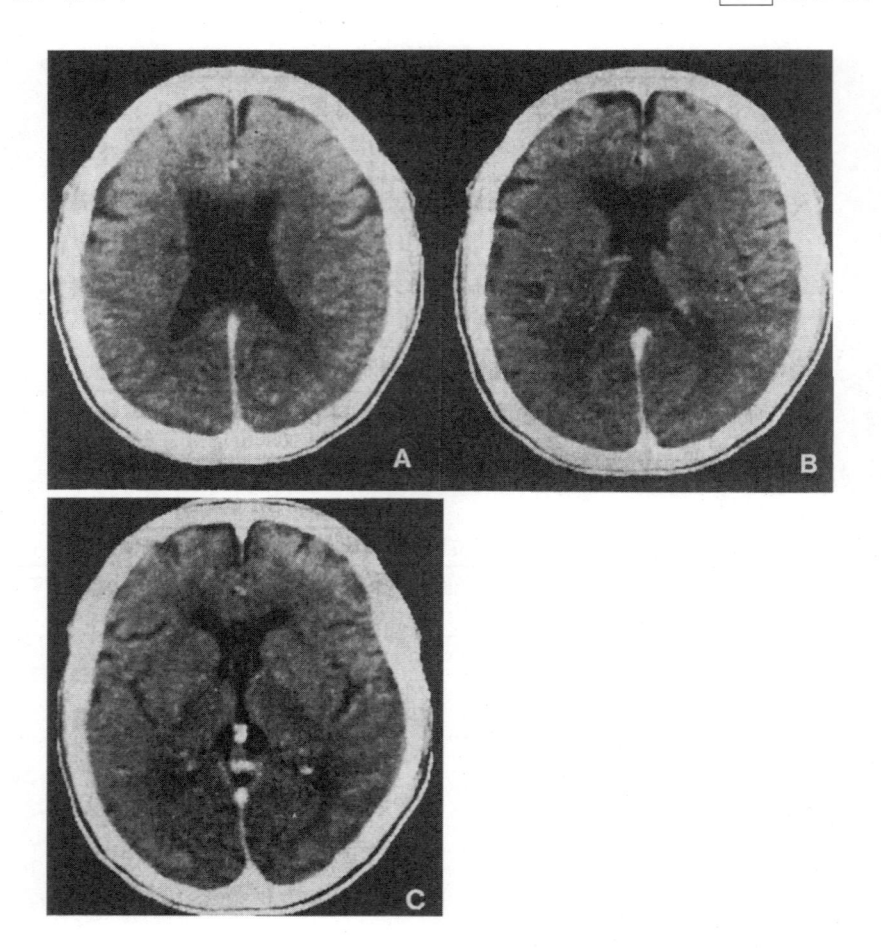

図 68. 症例の頭部 CT 所見

9. 16. 1980	入院
9. 29.	オキサゾラム（セレナール®）（10 mg）6 錠/日の投与
10. 1.	自律訓練法の開始
10. 6.	ジヒデルゴット 6 錠/日の投与
10. 13.	塩酸アミトリプチリン（トリプタノール®）（10 mg）3 錠/日を投与

10. 24.	胃透視にて胃潰瘍を認める。
11. 7.	PLP 1錠/日を投与
11. 14.	アセグルタミドアルミニウム（グルマール®）の経口投与開始
12. 6.	内視鏡にて胃潰瘍が未治癒のためスルピリド（ドグマチール®）3錠/日を追加投与
2. 9. 1981	ウロガストロン（ウガロン®）投与
4. 9.	内視鏡で胃潰瘍悪化の傾向があるためヨウ化オキサピウム（エスペラン®）(10 mg) 1日6錠/日を開始する
5. 6.	OHと胃潰瘍は改善せず，本人の希望で退院する

透明中隔嚢腫にOHを伴う症例は，著者らの報告が最初と思われるが（本多, 1964[3]），当時，嚢腫を脳室と交通性にする手術を施行し，一時的にOHの改善をみた。

今回の本症例は，外科的手術を施行せず，内科的加療により，OHと胃潰瘍の改善がなかった。おそらく，透明中隔嚢腫のために周囲組織（間脳）に影響を及ぼし（深田[2]），血圧調節不全が起こっていたと考えられる（佐野[8]）。

また，脳幹腫瘍（視床，橋，延髄）を伴うOHの報告もあり（Hsu[6]），腫瘍転移の1つの所見としてOHを重視すべきだという。加えて延髄空洞症はOHと心臓迷走神経障害を起こし，特に第9，第10の頭蓋神経に関係するときに起こるという（Benarroch[1]）。

最近，某医大・神経内科より，初老期認知症とDown症候群，透明中隔嚢胞の病名で55歳の男性の経過観察を依頼されているが，能動的起立試験で3分間しか起立できない起立不耐性症状（立ちくらみ，めまい，息切れ，前失神状態—低血圧）とWPW症候群（Aタイプ）を認め，透明中隔嚢胞と起立不耐性との関連は今後の研究課題になることが推察されている。

なお，透明中隔嚢腫は成人よりも小児に発見されることが多いといわれ（水野[7]），小児OHと透明中隔嚢腫との関係について，より一層の研究が期待される。

文　献

1) Benarroch, EE.: The central autonomic network: Functional organization, dysfunction, and perspective. Mayo Clin. Proc. 68; 988-1001. 1993.
2) 深田忠次, 石崎文子:透明中隔, Verga 腔の空気造影. Neurol. Med. 5(1); 90-92. 1976.
3) 本多和雄, 下山昌士, 鈴木勝樹:内科領域における起立性低血圧症候群について. 米子医誌. 15(5); 376-384. 1964.
4) Honda, K. Katsube, S. Nishitani, A. et al.: Orthostatic hypotension in the elderly. 自律神経 20(3); 193-201. 1983.
5) Honda, K. Yo, S. Fukada, T. et al.: "Cystic changes in the Cavum Septi Pellucidi and Cuvum Verge" Modern Orthostatic Hypotension. Honda, K, ed Turin. Edizioni Minerva Medica 1997 p 131-135.
6) Hsu, CY. Hogan, EL. Wingfield, W. et al.: Orthostatic hypotension with brainstem tumors. Neurology 34; 1137-1143. 1984.
7) 水野隆, 髙木徳郎, 小松代万靭・他: 小児気脳写における透明中隔異常拡大の臨床的意義. 脳と発達 1(3); 211-218. 1969.
8) 佐野圭司, 吉岡真澄, 新井紀元:透明中隔腔および Verga 腔囊胞. 臨床神経 6 (12); 726-733. 1966.

(君島健次郎, 深田忠次, 矢部博樹, 楊俊哲)

第17章
老人性起立性低血圧

1. 成因と特徴

　老人性起立性低血圧は，従来，特殊な領域と考えられ，脳血管障害などを伴うOHの多いことが提唱されていた（Caird[5]，Johnson[16]）。また，近年になりアルツハイマー病＋OHの患者は，前頭葉または頭頂前頭葉領域の脳血流の減少があるという（Siennicki-Lantz[40]）。しかし，日本では老人の領域でも器質的障害のないOHが報告され（小澤[28]，本多[13～15]），また，後述するごとく食後低血圧の併発（島津[38]），臥位高血圧で立位低血圧（Robertson。1994[33]，Biaggioni[3]）なども問題になってきており，その疫学的調査が注目を浴びてきた。

　老人性OHの症状としてMukai[24]は，1）立ちくらみ，2）脱力感，3）認知障害，4）視力障害，5）ふるえ，6）回転性眩暈，7）卒倒，8）ふらつき，9）意識消失，10）動悸，11）狭心痛，12）跛行，13）頭痛，14）側頸部痛，15）背部痛，などを挙げている。

　また，Ryan[35]は老人性OHの場合，基礎代謝の低下，骨格筋質量の低下に注意し，低体温が自律神経障害の一部であり，ひとつの症状であるという。しかし，彼らの診断基準は臨床体験に基づくものであり，前述の成人の場合のごとく理論的な分析が不十分であり，実際には結論できる段階ではない。

　現在，フランスなどでも介護老人ホームの老人性OHが問題になってきており，老人のOHは日内変動が著明で，再現性が弱く，午前，午後の起立試験，日を変えての起立試験の必要性があり，こうして検討すると，最初の早朝における起立試験が13％陽性であったものが，日内変動，日を変えての再検

表104. 老人集団における起立性低血圧の発生頻度

発表者	対象		年齢	収縮期圧 20 mmHg 以上の下降 (%)
Johnson ら[16]	100	(入院患者)	>70	17 %
Yu[47] ら	74	(老人施設)	>60	17 %
Rodstein ら[34]	250	(集団検診)	>61	11 %
Caird ら[5]	494	(集団検診)	>65	24 %
			65〜74	16 %
			>75	30 %
MacLennan ら[23]	186	(集団検診)	>65	22 %

(Robbins, A. S.[32] らの報告を修飾)

査で43％までOHが陽性になったという（Belmin[1]）。また，早朝の起立試験の評価と臥位高血圧の治療が勧められている（Ooi[30]）。いずれにしても，起立性失調症状があり，起立試験陰性の老人は許される限り，起立試験の再検が望ましい。

Robbins[32]は65歳以上の老人には約20％にOHを認め，その約半数が症候性であるとしている（表104）。また，Mathiasら（1999[21]）は老人性OHの頻度は14〜30％で年齢とともに増加するという。これらの調査報告からみると成人のOH（1次性）より，はるかに発生頻度が高いことになる。また，最近になり，介護老人ホームではOHの50％の発生があるとの報告があり，老人の意識消失，転倒などの検討が必要となるようである。

2. 判定基準と病態生理

寺岡[43]は，19歳から83歳までの健康男子91名について起立試験の加齢に伴う循環調節機能を報告し，老人は成人に比して起立直後は血圧低下が有意に強いという。また，起立時の心拍反応は能動起立では加齢の影響がなく，受動起立では高齢者ほどこの心拍反応は有意に少ないという（島津[38]）。しかし，拡張期血圧の反応は加齢に伴い低下し（Rodstein[34]，Weiss[45]），老年者にお

いては細動脈収縮不全の存在を推定した。これらは起立時の末梢血管抵抗の上昇が若年者よりも少ないことによるものと考えた（Williams[46]）。また，体位変換による心拍反応は OH の原因についての重要な情報を提供し，低血圧の面において，1 分間に 10 より少ない起立による心拍促進は圧受容体反射障害を示し，これに対して 1 分間に 100 以上の頻脈を起こすものは交感神経緊張性 OH または血液量の減少が疑われるという（Lipsitz[18]）。しかし，島津[38]は，受動起立では収縮期血圧はほとんどの被験者に下降し，その程度は加齢とともに大となり，負の相関関係を示したという。また，彼らは老人の場合は収縮期血圧低下 30 mmHg 以上を OH と判定基準にするという。老人病棟における能動起立では拡張期血圧の下降するものが収縮期血圧下降するものよりも多く，いわゆる，hypodyname Form を判定基準にする方が，心臓血管疾患，死亡率などとより相関が高いという（Weiss[45]）。

老人性 OH の診断基準については，まだ一定したものがないが，日本では寺岡ら[43]の起立直後の問題に始まる。また，Lund[19] らは，かつて起立試験で収縮期血圧 20〜30 mmHg の下降，拡張期血圧 5 mmHg 以上の下降，脈拍 1 分間に 30 以上の上昇を基準にしていた。しかし，米国では老人の場合でも，現在，前述のごとく収縮期血圧低下 20 mmHg，拡張期血圧低下 10 mmHg 以上の American Autonomic Society の起立試験の判定基準を使用している人もあるようである（Weiss[45]）。また，老人では大多数が運動機能障害，脳，心臓血管系障害，視力障害が多いことが述べられており，この特殊の年齢グループにおける症状は神経学的，心臓血管学的，内分泌学的，そして代謝異常などの多数の因子の失調に基づくものであると考えられている。老人性 OH の原因は，自律神経失調以外にも加齢による体液の減少，電解質バランスのくずれ，血中レニンおよびアルドステロンの減少，バソプレシンの減少などが考えられている。また，起立時の比較的少ないノルアドレナリン増加はノルアドレナリン遊離の実際上の増加よりもノルアドレナリン・クリアランス値の減少により説明できるという（Biaggioni[3]）（内分泌および代謝異常の項目参照）。

また，Valsalva 試験の正常反応が抑制されることから，加齢による循環調節反射機能の低下を推定する人があるが（小澤[28]），高齢者では若・中年者に比べ圧受器-心拍数反射は有意に低く，また，90 度起立試験の心拍数の変化値

とピーク値は老人では若年者よりも低下しているという（Gabbett。2001[9]）。しかし，圧受容器-筋交感神経反射は有意差がなく保たれているとの報告もある（松川[25]）。

また，老人は成人に比較して，ストレスあるいは環境の急速な変化に対する代償力が弱い（Robbins[32]）だけでなくて，老化という自己の内的な環境の変化に対して不適応をきたしやすいこと，身体的には老化現象があり，精神的には幼児帰り（自我の弱体化）が起こるため，わずかな情緒的ストレスにより，ホメオスターシスの乱れを生じ，重篤な心身症よりも器質的心身症を起こしやすいとしている（中川[27]）。

近年，OHの認知機能障害が問題となっているが，認知障害は加齢の影響が最も強く，OHそのものにおける認知障害はOHのない対照老人に比較して有意差がないという。しかし，OHはいくつかの老人疾患を悪化させ，認知障害患者の症状を悪化させることは確認されている（Viramo[44]）。

3. 症例検討

われわれはかつて，17例の中枢血管障害のない老人性OHについて心身医学的立場から検討を加えた（本多[13〜15]）。

自律神経機能検査（**表105，表106，表107**）として施行したValsalva maneuverのovershootは，17例中2例が陰性であり，頸動脈閉塞試験は16例中6例に陰性，handgripは17例中3例が陰性であった。しかし，overshootの消失と頸動脈閉塞試験の両者が陰性の症例はなかった。このことは頸動脈洞からの求心性インパルスは，carotid sinusの動脈硬化がいかに強くても存在するということであろう。実際問題として，大動脈，頸動脈洞，心臓内腔，肺，気管支におけるすべての圧受容器が動脈硬化だけにより障害されるということは考えられない。しかし，現在，圧受容器の過敏性の減少はエラスチンの加齢による減少とコラーゲンの増加とが関係するという（Gabbett 2001[9]）。また，MacLennan[23]らは，この動脈硬化により圧受容器の機能が減退し，その基礎にある自律神経失調の役割を強調している。そして，自律神経細胞の加齢による変化を提唱する人もある（Rodstein[34]）。

表 105. 老人性起立性低血圧の起立試験，Valsalva 試験，頸動脈閉塞試験，handgrip　　（N＝17，61～76 歳）

	臥床 10 分 (M±SD)	起立 10 分 (M±SD)	臥位，立位の差 (P)
収縮期血圧	137.1±24.9	105.1±25.7	＜0.1％
拡張期血圧	86.6±11.9	77.6±17.7	＜2％
脈拍数	66.4±11.2	78.8±15.3	＜0.1％
脈圧	49.8±16.7	27.4±13.3	＜0.1％
脈圧狭小化		22.4±11.7	
起立性血圧低下		31.4±10.6	

Valsalva 試験		頸動脈閉塞試験		handgrip	
overshoot 消失	2	頸動脈閉塞試験 陰性	6	handgrip 陰性	3
昇圧反応	15	陽性	10	昇圧反応	14
昇圧反応(mmHg)	32.4±21.0	15.3±12.7		15.9±8.3	
Valsalva ratio (M±SD)	1.1±0.2				

（注）：Valsalva ratio; Levin の正常値：1.38～1.50（最低正常値）。頸動脈閉塞試験，handgrip の陰性反応は 0～5 mmHg 以内の血圧上昇反応と決めた。

表 106. 寒冷昇圧試験と暗算試験

寒冷昇圧試験		暗算試験	
昇圧反応の低下	6	昇圧反応 陰性	2
正常なる昇圧反応	7	昇圧反応 陽性	14
昇圧反応の増加	2		
計	15	計	16
平均収縮期血圧反応 17.7±11.6 mmHg		平均収縮期血圧反応 M±SD＝17.5±9.7 mmHg	
平均拡張期血圧反応 14.7±8.5 mmHg			

表107. 過換気テスト（3分間）

判　　定	例　数
1．血圧不変反応	2
2．血圧の動揺反応	5
3．血圧の動揺反応＋血圧下降反応	5
4．血圧下降反応	5
合　計	17

　また，加齢が圧反射効果を減弱することのほか，電解質異常，不整脈，心拍出量低下，薬物の副作用のような多数の非神経性因子が引き金となり，OHの症状の発現に関与しているため，長期間の血圧，心電図の経過をみる必要があるとの報告もある（Padrino[31]）。

　著者らの自律神経機能検査において，血管中枢の機能低下または不安定と判断されるものは，過換気テストにより推定したが，17例中12例（71％）であった。遠心路障害を推定するために施行した寒冷昇圧試験は40％，暗算試験は13％が陰性であり，これに比較して血管中枢の機能異常の方が強く，より主な原因と考えられる。また，副交感神経系の機能をみるために，心電図R-R間隔のCV％を検討したが，健康老人に比較して有意に低下していた（p＜0.02）（図69）。そして，このCV％の低下はある程度中枢の副交感神経機能低下も反映するという。また，健康老人では血漿ノルアドレナリンは加齢により増加しているが（Ryan[35]），老人性OHにおいては起立によりノルアドレナリンの増加がOHを有しない健康老人に比較して有意に少ないという（Gabbett, 2000[8]）。また，アドレナリンの起立による増加が末梢血管拡張と迷走神経刺激に関与しているという（Gabbett, 2001[9]。Stewart[41]）。

　老人性OHの髄液アミン定量ではノルアドレナリンの減少程度よりも，5-HIAAの減少程度の方が強いようである。しかし，MHPGは若年，中年，老人グループとも減少していた（内分泌および代謝異常の項目参照）。もし，髄液のアミン定量の結果が，脳のアミン代謝を反映するとすれば，老人性OHの自律神経中枢の機能異常が考えられる（Benarroch[2]）。一方，レセルピンの中枢作用において，交感神経系，副交感神経系の抑制程度に差があり（本多

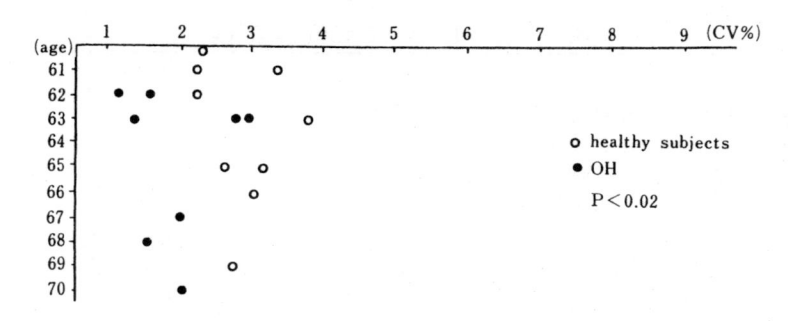

図 69. 老人性起立性低血圧の心電図 R-R 間隔の CV %

表 108. 頭部 CT 所見

評 価	症例数
1. 異常なし	7
2. 大脳皮質回転萎縮−側脳室拡大	3
3. 大脳皮質回転萎縮	5
4. 大脳皮質回転萎縮＋延髄萎縮	1
合 計	16

1958[12])，また，このレセルピンの生体投与において OH を起こすことを考えれば（Schatz[37]），老人性 OH のこうした中枢両神経系における機能低下の差，または相互作用の破綻が OH のひとつの原因となることが考えられる（田村[42]）。

脳 CT による大脳皮質回転の萎縮は 16 例中 9 例に認められた（**表 108**）。この最大の原因は患者が高齢者であるということに起因すると考えられるが，Shy-Drager 症候群は大脳皮質，線状体，淡蒼球，小脳（プルキンエ細胞），海馬，視床などは低酸素により障害されやすく，脳幹は障害され難いと述べている。繰り返される OH 患者の脳の乏血が大脳皮質回転の萎縮をもたらすものと考えられる。

局所脳循環は脳組織と関係があり，局所脳血流は部位により異なるという（永井[26]，坂井[36]）。前述のごとく OH の場合も脳 SPECT で前頭葉領域の脳血

表109. 心理テストの治療前後の比較

検査の種類		治療前	治療後
CMI	I II領域	1	4 (↑)
	III IV領域	6	3 (↓)
YG	BE型	3	3 (→)
	ACD型	3	3 (→)
SDS (平均)		52.6	40.6 (↓)
MAS (平均)		25.7	18.9 (↓)
MPI		E=25.7	E=25.3 (→)
		N=23.8	N=16.3 (↓)
MMPI		HS↑ H_y↑ D↑ pd↑	HS↓ D↓ pd↓
断行行動調査表		14.3	17.8
P-Fスタディ		E↓ E'←	E↓ E'←
SCT	人間関係	positive passive	positive passive
	生活態度	negative passive	positive active
疾病執着		(+)	軽度減少

流を検査し,脳梗塞との関係などこれからの問題となろう(循環動態の項目参照)。また,強い自律神経障害を示すOHには臥位高血圧が約50％において現れるが,その原因については確実性のあるものが少なく,系統的血管抵抗の増加によるものと考えられる。この臥位高血圧治療の目標はNa排泄増加を減少することであり,夜間における細胞外液量の減少を防ぐことであるという(Biaggioni[3])。また,近年,OHまたは起立性高血圧を伴う老人性高血圧患者は高血圧性脳血管疾患の増悪の危険因子となることが報告されている(Kario[17])。そして,老人集団(71～93歳)では4年死亡率がOHのある人に高いという(Masaki[20])。

心理テストについては,治療前に不安,抑うつ状態,そして心気症的傾向がみられるが(表109),薬物療法,心理療法後にはこうした傾向は減少し,患者は情動的パターンをみると攻撃的感情や自己主張の調節は不完全で治療後も変化なく残っている。もし,不適応感,抑うつ傾向がストレス状態と関係があり,疾病の発生と関係があるとすると,治療前の心理テストの結果に反映すると考えられる(Honda, 1997[15])。

このように，高齢者においても成人のOHと同様，中枢血管障害，心臓障害のないOHが存在すること，老化という現象は存在するが，心身医学的に検討すべき症例があることを忘れてはいけない。

4. 治　療

　老人性OHの治療として，Clark[6]，Mukai[24]，Mathias（2004[22]）は以下の点をあげている。
1) 体位反射障害を考えて，ゆっくりと10秒間かけて体位変換すること。
2) 頭部を挙上して就寝させること（夜間におけるNa尿排泄亢進を防ぐため）。
3) 意識消失を起こし，転倒，骨折などの外傷を受けやすいので，外出時はこの問題を理解できる付添い者と一緒に外出させる。また，筆者らの経験では前述の臥位高血圧で起立性低血圧のある患者が意識消失と呼吸停止をした時に一時的にhead downで寝かせて意識消失と呼吸回復を起こした1例を経験しており，これからの問題と考えている。
4) 降圧剤で低ナトリウム血症の原因となる利尿作用のあるものは中止する。
5) 老人の場合，OH，血管迷走神経性失神，POTSのためのOIの治療に水分500 mlの摂取が有効だという。今後の研究の大きな課題になる可能性があるようである（Mathias 2004[22]）。
6) 持続症状のあるものは，弾性ストッキングを使用する。
7) 薬物療法としてはフルドロコルチゾン0.1 mgが有効であるという。
8) 室内便器をベッドの近くに置き，夜間患者が排便，排尿する必要がある時の立ちくらみ，意識消失の危険性を少なくする（Mukai[24]）。また，大友[29]らはこの老人性OHにミドドリンの有用性を報告している。なお，自経例で大腿骨折を起こした1例は梅毒性OHであり，転倒して頭部外傷，脳出血を起こした1例はうつ病性OHであった。
9) 進行したアルツハイマー病患者の治療において，薬物療法とともに回想法や芸術療法などの非薬物療法を併用することが大切であり，この2つが両輪となって治療を推進することが望ましいという（服部[10]）。OHを伴

うアルツハイマー病にもこれからの問題として検討すべきであろうと考えられる。

Robbins[32]らは，老人性OHへの薬物治療は副作用を注意して最終的手段として使用すべきであり，その前に全身的支持処置，または十分なナトリウムを含む食事などを与えることに注意すべきであるという。

Cunha[7]は，老人性OHには段階的治療（stepped-care-therapy）が必要であるとした。これは理論的，実際的に有効な治療法であり，これを適当に応用すれば少ない薬で最大の効果を認めるという。

第1段階；初診時の投薬を一時中止して，正確な原因を確認し，治療に移る。

第2段階；全身的支持処置。すなわち，患者が安心できるようにOHを説明をすること。就寝時，頭部を15cm持ち上げて寝かせる。腹帯，弾性ストッキングを着用させる。患者に対する助言として，ゆっくり体位変換をすること，起立前に座位をとること，日中は軽い運動をし，傾斜した椅子で休むこと，また，起立前に足の背屈をすること，これは心臓に対する静脈還流の促進の助けとなり，脈拍を促進し，血圧を増加させるという（Lipsitz[18]）。

禁止事項としては，過食を避けること，少量の食事を頻回にとること（Henry[11]）。食後2時間の間は激しい活動をしないこと，とくに朝食後は注意すること，排便，排尿時の力みを避けること。過労を避け，重いものを持ち上げないこと。熱い風呂，シャワー，大量の食事，飲酒，数多くの投薬（鼻スプレー，点眼薬）などを避けることをあげている。

第3段階；高塩食（治療の項目参照）

第4段階；薬物的治療，酢酸フルドロコルチゾン（0.1～0.4 mg/day），カフェイン（200～250 mg/day），メシル酸ジヒドロエルゴタミン（10～40 mg/day），塩酸プロプラノロール（40～240 mg/day），インドメタシン（75～150 mg/day），メトクロプラミド（30 mg/day），フルドロコルチゾン（0.1～0.4 mg/day）＋フルルビプロフェン（100～600 mg/day）などを薦めている。

なお，臥位高血圧を伴うものは塩酸ヒドララジン（アプレゾリン）＋抑制剤の投与が有効といわれている（Biaggioni[3]）。なお，OH＋高血圧の人には夜間にニトログリセリン外用薬，カルシウム拮抗薬を投与することも述べられている（Mukai[24]）。

第5段階；心房ペーシング療法はとくに，頸動脈洞過敏性の人に効果があるという（Mathias 1999[21]）。

その他；最近，国の内外で介護老人ホームのOHが問題となっており，このリハビリテーション・トレーニングは力学的，神経学的メカニズムによるものであり，このトレーニングの強さの増加，特に下肢における血管内腔外緊張，静脈還流増加をする筋肉作用が加わり，OHの治療に効果があるという（Brilla[4]）（治療の項目参照）。

文　献

1) Belmin, J. Abderrhamane, M. Medjahed, S. et al.: Valiability of blood pressure response to orthostatism and reproducibility of the diagnosis of orthostatic hypotension in elderly subjects. J. Gerontol; Med. Sci. 55(11); 667-671. 2000.
2) Benarroch, EE.: The central autonomic network; functional organization, dysfunction, and perspective. Mayo Clin. Proc. 68; 988-1001. 1993.
3) Biaggioni, I. Robertson, RM.: Hypertension in orthostatic hypotension and autonomic dysfunction. Cardiol. Clin. 20; 291-301. 2002.
4) Brilla, LR. Stephens, AB. Knutzen, KM. et al: Effect of strength training on orthostatic hypotension in older adults J. Cardiopulm. Rehabil. 18; 295-300. 1998.
5) Caird, FI. Andrews, GR. Kennedy, RD.: Effect of posture on blood pressure in the elderly. Br. Heart J. 35; 527-530. 1973.
6) Clark, AN.: Postural hypotension in the elderly. Br. Med. J. 295; 683. 1987.
7) Cunha, UV.: Management of orthostatic hypotension in the elderly. Geriatrics 42(9); 61-68. 1987.
8) Gabbett, T. Gass, G. Gass, E. et al: Norepinephrine and epinephrine responses during orthostatic intolerance in healthy elderly men. Jpn. J. Physiol. 50(1); 59-66. 2000.
9) Gabbett, TJ. Weston, SB. Barrett, RS. et al.: Cardiovascular regulation during head-up tilt in healthy 20-30-year-old and 70-75-year-old men. Clin. Sci. 100(2); 199-206. 2001.
10) 服部英幸：進行したアルツハイマー病の薬物治療．日本医事新報 No. 4215.; 105. 2005.
11) Henry, R. Rowe, J. O'Mahony, D.: Hemodynamic analysis of efficacy of compression hosiery in elderly fallers with orthostatic hypotension. Lancet

354(9172) ; 45-46. 1999.
12) 本多和雄：Reserpine の中枢作用—ことに中枢性血圧調節機構に対する影響．米子医誌．9(6)；1139-1151. 1958.
13) Honda, K. Katsube, S. Nishitani, A. et al.: Orthostatic hypotension in the elderly. 自律神経 20(3)；193-201. 1983.
14) 本多和雄，下田又季雄，永田勝太郎，他：老人性起立性低血圧．臨床と研究 63(1)；178-184. 1986.
15) Honda, K. Yo, S. Araki, T. Ago, Y. et al : "Orthostatic hypotension in the elderly". Modern Orthostatic Hypotension. Honda, K. ed. Turin. Edizioni Minerva Medca. 1997. p 137-145.
16) Johnson, RH. Smith, AC. Spalding, JH. et al.: Effect of posture on blood-pressure in elderly patients. Lancet 17 ; 731-733. 1965.
17) Kario, K. Eguchi, K. Hoshide, S. et al.: U-curve relationship between orthostatic blood pressure change and silent cerebrovascular disease in elderly hypertensives: orthostatic hypertension as a new cardiovascular risk factor. J. Am. Coll. Cardiol. 40(1) ; 133-141. 2002.
18) Lipsitz, LA.: Orthostatic hypotension in the elderly. N. Engl. J. Med. 321 ; 952-957. 1989.
19) Lund, V. Scherwin, J. Asmussen, W.: Treatment of orthostatic hypotension in severely disabled geriatric patients. Curr. Ther. Res. Clin. Exp. 14(5) ; 252-258. 1972.
20) Masaki, KH. Schatz, IJ. Burchfiel, CM. et al.: Orthostatic hypotension predicts mortality in elderly men. The Honolulu Heart Program. Circulation 98(21) ; 2290-2295. 1998.
21) Mathias, CJ. Kimber, JR.: Postural hypotension ; Causes, clinical features. investigation and management. Annu. Rev. Med. 50 ; 317-336. 1999.
22) Mathias, CJ. Young, TM.: Water drinking in the management of orthostatic intolerance due to orthostatic hypotension, vasovagal syncope and the postural tachycardia syndrome. Eur J. Neurol. 11(9) ; 613-619. 2004.
23) MacLennan, WJ. Hall, MR. Timothy, JI.: Postural hypotension in old age ; Is it a disorder of the nervous system or of blood vessels? Age Ageing 9(1) ; 25-32. 1980.
24) Mukai, S. Lipsitz, LA.: Orthostatic hypotension. Clin. Geriatr. Med. 18 ; 253-268. 2002.
25) 松川俊義，杉山由樹，渡辺丈眞・他：高齢者における圧受容器反射機能—Valsalva 試験を用いた検討—．自律神経 32：484-488. 1995.
26) 永井肇，岡村和彦：局所脳循環測定法．最新医学 25(6)；1301-1311. 1998.
27) 中川哲也・他：老人医療の問題点（シンポジウム）．日内会誌．63(9)；120-123.

1974.
28) 小澤利男, 宮脇淳一, 寺岡賢治・他: 老人の起立性低血圧の2例. Geriatric Medicine 14; 215-219. 1976.
29) 大友英一, 勝沼英宇, 盤若博司: 老年者各種低血圧症に対する TS-701 (midodrine hydrochloride) の有用性. 薬理と治療 15(7); 261-277. 1987.
30) Ooi, WL. Barrett, S. Hossain, M. et al.: Pattern of orthostatic blood pressure change and their clinical correlates in a frails, elderly population. JAMA. 277(16); 1299-1304. 1997.
31) Padrino, C. Garcia-Garcia, D.Belda, V. et al.: Postural hypotension with non-neurogenic triggers in the elderly. Rev. Neurol. 26(154); 974-978. 1998.
32) Robbins, AS. Rubenstein, LZ.: Postural hypotension in the elderly. J. Am. Geriatr. Soc. 32(10); 769-774. 1984.
33) Robertson, D. Robertson, RM.: Causes of chronic orthostatic hypotension. Arch. Intern. Med. 154(14); 1620-1624. 1994.
34) Rodstein, M. Zeman, FD.: Postural blood pressure changes in the elderly. J. Chronic Dis. 6; 581-588 1957.
35) Ryan, SM. Lipsitz, LA.: "Age-related changes in the autonomic nervous system" Disorders of the Autonomic Nervous System. Robertson, D. and Biaggioni, I. ed. London. hawood academic publishers. 1995. p 61-82.
36) 坂井文彦: 脳循環代謝. 脳血管障害 (相沢豊三・監修), ライフサイエンス. 東京. 1980. p 105-109.
37) Schatz, IJ.: Orthostatic hypotension. Arch. Intern. Med. 144(4); 773-777. 1984.
38) 島津邦男: 老年者における起立性低血圧と食後低血圧. 自律神経. 31; 365-372. 1994.
39) Shy, GM. Drager, GA.: A neurological syndrome associated with orthostatic hypotension. Arch. Neurol. 2; 511-527. 1960.
40) Siennicki-Lantz, A. Lilja, B. Elmstahl, S. et al.: Orthostatic hypotension in Alzheimer's disease.; Result or cause of brain dysfunction? Aging(Milano) 11(3); 155-160. 1999.
41) Stewart, JM.: Orthosatic intolerance in pediatrics. J. Pediatr. 40(4); 404-411. 2002.
42) 田村直俊, 島津邦男. 稗貫誠・他: 起立性低血圧の発生機序に関する臨床的研究—特に副交感神経機能の関与について—. 自律神経 19(5); 270-275. 1982.
43) 寺岡賢治: 起立時循環調節機能の非観血的評価に関する研究. 日老年医会誌. 15(5); 437-444. 1978.
44) Viramo, P. Luukinen, H. Koski, K. et al.: Orthostatic hypotension and cognitive decline in older people. J. Am. Geriatr. Soc. 47(5); 600-604. 1999.

45) Weiss, A. Grossman, E. Beloosesky, Y. et al.: Orthostatic hypotension in acute geriatric ward. Arch. Intern. Med. 160(20) ; 2369-2374. 2002.
46) Williams, BO. Caird, FI. Lennox, IM.: Hemodynamic response to postural stress in the elderly with and without postural hypotension. Age Ageing 14 (4) ; 193-201. 1985.
47) Yu, SJ, Song, MS. Kim, HS.: Prevalence and risk factors of orthostatic hypotension among the community-dwelling aged. Toehan Kanho Hakhoe Chi. 33(2) ; 200-209. 2003.

〔筒井末春, 荒木登茂子, 吾郷晋浩, 楊俊哲, 諸岡由憲〕

第18章
症候性起立性低血圧
―特に糖尿病性起立性低血圧を中心にして―

　前述のごとく，日本でも米国でもはっきりした基礎疾患があり，二次的に起立性低血圧（orthostatic hypotension, OH）起こすものを症候性起立性低血圧と呼んでいる．しかし，この症候性 OH でも神経内科領域では現在でもその病態生理解明に研究努力されている疾患もある．著者らが従来，注目してきた疾患は以下のごとくである．

1) 糖尿病
2) 梅毒
3) 胆嚢症
4) 慢性膵炎
5) 脊髄横断症
6) 急性脊髄炎（Kalita[22]）
7) 肺癌（Gacad[15]）
8) アミロイドーシス（Kyle[26]，塚越[63]，鈴木[57]，Kobayashi[25]）
9) 進行性核上麻痺（長谷川[19]）
10) 有棘赤血球舞踏病（Kihara[24]）
11) ギラン・バレー症候群（Birchfield[5]）
12) 大動脈炎症候群（齋藤[51]）
13) 肥大性閉塞性心筋炎（Mader[32]）
14) 腎性高血圧
15) 褐色細胞腫（Robertson[50]，Hamada[20]，Munakata[39]）
16) 僧帽弁逸脱症（Santos[53]）
17) 肥満細胞症（Robertson[49]）

18) Machado-Joseph 病（田村[60]）
19) 脊髄空洞症（Nogues[43]）。

近年，精神科領域において，抗うつ薬だけでなく，向精神薬の長期投与によるOHが問題になり（岡田[44~46]），その原因は血管壁におけるα-受容体の遮断作用と，中枢遮断によるものと考えられている。現在，薬物でOHを起こすものは90種類を数えるという。

OHの分類には統一されたものがないが，かつてSchatz[55]はOHは原因別にみて，機能的なものと，神経原因性のものとに大別し，Thomasら[62]はこの症候性OHを，1) 内分泌代謝疾患，2) 中枢・末梢神経疾患，3) その他の雑多な疾患，に伴うものに分類した。Polinsky[47]はOHの薬理学的特異性から，1) Shy-Drager 症候群，2) IOH，3) SOH（sympathotonic orthostatic hypotension），に分類できるとし，このSOHの基礎となる理論は正常なるβ-アドレナリン作動性反応に伴う減弱したα-アドレナリン作動性反応であるとしている。

なお，長時間の臥床，弱い筋力，静脈瘤，妊娠期間，胃切除，などがあり，軽度のOHが一過性にあるものを"poor postural adjustment"と呼称する人もいる（Thomas[61,62]）。

Robertsonら（1994[50]）は，拡張期血圧が起立により25 mmHg以上下降する100例の慢性OHの原因をみると，軽症OHとはかなり異なり，症候性OHは35％にみられ，15％が糖尿病性OHであったという。また，臥位高血圧，立位起立性低血圧の患者は腎血管性高血圧，褐色細胞腫を注意せねばならないという。しかし，Watkinsら[65]は起立により収縮期血圧が30 mmHg以上下降する神経障害を有する糖尿病性OHは症状頻度が高くなく，73人の糖尿病性自律神経障害のうち23例（32％）に認めるのみであったという。

1. 糖尿病性起立性低血圧

a. 疫学的調査

糖尿病性OHの疫学的調査は少ない。特に老人の場合，糖尿病がなくても

表110. 健康人の起立試験

	臥床10分(M±SD)	起立10分(M±SD)	臥位，立位の差(P)
15〜39歳(N=29)			
収 縮 期 血 圧	116.7±11.2	111.0±12.2	<0.1%
拡 張 期 血 圧	57.2± 7.9	62.7± 9.2	<0.1%
脈 拍	68.6±11.0	78.6±13.7	<0.1%
脈 圧	59.8±13.0	48.8±11.3	<0.1%
脈 圧 狭 少 化		11.0± 9.1	
収縮期血圧低下		5.7± 4.2	
40〜98歳(N=28)			
収 縮 期 血 圧	128.5±25.4	128.0±29.6	
拡 張 期 血 圧	75.8±13.5	74.9±11.1	
脈 拍	68.5±10.2	78.1±11.0	<0.1%
脈 圧	52.8±21.0	52.9±25.1	
脈 圧 狭 少 化			
収縮期血圧低下		0.2±14.9	

OHの発生はある（老人性起立性低血圧の項目参照）。糖尿病性OHの場合，Sharpey-Schafer[56]は，神経障害部位が求心路と求心路〜遠心路のシナプスにあり，遠心路には障害がないと考えた。

著者らは，かつて糖尿病性OHの神経障害部位が自律神経系のどこにあるかを推察するために，健康者57名，糖尿病者56名（うち93％が不顕性糖尿病性神経障害）を40歳を境にして若年者と老年者にわけて起立試験を施行し検討した（**表110，表111**）。すなわち健康者では，

1) 一般に老年者よりも若年者のほうが動きが激しい。
2) 心拍数の反射性代償性増加は若年者と老年者とで同程度。
3) 脈圧の低下は若年者の方が強く，老年者では不変。

以上から，健康な若年者は，心血管系が柔らかく反射性変時作用および血管収縮反応は健全であるにもかかわらず収縮期血圧が下がっているのは，反射性交感神経への変力作用が弱いためであろう。一方，老年者では反射性変時作用が有意に増加しているのみで，その他が不変なのは，血管が硬いためと，反射性の心臓への交感神経刺激があまり侵されていないためであろう（しかし，こ

表111. 糖尿病者の起立試験

	臥床10分(M±SD)	起立10分(M±SD)	臥位，立位の差(P)
21～39歳(N=7)			
収縮期血圧	120.3±10.5	102.0±13.9	<5%
拡張期血圧	72.9±18.4	73.7± 8.7	
脈　　　拍	70.6± 8.5	87.0± 7.1	<5%
脈　　　圧	47.4±19.6	27.7± 7.1	<1%
脈圧狭少化		19.7±19.1	
収縮期血圧低下		18.3±16.1	<0.1%
40～78歳(N=49)			
収縮期血圧	145.1±27.4	132.6±28.5	<0.1%
拡張期血圧	82.0±15.1	79.6±14.2	
脈　　　拍	69.4±12.2	76.8±12.8	<0.1%
脈　　　圧	63.0±23.7	53.0±24.6	<0.1%
脈圧狭少化		10.0±16.2	
収縮期血圧低下		12.5±12.1	<0.1%

の仮説は求心路が健全であるという前提において成り立つ)。

糖尿病患者56名を，若年者，老年者にわけてみると，両者の動きはほとんど同じであるが，老年者のほうが収縮期血圧および脈圧の動きが強い。そして，この脈圧の動きは収縮期のみに左右される。この収縮期血圧の低下が老年者に強い理由として，ほぼ，以下の点が疑われる。

1) 反射性交感神経の心臓への変力作用が弱いのか。
2) 求心路障害があるのか。
3) 反射はよくても心自身に拍出の弱い点があるのか。
4) この心臓の弱さは冠硬化によるものなのか。

糖尿病患者56名中Schellongの判定基準(起立試験により収縮期血圧が15～20 mmHg下降するもの)以上のもの25例を発病後の期間で検討すると，図70のごとくであるが，OHは糖尿病のどの時期にも発病するようである。

これらの著者のデータを全般的にみると，脈拍数は若年者，老年者ともに起立試験により正常に反応している。しかし，アロキサン(alloxan)糖尿病においては圧受容器を仲介する徐脈が起こる場合が報告されている

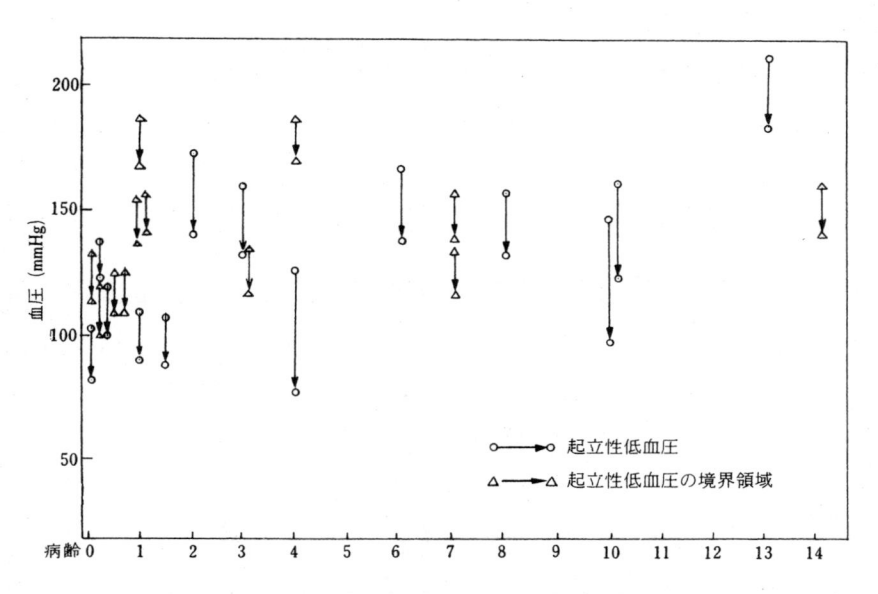

図70. 糖尿病発病期間と起立性収縮期血圧低下

(McDowell[37])。

　また，著者のOHは拡張期血圧の変化によるものではなくて，収縮期血圧の変化によるものであり，反射性交感神経の心臓への変力作用の障害と動脈硬化によるものと考えた。

b. 症例報告

　[症例1]　73歳，男子，無職
　主訴：全身倦怠，心悸亢進，両下腿の知覚障害
　家族歴：特記すべきものなし
　既往歴：10数年前より糖尿病を発見されているが治療せず，約10年前よりインポテンツを訴える。1973年肺炎を経過，糖尿病が再び認められ，その後内服療法を続けている。4〜5年前より両側下腿のしびれ感を訴えている。
　現病歴：全身倦怠，心悸亢進，便秘あり。受診時OHが見つかり入院した(1.24.1978)。

表112. ブドウ糖50g負荷試験

	前	30分	60分	120分
血糖（mg/dl）	103	129	187	174
インスリン（μU/ml）	14	21	24	14

表113. 起立試験（ECG T_{II} の減高なし）

日付	臥床10分		起立10分	
	血圧（中央値）	脈拍	血圧（中央値）	脈拍
1.24'78.	146〜70 mmHg	64	110〜66 mmHg	84
2.14'78.	130〜86 mmHg	60	106〜74 mmHg	72

表114. 起立試験による血糖・NEFAの変動

	臥床10分	起立10分
血糖（mg/dl）	107	105
NEFA（μEq/l）	356	452

現症：眼底検査・糖尿病性網膜症 Scott III a，眼底出血（＋）。下顎反射・両側弱陽性。口とがらし反射（＋），膝蓋腱反射・両側消失。両側下腿の表在性感覚障害があるが，深部感覚障害はない。

検査成績：ブドウ糖50g負荷試験（**表112**），コレステロール 156 mg/dl。β-リポ蛋白 315 mg/dl。中性脂肪 151 mg/dl。CTR＝42％。BUN 21.4 mg/dl。尿酸 5.6 mg/dl。クレアチニン 1.50 mg/dl。尿中 17-OHCS 9.9 μg/dl，BMR＝－20％。血清銅 0.92 μg/ml。尿中銅 0.04 μg/ml。血清亜鉛 0.93 μg/ml。尿中亜鉛 0.49 μg/ml。

自律神経機能検査；起立試験によるECGのT_{II}の減高なし（**表113**）。起立試験による血糖，NEFAの変動（**表114**）。

脳波；α-波（10 Hz），光刺激（－），HV（－）その後で4 Hzの徐波（FP_1，C_3，P_3，O_1），ジフェンヒドラミン誘発（－），（**図71**）。

Valsalva maneuver―異常反応，過換気試験―血圧低下反応（血管中枢の機

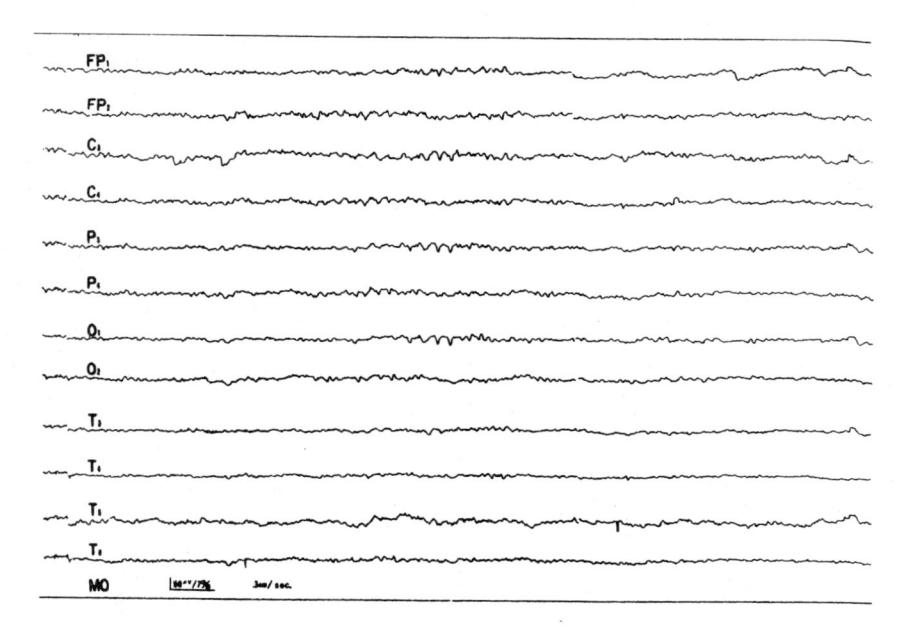

図71. 73歳男子の脳波

能正常?),Aschner眼球圧迫試験(—),暗算試験—陽性,頸動脈閉塞試験—血圧不変,寒冷昇圧試験—hyporeactor。尿中カテコールアミン—36.4 μg/day,血漿レニン活性—臥床2時間 0.3 ng/ml/hr,座位2時間 0.4 ng/ml/hr。
　心理テスト:(**表115**)

　[**症例2**](70歳,男子),[**症例3**](61歳,女子)の糖尿病性OHの2例の概要は**表116**に示した。
　[**症例2**]の70歳の男子は,中枢血管障害を最初に合併したと考えたものであるが,血管中枢よりの遠心路障害もあるようである。自律訓練法により"めまい感"が消失し,一時退院した。**図72**は本症例のValsalva maneuverのovershootの消失を示したものである。
　[**症例3**]の61歳の女性は経過中で腎盂炎を併発,その後アメンチアの状態になった。腎盂炎経過後1ヵ月で記録した脳波は,安静時記録で左側に徐波化

表115. 心理テスト

CMI	II領域
MAS	20
YG	B型
SDS	50
FSS	相当ある：14，非常にある：1
P-F	GCR 50％ E'↑, I'↑, M'↓ I↓↓, e↑ i↑, m↓, I↓, M+I↓, E％↑, I％↓ e∠0.71, 0.67, I'0.53, O-D, N-P∠0.71 短絡反応多く根気が長続きしない．依存欲求強く，それを表出できず，ストレスフルになる．対人関係でのトラブルが多いと予想される．
K-SCT	開放的，楽天的，世話好き，和をモットーにして攻撃を抑える傾向あり．

があり，ジフェンヒドラミン誘発で軽度の突発性徐波を認めた．

[症例4] 67歳，男子，無職

主訴：立ちくらみ，意識消失発作

既往歴：5.28.'78 より糖尿病を発見され，その後外来治療，1982年に一度入院加療したことがある．

現病歴：7.26.'85 外来で意識消失発作を起こしたために入院．8.12.'85 に退院．その後外来にて食事療法，薬物療法で加療，意識消失発作は消失したが，立ちくらみは残っている．

6.14.'88 より 6.30.'88 まで検査のため再入院した．現在比較的元気にて通院治療をしている．

現症：(7.26.'85) 眼底，両側網膜血管硬化症，初発白内障，左糖尿病性網膜症，左眼点状出血，膝蓋腱反射両側消失，アキレス腱反射両側減弱，左大腿部，右下腿に知覚障害を認める．振動覚は両下肢，両上肢ともに減弱しているが，位置覚は正常．

表 116. 2 例の糖尿病起立性低血圧

年齢・性別	70 歳男	61 歳女
糖尿病発症後 起立性低血圧発症まで	2 年間	8 年間
現症	糖尿病性白内障，口とがらし反射（＋），両側膝蓋腱反射消失 右 Gordon（＋） 右 Oppenheim（＋） 両下腿の表在性感覚障害（＋） 両下腿の深部感覚障害 両下腿（振動覚右＜左）	糖尿病性網膜症（Scott III a） 口とがらし反射（＋），両側膝蓋腱反射消失 両下腿の表在性感覚障害（＋） 深部感覚障害 両下腿（位置覚，振動覚右＞左）
脳波	正常	正常→後に異常
過換気テスト	血圧下降傾向	血圧下降傾向
Valsalva maneuver	異常反応	異常反応
暗算試験	陰性	陰性
寒冷昇圧試験	昇圧反応の低下	昇圧反応の低下
頸動脈閉塞試験	血圧不変	昇圧反応
Aschner 眼球圧迫試験	（++）	（+）
脈波	重複波の減少	重複波の消失
神経伝導速度 （腓骨神経）	右 28 m/sec 左 33 m/sec	右 24 m/sec 左 23 m/sec
尿中カテコールアミン	21.8 μg/day	17.0 μg/day
血中セロトニン	0.198 μg/2 ml	0.106 μg/2 ml
血中レニン活性	臥位 2 時間 0.4 ng/ml/hr 座位 2 時間 0.5 ng/ml/hr	臥位 2 時間 0.2 ng/ml/hr 座位 2 時間 0.3 ng/ml/hr
心理テスト	CMI IV領域，MAS 33 YG E（AE）型，SDS 46 FSS 相当ある：8 項目 　　非常にある：3 項目	CMI III領域，MAS 23 YG B 型，SDS 60 FSS 相当ある：5 項目 　　非常にある：3 項目 断行行動調査表-30 項目中非断行的な行動が 18 項目 P-F study GCR=85 % 無責的自我防衛型 M ↑↑ SCT 病気によるエネルギーの低下 内容貧弱，うつ傾向著明

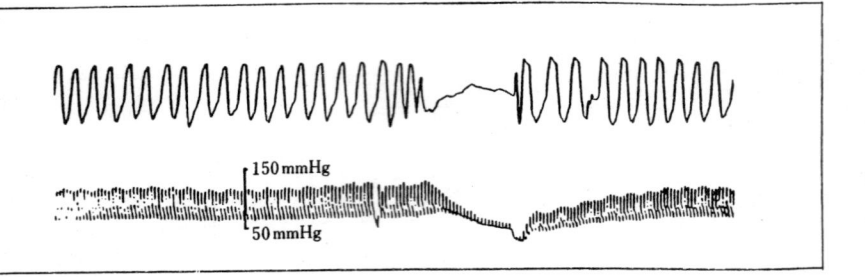

図72. Valasalva maneuver の異常反応（70歳男子）

表117. 下肢末梢神経伝導速度（11.24.'87）

			伝導速度（m/sec）
脛骨神経	左側	MCV	37.0
	右側	MCV	34.0
腓腹神経	左側	SCV	37.5
	右側	SCV	25.4 ↓

検査成績：

振動覚；左下肢脛骨外側顆　　5秒
　　　　右下肢脛骨外側顆　　3秒
　　　　左手橈骨外側顆　　　9秒
　　　　右手橈骨外側顆　　　7秒

筋電図；大腿四頭筋に神経原性の放電を認め，定型的な糖尿病性筋萎縮と神経障害が考えられる。

脳波；境界領域，下肢末梢神経伝導速度（**表117**）。

HbA_{1c} 10.6%↑，フルクトサミン 2.32 mM/l。CPK 197 Iu/l ↑。β_2-マイクログロブリン 4.0 mg/dl ↑ （11.10.'87），4.8 mg/dl ↑ （6.15.'88）。内因性クレアチン・クリアランス 55.0 l/day ↓ （7.26.'85），43 l/day ↓ （6.16.'88）。クレアチニン 1.2 mg/dl。尿酸 5.2 mg/dl （1.9.'88）。GFR 38 ml/min （8.10.'87），26 ml/min。（6.15.'88）。DIP（8.2.'85）異常なし。

検尿；蛋白（＋＋＋），沈渣赤血球 20/1 視野，顆粒円柱 1/2 視野。

表118. ブドウ糖75g負荷試験

	前	30分	60分	120分
血糖 (mg/dl)	177	262	265	329
インスリン (μU/ml)	4	6	5	5

表119. 起立試験

日付	臥床10分 血圧	脈拍	起立1分 血圧	脈拍	起立10分 血圧	脈拍
7.26 '85	130-57	63	91-39	75	104-54	71
8.8 '85	102-54	65	93-44	80	82-40	67
8.29 '85	101-65	61	96-46	73	101-56	76
10.9 '87	104-64	57	88-50	77	100-51	68
6.18 '88	171-66	57	130-64	65	137-63	68
6.27 '88	177-71	60	140-46	60	133-40	60
TPR (dyne/sec/cm^{-5})	950		430		460	
CO (l/min)	8.88		14.20		12.37	

　ブドウ糖75g負荷試験(**表118**)。起立試験(**表119**)。頭部CT；1回目は灰白質と白質のdensityの差が強く(7.13.'82)，2回目は側脳室周囲のlow density areaが広がり，subcortical arteriosclerotic encephalopathyを考えたが，脳梗塞が否定できなかった(6.17.'88)(**図73**)。

　自律神経機能検査；心電図R-R間隔のCV% 3.19%(7.26.'85)，2.95%(12.2.'88)，血中セロトニン48 ng/ml(7.26.'85)。

　尿中AD 4.1 μg/1450 ml，尿中NAD 60.0 μg/1450 ml(7.27.'85)。

　血漿カテコールアミン濃度と血漿レニン活性の起立試験による変動(**表120**)。

　Valsalva maneuverのovershootの消失あり。handgrip 15 mmHg ↑。頸動脈閉塞試験—陰性，暗算試験10 mmHg ↑。寒冷昇圧試験収縮期圧25 mmHg ↑，同拡張期圧15 mmHg ↑。過換気試験血圧不変。

　髄液検査(7.26.'87)。AD<0.01 ng/ml，NAD 0.05 ng/ml ↓ MHPG 6.4 ng/ml ↓，HVA 16.0 ng/ml ↓，5-HIAA 12.9 ng/ml ↓。

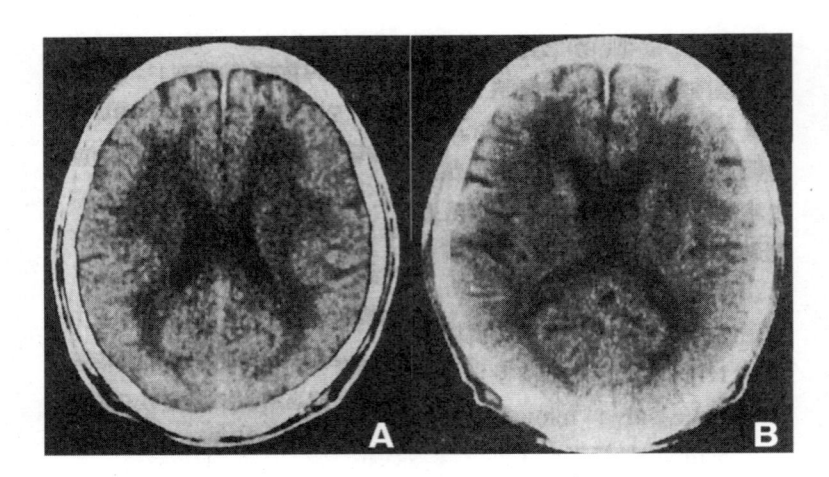

図73. 症例4の頭部CT所見 (A：7.13.1982. B：6.17.1988.)

表120. 血漿カテコールアミン濃度と血漿レニン活性の起立試験による変動

日付	血漿カテコールアミン濃度 (pg/ml)				血漿レニン活性 (ng/ml/h)	
	臥床10分		起立10分		臥床10分	起立10分
	AD	NAD	AD	NAD		
7.27.'85	10	290	20	543	0.5	0.7
6.21.'88	25	273	29	412	0.2	0.3

［症例4］の糖尿病性神経障害は，感覚神経，運動神経，自律神経と広範囲にわたっていることが推察され，また，この糖尿病性OHのタイプは，圧受容体を介する求心路，血管中枢の機能低下が主体であり，中枢のアミン代謝は髄液の所見からみると，自律神経中枢に機能障害があることが推定される．また，中枢より心・血管に至る遠心路は比較的障害が少ないのではないかと考えられた．

c. 考　察

1) 疫学的調査

　糖尿病性自律神経障害の頻度は調査機関，方法によりかなりの相違があるが，ここでは最近のメイヨー・クリニックのLow (2004[30])たちのものを紹介しておきたいと思う。これは231名の糖尿病患者（1型糖尿病，n＝83，2型糖尿病，n＝148）と年齢に相応する245名の健康な対照者の自覚症状（問診表）と自律神経機能検査 (cardiovagal, sudomotor, adrenergic) を比較すると，性差はないが2型糖尿病の方が有意に高齢（$p<0.01$）であり，自律神経障害の罹患率は1型糖尿病で54％，2型糖尿病では74％であり，起立試験によるOHの罹患率の発見は起立性収縮期血圧低下30 mmHg以上でみると，1型糖尿病では7.4％，2型糖尿病は8.4％であり，起立性収縮期血圧低下20 mmHg以上でみると1型糖尿病で16.2％，2型糖尿病は22.9％であったという。そして，2型糖尿病の患者の症状と自律神経障害の間の相関の欠如は今後の課題であるという。また，神経障害を有する糖尿病は神経障害を有しない糖尿病に比して5年生存率が低いという（Neil[42]）。

　そして，OHを伴う糖尿病（1型）は心筋梗塞，脳梗塞を起こしやすいという（Endo[11]）。また，高血圧を伴う糖尿病にOHを合併すると死の危険性があるという。そして，とくに起立1分で拡張期圧の下降する人に危険性があるという（Lunkinen[31]）。しかし，前述のごとく，著者らの検討では，糖尿病性OHは病齢とは無関係に発病後のどの時期でも見られるようである。

2) 症例検査の考察

　症例4に示すごとく，電気生理学的検査では，筋電図，感覚知覚神経（振動覚）と運動神経伝導速度も糖尿病において侵される。この神経伝導速度の減少は分節性脱髄と関係があるという（Dyck[9]）。そして糖尿病性神経障害の患者の死は腎障害のことがあり，神経障害と末期には共存する（Neil[42]）。Valsalva maneuverを使用してのovershootの消失，頸動脈閉塞試験，過換気試験，暗算試験，寒冷昇圧試験の陰性化により，圧受容器を介する求心路―延髄―心，血管に至る遠心路の障害が推定される。また，糖尿病性神経障害の患者においては，中枢神経伝導の変化も証明されている（Goadby[14]）。

著者らは，この糖尿病性OHの血圧調節障害とShy-Drager症候群の血圧調節障害とを対比して興味を持っている．

中枢の自律神経機能を推定するために，近年，髄液のアミン定量が問題となっており，ノルエピネフリン，ドーパミン，セロトニンの代謝産物を定量したが，症例4では中枢自律神経ネットワークの各所に機能障害が推定された（Benarroch[4]）．また，近年，CRH（corticotropin-releasing hormone）負荷試験をした軽症糖尿病患者において，自律神経中枢の反応が正常人と異なるという注目すべき報告もある（合田[16]）．

一方，糖尿病の場合，脈波で重複波の消失，あるいは減弱するごとく動脈硬化という問題が常に存在する．また，血圧は対照者に比較して運動中に増加する（Carlström[6]）．

近年，糖尿病性自律神経障害は心電図R-R間隔のCV％の減少を指標とし，この変化の特徴は軸索の異常と考えている人もあり，糖尿病の循環器系の自律神経障害では，交感神経よりも副交感神経が障害を受けやすいことを示唆する人もある．また，前述のごとくQT間隔の延長も糖尿病性神経障害に注目されている（Neil[42]）．

糖尿病患者が神経症傾向を有し，抑うつ傾向のあることはすでに報告されているが，現在心身医学領域ではI型糖尿病と摂食障害（過食）との関係が問題となっている．とくに血糖のコントロールができないときは摂食障害を疑うべきであるともいわれている．また，症例3はうつの後で，アメンチアの状態に移行し，症例4は意識消失を伴い，脳CTで皮質下動脈硬化性脳障害を認めた．これらは，脳動脈硬化を伴う脳虚血，脳梗塞，糖尿病性神経障害のための脳のアミン代謝の障害，糖尿病性脳障害（Reske-Nielsen[48]）のためではなかろうか？

3）糖尿病性OHの病態生理

糖尿病性OHの原因と考えられる糖尿病性神経障害は早期に自律神経が障害されている（Martin[33]）ともいわれ，また，最初の所見は虹彩炎であるとの考えが一般的である（Watkins[65]）．しかし，最近では糖尿病性OHは一過性黒内障の原因ともなるといわれ，これからの問題と考えられる（Mimura[38]）．糖尿病性神経障害は古くより運動神経よりも感覚神経の関係が

一次的であり，神経障害の実在，程度，高血糖，糖尿の期間は独立したものであり，神経障害は糖尿病の合併症ではなくて，随伴症であるという (Ellenberg[10])。

糖尿病患者では受動的起立試験よりも能動的起立試験の方が血圧低下度が大きい症例があることを報告している（永田[41]）。

竹田[59] は，IDDM に伴いやすい自律神経障害，または中・大血管の硬化性病変をもつ高齢の糖尿病性患者に OH が生じやすいという。こうした症例は，突然の心肺停止からの死亡を予想されており，ときに麻酔との関係が重要であり，心電図 QT 間隔の延長に注目すべきだという (Neil[42])。

近年，糖尿病性神経障害の心拍変動のパワースペクトル解析の報告があるが，自律神経障害を伴う糖尿病患者では夜間に LF/HF が低下せず，HF が健常者よりも低下しており，この状態が昼間まで持続し，これが心筋梗塞，突然死の原因ではないかと考えられている（佐藤[52]）。

また，MIBG 心筋シンチグラムは心臓局所の交感神経機能を直接画像化できる（白水[18]）。糖尿病性 OH には当然用いるべき検査方法であり，今後の研究が期待される。

Abrahm[2] は，血小板 α_2 アドレナリン作動性受容体が糖尿病性 OH に減少しているという。そして，カテコールアミンは正常であっても，この α_2-アドレナリン作動性受容体の数が少なくては，血管収縮が不十分となり，OH が起こるという。なお，この場合の OH とノルエピネフリン，レニンレベルの間には相関がないという。また，起立時のレニン反応の欠如は OH の反応ではなくて異常とはいえないという (Watkins[65])。しかし，疑問点はあるように考えられる。

糖尿病の発汗障害についての研究は古くよりあり，Ewings ら[12] は短い神経線維よりも長い神経線維が先に神経発汗障害を受けることを報告しているが，他の部分（前胸部）に代償的に発汗増加を認めることもあるという (Low[27,28])。また，温度調節性発汗試験 (thermoregulatory sweat test, TST) は糖尿病性自律神経障害の臨床重症度と高度の相関があるという (Low[27])。また，定量的軸索反射発汗試験 (quantitative sudomotor axon reflex test, QSART) も提唱され，味覚発汗試験 (gastatory sweating test)

も有効であるという（Watkins[65]）。いずれにしてもこの虹彩炎（14 %），発汗障害（84 %）を調べることにより糖尿病性神経障害の早期発見が提唱されている（Low[28,29]，Watkins[65]）

4）病理学的所見

代謝異常に基因する分節性脱髄，シュワン細胞の表面の変化が報告され，末梢神経線維の活動がインスリン濃度に左右され，ミエリン脂質に至る代謝が阻止される（松岡 1974[35]）。さらに，アロキサン糖尿病においては，末梢神経，脊髄にグルコース，ソルビトール，フルクトース，イノシトールなどが著明に上昇し，これらの生化学的機構の変化が糖尿病性神経障害の原因に重要であるとしている（Gabbay[13]）。

5）糖尿病と遺伝

糖尿病患者の配偶者は非糖尿病被験者の配偶者に比較してブドウ糖不耐性の危険性が高い（Khan[23]）。また，糖尿病発症に関係する遺伝子変異が近年多数報告されている。単一遺伝子変異で糖尿病を発症するものはインスリン合成系に関与する遺伝子変異とインスリン作用系に関与する遺伝子変異が報告されている（Vionnet 1998[64]，Yamagata 1996[67]，Yamagata 1996[68]，Horikawa[21]）。母系遺伝疾患であるミトコンドリア DNA 3243（A-G）の点変異により糖尿病の発症が報告されているが（Suzuki[58]），これは患者の母においてインスリン分泌がひどく障害されており，ブドウ糖不耐性であるという。

また，近年，2 型糖尿病の遺伝子変異についても研究されてきており，いくつかの候補遺伝子が報告されている。

6）糖尿病と人工透析

近年，透析技術の進歩により日本においては透析患者は 24 万人を超え，とりわけ糖尿病腎症は透析導入疾患の第 1 位になったことが報告されている（日本透析学会）。また，糖尿病透析患者は，非糖尿病透析患者に比較して生命予後が不良であることが報告されており（Akmal[3]），透析患者の生命予後には，血圧のコントロールが関与していることが報告されており，血圧のコントロールは，高血圧のみならず低血圧も重要であることが知られている（Cases[7]）。透析患者における低血圧には，透析開始前より収縮期血圧が 100 mmHg 以下の常時低血圧，透析中に平均血圧が 30 mmHg 以上低下するか，もしくは収縮

期血圧が 90 mmHg 以下になる透析時低血圧（Mazuchi[36]），起立時に収縮期血圧が 20 mmHg 以上低下する起立性低血圧が報告されており（山本[66]），それらの機序に自律神経機能障害，心機能障害（左室機能障害），動脈硬化または，血管緊張などが関与しているとされており，糖尿病透析患者は非糖尿病透析患者に比較して，透析中の血圧変動が大きく，血圧の低下が大であることが報告されている．また，糖尿病性 OH における酢酸透析液による透析では酢酸の血管拡張作用により総末梢血管抵抗が重曹透析液のそれに比べ有意に低下しており，著明に血圧低下を起こすとの報告もある（中本[40]）．

d. 治　療

糖尿病性 OH の治療をまとめた報告は少ないが Watkins[65]，松岡ら（1999[34]）は次のごとく報告している．

（1）糖尿病 OH は強い症状を現すものは少ないが，こうした症状を現す者は一時すべての投薬（強い利尿薬，精神安定薬，抗うつ薬など）を中止する．

（2）就寝時のベッドの頭部を挙上する．

（3）十分に長いストッキングを着用する．この弾性ストッキングで起立による眼底血圧の低下の軽減がある（松岡[34]）．

（4）高塩食．

（5）薬物療法—メシル酸ジヒドロエルゴタミン，塩酸ミドドリン，メチル硫酸アメジニウム．L-DOPS，酢酸フルドロコルチゾン（佐々木[54]．合田 2001[16]）．

（6）エリスロポエチンの皮下投与が糖尿病性自律神経障害の OH を伴う貧血に効果がある．

文　献

1) Aagenaes, Ö. : Neurovascular examinations on the low extremities in young diabetics. Rep. Steno. Hos. 11 ; 125-130. 1926.
2) Abrahm, DR. Hollingsworth, PJ. Smith, CB. et al. : Decreased α_2-adrenergic receptors on platelet membranes from diabetic patients with autonomic neuropathy and orthostatic hypotension. JCE & M. 63(4) ; 906-912. 1986.
3) Akmal, M. : Hemodialysis in diabetic patients. Am. J. Kidney Dis. 38 ; S195

-S199. 2001.
4) Benarroch, EE.: The central autonomic network ; Functional organization, dysfunction, and perspective. Mayo Clin. Proc. 68(10) ; 988-1001. 1993.
5) Birchfield, RI. Shaw, CM.: Postural hypotension in the Guillain-Barré syndrome. Arch. Neurol. 10 ; 149-157. 1964.
6) Carlström, S. Karlefors, T.: Haemodynamic studies on newly diagnosed diabetics before and after adequate insulin treatment. Br. Heart J. 32(3) ; 355-358. 1970.
7) Cases, A. Coll, E.: Chronic hypotension in the dialysis patient. J. Nephrol. 15 ; 331-335. 2002.
8) Clark, AN.: Postural hypotension in the elderly. Br. Med. J. 295(6600) ; 683. 1987.
9) Dyck, PJ. Thomas, PK. Lambert, EH.: Peripheral Neuropathy 2. London. Saunders Com. 1975. p. 956-981.
10) Ellenberg, M.: Current status of diabetic neuropathy. Metabolism 22(5) ; 657-662 1973.
11) Endo, A. Kinugawa, T. Ogino, K. et al.: Cardiac and plasma catecholamine responses to exercise in patients with type 2 diabetes ; prognostic implications for cardiac-cerebrovascular events. Am. J. Med. Sci. 320(1) ; 24-30. 2000.
12) Ewings, DF.: "Recent advances in the non-invasive investigation of diabetic autonomic neuropathy" Autonomic Failure 2nd ed. Bannister, R. ed. Oxford Univ. Prss 1988. p 667-689.
13) Gabbay, KH. Merola, LO. Field, RA.: Sorbitol pathway ; Presence in nerve and cord with substrate accumulation in diabetes. Science 151(707) ; 209-210. 1966.
14) Goadby, HK. Downman, CB.: Peripheral vascular and sweat-gland reflexes in diabetic neuropathy. Clin. Sci. Mol. Med. 45(3) ; 281-289. 1973.
15) Gacad, G. Akhtar, N. Cohn, JN.: Orthostatic hypoxemia in a patient with bronchogenic carcinoma. Arch. Intern. Med. 134(6) ; 1113-1115. 1974.
16) 合田公志，佐々木恵雲，永田浩志・他：Corticotropin-Releasing Hormoneによる自律神経機能に及ぼす影響—R-R間隔変動スペクトラム解析についての検討．自律神経 38(4) ; 360-365. 2001.
17) 合田公志，佐々木恵雲，髙松順太：糖尿病性起立性低血圧．新時代の糖尿病学 4 ; 359-363. 2002.
18) 白水重尚："MIBG心筋シンチグラフイ"自律神経機能検査 3版．日本自律神経学会編．東京．文光堂．2000. p 191-198.
19) 長谷川康博，白水重尚，古池保雄・他：進行性核上性麻痺における起立性低血

圧．自律神経 36(1)；48-55. 1999.
20) Hamada, M. Sigematsu, Y. Mukai, M. et al.：Blood pressure response to the Valsalva maneuver in pheochromocytoma and pseudopheochromocytoma. Hypertension 25(2)；266-271. 1995.
21) Horikawa, Y. Iwasaki, N. Hara, M. et al.：Mutaition in hepatocyte nuclear factor 1 beta gene (TCF2) associated with MODY. Nat. Genet. 17；384-385. 1997.
22) Kalita, J. Misra, UK.：Postural hypotension in a patient with acute myelitis. Postgrad. Med. J. 72(845)；180-182. 1996.
23) Khan, A. Lasker, SS. Chowdhury, TA.：Are spouses of patients with type 2 diabetes at increased risk of developing diabetes？Diabetes Case 26(3)；710-712. 2003.
24) Kihara, M. Nakashima, H. Taki, M. et al.：A case of chorea-acanthocytosis with dysautonomia, quantitative autonomic deficits using CASS. Auton. Neurosci. 97；42-44. 2002.
25) Kobayashi, S. Katsube, T. Yamaguchi, S. et al.：Dysautoregulation of the cerebral circulation in primary systemic amyloidosis. J. Cereb. Blood Flow Metab. 4(3)；470-473. 1984.
26) Kyle, RA. Kottke, BA. Schirger, A.：Orthostatic hypotension as a clue to primary systemic amyloidosis. Circulation 34(5)；883-888. 1966.
27) Low, PA.：Noninvasive evaluation of autonomic function. Neurology Chronicle 2(5)；1-8. 1992.
28) Low, PA.：Autonomic nervous system function. J. Clin. Neurophysiol. 10(1)；14-27. 1993.
29) Low, PA. Fealey, RD.："Testing of sweating" Autonomic Failure 3rd ed. Bannister, R. and Mathias, CJ. ed. Oxford. Oxford Univ. Press. 1992.
30) Low, PA. Benrud-Larson, LM. Sletten, DM. et al.：Autonomic symptoms and diabetic neuropathy. Diabetes Care 27(12)；2942-2947. 2004.
31) Luukinen, H. Koski, K. Laippala, P. et al.：Prognosis of diastolic and systolic orthostatic hypotension in older persons. Arch. Intern. Med. 159(3)；273-280. 1999.
32) Mader, SL. Wong, M.：Orthostatic hypotension due to hypertrophic cardiomyopathy and autonomic failure. Am. J. Med. 82(6)；1243-1246. 1987.
33) Martin, JB. Travis, RH. vanden Noort, S.：Centrally mediated orthostatic hypotension. Arch. Neurol. 19(2)；163-173. 1968.
34) 松岡健平：糖尿病性神経障害．日本医事新報 No. 3647；1-6. 1999.
35) 松岡健平，高木康行：糖尿病の自律神経障害．Diabetic Journal 2(1)；9-18. 1974.

36) Mazzuchi, N. Carbonell, E. Fernandez-Cean, J.: Importance of blood pressure control in hemodialysis patients survival. Kidney Int. 58; 2147-2154. 2000.
37) McDowell, TS. Chapleau, MW. Hajduczok, G. et al.: Baroreflex dysfunction in diabetes mellitus 1. Selective impairment of parasympathetic control of heart rate. Am. J. Physiol. 266; 235-243. 1994.
38) Mimura, T. Funatsu, H. Kitano, S. et al.: Diabetic retinopathy with repeated amaurosis fugax caused by orthostatic hypotension. Am. J. Ophthalmol. 136 (5); 2003.
39) Munakata, M. Aihara, A. Imai, Y. et al.: Altered sympathetic and vagal modulations of the cardiovascular system in patients with pheochromocytoma -Their relations to orthostatic hypotension. Am. J. Hyperten. 12(6); 572-580. 1999.
40) 中本雅彦：糖尿病患者の透析中におこる低血圧の機序．Jap. J. Nephrology. 36 (4); 374-381. 1994.
41) 永田浩志，佐々木恵雲，合田公志・他：糖尿病性起立性低血圧における能動的起立試験，Head-UP Tilt 試験の差異．自律神経 38(5); 402-407. 2001.
42) Neil, HAW.: "The epidemiology of diabetic autonomic neuropathy" Autonomic Failure. 3rd ed. Bannister, R. and Mathias, CJ. ed. Oxford. Oxford Univ. Press. 1992. p 682-697.
43) Nogues, M. Delorme, R. Saadia, D. et al.: Postural tachycardia syndrome in syringomyelia: response to fludrocortisone and beta-blockers. Clin. Auton. Res. 11(4); 265-267. 2001.
44) 岡田文彦，浅野裕，加瀬学・他：向精神薬長期服用者の自律神経機能—第1報 その問題と瞳孔機能．精神医学 19(9); 47-55. 1977.
45) 岡田文彦，浅野裕，加瀬学・他：向精神薬長期服用者自律神経機能—第2報．精神医学 20(8); 891-892. 1978.
46) 岡田文彦，大宮司信，木下真二・他：向精神薬長期服用者の自律神経機能—第3報．心・血管運動機能に関して—．精神医学 21(2); 161-168. 1979.
47) Polinsky, RJ. Kopin, IJ. Ebert, MH. et al.: Pharmacologic distinction of different orthostatic hypotension syndromes. Neurology 31(1); 1-7. 1981.
48) Reske-Nielsen, E. Lundbek, K.Gregersen, G. et al.: Pathological changes in the central and perpheral nervous system of young long term diabetics. Diabetologia 6(2); 98-103. 1970.
49) Robertson, D. Robertson, RM.: "Orthostatic hypotension-diagnosis and therapy". Med. Concepts Cardiovasc. Dis. 54(2); 7-12. 1985.
50) Robertson, D. Robertson, RM.: Causes of chronic orthostatic hypotension. Arch. Intern. Med. 154(14); 1620-1624. 1994.

51) 齋藤博：大動脈炎症候群にみられる著明な起立性低血圧．自律神経 23(1); 46-51. 1986.
52) 佐藤広：心疾患以外の各種疾患と心拍変動，心拍変動の臨床的応用．林博史編．東京．医学書院．1999. p. 119-135.
53) Santos, AD. Mathew, PK. Hilal, A. et al.: Orthostatic hypotension: A commonly unrecognized cause of symptoms in mitral valve prolapse. Am. J. Med. 71(5); 746-750. 1981.
54) 佐々木恵雲，高松順太：糖尿病性起立性低血圧．糖尿病 1: 988-992. 1997.
55) Schatz, IJ.: Orthostatic hypotension. Arch. Intern. Med. 144(4); 773-777. 1984.
56) Sharpey-Schafer, EP. Taylor, PJ.: Absent circulatory reflexes in diabetic neuritis. Lancet 1; 559-562. 1960.
57) 鈴木友和：アミロイドポリニューロパチー．神経進歩 33(2); 312-317. 1989.
58) Suzuki, S. Oka, Y. Kadowaki, T. et al.: Clinical features of diabetes mellitus with the mitochondrial DNA 3243 (A-G) mutation in Japanese; maternal inheritance and mitochondria-related complications. Diabetes Res. Clin. Pract. 59(3); 207-217. 2003.
59) 竹田亮祐：糖尿病に合併した高血圧の管理．内科 64(1); 67-72. 1989.
60) 田村直俊，山元敏正，中里良彦・他：Machado-Joseph 病の自律神経障害．自律神経 37(1); 69-75. 2000.
61) Thomas, JE. Schirger, A.: Orthostatic hypotension. Etiologic considerations, diagnosis and treatment. Med. Clin. North. Am. 52(4); 809-816. 1968.
62) Thomas, JE. Schirger, A. Fealey, RD. et al.: Orthostatic hypotension. Mayo Clin. Proc. 56(2); 117-125. 1981.
63) 塚越広，小口喜三夫，庄司進一・他：家族性アミロイドニューロパチーにおける自律神経障害．自律神経 12(1); 7-12. 1975.
64) Vionnet, N. Stoffel, M. Takeda, J. et al.: Nonsense mutation in the glucokinase gene causes early onset non-insulin-dependent diabetes mellitus. Nature 356; 721-722. 1992.
65) Watkins, RJ. Edmands, ME.: "Diabetic autonomic failure" Autonomic Failure. 4th ed. Mathias, CJ. and Bannister, R. ed. New York. Oxford Univ. Press. 1999. p 378-386.
66) 山本直宗，佐々木恵雲，合田公志・他：糖尿病腎症透析患者の血圧変動―非糖尿病透析患者と比較して―．自律神経 41; 189-194. 2004.
67) Yamagata, K. Oda, N. Kaisaki, PJ. et al.: Mutaitions in the hepatocyte nuclear factor-1 alpha gene in maturity-onset diabetes of the young (MODY3). Nature 384; 455-458. 1996.
68) Yamagata, K. Furuta, H. Oda, N. et al.: Mutaitions in the hepatocyte nuclear

factor 4alpha gene in maturity-onset diabetes of the young (MODY1). Nature 384 ; 458-460. 1996.

〔佐々木惠雲,楊俊哲,藤岡耕太郎〕

第19章
起立性低血圧と近縁疾患

1. 体位性頻脈症候群

　体位性頻脈症候群 postural tachycardia syndrome (POTS) は，1990年前後から英語圏の論文に頻出するようになった病態で，①多彩かつ特異な立ちくらみ症状，②起立時の著明な心拍数増加を特徴とする．大部分のPOTS症例に共通して，下半身(とくに下肢)への過剰な血液貯留と胸腔内・頭蓋内の血流減少がみられるが，一方で，POTSが発症機序をまったく異にする複数の疾患からなる臨床症候群であることも事実である．

　なお，本症候群に対しては特発性起立不耐症 idiopathic orthostatic intolerance (IOI) の用語も用いられた(主にRobertson一門)が，IOIは特発性という用語が単一の疾患単位を連想させるところから，最近ではPOTSの用語が定着しつつある．

a. 歴史的背景

　実は，POTSは新たに発見された病態とはいえず，19世紀末から過敏性心臓 (Da Costa症候群)，神経循環無力症など多くの別名 (**表121**) で知られてきた「自律神経失調症」の新しい別名にほかならない (Robertson[13]，田村[21)-23)])．過換気症候群，慢性疲労症候群，パニック障害なども，POTSの別の臨床的側面に注目した事実上の同義語といえる．

　POTSに対する早期の研究史上，最も重要な業績はスウェーデンのBjure & Laurell (1927) による動脈性起立性貧血の提唱であろう (田村[24])．彼らは，多彩な不定愁訴を訴える若年者の虚弱体質を動脈性起立性貧血と命名したうえ

表 121. POTS の同義語（田村[23]）

過敏性心臓 irritable heart（Da Costa 症候群）
労作症候群 effort syndrome
神経循環無力症 neurocirculatory asthenia
ヒステリー性迷走神経症 hysterische Vagusneurose
迷走神経性神経症 Neurose des Vagus（Rosenbach 症候群）
血管迷走神経性失神 vasovagal syncope
動脈性起立性貧血 arteriella orthostatiska anämin（Bjure-Laurell 症候群）
植物神経病質 vegetative Stigmatisierte
植物神経緊張異常症 vegetative Dystonie
血管神経症 Vasoneurose
低血圧型起立性循環調節障害 hypotone orthostatische Kreislaufregulationsstörung
交感神経緊張型起立性低血圧 sympath(ic) otonic orthostatic hypotension
血管調節無力症 vasoregulatory asthenia
過換気症候群 hyperventilation syndrome
過動性 β-アドレナリン性循環状態 hyperdynamic β-adrenergic circulatory state
僧帽弁逸脱症候群 mitral valve prolapse syndrome
慢性疲労症候群 chronic fatigue syndrome
パニック障害 panic disorder
神経調節性失神 neurally mediated syncope
神経心臓原性失神 neurocardiogenic syncope
起立性頻脈 orthostatic tachycardia
特発性血漿量減少症 idiopathic hypovolemia
静脈貯留症候群 venous pooling syndrome
高アドレナリン性起立性低血圧 hyperadrenergic orthostatic hypotension
体位性起立性頻脈症候群 postural orthostatic tachycardia syndrome*
*（POTS の概念が初めて提唱されたときの full term）
特発性起立不耐症 idiopathic orthostatic intolerance
高アドレナリン性起立不耐症 hyperadrenergic orthostatic intolerance
慢性起立不耐症 chronic orthostatic intolerance
起立性頻脈プラス症候群 orthostatic tachycardia plus syndrome

で，本症患者は起立により心拍数が増加するにもかかわらず，逆説的に1分間心拍出量が減少するが，水槽の中で下半身を水浸した状態で起立すると心拍出量の減少は生じないことを発見した．彼らはこの成績から，動脈性起立性貧血で著明な心拍数増加や精神症状が生じるのは，起立時に下半身へ過剰の血液が貯留して，胸腔内や頭蓋内の血流が減少するためであると主張した．いうまで

もなく，この主張は現在のPOTSの概念とまったく同じである。

ドイツのSchellong (1936) は，多数の立ちくらみ患者に起立試験 (Schellong試験) を行い，起立性循環調節障害の中に低血圧型 (起立により心拍数は増加，収縮期血圧は下降，拡張期血圧は上昇) と低活動型 (心拍数は固定，収縮期・拡張期血圧は共に下降) という2つのタイプがあることを明らかにした (田村[21)24)])。低血圧型はBjure & Laurellがいう動脈性起立性貧血 (=POTS)，低活動型は起立性低血圧 orthostatic hypotension (OH) に相当する。このように，北欧・ドイツ語圏では早くから，実質的にPOTSに相当する病態の存在が広く認識されていた。

しかし，英語圏では，動脈性起立性貧血・低血圧型起立性循環調節障害は心因性要素の関与が大きい "junk disease" として扱われ，長い間ほとんど無視されていた。その最大の理由は，Shy & Drager (1960) の歴史的な報告以降，英語圏の自律神経研究者の関心が自律神経遠心路に器質的病変を有する自律神経不全症に集中したからであろう。

英語圏でPOTSに相当する病態が注目される契機になったのは，New York州立大学のStreetenら (1988)[20)] の報告である。彼らは赤血球シンチグラフィを用いて，OH，起立性高血圧，起立性頻脈 (≒POTS) の3病態とも，起立時に下半身の静脈系へ血液が貯留することを示した (=静脈貯留症候群)。1992年，Mayo ClinicのSchondorf & Lowは，彼らの編著書 "Clinical Autonomic Disorders" (初版) の中で初めてPOTSの用語を用い (このときのfull termはpostural orthostatic tachycardia syndrome)，さらに翌年に刊行された論文[15)]の中でPOTSの概念を詳細に解説した。この論文では，①POTS患者の1/2～1/3はウイルス感染後に急性発症すること，②定量的軸索反射性発汗機能検査 (QSART) で，上肢の発汗は正常であるが下肢の発汗は低下を示すことなどを指摘して，本症の本態を下半身に限局する (したがって心臓に分布する自律神経線維が障害を免れる) 不全型の急性自律神経ニューロパチーであろうと結論している。1997年，Vanderbilt大学 (Robertson一門) のJacobら (1997)[6)] もIOIの概念を提唱したが，Robertson一門の当初の見解[3)6)-8)13)]はLow一門と異なって，本症の交感神経機能亢進を強調する傾向が強かった。

表 122． Low ら[11] による POTS の診断基準

下記をすべて満たす．
A． 起立または head-up tilt 5 分以内に心拍数増加 ≧30/分
B． 起立または head-up tilt 5 分以内に心拍数 ≧120/分
C． 起立不耐症の症状（軽い頭重感，筋力低下，ぼけ視，悪心，動悸，認知障害）がつねに出現する．
D． 他の原因によるニューロパチーがない．
E． 起立性低血圧がない．

表 123． Jacob ら[6] による IOI の診断基準

下記をすべて満たす．
A． 起立 5 分以内に心拍数増加＞30/分，かつ血圧下降＜20/10 mmHg（起立性低血圧でない）．
　　この所見が，少なくとも 3 回確認される．
B． 起立時の血漿ノルアドレナリン高値（＞600 pg/ml）
C． 以下の症状のうち，少なくとも 5 つ以上が毎日みられる．症状の出現は起立時に限られ，臥位では出現しない．
　　疲労感，不安感，めまい，ぼけ視，頭痛，
　　皮膚がじとじとする感じ（clamminess），振戦，
　　動悸（拍動の自覚），胸部の不快感，息切れ，悪心，
　　気が遠くなるような感じ（pre-syncope）ないし失神

b． 診断基準

　表 122 に Low ら[11] による POTS の診断基準，表 123 に Jacob ら[6)-8)] による IOI（＝POTS）の診断基準を示す．両基準に共通する項目は，①起立時の心拍数増加＞30/分，②多彩かつ特異な立ちくらみ症状を伴うこと，③OH を認めないことの 3 点である．

　ただし，POTS と OH の合併例（＝交感神経緊張型 OH）は多数報告されており（田村[21)-23)]），後述する POTS の病態生理から考えても，ことさら OH を診断の除外項目とする必要はないと著者は考えている．Low ら，Jacob らの真意は，POTS が OH を必発症候とする自律神経不全症とはまったく異なる病態であることを強調することにあったと思われる．

表 124. POTS における臨床症状の頻度（Low ら[11]）

	POTS (%；n=15)	OH (%；n=11)
めまい	100	100
ぼけ視	80	82
疲労感	80	91
悪心	66	18
動悸	60	9
振戦	47	18
呼吸困難	40	0
発汗	27	9
不安感	20	18
胃腸症状	20	36
血管運動症状	13	0
小径線維ニューロパチー	7	44

c. 臨床的特徴

（1）有病率・年齢・性差

Robertson (1999)[13] によれば，IOI（=POTS）の有病率は少なく見積もっても 1/500 以上ときわめてありふれた疾患である．平均年齢は 30 歳台前半，男女比は 1：4〜6 と若年の女性に好発する．

（2）発症様式

POTS の中には少なくとも，①後天性に急性発症し，ウイルス感染を契機とする免疫介在性の機序が推定される患者群（Schondorf[15]，田村[21]-[23]）と，②家族集積性と慢性の経過を示し，遺伝・代謝性の機序が推定される患者群（Shannon[16]，Robertson (2001)[14]，田村[21]-[23]）の 2 群が存在し，発症様式の観点からも，POTS の多様性は明らかと思われる．

（3）臨床症状

表 124 に Low ら[11]，表 125 に Jacob ら[6]-[8] による POTS/IOI の臨床症状の頻度を示す．普通の立ちくらみ症状に加えて，動悸，発汗，顔面紅潮，振戦，悪心，呼吸困難（過換気症候群），不安神経症など交感神経機能亢進症状や中

表125. IOIにおける臨床症状の頻度（Jacobら[6]）

	症例数	頻度（%）
起立時の症状		
軽度の頭重感	12/13	92
運動不耐性	11/13	84
めまい	10/13	77
疲労感	10/13	77
（安静で改善）	(7/10)	(70)
ぼけ視	9/13	69
胸部不快感	8/13	61
皮膚のじとじと感	8/13	61
悪心	8/13	61
振戦	7/13	53
不安感	7/13	53
顔面紅潮（特に食後）	7/13	53
起立時の頭痛	6/13	46
失神	5/13	39
動悸	5/13	39
息切れ	5/13	39
症状の周期的出現	4/13	30
その他の臨床所見		
僧帽弁逸脱	6/13	46
過敏性腸症候群	3/13	23
慢性疲労症候群	3/13	23
炎症性腸疾患	2/13	15
線維筋痛症	1/13	8

枢神経症状を高頻度に認める点が大きな特徴であり，自律神経不全症に伴うOHとの相違点である．

　なお，長時間の起立，不快な情動刺激，静脈注射などにより突然の血圧下降が生じ，顔面蒼白・失神をきたす神経調節性失神neurally mediated syncope（NMS）は，失神に前駆して高率にPOTSを伴う（Diehlら[1]の検討では合併率44％）．POTSとNMSは同一スペクトル上の病態で，POTSの最重症型がNMSである可能性が大きい（Diehl[1]，Grubb[5]）が，両者の病態生理には異なる点があり，POTSとNMSはあくまで別の病態であると主張した報告

も散見される (Goldstein[4], Stewart[18])。

(4) 検査成績

起立試験（またはtilt試験）では心拍数が著明に増加するほか，収縮期血圧は軽度低下ないし不変，拡張期血圧は軽度上昇ないし不変で，結果として脈圧が狭小化する（田村[21)-23)]）。長時間の起立負荷を行えば，しばしばNMSが惹起される。多くの症例では血漿ノルアドレナリンの臥位時値が高値ないし正常値，起立による増加幅が過大である（Furlan[3], Jacob[6)-8)], 田村[21)-23)]）。Robertson一門のFurlanら[3)]はマイクロニューログラフィーを用いて，IOI (=POTS) 患者の筋交感神経活動が臥位時から亢進していることを示し，少なくとも一部のPOTSでは交感神経機能が亢進状態にあることを決定的に証明した。脳循環自動調節能に異常がないにもかかわらず，起立時に異常な脳血流減少（脳血管抵抗増加）が生じることも重要な特徴である（Diehl[1], Jacob (1999)[7), Novak[12)]）。一方，全身性の交感神経機能亢進を認めず，発汗機能，ノルアドレナリン spillover などを上・下肢間で比較した成績から，逆に下半身（下肢）に限局した交感神経機能低下が示唆される症例も少なからず報告されている（Schondorf[15), Jacob (2000)[9)]）。「病態生理」の項で詳述するように，最近，起立により下半身の末梢血管抵抗が増加するPOTS（交感神経機能亢進）と減少するPOTS（交感神経機能低下）が存在することが確定した（Stewart[17)19)]）。

赤血球シンチグラフィを用いた核医学的検査では，起立時に下半身への過剰の血液貯留が認められるが，この所見はOH・起立性高血圧にも共通して認められ，POTSだけに特異的な所見とはいえない（Streeten[20)]）。循環血液量を測定した報告では，多くの症例で循環血液量減少が指摘されている（Fouad[2)]）が，循環血液量の核医学的測定においては，静注したアイソトープの希釈曲線を利用して血液量を算出するので，下半身への過剰の血液貯留を伴うPOTSでは見かけ上の循環血液量が低めになることに留意が必要である（田村[21)]）。

(5) 予後と治療

POTSの予後は，自律神経不全症に伴うOHと比べると一般に良好であるが，日常生活は著しく障害され，日本ではPOTSによる中学生・高校生の登

表 126. POTS の治療法（田村[23]）

1. 生活指導
   - 高食塩食（10〜20 g/日）
   - 水分の摂取（2〜2.5 l/日）
   - 夜間睡眠時の頭部挙上
   - 下半身緊縛（弾性ストッキング）
   - 下半身の運動訓練*

2. 薬物
   - fludrocortisone（フロリネフ®；投与法*は1 mgから開始して漸減，0.1〜0.4 mg/日，分1〜3で維持．副作用に注意．）
   - 非ノルアドレナリン性の α 刺激薬：midodrine（メトリジン®），または dihydroergotamine（ジヒデルゴット®）
     註：ノルアドレナリンの前駆物質・再吸収阻害薬は頻脈を増悪する．
   - clonidine（カタプレス®）
   - β 遮断薬：propranolol（インデラル®），pindolol（カルビスケン®）など
   - octreotide（ソマトスタチン同族体；サンドスタチン®）
   - phenylpropanolamine（本邦ではダンリッチ®に含有）
   - methylphenidate（リタリン）*
   - benzodiazepine 系の薬物：alprazolam（コンスタン®）など*
   - phenobarbital（フェノバール®；就寝前60 mg・朝15 mgから開始して，120 mg/日，分2で維持）*
   - pyridostygmine（メスチノン®）*
   - 生理食塩水（30分〜1時間かけて点滴静注）*

多くは OH の治療法と共通であるが，*を付した方法は POTS にのみ有効．

校拒否が社会問題になっている。治療は OH に準じて行うが，抗てんかん薬，ベンゾジアゼピン系抗不安薬など中枢神経作動薬も有効とされる（表 126；Jacob（1999）[8]，Low[11]，田村[21]-[23]）。

d. 病態生理

　前項で述べたように，すべての POTS 症例に共通して下半身への血液貯留と胸腔内・頭蓋内の血流減少がみられるが，発症様式と検査成績（とくに末梢血管抵抗と交感神経機能）は本症の多様性を強く示唆している。病態生理学的観点から，POTS の多様性に対する一元的な説明に初めて成功したのは，

New York 医科大学の Stewart ら[17)19)] である。

Stewart（2002）[17)] は，POTS の中に下肢の末梢血管抵抗が減少し，血流が増加する高血流型 high flow POTS と，逆に下肢の末梢血管抵抗が増加し，血流が低下する低血流型 low flow POTS という少なくとも 2 群が存在することを示した．さらに Stewart ら（2004）[19)] は，第 3 のタイプである正常血流型 normal flow POTS の存在も指摘し，これらのサブタイプは発生機序がそれぞれ異なると述べた．以下，Stewart の分類にしたがって POTS の病態生理の解説を試みる．

(1) 高血流型 POTS

このサブタイプでは，下半身（とくに下肢）に限局する交感神経の脱神経が存在することになり，Schondorf & Low[15)] が提唱した不全型の急性自律神経ニューロパチーがこれに該当する．Jacob ら（2000）[9)] は，POTS 患者の上下肢でノルアドレナリン spillover（局所の産生量）を比較して，下肢でのみ spillover が低下していたことを認め，それまで全身性の交感神経機能亢進を強調する傾向が強かった Robertson 一門も POTS 症例の一部は下半身に限局した不全型の自律神経ニューロパチー（neuropathic POTS）であることを承認した．高血流型 POTS の心拍数増加は下半身の血液貯留に対する代償作用にほかならず，この代償作用が不十分なときは交感神経緊張型 OH，また，心拍数増加のため左心房の機械受容体が賦活されて Bezold-Jarisch 反射[25)] が惹起されたときは NMS の臨床表現をとる可能性がある．

(2) 低血流型 POTS

交感神経機能亢進を示す POTS 症例に相当するが，このサブタイプでは下肢の末梢血管抵抗増加にもかかわらず，逆説的に胸腔内の血流が減少する理由が問題となる．

Stewart ら（2004）[19)] は局所的な血管反応（静脈-小動脈反射，筋肉ポンプなど）の異常，循環総血液量の絶対的減少の関与を推定した．

ドイツの Diehl ら[1)] は，健常者に下半身陰圧 lower body negative pressure を加えて心肺圧受容器反射を抑制したときの臨床像が POTS（+NMS）に酷似することに注目し，下半身への血液貯留が POTS に発展する過程，とくに逆説的な脳血管抵抗増加の機序を心肺圧受容器反射の関与で説明する仮説を提

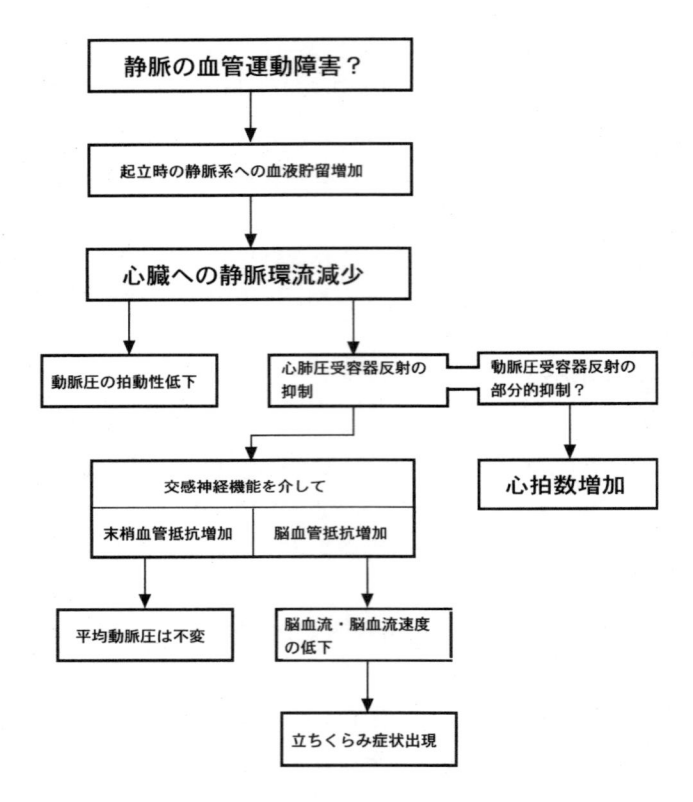

```
         ┌─────────────────┐
         │ 静脈の血管運動障害？ │
         └────────┬────────┘
                  ↓
         ┌──────────────────────┐
         │ 起立時の静脈系への血液貯留増加 │
         └──────────┬───────────┘
                    ↓
         ┌─────────────────┐
         │  心臓への静脈環流減少  │
         └────┬──────┬─────┘
              ↓      ↓
    ┌──────────┐  ┌──────────┐  ┌──────────────┐
    │動脈圧の拍動性低下│  │心肺圧受容器反射の│──│動脈圧受容器反射の│
    │          │  │    抑制   │  │  部分的抑制？  │
    └──────────┘  └────┬─────┘  └──────┬───────┘
                      ↓                ↓
              ┌──────────────┐    ┌──────────┐
              │ 交感神経機能を介して │    │ 心拍数増加 │
              ├───────┬──────┤    └──────────┘
              │末梢血管抵抗増加│脳血管抵抗増加│
              └───┬───┴───┬──┘
                  ↓       ↓
           ┌──────────┐ ┌──────────┐
           │平均動脈圧は不変│ │脳血流・脳血流速度│
           └──────────┘ │   の低下    │
                        └─────┬────┘
                              ↓
                       ┌──────────┐
                       │立ちくらみ症状出現│
                       └──────────┘
```

図74．POTS の発生機序に関する仮説（Diehl ら[1]，一部改変）

唱した（図74）。Robertson 一門の Ketch ら[10] も，一部の POTS の原因は圧受容器反射不全 baroreflex failure（圧受容器求心路-遠心路の連絡遮断）であり，このような POTS は動揺性の高血圧を伴う可能性があると述べた。広義の圧受容器反射は，動脈圧受容器反射，心肺圧受容器反射，Bezold-Jarisch 反射など複数の反射の「総和」である（田村 2004）[25]。生理的条件下では圧倒的に動脈圧受容器反射の役割が大きく，通常，圧受容器反射が破綻すると OH が発現するが，何らかの原因（中枢神経病変？）による圧受容器反射不全のため，心肺圧受容器反射や Bezold-Jarisch 反射の効果が生じやすくなっている症例では，POTS や NMS が発現する可能性があると思われる。

一方，Robertson 一門の Shannon ら[16] は，家族性の IOI（＝POTS）患者において，ノルアドレナリントランスポータ（NAT）遺伝子（染色体 16 q）の点変異（Ala 457 Pro）を見出した．NAT は交感神経へのノルアドレナリン取り込みに関与しているので，NAT 欠損症では見かけ上の交感神経機能が亢進する．本症でとくに心臓に交感神経症状が強く現われる理由は，心臓におけるノルアドレナリン性のシナプス間隙が血管系より狭く NAT 欠損の影響が出やすいため，精神症状を伴う理由は，中枢神経系内にも NAT が存在するためと説明されている（Robertson（2001）[14]）．

（3）正常血流型 POTS

Stewart ら（2004）[19] によれば，このサブタイプでは下肢の血流は正常であるが，腹部の血流が増加しており，腹部の血管床への血液貯留が原因とされる．

e. 症例呈示

【症例】12 歳，女子中学生
主　訴：全身倦怠感，微熱，頭痛
既往歴：アトピー性皮膚炎
家族歴：兄に気管支喘息
現病歴：1999 年 11 月下旬（9 歳時），全身倦怠感，微熱，片頭痛様の拍動性頭痛が出現し，学校を休むようになった．2000 年 1 学期は 30 日欠席し，夏休み中も改善傾向がなかったため，同年 9 月に B 大小児科に入院した．抗核抗体，抗 Sa 抗体が陽性で，慢性疲労症候群と診断された．6 ヵ月の入院中（および退院後），各種の抗不安薬，ミドドリンなどを投与されたが，プレドニゾロン（10 mg/日）以外は無効であった．2002 年 9 月，さらに倦怠感が増悪し，家庭内でも食事摂取，トイレに行くのがやっとの状態となった．このため，同年 11 月，S 大神経内科を紹介受診．

現症・検査所見：一般身体所見，神経学的所見では全く異常を認めなかった．Tilt 試験では，交感神経緊張型 OH が認められた（図 75）．血漿ノルアドレナリン値は臥位時 179 pg/ml と正常であったが，tilt 15 分では 407 pg/ml と増加幅が過大傾向にあった．

その後の臨床経過：2002 年 12 月末より，フルドロコルチゾン 0.05 mg/日

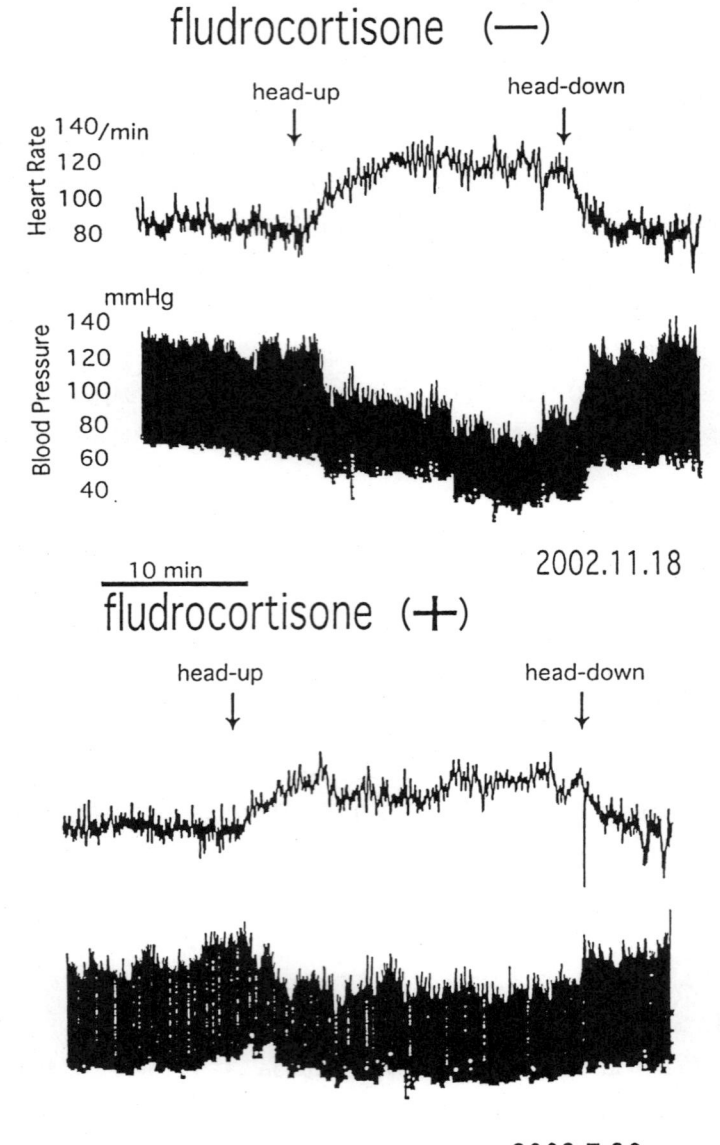

図75. 症例における70° head-up tilt の成績
上段は2002年11月,下段は2003年7月の成績(説明は本文参照)。

の内服を開始した。片頭痛様の頭痛，めまいを訴えているが，家庭内生活はほぼ可能となり，2003年7月に行われた7日間の夏期講習には6日間参加できた。2003年7月に行ったtilt試験では，OHがなくなり，心拍数増加の程度も改善していた（図75；血漿ノルアドレナリン値は臥位時202 pg/ml，tilt 15分478 pg/ml）。

コメント：本症例は後天性に突然発症し，自己抗体の出現を認めたため，急性自律神経ニューロパチーや慢性疲労症候群と近縁の病態であることが明白である（ただし，大部分のPOTS症例では自己抗体を認めない）。また，tilt試験でフルドロコルチゾン投与前は交感神経緊張型OH，投与後は典型的なPOTSの所見を認めたことは，交感神経緊張型OHとPOTSが相互に移行し得る同一スペクトル上の病態であることを示しており，OHを除外項目とする現行のPOTSの診断基準には再検討の余地があろう。

文　献

紙幅の関係から，とくに重要な文献と最近の文献だけに絞ったので，総説[8)11)13)21)-23)]に引用されている文献も参照されたい．

1) Diehl, RR., Linden, D., Chalkiadaki, A., et al.: Cerebrovascular mechanisms in neurocardiogenic syncope with and without postural tachycardia syndrome. J. Auton. Nerv. Syst. 76 (2, 3); 159-166, 1999.
2) Fouad, FM., Tadena-Thome, L., Bravo, EL., et al.: Idiopathic hypovolemia. Ann. Intern. Med. 104 (3); 298-303, 1986.
3) Furlan, R., Jacob, G., Snell, M., et al.: Chronic orthostatic intolerance. A disorder with discordant cardiac and vascular sympathetic control. Circulation 98 (20); 2154-2159, 1998.
4) Goldstein, DS., Holmes, C., Frank, SM., et al.: Cardiac sympathetic dysautonomia in chronic orthostatic intolerance syndrome. Circulation 106 (18); 2358-2365, 2002.
5) Grubb, BP., Kosinski, DJ., Boehm, K., et al.: The postural orthostatic tachycardia syndrome: A neurocardiogenic variant identified during head-up tilt table testing. Pacing Clin. Electrophysiol. 20 (9 Pt 1): 2205-2212, 1997.
6) Jacob, G., Shannon, JR., Black, B., et al.: Effects of volume loading and pressor agents in idiopathic orthostatic tachycardia. Circulation 96 (2): 575-580, 1997.
7) Jacob, G., Atkinson, D., Jordan, J. et al.: Effects of standing on cerebrovas-

cular resistance in patients with idiopathic orthostatic intolerance. Am. J. Med. 196 (1) ; 59-64, 1999.
8) Jacob, G. & Biaggioni, I. : Idiopathic orthostatic intolerance and postural tachycardia syndromes. Am. J. Med. Sci. 317 (2) ; 88-101, 1999.
9) Jacob, G., Costa, F., Shannon, JR., et al. : The neuropathic postural tachycardia syndrome. N. Engl. J. Med. 343 (12) ; 1008-1014, 2000.
10) Ketch, T., Biaggioni, I., Robertson, RM., et al. : Four faces of baroreflex failure. Hypertensive crisis, volatile hypertension, orthostatic tachycardia, and malignant vagotonia. Circulation 105 (21) ; 2518-2523, 2002.
11) Low, PA., Schondorf, R., Novak, V., et al. : "Postural tachycardia syndrome" Clinical Autonomic Disorders. 2nd ed. Low, P.S. ed. Philadelphia, Lippincott -Raven. 1997, p. 681-697.
12) Novak, V., Spies, JM., Novak, P., et al. : Hypocapnia and cerebral hypoperfusion in orthostatic intolerance. Stroke 29 (9) ; 1876-1881, 1998.
13) Robertson, D. : The epidemic of orthostatic tachycardia and orthostatic intolerance. Am. J. Med. Sci. 317 (2) ; 75-77, 1999.
14) Robertson, D., Flattem, N., Tellioglu, T., et al. : Familial orthostatic tachycardia due to norepinephrine transporter deficiency. Ann. N. Y. Acad. Sci. 940 ; 527-543, 2001.
15) Schondorf, R. & Low, PA. : Idiopathic postural orthostatic tachycardia syndrome : An attenuated form of acute pandysautonomia? Neurology 43 (1) ; 132-137, 1993.
16) Shannon, JR., Flattem, NL., Jordan, J., et al. : Orthostatic intolerance and tachycardia associated with norepinephrine-transporter deficiency. N. Engl. J. Med. 342 (8) ; 541-549, 2000.
17) Stewart, JM. : Pooling in chronic orthostatic intolerance. Arterial vasoconstrictive but not venous compliance defects. Circulation 105 (19) ; 2274-2281, 2002.
18) Stewart, JM. & Weldon, A. : Contrasting neurovascular findings in chronic orthostatic intolerance and neurocardiogenic syncope. Clin. Sci. 104 (4) ; 329 -340, 2003.
19) Stewart, JM. & Montgomery, LD. : Regional blood volume and peripheral blood flow in postural tachycardia syndrome. Am. J. Physiol. 287 (3) ; H1319 -1327, 2004.
20) Streeten, DHP., Anderson, GH. Jr., Richardson, R. et al. : Abnormal orthostatic changes in blood pressure and heart rate in subjects with intact sympathetic nervous function : Evidence for excessive venous pooling. J. Lab. Clin. Med. 111 (3) ; 326-335, 1988.

21) 田村直俊, 島津邦男：体位性頻脈症候群/起立不耐症. 1. 歴史的背景. 自律神経 37(5)；549-556, 2000.；2. 臨床的特徴と病態生理. 自律神経 37(6)；609-617, 2000.
22) 田村直俊："体位性頻脈症候群/起立不耐性"新・現代の起立性低血圧. 本多和雄, 稲光哲明, 編著. 東京, 新興医学出版社. 2001. p. 256-268.
23) 田村直俊：体位性頻脈症候群/特発性起立不耐症. 神経内科 58(4)；347-354, 2003.
24) 田村直俊, 島津邦男：動脈性起立性貧血（Bjure-Laurell 症候群）—体位性頻脈症候群/特発性起立不耐症の「最初の発見」—. 自律神経 40(2)；103-108, 2003.
25) 田村直俊, 島津邦男：自律神経機能における反射の役割. Clin. Neurosci. 22(8)；919-921, 2004.

（田村直俊）

2. 神経循環無力症 (neurocirculatory asthenia, NCA)

　NCA の起源は，1871 年 Da Costa[1] が南北戦争のとき，軍隊に情動性の機能障害のあるものを irritable heart と命名したのに始まり，これは下痢などの消化器症状の後に起こるものが多く，心臓部痛，動悸，運動時の胸痛などの発作を示すものであったという。

　下って 1916 年，Mackenzie が soldier's heart の言葉を用い，1918 年 Oppenheimer[12] が類似の症候群に対し NCA という用語を用いた。1919 年，Lewis[9] が第一次大戦中の心臓脈管系に限定した病的状態を研究し，effort syndrome と命名し，NCA という表現は，これらのうちで最も一般的な表現であるため，その後この概念が普及されるようになったという。しかし，Lewis[9] も認めるごとく NCA と OH は重複する概念であり，NCA の患者の 3/4 は，めまい，ふらつき，視力障害を訴え，多くの患者は起立時に 30～40 mmHg の血圧下降があったという (Wagner[19])。1993 年 Robertson[14] らは NCA と同様な症候群を orthostatic intolerance syndrome (vasoregulatory asthenia) と呼称し，僧帽弁逸脱症を含み，慢性疲労症候群と多くの点で類似していることを述べた (Shannon[16])。

　この症候群の臨床的特徴を Robertson ら (1993)[14] は次のごとく記述している。

1) この症候群の患者の 30 % は OH がなくても，著明な起立性頻脈を現わし，また，食後にのみ OH が現れることがある。
2) この vasoregulatory asthenia の多くの患者は血液量の 5～8 % が減少する。この時々みられる血液量の減少により低血圧，頻脈が説明できる。
3) この vasoregulatory asthenia の病因には，どうしたものか心房性ナトリウム利尿因子が関与している。この増加は夜間睡眠中の腎臓灌流量の増加とあいまって夜間多尿の原因となる (Robertson 1995[15])。また，この症候群の起立性頻脈の原因としてノルエピネフリントランスポータの障害を問題にしている (Shannon[16])。

　また，近年，米国精神医学会 (American Psychiatric Association;

表 127. NCA にみられる症状 (99 例)

症状	慢性型 (74 例)	急性型 (25 例)	症状	慢性型 (74 例)	急性型 (25 例)
息切れ・呼吸困難	99 %	79 %	十分に息が吸い込めない	74 %	41 %
動悸	92	82	体重減少	72	72
易疲労性	91	93	頭痛	71	46
神経質	88	82	悪夢	63	55
めまい	86	57	死の恐怖	62	52
不眠	84	68	ため息	61	39
仕事の制限	83	55	食欲不振	55	59
失神	82	42	窒息感	50	28
恐怖感	79	56	しびれ	49	36
胸痛（左側）	77	61	嘔吐・下痢	45	43
発汗	76	63	頻尿	42	23

(Cohen[2], 長澤[11], 1980)

APA) ではパニック障害という言葉が広く用いられ，この言葉の語源は NCA と同じく Da Costa の irritable heart であるとし，NCA，心臓神経症，orthostatic intolerance を入れて包括的名称として使用しているようである。

しかし，日本では身体症状の強い (somatic)，体質異常に起因するものを NCA とし，精神状態に重きをおいた場合 (neurotic)，心臓神経症と診断されていた可能性が高いという。注意せねばならない領域と考えられる (Miles[10])。

a. 自覚症状

表 127 は，Cohen ら[2,3]，長澤ら[11,12] が NCA の症状をまとめたものであるが，自律神経症状を主体としており，心臓に関係する症状ばかりではなくて，呼吸に関係する症状も多く，胸痛は"ちくちく"する痛み，呼吸困難，動悸，めまいなどの循環器系の自覚症状を有し，症状は流動的で，かつ日により変わる。原因となる器質的疾患がないことが条件であるが，NCA と低血圧とは合併することがあり，両者の間に一線を引くことが困難なことがあるという。また，White[20] は「NCA とは体動や亢奮により悪化する呼吸困難（しばしばた

め息呼吸)，動悸，疲労，前胸部痛（多くは心臓痛），立ちくらみ，神経質，時に振戦，発汗，頭痛，失神，などを含む病的症状を呈する症候群であり，そしてこれは不安神経症，感染，身体的あるいは精神的緊張に続発する傾向にあり，とくに神経質な人で困窮している人では多少の刺激により，これらの病的状態に陥る」と定義していた。そして，神経症と NCA を区別することは困難としながらも，その遺伝的要素，運動負荷やストレスに対する反応の特異性など，身体的な変化に注目していた（坪井[18]・筒井[17]）。

b. 心電図および呼吸曲線

T_{II}，T_{III} の平低ないし陰性を示すものがかなりあり，ST 下降を示すものも若干みられる。また，起立により，T_{II}，T_{III} の平低化ないし，陰性化がみられることは，NCA の特徴的所見のひとつであるとされている。

なお，呼吸曲線の不整，横隔膜運動の異常，呼吸間隔の不整，呼吸曲線の非直線性，"ため息"現象などの異常が認められるという。

c. 病態生理

この NCA に関する病態生理について，近年，アドレナリンに対する過敏性増加が報告され，この病状は増加せる交感神経アドレナリン過敏性に原因すると考えられるようになった（Jacob[5]）。

d. 心理テスト

長澤[11,12]らは，心理テスト異常例（CMI，YG）はパニック障害と同じ領域のものである可能性が強く，そして，この心理テスト異常例は呼吸曲線に異常があるものが多く，これが客観的指標のひとつである可能性があるという。また，心胸郭比（CTR）は正常であったという（**表 128**）。また，同じような観察を後藤ら[4]もしているようである。

これらの研究に対し，木村ら[9]は，NCA の症状は心悸亢進，呼吸困難，前胸部痛，疲労感を四大症状とし，**表 129** に示すごとき診断基準を考えたが，長澤らの発表と対比して検討すべきであろう。前述したように，OH と NCA は歴史的にみても重複する概念であるが，現在，日本ではこれまで，かなりはっ

表128. 心胸郭比,起立時 T_{II} 減高度,呼吸曲線所見と心理テストの関係

	CMI		YGテスト	
	正常	異常	正常	異常
心胸郭比	小	普通	小	普通
T_{II} 減高度	著明	非著明	(差なし)	
呼吸曲線異常所見数	少	多	少	多

(長澤・他,1980[11])

表129. NCAの診断基準

①心臓部に限局して痛みあるいは不快感などを訴えるが,それは運動時でなく安静時にさしたる誘因なく起こり,比較的長時間(15分以上)つづくことが多く,特にその部位をはっきり指で示しうる場合,そのような場合にしばしばその部位に圧痛が証明される.

②ときどきため息をつくことが問診で確かめられるか,視診において呼吸の周期と大きさにむらがあることが確かめられる(呼吸曲線を描記すれば非常にはっきりする)か,または,肺肝境界の呼吸性移動の良否を確かめるために深呼吸と深吸気で呼吸を止めさせようとしてもうまくゆかない場合.

③いわゆるビタミン B_1 欠乏症に似た所見が得られる場合
  (1) 鋭脈ないし鋭脈気味
  (2) 肺肝境界の呼吸性移動の不良
  (3) 相対性心濁音界の右方へのわずかな拡大
  (4) 第2肺動脈音の亢進
  (5) 腓腹筋の緊張と圧痛
  (6) 前脛骨部の軽い浮腫
  (7) 便秘がち
  (8) ECGにおける軽い右冠不全像

上記①,②,③のうち二つ以上存在する場合に一応NCAと診断する(木村[8])

きりと区別して用いられていた。OHの研究歴史は古く,また,近縁疾患が多く混乱を招いているのは否定できないが,合併する症例も見逃す訳にはいかない(本多[6,7])。

e. NCAの治療（筒井[17]）

1) 起立性失調がみられる場合

この場合の薬物としてジヒドロエルゴタミンを使用し，1日6 mg（1錠1 mg含有）を毎食後3回に分服して投与する．血圧は日時によって変動をきたしやすいが，収縮期血圧で起立により15 mmHg以上下降する場合は本剤を使用する．その他，血圧が低血圧傾向（収縮期血圧で100〜110 mmHg）を示し，起立性失調症状が認められれば塩酸ミドドリン1日4 mg（1錠2 mg含有）を朝，夕2 mgずつ分服する．あるいはメチル硫酸アメジニウム1日20 mg（1錠10 mg含有）を朝・夕10 mgずつ分割投与するのもよい．

2) 頻脈，動悸がみられる場合

心血管系の愁訴として動悸が著しく，かつ頻脈がみられる場合にはβ-遮断薬としてピンドロール5〜10 mgを朝，夕2回に分服投与するとよい．また，屯用でβ-遮断薬を用いるよう指示する症例も見られる．最も多いのは経過が慢性化し，心身が不安定な症例で，その際は抗不安薬をβ-遮断薬と併用する．メキサゾラム1.5 mg（1錠0.5 mg含有）を毎食後3回に分服投与する．

3) 疲労，倦怠感が目立つ場合

NCAの好発症状としてみられる疲労，倦怠感を示す症例では自律神経調整薬であるトフィソパム150 mg（1錠50 mg含有）を毎食後3回に分割投与する．

4) 精神症状が共存する場合

身体症状と精神症状が共存する症例では抗不安薬を第一の選択としてよい．ベンゾジアゼピン系抗不安薬は自律神経を調節する作用を有していることからもその使用は合理的といえる．

精神症状が目立つ場合にはアルプラゾラム1.2 mg（1錠0.4 mg）を3回に分割投与するとよい．薬剤使用により心身の悪循環を是正するのに役立つことが少なくない．ただし抗不安薬は副作用として中枢神経抑制により眠気やふらつき，脱力を来すことがあるため，個々のケースで用量の調節に注意を払い副作用の発現に留意することが必要となる．

5) 治療効果の判定

NCAにおいては自覚症状の改善をはかることが治療効果をみるうえで重要となる。これは本症が器質的疾患でないことから，機能性障害を示す疾患に共通して考慮される点といえよう。しかし，一方においてできる限り他覚的に改善度を評価することも必要であり，具体的には血圧や脈拍の正常化を治療後に確かめることも必要である。また，自律神経機能検査で治療前後の推移をチェックし，改善または正常に復することを確かめるとよい。

文　献

1) Da Costa, JM.: On irritable heart. Am. J. Med. Sci. 121 ; 17-53. 1871.
2) Cohen, ME. White, PD. Johnson, RE.: Neurocirculatory asthenia, anxiety neurosis of the effort syndrome. Arch. Intern. Med. 81 ; 260-281. 1948.
3) Cohen, ME.: Neurocirculatory asthenia (anxiety neurosis, neuroasthenia, effort syndrome, cardiac neurosis). Med. Clin. North Amer. 33 ; 1343-1356. 1949.
4) 後藤泰亮：神経循環無力症に関する研究―ことに心理テストと循環諸値による分析．日医大誌．45(5) ; 297-312. 1978.
5) Jacob, G. Biaggioni, I.: Idiopathic orthostatic intolerance and postural tachycardia syndrome. Am. J. Med. Sci. 317(2) : 88-101. 1999.
6) 本多和雄：神経循環無力症と起立性低血圧．循環科学 9(2) ; 152-156. 1989.
7) Honda, K. Nagasawa, K. Yo, S.: "Neurocirculatory asthenia (NCA)" Modern Orthostatic Hypotension. Honda, K. ed. Torino. Edizioni Minerva Medica. 1997. p 163-165.
8) 木村登．草場正：NCA．臨床医 3(12) ; 1746-1748. 1977.
9) Lewis, T.: The soldier's heart and the effort syndrome. New York. Paul. B. Hoeber. 1919.
10) Miles, HH. Cobb, S.: Neurocirculatory asthenia, anxiety and neurosis. N. Engl. J. Med. 245(19) ; 711-718. 1951.
11) 長澤紘一，後藤泰亮．飯田信子：神経循環無力症．循環器の臨床5．東京．朝倉書店．1980. p 97-111.
12) Nagasawa, K. Gotoh, Y. Iida, N. et al.: Analytical studies on neurocirculatory asthenia and related diseases using psychological and cardiovascular parameters. Jap. Heart J. 23 ; 497-508. 1982.
13) Oppenheimer, BS. Rothschild, MA.: The psychoneurotic factor in the "irritable heart" of soldiers. Br. Med. J. 2 ; 29-31. 1918.
14) Robertson, D. Beck, C. Gary, J. et al.: Classification of autonomic disorders. Int. Angiol. 12(2) ; 93-102. 1993.

15) Robertson, D.: "Disorders of autonomic cardiovascular regulation: Baroreflex failure, autonomic failure, and orthostatic intolerance syndrome" Hypertension, Pathophysiology, Diagnosis and Management. 2nd ed. Laragh, JH. and Raven, B. ed. New York. Press. Ltd. 1995. p 941-959.
16) Shannon, JR. Flatterm NL. Jordan, J. et al.: Orthostatic intolerance and tachycardia associated with norepinephrine transporter deficiency. N. Engl. J. Med. 342(8); 541-549. 2000.
17) 筒井末春, 波多野美佳, 橋本由美子: 神経循環無力症. 治療 74(2); 451-455. 1992.
18) 坪井康次, 筒井末春: 神経循環無力症. 循環器科 11(5); 441-446. 1982.
19) Wagner, HN.: Orthostatic hypotension. Bull Johns Hopkins Hospital 105; 322-359. 1959.
20) White, PD.: "Neurocirculatory asthenia, cardiac neurosis and psychosis". Heart Disease. 4th. ed. White, PD. ed. New York. Macmillan Comp. 1951. p 578-591.

(筒井末春, 長澤紘一)

3. 心臓神経症

　従来，内科領域において親しまれていた"心臓神経症"なる病名は精神科領域において1980年に米国精神医学会の公式診断基準によりパニック障害（Panic Disorder, PD）と呼称されるようになった。また，この語句の起源はNCAと同じく1871年のDa Costaの"Irritable Heart"から始まったという。また，日本ではこのirritable heartのうち心臓神経症を最も広い概念としてとらえ，その中の一方の極に身体症状の強い体質異常に起因するNCA（somatic type）があり，他方に精神症状の強い心臓神経症（neurotic type）があると考えていた（石川[5]，坪井[9]）ようである。しかし，OHと心臓神経症との関連性についての報告は比較的に少ないのではないかと考えられる（Honda[4]）。

[症例] 49歳，女性，主婦
　主訴：胸内苦悶，胸痛
　家族歴：約8年前，日蓮正宗の役員になり，夜間にこの仕事のために1週間に5日くらい出かけることがあった。断り切れない難しさがあり，家庭内で夫に苦情をいわれ現在負担になっている。
　既往歴：1959年，市役所を退職するにあたり，弟が採用される条件で退職したために当時ひどく腹を立てたことがあり，その当時胸内苦悶が起こり一度入院した。その後，なにか悩みごとがあると胸内苦悶が起こるようになり，心臓神経症の病名で今までに12〜13回入退院を繰り返していた。
　現病歴：1979年5月始めごろより，全身倦怠感あり，同年7月15日ごろより起床困難，立ちくらみ，嘔気が時々あり，食欲がなく，頭痛がある。
　7月25日トイレに行った後に左胸部痛，動悸を訴え，同年7月26日に入院。胸部重圧感，呼吸困難は一晩のうちに体調を狂わせ病状が悪化したという。
　検査成績：起立試験—ECG-T_{II}の0.1 mVの減高（**表130**）。
　Valsalva maneuver—正常反応，handgrip—昇圧反応，頸動脈閉塞試験—陰性，過換気試験—血圧不変（血管中枢の機能低下？），暗算試験—陽性，寒

表 130. 起立試験

日付	臥床 10 分		起立 10 分	
	血圧	脈拍	血圧	脈拍
7. 26 '79	124〜100	60	104〜78	60
7. 28 '79	126〜 80	54	92〜68	66
8. 1 '79	122〜 80	54	94〜70	68
8. 23 '79	130〜 90	60	92〜68	64
8. 29 '79	126〜 84	52	114〜72	58

表131. 心理テスト

CMI	IV 領域
MAS	30
SDS	53
YG	E (AE)
FSS	相当ある—11項目
	非常にある—1項目
MPI	$E^+ N^+$ 偏倚　↑↑
断行行動調査表	13/30が非断行的行動
MMPI	neurotic trait
P-F スタディ	外罰方向要求固執型：前半に e, 後半に M が多く，対人関係，家庭構造に問題がありそうである．
K-SCT	positive, passive な性格であるが，家庭問題，特に長男の受験問題に悩んでいる．

冷昇圧試験（4°C）-過大反応，UCG—異常なし，尿中カテコールアミン—NAD 37.1 μg/day, AD 13.6 μg/day, 血中セロトニン濃度 0.163 μg/2 ml, 成長ホルモン 2.0 ng/ml, 血漿レニン活性 0.9 ng/ml/hr（臥床 2 時間），その後座位 2 時間で 1.7 ng/ml/hr．

心理テスト：(**表 131**)

治療経過：本症例は，1979 年 7 月 27 日より 9 月 6 日まで入院していたが，一時家庭の都合により，また夫の強い要望により退院した．外来で薬物療法，自律訓練法をしていたが，再び悪化し，胸内苦悶，胸痛，左手のしびれ感を起

こし再入院した。当時，起立試験では立位をとることができず，座位で施行したほどの重篤な OH であった。

再入院時，心理テストも，不安神経症から，やや心気症に移行した感じであった。

1979年10月1日より12月22日まで再入院した。胸内苦悶，胸痛は投薬，自律訓練法，行動療法により軽快し，退院後は時々外来受診し，日常生活ができるまでになっている。

他にもう1例，前胸部痛（胸骨中央部）を主訴とする31歳の男性の OH を経験しているが，前胸部痛が起床時に頻発し，初診時起立試験は，臥床10分で血圧 120/70 mmHg，脈拍 65，起立10分で血圧 90/60 mmHg，脈拍 97 であり，心電図の起立試験では T_{II} 0.3 mV の減高があった。

近年，日本においては，厚生省循環器病研究班（主任，春見健一，1988[3]）が組織され，"いわゆる心臓神経症の診断基準並びに治療薬薬効評価法の確立に関する研究"がなされていた。また，注目すべき報告もある（石川[5]，坂本[8]，野村[7]）。石川は心臓神経症を動悸，息切れ，呼吸困難，胸痛，めまい，手足のしびれなどの心臓症状を主訴とする神経症と定義している（中野[6]）。

治療に関しては心臓神経症は歴史的経過からみて，精神疾患とする考え方が支配的であり，抗不安薬の他に，自律訓練法，行動療法が適当とされている。

また，薬物投与は心臓神経症は急性期と慢性期に分けられているがアルプラゾラム（ベンゾジアゼピン系）が奨められている（道場[2]）。

本書の NCA，POTS の他の項目にも記載されるごとく，OH との関係は複雑であり，症例により，自律神経系および心身医学的研究の余地はこれからも残されていることが考えられる。

文　献

1) Da Costa, JM.: On irritable heart: A clinical study of a form of functional cardiac disorder and its consequences. Am. J. Med. Sci. 61; 17-52. 1871.
2) 道場信孝：欧米における心臓神経症の診断と治療の現況．Current Therapy 6 (8); 1080-1085. 1988.
3) 春見健一：いわゆる心臓神経症とは何か．呼と循. 36(10); 1051-1057. 1988.
4) Honda, K. Yo, S. Fukada, T. et al.: "Cardiac neurosis". Modern Orthostatic

Hypotension" Turin Edizioni Minerva Medica. 1997. p 129-131.
5) 石川中：心臓神経症―治療のポイント．東京．医歯薬出版．1970.
6) 中野弘一，平陽一，筒井末春：まぎらわしい疾患との病態上の差異―心身医学的立場から―．（心臓神経症特集号）．Current Therapy 6(8)；1092-1096. 1988.
7) 野村忍．末松弘行：心臓神経症，神経循環無力症―心身医学から―循環科学 9(2)；144-146. 1989.
8) 坂本二哉：心臓神経症．診断と治療 76(3)；828-833. 1988.
9) 坪井康次．筒井末春：神経循環無力症．循環器科 11(5)；441-446. 1982.

（筒井末春）

4. 慢性疲労症候群と起立性低血圧

慢性疲労症候群（chronic fatigue syndrome, CFS）は，1988年に米国防疫センターによって診断基準が作成されて（Holmes[3]）以来，その病因について神経系—免疫系—内分泌系の連関した疾患として各領域から検索が進められてきた。わが国においても，1991年に厚生省の研究班が発足し，**表132**に示した診断基準が定められている（木谷[6]）。これまでの研究からCFSは，典型的にはウイルス感染を契機としておこる，外的あるいは内的ストレスに対抗しきれなくなった生体が示す非特異反応であり，ストレスの原因も一定でなければ，生体反応も個体差があって一定でない，多くの原因による多表現形をもった症候群と理解されている（倉恒[8]）。免疫系の異常では，NK（natural killer）細胞活性の低下，Tリンパ球の異常，補体や免疫グロブリンの高値，異型リンパ球の出現，自己抗体や免疫複合物の出現などが報告されている。内分泌系の異常では，CRH（corticotropin releasing hormone）の作用低下，ACTH（adrenocorticotropic hormone）やコルチゾールの低下，DHEA-S（dehydroepiandrosterone-sulfate）の低下，17-KS-S（ketosteroid-sulfate）の低下などが報告されている。また神経系の異常としては，画像上の脳血流低下や脳波異常がみられることや，うつ病，神経症，身体表現性障害などと類似した症状を呈することが知られており，さらに，最近になって循環動態を中心とする自律神経機能に異常のあることが注目されている。ここでは，CFS患者について起立試験を施行した著者らの結果を紹介し，次に自律神経機能からみたCFSの病態について述べる。

a. 慢性疲労症候群の起立試験

表133には，CFSの8例について著者らの行った起立試験（シェロング試験）の結果を示す（稲光[4]）。対象の8例のうちでウイルス感染後の発症例が4例，非感染例での確診例が2例，疑診例が2例である。まず，安静臥位時においては，洞性頻脈（心拍数が100/分以上）を示すものが2例，低血圧（収縮期血圧が100 mmHg以下）を示すものが2例，脈圧狭小（脈圧が25 mmHg

表132. 慢性疲労症候群（CFS）の診断基準（厚生省）の要約[6]

A 大基準
  1 強い疲労が6ヵ月以上持続または再発を繰り返し，生活が著しく損なわれている
  2 他の疾患が除外される（心身症，神経症，うつ病などの既往がある場合も除く）
B 小基準
  I 症状基準（6ヵ月以上持続または繰り返し生じている）
    1 微熱（腋窩温で37.2〜38.3℃）あるいは悪寒
    2 咽頭痛
    3 頸部あるいは腋窩のリンパ節腫脹
    4 原因不明の筋力低下
    5 筋肉痛あるいは不快感
    6 軽労作後に24時間以上続く全身倦怠感
    7 頭痛
    8 腫脹や発赤を伴わない移動性関節痛
    9 精神神経症状：羞明，一過性暗点，健忘，易刺激性，昏迷，思考力低下，集中力低下，抑うつ，のうちひとつ以上
    10 睡眠異常（不眠または過眠）
    11 発症時，おもな症状が数時間から数日の間に発現
  II 身体所見基準（少なくとも1月以上の間隔をおいて2回以上確認される）
    1 微熱
    2 非滲出性咽頭炎
    3 リンパ節の腫大（頸部，腋窩）

① Aの2項目＋BIの6項目以上＋BIIの2項目以上，または，
② Aの2項目＋BIの8項目以上，でCFSと診断する．
Aの2項目を満たすがBで満たさないときは「CFS（疑診）」とする．
CFS（疑診を除く）のうち感染症に続発した例は「感染後CFS」と呼ぶ．

以下）を示すものが1例あり，脈拍あるいは血圧のいずれかの異常が8例中5例で認められた。一方，起立時については，起立性頻脈（orthostatic tachycardia, OT：起立5分以内に心拍数が30拍/分以上増加するか，または心拍数が120/分以上になるもの）を示すものが5例で，起立性低血圧（orthostatic hypotension, OH：起立5分後の収縮期血圧の低下が20 mmHg以上）が1例，脈圧狭小が3例でみられ，8例中7例でいずれかの異常が認められた。すなわち，CFSにおいては安静臥位時および立位時において，循環調

表 133. 慢性疲労症候群（CFS）における起立試験時の心拍数と血圧の所見[4]

症例	CFS型	臥位			立位		
		脈拍 (/分)	血圧 (mmHg)	判定	脈拍 (/分)	血圧 (mmHg)	判定
1 20歳女性	感染後	122	126-71	洞性頻脈	141	138- 85	OT
2 38歳男性	感染後	77	96-64	低血圧	109	101- 70	OT
3 32歳男性	感染後	102	102-65	洞性頻脈	137	84- 74	OT, 脈圧狭小
4 57歳女性	感染後	76	114-97	脈圧狭小	78	130-106	脈圧狭小
5 32歳男性	確診	65	123-72		106	131- 83	OT
6 40歳男性	確診	76	126-80		91	103- 82	OH, 脈圧狭小
7 20歳男性	疑診	81	96-67	低血圧	100	105- 69	
8 50歳女性	疑診	62	123-75		94	116- 75	OT

臥位および立位後5分の脈拍数および血圧値を示す．各判定基準は，洞性頻脈：心拍数＞100/分，低血圧：収縮期血圧＜100 mmHg，脈圧狭小：脈圧＜25 mmHg，OT：起立後の心拍数増加＞30/分または心拍数＞120/分，OH：起立後の収縮期血圧の低下＞20 mmHg，とした．

節に異常を示すことが多いといえる．

　図76には，上の8例について行った起立試験の心拍変動（heart rate variability, HRV）のパワースペクトル解析の結果を，11例の健常対照群と比較して示す．交感神経機能を反映すると考えられているLF/HF比は，対照群，CFS群ともに立位で上昇を示すが，CFS群では安静臥位の値が対照群の立位に近い値を示し，立位によりさらに高くなった（図76-A）．一方，副交感神経機能を示すHF値は，両群ともに立位で低下を示すが，安静臥位時の値は有意にCFS群で低かった（図76-B）．以上の結果より，CFSにおいては，安静臥位時より交感神経機能が亢進し，副交感神経機能が低下しており，立位によって交感神経機能はさらに高まることが示された（稲光[4]）．

b. **慢性疲労と低血圧**

　多くの低血圧患者が動悸，めまい，頭重感，動悸などとともに持続する疲労感を訴えることが知られている（Wessely[17]）．イギリスの公務員約1万人を対象とした調査では，収縮期血圧の低い群において疲労感を訴えるものが，非低血圧群に比較して，男性で1.2倍，女性で1.3倍多かったと述べている

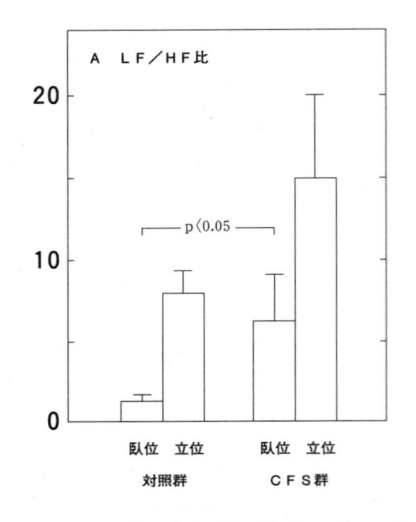

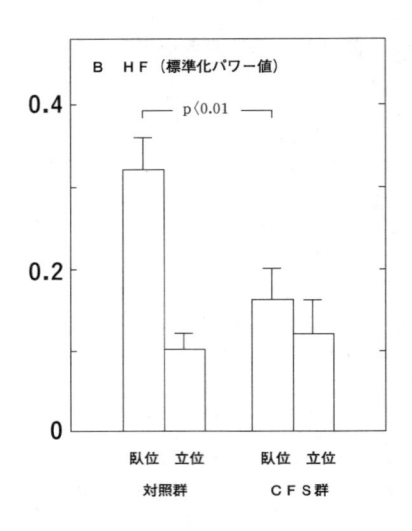

図 76. 慢性疲労症候群（CFS）の起立試験時の心拍変動パワースペクトル解析[4]

安静臥位ならびに立位後の 5，6，7 分における 2 分間のサンプリング解析値を平均値±標準誤差で示した．低周波数成分 LF：0.01〜0.08 Hz，高周波数成分 HF：0.15〜0.45 Hz とした．HF 標準化パワー値は HF パワー値が総パワー値に占める割合で示している．

(Pilgrim[12])．CFS 患者において安静臥位時に低血圧を示すものが多いという報告はないが，著者らの成績では 8 名中 2 名でみられている（表 133）．また，血圧測定時に聞こえるコロトコフ音を図示したコロトコフ音図で，虚血型と呼ばれる低い山型の記録を示すものは疲労感を強く訴えることを，著者らは報告した（久保[7]）．虚血型は，収縮期血圧が低いときや脈圧が狭いときに記録されることが多い．

c. 慢性疲労症候群と起立性低血圧，起立性頻脈症候群

Low ら[9] は起立時に収縮期血圧で 30 mmHg 以上の低下がみられる OH 患者の 72 ％ で慢性の疲労がみられることを報告している．症状として同時に，ふらつき，思考や集中の障害，かすみ眼，ふるえ，不安などを伴うことを述べている．こうした知見より，CFS の病因・病態を自律神経とくに循環調節動態の異常から説明しようという報告が増えてきている．表 134 にはそれらの一

表 134. 慢性疲労症候群患者における起立試験の報告

報告者	起立試験陽性率 CFS	対照	その他の所見
Rowe PC ら (1995) Lancet 345：623	100％(7/7)		アテノロール，ジソピラミドで 4/7 が軽快
Bou-Holaigah I ら (1995) JAMA 274：961	70％(16/23)	0％	フルドロコルチゾンなどの治療で 9/23 が軽快
Schondorf R ら (1999) J Auton Nerv Syst 75：192	40％(30/75)	17％(8/48)	NMS 16/30，POTS 7/30，NMS＋POTS 6/30
De Lorenzo F ら (1997) Clin Auton Res 7：185	28％(22/78)		食塩投与で 11/22 が軽快
Freeman R ら (1997) Am J Med 102：357	25％(4/16)	0％	呼吸性心拍変動でみた副交感神経機能の低下，89％でウイルス感染が先行
De Becker P ら (1998) Am J Med 105：22 S			HUT で心拍数増加，LF 上昇
Stewart J ら (1998) Clin Auton Res 8：221	81％(13/16)	31％(4/13)	臥位で HF，LF とも低下，HUT で変化が少ない
LaManca JJ ら (1999) Clin Physiol 19：111	28％(11/39) 陽性出現率は差がない	39％(12/31)	臥位〜HUT 初期では心拍数増加，収縮領域（収縮期間×血圧上昇幅）の低下
Streeten DH ら (2000) Am J Med Sci 320：1	73％(11/15)	0％	循環赤血球量の低下，血中ノルエピネフリン濃度上昇
Stewart JM (2000) Pediatr Res 48：218	100％(14/14) で POTS	20％(2/10) で症状	臥位で LF，HF とも低値，LF/HF は高値，HUT でも同じ傾向
Timmers HJLM ら (2002) Clin Auton Res 12：273	28％(10/36)	17％(6/36)	臥位で心拍数，エピネフリン濃度が高値，HUT で NMS 6/10，POTS 2/10，NMS＋POTS 2/10

部をまとめてあげている．すなわち多くの報告で，CFS 患者に起立試験を行うと，低血圧や頻脈などを伴って，めまい，動悸，頭痛，かすみ目，脱力感，ときに失神などの起立不耐性の症状がしばしばみられることが述べられている．起立試験やヘッドアップチルト試験（HUT）で異常が認められる割合は，報

告者により 25-100％ とかなりの幅がある．起立試験で陽性の判定をどのように定義するかにもよるが，低血圧，失神や前失神状態（神経調節性失神 neurally mediated syncope, NMS），起立性頻脈（OT），症状出現による検査中断などが判断基準となっている．同時に，CFS 患者で臥位時より心拍数が多く，交感神経機能が亢進し，副交感神経機能が低下していること，起立によりさらに心拍数が増加し交感神経機能が強まること，あるいは循環赤血球量が減少していることなどが報告されている（表 134）．

Bou-Holaigah ら（表 134）は，イソプロテレノール（Iso）を併用した HUT において CFS の 23 人中 22 人で，対照群では 14 人中 4 人で失神または前失神状態を認めている．Iso を試用しない HUT では，CFS の 23 人中 16 人でみられたが，対照群ではみられておらず，HUT は感度が低いものの，CFS に伴う自律神経機能異常を証明する検査であると述べている．さらに続く報告では，CFS の 600 例以上に HUT を行い，77％ の症例で低血圧症状または失神が見られ，また，それらがみられなかった症例においては，起立性頻脈症候群（postural orthostatic tachycardia syndrome, POTS）が多くみられたことを発表している（Rowe[13]）．POTS とは，Low ら（1995[10]）が提唱している，OH とは別の起立不耐性の新しい概念であり，診断基準として，①起立 5 分以内に，心拍が 30/分以上増加する，②起立 5 分以内に，心拍数が 120/分以上になる，③起立により，常に症状（軽度の頭痛，かすみ目または視野狭窄，動悸，全身の震える感じ，とくに下肢の脱力）が出現する，があげられている．そして，Low らのグループ（Schondorf[15]）も POTS の 16 症例について検討し，CFS と似た症状がみられること，7 例でウイルス感染が先行していたことより，両疾患の間に深い関連があることを唱えている．一方，Karas ら[5] は POTS と疲労感，耐運動能の低下，認知障害などの症状との関係を指摘している．

CFS に対して多くの治療法が試みられてきたが，これまでのところ確実に有効な治療薬はみつかっていない．起立性低血圧に準じた治療による効果の報告では，Bou-Holaigah ら（表 134）がフルドロコルチゾン，β-遮断薬，ジソピラミドなどの神経調節性失神の治療薬が 23 例中 9 例で著効を示したことを報告している．一方で，フルドロコルチゾンやハイドロコルチゾンの治療が対

照群に比較して有意な効果の差がないという報告もある (Blockmans[1], Rowe[14])。

d. 心拍変動解析からみた慢性疲労症候群の自律神経機能

Stewart ら (表134, 1998) は，若年者のCFS症例においてHUTで陽性にでることが多く，HRVの時間領域解析およびスペクトル解析で得られる種々の係数が，臥位時にはすべて低値を示し，立位による変化が少ないことを述べている。このスペクトル解析の結果については，著者らの報告 (稲光[4]) と同様である。De Becker ら (表134) は，CFS群で立位にしたときの脈拍増加が有意に大きく，低周波数成分パワー値 (LF) が対照群に比べて高いことを報告している。Sisto ら[16] は，調節呼吸下のHRVを測定し，CFS群で迷走神経機能が低下していることをみているが，一方で差が認められなかったという報告 (Yataco[18]) もある。

e. 慢性疲労症候群の自律神経機能

CFSでは循環調節系を中心とする自律神経系の異常が認められることが，多くの報告で明らかになった。検査法としては，起立試験のうちでもとくにHUTが用いられ，心拍数，血圧，心拍変動などが計測されている。その結果からは，OH，NMS，あるいはOTがしばしば認められ，交感神経機能が亢進し，副交感神経機能が低下している状態であることが示唆された。最近，Naschitz ら[11] は，HUTによる心拍数と血圧の変化を測定し，CFS群では，血管降圧反応や心抑制反応，OT，POTS，過換気などがみられ，収縮期血圧と心拍数の変化から求められた係数 (hemodynamic instability score, HIS) によってCFSを自律神経異常の面から鑑別診断できることを述べている。

一方で，慢性の疲労による活動性の低下がOHを起こしやすくしている可能性が考えられる。しかし，健康なものが亜急性に疲労症状を呈してくることや，薬剤投与により回復する例では，急速に軽快することなどから，OHは慢性疲労の結果とは考えにくいという意見が強い (Bou-Holaigah ら，表134)。

CFSにおけるこうした自律神経系の障害の原因として，次のようなことが推測されている。

（1）ウイルス感染による自律神経障害

(2) 副腎機能低下によるグルココルチコイドの低値から循環血液量の減少
(3) アレルギーに関連した迷走神経反射の亢進
(4) 不安や抑うつと関連した自律神経機能の異常

起立試験からは,血圧が低下するOHやNMSと脈拍が増加するOTやPOTSの2種類の異常が認められているが,その両者の関係については,後者は下半身に限局した自律神経障害であることから説明されている(Schondorf[15])。立位により下半身の血液貯留がおこり,心臓への血液還流量が減少するが,心臓における調節機構は障害されていないため,代償性に心拍数を上げて心拍出量を維持することにより,低血圧は起こらず頻脈のみがみられることになる。

起立性循環調節障害の立場からみると,CFSは,これまでの歴史のなかで現れては消えてきた類縁の疾患,例えばDa Costa症候群,神経循環無力症,僧帽弁逸脱症,過動性心症候群,湾岸戦争症候群[2],あるいは現在も研究が進められているパニック障害,過換気症候群などと同類の疾患と考えられている。これらの疾患は,新しく紹介されるたびに新たな知見が加わり研究が進歩してきたが,一貫して強調されてきたことは,「こうした疾患を心身両面から診断,治療していくことが大切である」ということである。CFSとOH,あるいはPOTSとの関連についても,今後心身両面からの検討が必要となるであろう。

文献

1) Blockmans, D., Persoons, P., Van Houdenhove, B., et al.: Combination therapy with hydrocortisone and fludrocortisone does not improve symptoms in chronic fatigue syndrome: A randomized, placebo-controlled, double-blind, crossover study. Am J Med 114: 736-741, 2003.
2) Davis, SD., Kator, SF., Wonnett, JA., et al.: Neurally mediated hypotension in fatigued Gulf War veterans: a preliminary report. Am J Med Sci 319: 89-95, 2000.
3) Holmes, GP., Kaplan, JE., Gantz, NM., et al.: Chronic fatigue syndrome: a working case definition. Ann Intern Med 108: 387-389, 1988.
4) 稲光哲朗,呉越,三宅夕美,他:慢性疲労症候群にみられる自律神経機能異常 ―起立試験と心拍変動スペクトル解析による検討―. 米子医学雑誌 51: 244-250, 2000.

5) Karas, B., Grubb, BP., Boehm,K., et al.: The postural orthostatic tachycardia syndrome: a potentially treatable cause of chronic fatigue, exercise intolerance, and cognitive impairment in adolescents. Pacing Clin Electrophysiol 23: 344-351, 2000.
6) 木谷照夫，倉恒弘彦，山口浩二：特集慢性疲労症候群（CFS） 厚生省研究班の診断基準とその解釈．日本臨床 50: 2600-2605, 1992.
7) 久保千春，稲光哲明，呉越，他：慢性疲労症候群の自律神経機能―起立試験，心拍変動スペクトル解析，コロトコフ音図の検討．―厚生省特別研究事業・疲労の実態調査と健康づくりのための疲労回復手法に関する研究・平成10年度研究事業報告書：80-84, 1999.
8) 倉恒弘彦：慢性疲労症候群の病因・病態と診断の手引き．医学のあゆみ 204: 381-386, 2003.
9) Low, PA., Opfer-Gehrking, TL., McPhee, BR., et al.: Prospective evaluation of clinical characteristics of orthostatic hypotension. Mayo Clin Proc 70: 617-622, 1995.
10) Low, PA., Opfer-Gehrking, TL., Textor, SC., et al.: Postural tachycardia syndrome (POTS). Neurology (suppl 5): S19-S25, 1995.
11) Naschitz, JE., Sabo, E., Dreyfuss, D., et al.: The head-up tilt test in the diagnosis and management of chronic fatigue syndrome. Isr Med Assoc J 5: 807-811, 2003.
12) Pilgrim, JA., Stansfeld, S., Marmot, M.: Low blood pressure, low mood? Br Med J 304: 75-78, 1992.
13) Rowe, PC., Calkins, H.: Neurally mediated hypotension and chronic fatigue syndrome. Am J Med 105 (3A): 15S-21S, 1998.
14) Rowe, PC., Calkins, H., DeBusk, K., et al.: Fludrocortisone acetate to treat neurally mediated hypotension in chronic fatigue syndrome. JAMA 285: 52-59, 2001.
15) Schondorf, R., Low, PA.: Idiopathic postural orthostatic tachycardia syndrome: an attenuated form of acute pandysautonomia? Neurology 43: 132-137, 1993.
16) Sisto, SA., Tapp, W., Drastal, S., et al.: Vagal tone is reduced during paced breathing in patients with the chronic fatigue syndrome. Clin Auton Res 5: 139-143, 1995.
17) Wessely, S., Nickson, J., Cox, B.: Symptoms of low blood pressure: a population study. Br Med J 301: 362-365, 1990.
18) Yataco, A., Talo, H., Rowe, P., et al.: Comparison of heart rate variability in patients with chronic fatigue syndrome and controls. Clin Auton Res 7: 293-297, 1997.

5. 小心臓症候群と低血圧

a. 概念と判定基準

　日本では故・木村栄一先生[11]がOHの近縁疾患として注目すべきであることを述べてより，小心臓症候群の研究は脚光を浴びてきた。阿部ら[1]は，OD児中の小心臓の出現率は本邦の学童の小心臓出現率（1.68％）の7.6倍であり，起立試験により，脈拍数の増加とT_{II}の減高が多いと述べている。

　判定基準：心臓容積の大小を心胸郭比（CTR）の40％以下のみにて判定することは現在では問題があり（胸部写真を2回撮り判定），現在では心エコーを併用して判定することが良いといわれている（Yu[20]）（表135）。

　また，Master[12]は小心臓による神経循環無力症（neurocirculatory asthenia, NCA）を報告し，心電図I誘導で低電位QRS, II, III誘導で比較的または絶対的高電位QRSがNCAまたはeffort syndromeを伴う小心臓の患者に特徴的であり，QRSの右軸偏位が普通にみられることを報告している。

　日本では高橋[19]が小心臓の32％に僧帽弁逸脱症（mitral valve prolapse, MVP）を原因は別として認めるとの注目すべき報告をしている。しかし，この合併例と病態生理学的相違についてはまだ解明されていないようである

表135. The Criteria for Small Heart Syndrome

1) Teleradiogram of the heart
　a) shadow diameter＜12 cm
　b) heart-chest proportion＜0.40
2) Echocardiography
　a) EDD (end-diastolic internal dimension)＜4.1 cm
　b) EDV (end-diastolic volume)＜60.9 ml
　c) SV (stroke volume)＜32.2 ml
　d) FS (fractional shortening)＞0.26
　e) EF (ejection fraction)＜0.52
　f) nuclide scintiscanning CI＜3.0 L. min^{-1}.m^{-1}.

(Yu, CH. et al. 1997)[20]

(Gaffney[6])。そして，パニック障害の患者の45％にこのMVPを認めるという（Crowe[5]）。しかし，健康若年者の約6.3％にこのMVPが臨床的に存在するとの報告もある（Procacci[14]）。また，これより少なく2.4％であり，収縮期雑音，収縮期クリックを注意すべきだという（Segrave-Daly[16]）。

現在，航空医学の分野ではこの小心臓が問題となり，起立不耐性を有する26人のパイロットの健康診断で10例（38％）に小心臓を認め，正常なパイロットの検診では小心臓は発見できず，小心臓はOHの原因となる可能性があり，骨格筋と心臓筋の発達のバランスの問題と考えられている（Yu[20]）。

b. 起立試験と症状分析

起立試験：小心臓症候群（男子25名，女子32名）についての起立試験の結果は表136に示すごとくであり，男女とも収縮期血圧が有意に下降したが（p＜0.001），拡張期血圧は起立試験による変化がなかった。また，男女とも臥位10分後の収縮期血圧で比較すると，男子111.8±13.5 mmHg，女子99.2±10.4 mmHgであり，女子は男子に比較して低血圧であった（p＜0.001）。

しかし，前述のごとく，若年者における起立試験による収縮期血圧の統計的変化は，ただちに小心臓のためとは言い難く（症候性起立性低血圧の項目参照），女子における低血圧のみに，現在のところ問題があるようである（Honda[7,10]）。

表136. 小心臓症候群の起立試験

	臥床10分		起立10分		起立による収縮期血圧差(mmHg)	起立による心拍数増加	起立による脈圧狭小化
	収縮期血圧(mmHg)	拡張期血圧(mmHg)	収縮期血圧(mmHg)	拡張期血圧(mmHg)			
男子(N=25)	111.8±13.5	60.1±8.6	104.8±***12.5	64.1±7.8	7.0±7.8	17.0±8.7	−11.2±10.4
女子(N=32)	99.2±***10.4	61.2±6.6	91.2±***10.6	62.6±7.0	8.0±7.4	18.8±9.6	−9.4±7.1

*** P＜0.001

症状分析：健康人（H.33例），本態性低血圧（EH.98例），小心臓症候群（SH.57例），起立性低血圧（OH.111例）についてOD症状の頻度を**表137**に示す。D（動悸），b（食欲不振），c（腹痛），d（全身倦怠感），e（頭痛），g（発汗異常）の症状頻度は，本態性低血圧（EH）と小心臓症候群（SH）は類似しているが，その他の項目，すなわち，A（立ちくらみ），B（脳貧血：立っていると気持ちが悪くなる。ひどくなると倒れる），E（寝起きが悪い），a（顔面蒼白），f（乗り物酔い），h（便通異常）は健康人＜小心臓症候群＜本態性低血圧＜起立性低血圧の順に症状頻度が増加していた。また，C（入浴時悪心）は健康人＜小心臓症候群＜起立性低血圧＜本態性低血圧の順になっていた（**図77**）。これとは別途に小心臓のNCA症状を分析するために小心臓11例（平均年齢，27歳）と健康人11例（平均年齢，31歳）について，Cohen[4]のNCA症状をフィッシャーの直接確立計算法を使用して分析したところ，次の11項目が小心臓として有意差があった。すなわち，1）息切れ，呼吸困難，2）動悸，3）易疲労感　4）神経質，5）めまい，6）不眠，7）仕事の制限，8）発

表137. 症状頻度（％で示す）

OD症状の頻度	健康人 （N＝33）	本態性低血圧 （N＝98）	小心臓症候群 （N＝57）	起立性低血圧 （N＝111）
A．立ちくらみ	12	83	77	96
B．脳貧血	0	49	33	52
C．入浴時悪心	9	52	26	47
D．動悸	15	46	44	54
E．寝起きが悪い	0	50	30	55
a．顔面蒼白	6	55	51	74
b．食欲不振	0	42	42	51
c．腹痛	6	29	30	39
d．全身倦怠感	21	79	77	91
e．頭痛	6	63	61	79
f．乗り物酔い	21	50	39	59
g．発汗異常	15	58	58	68
h．便通異常	3	38	35	48

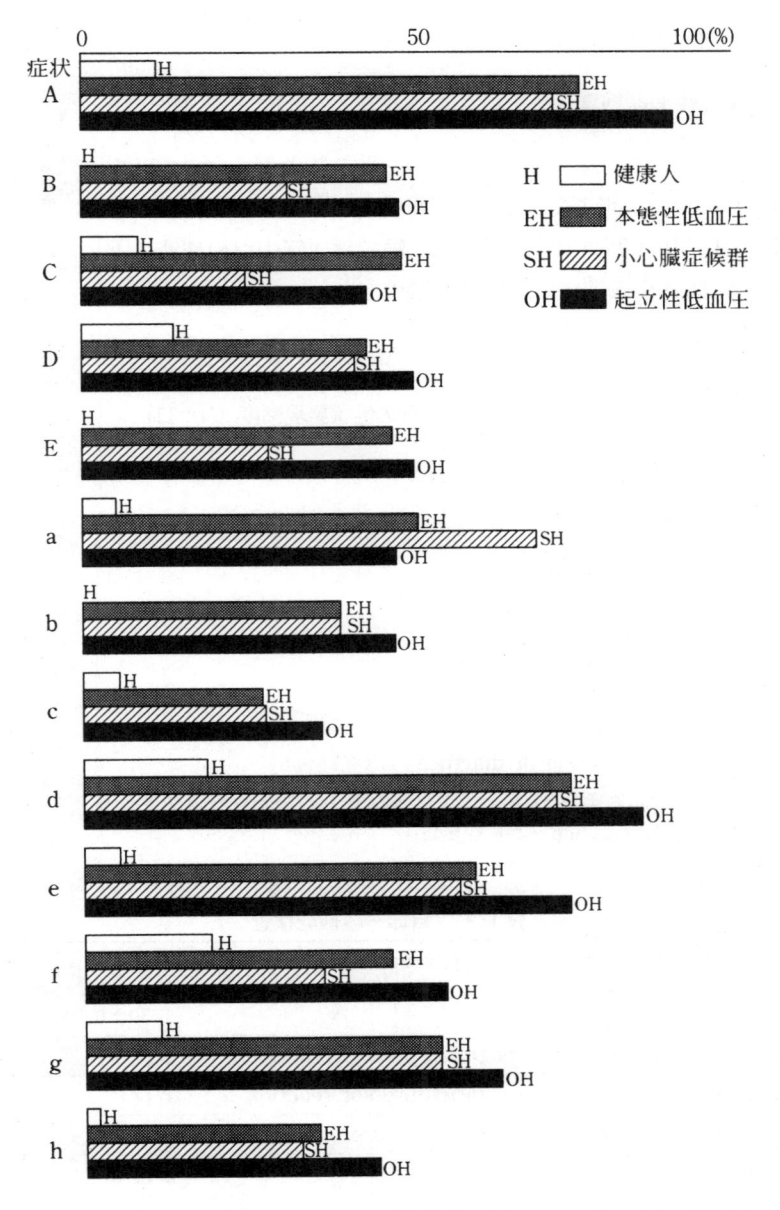

図77. 健康人，本態性低血圧，小心臓症候群，起立性低血圧の症状頻度

汗異常，9) 悪夢，10) しびれ感，11) 嘔吐，下痢 (**表 138**) であった．

c. **自律神経機能検査**

自律神経機能検査：小心臓の患者11例に Valsalva maneuver，頸動脈閉塞試験，handgrip，暗算試験，寒冷昇圧試験，過換気試験を施行し，寒冷昇圧試験が11例中4例減少し，過換気試験では血管中枢の機能低下または不安定のものが11例中7例にあった (**表 139**)．

表 138. 小心臓症候群の症状発現頻度 (N=11)

1.	breathlessness	6
2.	palpitation	6
3.	tires easily	9
4.	nervousness	8
5.	dizziness	11
6.	insomnia	7
7.	no heavy work	7
8.	abnormal sweating	7
9.	nightmares	5
10.	paresthesia	5
11.	vomiting or diarrhea	4

(健康対照者11名とはフィッシャー直接確立計算法により検定．Cohen[4]より変更)

表 139. 自律神経機能検査

Valsalva maneuver and Valsalva ratio	disappearance of overshoot	1/11 Valsalva ratio= 1.50 ± 0.23
carotid occlusion	negative pressor reaction	2/11
handgrip	negative pressor reaction	1/11
mental arithmetic	negative pressor reaction	3/11
cold pressor test	decreased	4/11
hyperventilation test	hypofunction and instability of the vasomotor center	7/11

副交感神経機能検査では ECG の R-R 間隔の CV％ が低いものが 10 例中 7 例にあり，Ashner 眼球圧迫試験は 10 例中 2 例で (＋＋)，1 例で (＋) であった (表140)。

Valsalva maneuver では図78に示すように2相に11例中2例に α-

表140. 小心臓症候群の副交感神経機能検査
―心電図 R-R 間隔の CV％ と Aschner 眼球圧迫試験―

症例	性別	年齢	CV％	評価	症例	性別	年齢	Aschner's test
W.U.	F	23	7.25	―	Y.N.	F	35	(＋＋)
Y.M.	M	16	3.72	低下	Y.T.	F	27	―
H.M.	M	16	4.00	低下	H.T.	M	29	―
Y.T.	F	27	4.90	低下	Y.M.	M	16	―
S.M.	M	37	3.94	低下	I.K.	M	17	―
M.A.	M	25	4.34	低下	M.S.	M	25	―
T.T.	M	49	3.86	―	U.U.	F	23	―
M.S.	M	25	5.48	―	N.K.	F	24	(＋)
A.T.	F	38	3.00	低下	K.U.	F	20	(＋＋)
T.S.	M	29	2.30	低下	A.T.	F	38	―

Healthy Subject

E. Y. M. 20A. Y.

Small Heart Syndrome

T. K. M. 35A. Y.

Small Heart Syndrome
＋Sporadic PVC

M. M. M. 25A. Y.

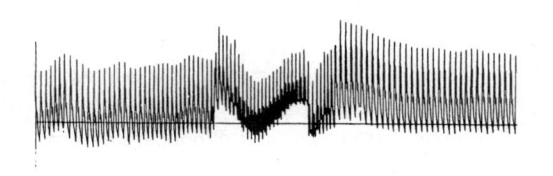

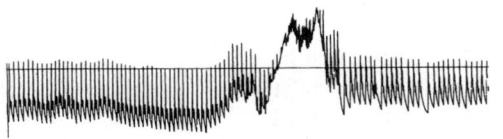

図78. Valsalva maneuver

adrenergic activation の関与が疑われる square wave response に似た波型が出現し，4相が低下していた．この2例について心電図，脈波，心音図，心エコーなどで検査したが，器質的変化を考えさせるものはなかった（図79）．

また，精神発汗減少を伴う小心臓症候群では血漿セロトニンの減少するものが6例中4例にあった（**表141**）（本多[8]）．

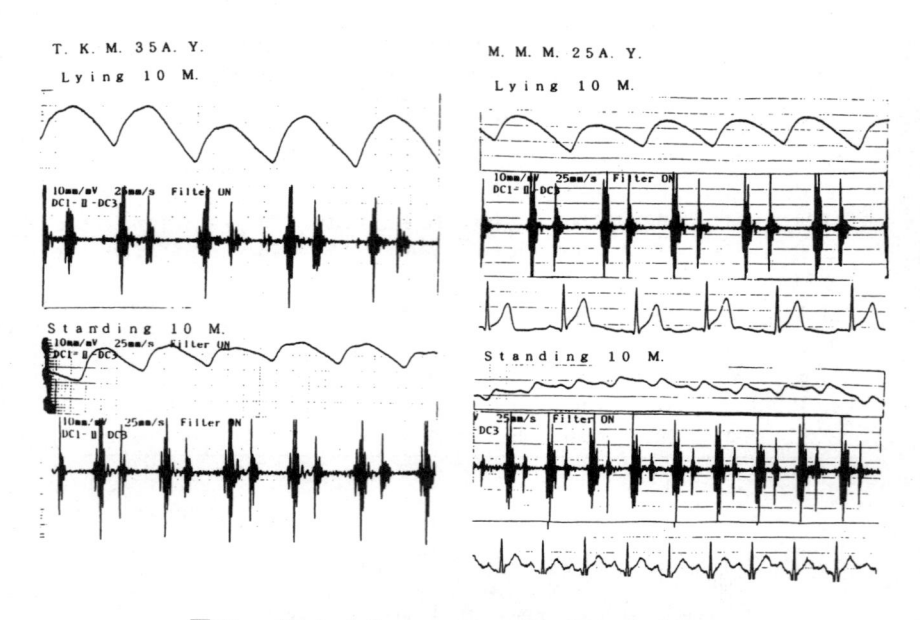

図79． Photoplethysmogram and phonocardiogram

表141． 6例の精神発汗減少を伴う小心臓症候群と血漿セロトニン

症例	年齢	性別	CV ％ (ECG)	CTR	血漿セロトニン濃度	診断
1）N.K.	24	F.	5.99 —	0.37	減少	低血圧
2）A.T.	38	F.	3.00 ↓	0.41	—	低血圧
3）A.H.	58	F.	3.15 ↓	0.34	減少	起立性高血圧→起立性低血圧
4）S.S.	34	M.	2.11 ↓	0.39	—	低血圧
5）T.S.	29	M.	2.30 ↓	0.41	減少	低血圧
6）K.S.	50	M.	2.30 ↓	0.38	減少	低血圧

（— ; 正常範囲　　↓ ; 減少）

d. 心理テスト

心理テストでは，CMI（コーネル大学健康調査票）はIII-IV領域のものが10例中8例，MAS（不安尺度）の上昇しているものが9例中7例，SDS（うつ尺度）の50点以上のものが9例中5例にあり（表142），半数以上が不安，抑うつ傾向にあった。

e. 脳波

脳波では10例中4例に軽度異常を認めたが，いずれも，抑うつ状態，うつ病と診断されたものであった（表143）。

f. 起立試験および運動負荷

小心臓症候群の患者の起立試験によるカテコールアミンの変動はOHのあ

表142. 小心臓症候群患者の心理テスト

症例	性別	年齢	CMI	MAS	SDS	MMPI
W.I.	M.	28	II	12	39	
W.W.	M.	15	IV	29	64	borderline profiles
M.M.	M.	25	II	9		
Y.T.	F.	27	III	24	56	
W.U.	F.	23	IV	33	65	diphasic curves
T.K.	M.	35	III	17	49	
H.M.	M.	29	III	20	49	
M.S.	M.	26	III	16	57	
S.M.	M.	37	IV		49	
U.U.	F.	23	IV	33	65	diphasic curves

表143. 小心臓症候群の脳波異常とSDS

症例	性別	年齢	EEG所見	SDS
H.H.	M.	16	軽度異常	49
Y.Y.	F.	27	軽度異常	56
Y.M.	M.	16	軽度異常	64
W.U.	F.	23	軽度異常	65

るものは5例中2例において 0.61〜0.71 ng/ml と異常に増加していた。エルゴメーターによる運動負荷においては，運動負荷中，運動負荷後にカテコールアミンは不変，増加，逆に下降傾向にあるものがあった（**表 144**）。

健康人6人（平均年齢29歳）と小心臓患者6人（平均年齢27歳）のエルゴメーターによる 25 W，70 回転，10 分間の運動負荷による循環動態を比較した。臥位8分，9分，10分の中央値と運動負荷ピーク時（8分目），運動ピーク時と運動中止回復時（中止後3分目）を Student's t-test により検討すると，その変動量は収縮期圧のみ有意差（$p<0.01$）があり，小心臓症候群の患者が健康人より収縮期血圧が上昇していた（**表 145**）。同様に臥位安静時，運動負荷ピーク時，運動中止後回復時の変動率をみると，収縮期のみ正常人との間に有意差（$p<0.01$）があった（**表 146**）。

図 80 はこの収縮期血圧の変動を図示したものである。

表 144. 小心臓症候群の起立試験と運動負荷における血漿カテコールアミンの変動

起立試験

症例	性別	年齢	カテコールアミン (ng/ml)				OH
			臥位 10 分		起立 10 分		
			AD	NAD	AD	NAD	
Y.M.	M.	16	0.00	0.18	0.01	0.61 ↑	(+)
Y.T.	F.	27	0.03	0.29	0.03	0.71 ↑	(+)
H.M.	M.	29	0.02	0.06	0.02	0.32 ↑	(−)
S.M.	M.	37	0.03	0.13	0.04	0.43 ↑	(−)
U.U.	F.	23	0.01	0.11	0.01	0.32 ↑	(−)

運動負荷

症例	性別	年齢	カテコールアミン (ng/ml)						OH
			運動前		運動中		運動後		
			AD	NAD	AD	NAD	AD	NAD	
W.I.	M.	28	0.04	0.36	0.06	0.25	0.04	0.26	(−)
Y.M.	M.	16	0.04	0.21	0.04	0.19	0.04	0.20	(+)
A.S.	F.	26	0.03	0.33	0.02	0.43	0.02	0.38	(−)

表145. 小心臓症候群の臥位と運動負荷中の循環動態の変動（変動量）

			amount of variation				
SBP	DBP	MBP	HR	SV	CO	CI	TPR
X1-X2							
53.22	−9.52	31.361	−7.97	14.38	1.042	0.65	−193
s 27.93	13.71	28.670	15.51	15.52	3.367	2.060	244.9
t 3.299	−1.20	1.8945	−0.89	1.604	0.536	0.546	−1.36
p 0.01	ns	ns	ns	ns	ns	ns	ns

degree of freedom=10. n1=6, n=6
variations were compared between exercise and resting

			amount of variation				
SBP	DBP	MBP	HR	SV	CO	CI	TPR
X1-X2							
41.5	−15.8	13.33	−8.5	3.166	0.295	0.266	−335
s 21.62	14.67	25.00	17.26	14.53	3.010	1.823	287.45
t 3.323	−1.86	0.923	−0.85	0.377	0.169	0.253	−2.018
p 0.01	ns	ns	ns	ns	ns	ns	0.1

degree of freedom=10. n1=6, n2=6
(Student's t-test)

表146. 小心臓症候群の臥位と運動負荷中の循環動態の変動（変動率）

			ratio of variation				
SBP	DBP	MBP	HR	SV	CO	CI	TPR
X1-X2							
0.4791	−0.09	0.5226	−0.099	0.146	0.2104	0.1891	−0.07
s 0.2490	0.185	0.5462	0.3427	0.191	0.6050	0.5968	0.079
t 3.3318	−0.91	1.6563	−0.503	1.329	0.6024	0.5489	−1.71
p 0.01	ns	ns	ns	ns	ns	ns	ns

degree of freedom=10. n1=6, n=6
variations were compared between exercise and resting

			ratio of variation				
SBP	DBP	MBP	HR	SV	CO	CI	TPR
X1-X2							
0.130	−0.432	−0.01	−0.04	−0.00	0.01	−0.01	−0.600
s 0.070	0.4577	0.092	0.107	0.081	0.088	0.085	0.5263
t 3.189	−1.644	−0.21	−0.67	−0.18	−0.35	−0.36	−1.975
p 0.01	ns	ns	ns	ns	ns	ns	0.1

degree of freedom=10. n1=6, n2=6
(Student's t-test)

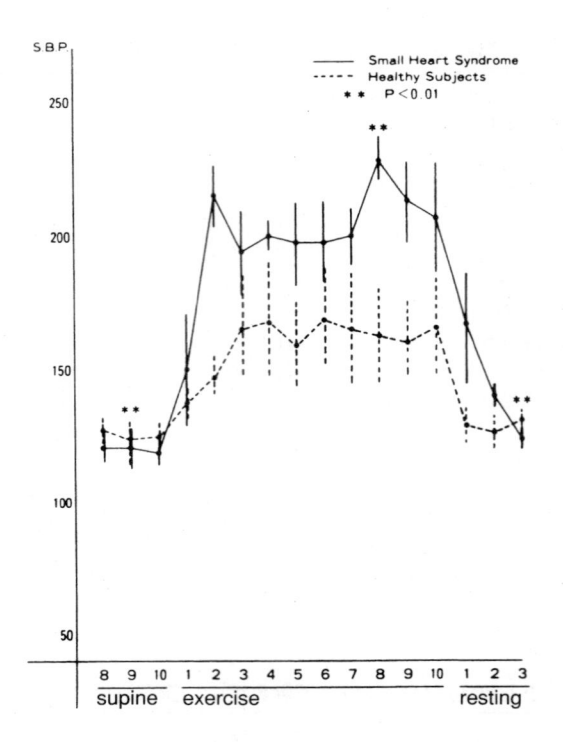

図80. Variations were compared between small heart syndrome and healthy subjects (systolic blood pressure)

g. 症例（精神発汗減少を伴う小心臓症候群の親子例）

［症例1（娘）］A.T. 38歳，女性会社員

受診動機：プールにて水泳をしたいと思い，血圧を測定したところ血圧が80 mmHgしかないといわれ受診．

症状分析：NCA症状分析では神経質，寝つきが悪い．

発汗異常；問診では腋窩，前胸部，頭部，腰部に発汗が多いという．精神発汗定量ではnon-responderである．

検査成績：CTR=38～41％，起立試験では低血圧，臥位血圧87～70

表147. Tilting Test (A.T.38 Ay.)

	臥位			立位				
	6	8	10	2	4	6	8	10 min.
B.P.	100/64	102/63	102/63	108/76	106/73	110/68	100/75	94/83
Pulse	65	70	65	69	71	72	80	75
S.V. (CC)	67	64	70	56	57	69	52	33
C.O. (L/M)	4.35	4.48	4.55	3.86	4.04	4.96	4.16	2.47
C.I. (L/M^2)	2.9	3.0	3.0	2.6	2.7	3.3	2.8	1.6
TPR ($DYNE/SEC/CM^{-5}$)	1380	1350	1330	1810	1670	1310	1620	2820

表148. 自律神経機能検査

患者:38歳 女性
1) Valsalva 試験－overshoot は 62 mmHg
 Valsalva ratio＝1.1
2) 頸動脈閉塞試験＝22 mmHg の昇圧反応
3) Handgrip＝6 mmHg の昇圧反応
4) 暗算試験＝20 mmHg の昇圧反応
5) 過換気試験 (3分間)
 収縮期圧は 12 mmHg 下降と動揺性＝血管中枢機能低下と不安定
6) 寒冷昇圧試験
 収縮期圧が 26 mmHg の昇圧反応
 拡張期血圧は 26 mmHg の昇圧反応 (hyperreactor)
7) Aschner 眼球圧迫試験＝陰性
8) 心電図の R-R 間隔の CV％＝3.00％↓

mmHg (7.17.'95), 臥位血圧 85～68 mmHg (7.22.'95) (**表147** は起立試験の結果)。

心臓エコー検査:僧帽弁閉鎖不全, 1度。三尖弁閉鎖不全, 2度。左室内径短縮率, 42％。駆出率, 73％。肺動脈弁閉鎖不全はごくわずかであった (某医大, 循環器科報告。4.18.2000)。

自律神経機能検査:**表148** に示すごとく理学的機能検査で血管中枢の機能低

下または不安定状態が推定された（過換気試験）。また，副交感神経機能低下（心電図の R-R 間隔の CV％ の減少），交感神経機能亢進状態（寒冷昇圧試験で過大反応）も考えられた。しかし，残念ながら患者は結婚のため当地を離れ，その後の検査ができていない。

[症例2（母）]：A.H. 58歳，女性，主婦

主訴：易疲労感，神経質，頭痛（NCA 症状分析）

家族歴：娘1人が小心臓兼低血圧の他は特記すべきものなし。

既往歴：約30年前に交通事故にて，右頭部外傷，意識消失が短時間あった。数年前よりL5とS1の椎間板症と診断されている。

現病歴：最近疲れると頭痛がある。暑い時には前額部，腋窩，項部に発汗があるという。

検査成績：CTR＝34〜38％。心電図で起立試験により T_{II} の 0.2 mV の減少。脈波では起立により波高の減少。心エコーで三尖弁の軽度の逸脱（2度）がある（某医大。循環器科報告）。心理テスト－表層では異常がなく，投影法（P-Fstudy，K-SCT）では集団一致度の低下，自己非難の気持ちが強く，対人緊張が強いことが推察された。

自律神経機能検査：表149 に示すごとく，理学的機能検査では心電図の R-R 間隔の CV％ の減少，寒冷昇圧試験では過大反応であった（これは3年前の 6. 23. '93/9. 1. '93 のものであった）。

表150 は血漿カテコールアミンと血漿レニン活性の起立試験による変動と血漿セロトニンをみたものである（これは3年前の再診時のものである）。

脳波所見では，初診時，起立性高血圧時には両側前頭葉，側頭葉にはっきりした徐波を認めたが，3年後には少し改善していた。図81 の脳 MRI では T_1 強調画像で少し古い梗塞があり，T_2 強調画像では新しい梗塞が認められる。

図82（A）は脳 SPECT であるが，精神発汗に関係があるといわれる前頭葉では臥床20〜30分で左側下部で血流が減少しており，上部では不変である。図82（B）は起立5分の脳 SPECT であるが，左前頭葉下部ではむしろ増加しており，側頭葉領域でも増加している。

図83 は精神発汗定量と血漿セロトニンの変動を治療経過とともに追跡した

表149. 自律神経機能検査

患者：58歳．女性　検査日　6.23.1993
1）Valsalva 試験－overshoot は 28 mmHg
　　Valsalva ratio＝1.16
2）頸動脈閉塞試験＝36 mmHg の昇圧反応
3）Handgrip＝24 mmHg の昇圧反応
4）暗算試験＝26 mmHg の昇圧反応
5）過換気試験（3分間）＝収縮期圧の 20 mmHg の下降
6）寒冷昇圧試験＝収縮期圧が 28 mmHg，拡張期血圧は 18 mmHg の昇圧
7）Aschner 眼球圧迫試験＝陰性
8）心電図の R-R 間隔の CV ％＝臥位 10 分 3.15％↓　立位 10 分 1.21％↓
　　QTc＝406 msec

検査日　9.1.1993
1）Valsalva 試験－overshoot は 40 mmHg
　　Valsalva ratio＝1.3
2）Handgrip＝収縮期血圧は 24 mmHg の昇圧反応
3）頸動脈閉塞試験＝収縮期血圧は 20 mmHg の昇圧反応
4）過換気試験（3分間）＝収縮期血圧は 24 mmHg の下降
5）暗算試験＝28 mmHg の昇圧反応
6）寒冷昇圧試験＝収縮期血圧は 46 mmHg，拡張期血圧は 26 mmHg の昇圧反応（hyperreactor）
7）Aschner 眼球圧迫試験＝陰性

ものである．
　一番左側が初診時の起立性高血圧時のものであり，次が3年後再診時の起立性低血圧時のものである．暗算試験負荷で発汗が少し回復している．一番右側は脳梗塞の治療と自律訓練法3ヵ月で精神発汗が正常に回復し，血漿セロトニンも正常に回復していた．精神発汗ピーク値においても同様な結果が得られた．
　その後もまれに起立性高血圧を起こすことがあり，起立試験で収縮期血圧が 45 mmHg 上昇していることがあり，循環動態をみるとこの血圧上昇反応には心拍出量の増加も関係しているようである（**表 151**）．

表150. 起立試験による血漿カテコールアミンと血漿レニン活性の変動と血漿セロトニン (6.14.'96)

	血漿カテコールアミン (pg/ml)		
	臥位10分	立位10分	正常値
AD	13	21	<100
NAD	123	237	<100〜450
DOPA	<5	<5	<20

	血漿レニン (ng/ml/hr)		
	臥位10分	立位10分	正常値
PRA	1.5	1.4	0.5〜2.0
Angiotensin-1	79pg/ml		<110pg/ml
Angiotensin-2	5pg/ml		< 22pg/ml
Aldosteron	65pg/ml		<190pg/ml

	血漿セロトニン (μg/ml)	正常値
	臥位10分	0.04〜0.35
	0.02↓	

血清脂質 (mg/dl)		正常値
総コレステロール	144	130〜230
中性脂肪	97	50〜150
HDL-コレステロール	61	44〜66
LDL-コレステロール	64	<150

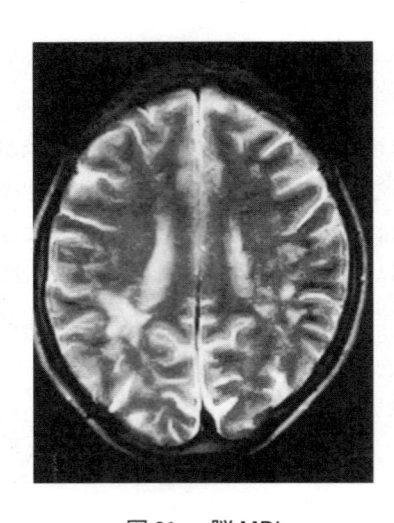

図81. 脳MRI

(A) (B)

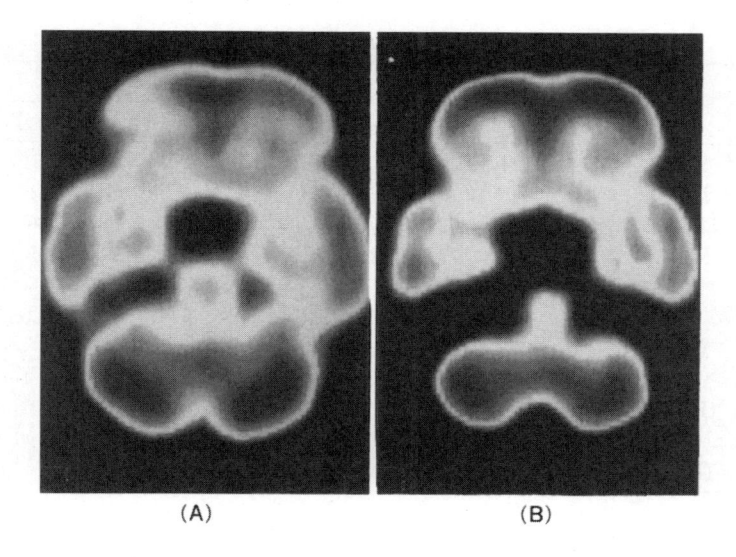

図82. Brain SPECT

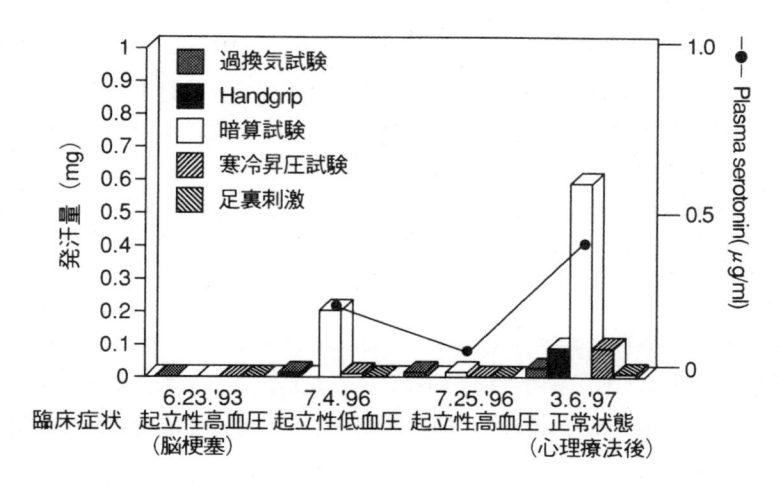

図83. 精神発汗定量と血漿 serotonin 濃度の変動

表151. 患者：61歳　女性（8.30.'96）起立試験

	臥位			立位				
	8	9	10	2	4	6	8	10	12分
S.B.P.	114	124	133	144	147	152	169	159	151
D.B.P.	74	70	76	79	78	79	82	84	81
Pulse.	60	60	62	69	67	68	66	69	66
S.V. (CC)	62	75	77	82	84	87	98	91	85
C.O. (L/M)	3.7	4.5	4.8	5.7	5.6	5.9	6.5	6.3	5.6
C.I. (L/M^2)	2.7	3.3	3.5	4.1	4.1	4.3	4.7	4.6	4.1
TPR (DYNE/SEC/CM^{-5})	1890	1560	1580	1430	1430	1400	1370	1380	1490

まとめ

1) 小心臓症候群の研究は古くよりあり（Master[12]，Cohen[4]），日本では木村[11]，阿部[1]らの報告に始まる．NCA症状を示し，体質的な先天異常であることは早くより注目されているが，遺伝形式はまだ確立されていない．

2) 運動負荷による収縮期血圧の増加は，心理的な問題に加え，組織の低酸素症の問題が考えられる．

3) 精神発汗定量減少を伴う小心臓症候群の6例中4例に血漿セロトニンの低下を認めた．また，不安，抑うつ傾向のあるものが半数以上に認められた（本多[7,8]）．

4) 小心臓症候群におけるValsalva maneuverのsquare wave responseに似た波型の原因はまだ解明されていない．しかし，こうした2相と4相の変化に関しては α-adrenergic activation が関与しているのではないかとの説もある（Sandroni[15]）．

5) 今回，供覧した小心臓症候群の親子例（母，娘）は，母は三尖弁の軽度の逸脱（2度），娘は僧帽弁閉鎖不全症1度，三尖弁閉鎖不全症2度を認めたが，こうした症例にDNA分析を行い，心臓の神経終末シナプスに入るノルアドレナリン・トランスポーターの障害を検討する必要性を感じた

(Shannon[18])。このトランスポーターの障害が NCA, 起立性頻脈の原因となることも推定されているようである。

6) 供覧した症例（母）は小心臓症候群が疾病の経過中に起立性高血圧と起立性低血圧を起こすというきわめてまれな症例と考えられ, 母と娘ともに心電図のR-R間隔のCV％の減少, 寒冷昇圧試験が過大反応であり, 末梢の副交感神経の機能低下, 交感神経末梢の脱神経性過敏が考えられ（Araki[2])，また, 脳梗塞は中枢血管のスパスムのためと考えられた。

自律神経障害の強い小心臓症候群のなかにはこうした症例があることも臨床的問題として考慮しておくべきだと考えられている（本多[9])。なお, こうした症例の僧帽弁逸脱症は常染色体性優性遺伝をするとの説もあり（Schutte[17])，また，起立試験により心拍の動揺, 起立試験後に徐脈が30～90秒持続することで問題になっていた（Coghlan[3])。なお, セロトニン代謝と精神発汗定量の相関は今後の問題となるであろう（Ogawa[13])。

文　献

1) 阿部忠良, 大国真彦：起立性調節障害（OD）と small heart との関係について. 自律神経. 13(3)；131-137. 1976.
2) Araki, K. Ueda, Y. Kono, I. et al.: A case of neurogenic orthostatic hypertension Japan. J. Med. 30(5)；446-451. 1991.
3) Coghlan, HC. Phares, P. Cowley, M. et al.: Dysautonomia in mitral valve prolapse. Am. J. Med. 67；236-244. 1979.
4) Cohen, ME. White, PD. Johnson, RE.: Neurocirculatory asthenia, axiety neurosis of the effort syndrome. Arch Int. Med. 81；260-281. 1948.
5) Crowe, RR. Gaffney, G. Kerber, R.: Panic attacks in families of patients with mitral valve prolapse. J. Affect. Disord. 4(2)；121-125. 1982.
6) Gaffney, FA. Bastian, BC. Lane, LB. et al.: Abnormal cardiovascular regulation in the mitral valve prolapse syndrome. Am. J. Cardiol. 52(3)；316-320. 1983.
7) Honda, K. Yo, S. Harrison, RA.: "The small heart syndrome and hypotension" Modern Orthostatic Hypotension. Honda, K. ed. Torino Edizioni Minerva Medica 1997. p 165-168.
8) 本多和雄, 田代修司, 伊藤卓・他：精神発汗定量の再現性と精神発汗減少について　発汗学. 3(2)；28-31. 1996.
9) 本多和雄. 吉岡伸一, 田代修司・他：精神発汗定量再現性の再検討と精神発汗

減少を伴う小心臓症候群の親子例. 発汗学. 4(2); 44-48. 1997.
10) 本多和雄：小心臓症候群および低血圧.〈改訂新版〉現代の起立性低血圧. 東京 日本医学館. 1997. p 208-219.
11) 木村栄一：小心臓症候群. 起立性調節障害. 東京. 中外医学社. 1974. p. 185-194.
12) Master, AM.: Neurocirculatory asthenia due to small heart. Med. Clin. North. Am. May: 577-588. 1944.
13) Ogawa, T. Low, PA.: "Autonomic regulation of temperature and sweating" Clinical Autonomic Disorders. 1st ed. Low, PA. ed. Boston. Little Brown 1992. p 79-91.
14) Procacci, PM. Savran, SV. Schreiter, SL. et al.: Prevalence of clinical mitral valve prolapse in 1169 young women. N. Engl. J. Med. 294(20); 1086-1088. 1976.
15) Sandroni, P. Benarroch, EE. Low, PA: Pharmacological dissection of components of the Valsalva Maneuver in adrenergic failure. J. Appl. Physiol. 71(4); 1563-1567. 1991.
16) Segrave-Daly, J. Stevens, N.: How important is mitral valve prolapse? J. Fam. Pract. 48(10); 751-752. 1999.
17) Schutte, JE. Gaffney, FA. Blend, L. et al.: Distinctive anthropometric characteristics of women with mitral valve prolapse. Am. J. Med. 71(4); 535-538. 1981.
18) Shannon, JR. Flattem, NL. Jordan, J. et al.: Orthostatic intolerance and tachycardia associated with norepinephrine-transporter deficiency. N. Engl. J. Med. 342(8); 541-549. 2000.
19) 高橋利之, 坂本二哉, 羽田勝征・他：小心臓症例の心エコー所見. J. Cardiol. 13; 867-875. 1985.
20) Yu, CH. Qing, WQ.: Research on the relationship between small heart syndrome and poor orthostatic endurance of aviators. Aviat Space Environ. Med. 68(3); 249. 1997.

（安江俊二, 楊　俊哲, 吉岡伸一, 黒沢洋一, 姫野友美, 釜野安昭, 本田龍三, 岡本章寛, 松嶋香澄, 三谷秀明, 太田原顕）

6. 食後低血圧 (postprandial hypotension, PPH)

健康人における食事摂取は多数のホルモンを遊離し，神経調節のための局部的循環動態の変化をもたらす。また，膵臓性と胃腸ペプチドの数種のものが，食事により遊離される。これらのものは自律神経系の変調の影響をうけて直接的あるいは間接的に心臓血管系に影響を及ぼす。これらは内臓血流を著明に増加するが，健常人においては，系統的血圧は実際には不変である。これは血管活性ホルモンを一緒に遊離し，適当な再調整をする交感神経活動によるものとされている (Mathias 1999[27])。

食後低血圧 (postprandial hypotension, PPH) は近年日本でも注目を浴びてきた (舛尾[28]，本多 1988[17]，Honda 1997[18])。そして，ホルター型血圧記録で観察すると，食後低血圧は比較的高頻度にみられ，その頻度は加齢，高血圧の影響を受けて増大する。また，老人においては OH の頻度よりも発生率は大であるという (洪[21])。そして，70歳以上の入院患者では 24％ に OH を認め，PPH は 34％ に認めたとの報告もある (Rhebergen[33])。

a. 概　念

食後に血圧が低下することは，かなり以前から認められている (Gladstone[7]，Smirk[38])。しかし，臨床問題としての報告は 1968 年の Shy-Drager 症候群における PPH (Botticelli[6])，1977 年の Parkinson 病患者に PPH が発現するという Seyer-Hansen[37] の報告などにより始まり，経口ブドウ糖で誘発ができたという (Jansen[19])。従来，この PPH は多くの虚弱な老人にみられ，健康人，若年者にはみられないといわれていた (Lipsitz, 1983[22] 1986[23])。また，老人における 8 人の PPH の意識消失を起こすもののうち 5 人に OH を認めたという (Lipsitz 1986[24])。また，この OH と PPH を合併するものは食事摂取後 30 分以内にみられ，1 時間半〜2 時間低血圧が持続し，血圧は 50〜70 mmHg 減少していたという (Biaggioni[5])。そして，Shy-Drager 症候群よりも慢性自律神経不全症に多発するというが原因ははっきりしないともいわれている (Mathias 1999[27])。なお，発生率，死亡率につ

いての定説はまだないようである。

b. 判定基準

　まだ，統一された判定基準がなく，諸家の見解に一致したものがない。しかし，OHとPPHは類似病態であり，食後2時間内に収縮期血圧が20 mmHg以上減少すると症状をあらわす可能性があり，また，(1)食後収縮期血圧が90 mmHg以下になるか，(2)収縮期血圧が食前に比べ20 mmHg以上低下したときに患者は症状をあらわすという（Jansen[19]）。

c. 症状

　初期の発表者 Seyer-Hansen[37] は食後10〜20分して，視力障害，複視，部屋の物品が黄色に見え，発声の変化を報告している。Jansen[19] は多数例のPPHを検討し，次のごとく症状をまとめた。

1) めまい，2) 脱力，3) 立ちくらみ，3) 失神，5) 転倒，6) 一過性脳虚血発作，7) 視覚障害，10) 狭心症。

d. 循環動態

（1）正常被験者

　臥位，座位いずれかによる食事摂取は普通わずかな血圧の変化があるか，変化がないかである。また，標準食を臥位で摂取すると，SV，COの上昇を伴って心拍の増加をもたらし，前腕血管抵抗の上昇を伴って前腕血流量は下降する。この際，皮膚循環の変化はなかった。内臓では上腸間膜動脈のような大きな内臓血管に血流量の大きな増加をもたらす。また，血漿ノルアドレナリン，血漿レニン活性は増加し，そして，マイクロニューログラフィー法による交感神経活動測定ではブドウ糖のような栄養物の摂取後上昇し，神経系，内分泌系，その他の間に多数の調節系が働き，正常人における血圧維持をしているという（Hakusui[8]）。

（2）PPHの患者

　自律神経障害のある患者においては食事後臥位においてさえ，相当な血圧下降をもたらし，血圧下降は食後10〜15分以内に起こり60分以内に最低に達す

る（Mathias 1992[26]）。しかし，食後60～120分で最大に達するという人もある（Micieli[29]）

食後にCOは増加せず，心拍の変化は食後わずかに上昇するか，変化がなかった。特に，心臓の副交感神経支配障害のあるものは変化がない。皮膚と前腕血管系における血流には変化がない。また，上腸間膜動脈血流は正常人と同様に上昇する。血漿ノルアドレナリン，アドレナリンには変化がなく，交感神経活性機能低下がある。そして，食後の体位変換はしばしば血圧下降をもたらし，著明な脳灌流障害を起こし，頭部の浮上感，歩行障害を起こすようである（Mathias. 1998[25]）。

平山ら[11～15]は健常人と多系統萎縮症，および自律神経ニューロパチー症例のPPH患者のブドウ糖75g負荷試験を施行し次のごとく循環動態の結果を報告している。

健常人では，1）血圧，脈拍はほぼ正常，2）心拍出量，門脈血流は有意に増加，3）下肢の血管抵抗，血流には変化がない。

疾患群では，1）血圧は低下，脈拍数には変化がない，2）門脈血流は軽度増加，心拍出量はほとんど変化がなく，健常人に対して有意に低下，3）下肢血流はやや増加を示し，下肢血管抵抗は有意に減少した。そして，PPHは食後に生じる内臓血管床への血流の増大に伴ってみられる健常人の生理的な下肢血管の反応性収縮や，心拍出量の増加が疾患群には見られず，こうした障害のために起こると考えた。

e. 病態生理

PPHの病態生理のメカニズムは十分に解明されていないが，要約すると次のことが考えられる（Jansen[19]）。

1) 食事によって生じる腹部血液貯留に対する不十分な交感神経の代償作用が関与する。また，内臓血管床における二次的血管拡張であろうという（Bannister[4]）。
2) 圧反射の機能障害。
3) 食後における心拍出量の不十分な増加。また，心拍数，血漿ノルアドレナリンの反応低下。

4) 末梢血管収縮の障害。
5) インスリンによって生じる血管拡張，しかし，この説は日本では否定的である（平山[12]）。
6) 血管拡張性胃腸ペプチドの遊離。

f. 原　　因

1) 諸説があるが原因はまだ不明である。しかし，老人，自律神経不全症を伴う人に起こりやすい。
2) 自律神経不全症を伴う患者に起こるPPHは食事によるインスリン遊離効果のためだという。血圧に対する含水炭素効果はブドウ糖が一次的であり，他の含水炭素フルクトース，キシロースは血圧に対して作用がないか，わずかな効果しかない（Micieli[29]，Robertson[34]，Jansen[19]）。食事による血中インスリンの増加が圧反射感受性を鈍化し，老人において血圧のホメオスターシスに影響する（Appenzeller[1]，千田[35]）。糖尿病性自律神経ニューロパチーの患者におけるPPHは食事そのものの効果と，付加的因子としてのインスリンが低血圧の原因として重要であるという（Mathias 1992[26]）自律神経不全患者においては，血糖値によらず，インスリンは低血圧の強い誘導物質であり，特に老人において反応するという。しかし，このインスリン説は前述のごとく日本では否定的である。
3) ニューロテンシンは腸管内血管活動性ペプチドであり，血管拡張作用があり，自律神経失調患者においては，食事後またはブドウ糖摂取後に血漿ニューロテンシンが増加している。この変化はオクトレオチドにより抑制することができるという（Mathias 1998[25]）。現在この説が日本ではもっとも有力視されているようである。
4) カルチノイド症候群と考えられる血圧下降のある症例もある（Hoeldtke[16]）。
5) Bannisterら[4]は6人の特発性自律神経不全症の患者が食後15〜60分で約60 mmHgの収縮期圧の下降を起こし，食後3時間でも元の値に回復しなかったという。彼らはその原因が内臓血管床に起こる二次的血管の拡張であろうとし，血管拡張反応のある腸間ホルモンの研究を提唱している。

平山[11]は，PPH時のこの消化管ペプチドの役割を明らかにするために，75gブドウ糖と同カロリーの蛋白質を負荷し，それぞれニューロテンシン（neurotensin, NT）とソマトスタチン（somatostatin, ST）を測定した。血圧の低下度は，蛋白質摂取よりもブドウ糖摂取時のほうが有意に大きかった。ブドウ糖負荷時には，NTは有意に上昇を示し，さらに血圧の低下度とNTの増加度とは有意の相関がみられた。しかし，STの有意な増加はみられなかった。一方，蛋白質負荷時には，NTの増加傾向はみられたが，有意差はなく，逆にSTが有意に増加した。また，STの増加が大きいほど，血圧の低下度が少なかった。したがって，PPH時にNTは血圧を低下させる方向に働き，STは血圧を維持する方向に働き，PPHの発現に消化管ペプチドが重要な要因であると考えた。

6) 家族性アミロイドポリニューパチーにPPHとOHを併発する症例報告がある（長坂[30]）。

7) 頸動脈狭窄を有する患者においては，血圧のわずかな下降時に脳灌流の急激な障害が起こり，一過性脳虚血，脳卒中を起こし，心筋梗塞を起こす可能性があるという（Mathias 1992[26]）。また，Hirayama[14]らは多系統萎縮症にPPHが起こることを報告し，Kamata[20]らは78歳の男子の，ほとんど毎食後に一過性脳虚血発作を起こす症例を報告し，PPHとOHを認めたという。

この症例の一過性脳虚血発作は，はっきりとPPHと関係があり，ひどい閉塞性脳血管障害または頸動脈閉塞の患者の処置にはPPHを考慮に入れるべきだという（Rhebergen[33]）。

8) PPHは現在，老人特に80歳以上の患者に多く認められるというが，これには老人の部分的自律神経障害，圧受容器活性や，ホルモン反応の障害を含む他の因子などが考えられているが，はっきりせず，現在心臓機能を含む臓器機能が研究目標となっている（Mathias, 1992[26]）。

9) その他に，求心性圧受容器障害を伴う脊髄労，完全な頸髄横断症による四肢麻痺を伴うPPH，また，アルツハイマー病において10人中7人にPPHがあるとの報告もある（Mathias 1992[26]）。

10) PPHは多系統萎縮症（multiple system atrophy, MSA）よりも純粋

自律神経不全症（pure auotonomic failure, PAF）において多く現れ，MSA の小脳型はパーキンソン型よりも PPH が多かったという（Mathias 1999[27]）。

g. 治　療

Jansen[19] は PPH の治療を要約して報告している。

（1）一般的治療

1) PPH の危険性について患者に説明すること，そして，食後 15～90 分内に倒れたり，意識消失があることを説明すること。
2) 血圧下降をする不必要な投薬を中止する。もし，患者が食事の前後に高血圧を認めた場合，処置を検討し，低血圧を避けるために食後持続的血圧測定をすること。降圧剤は食間に投与すること。
3) 食後長時間の座位，起立を避けさせる。また，食後に歩行した後に血圧測定をすること。もし，正常であれば食後も歩行させるべきである。その他に患者は食後 90 分間，半臥位で臥床させておくとよい。
4) 患者の血管内容量を維持するために，可能な限りの塩分の摂取をすること，十分な水分を摂取すること（Shannon[36]）。利尿剤の中止。
5) 患者の食事の量と内容を調節すること。少量の食餌を何回にも分けて規則的に食べさせること。含水炭素を制限すること。透析中の食餌を避けること。食餌前後のアルコール飲料を避けるよう助言すること（Mathias 1998[25]）。

また，Mathias（1999[27]）がまとめた治療法を表示する（**表 152**）

（2）薬物療法

1) 朝食前にコーヒーを 2 杯飲むと良いという（カフェイン 250 mg は煎り豆 19 g に相当する）。これは多分血管拡張作用のあるアデノシン受容体をブロックするカフェインの効果のためであろうという（Onrot[31,32]）。しかし，現在では強い自律神経障害を伴う PPH には有効でないともいわれている（Mathias 1999[27]）。
2) Octreotide（somatostatin analog）は OH＋PPH の患者に有効であり（Hoeldtke[16]），老人性高血圧患者，そして自律神経失調症患者で PPH を

表 152 食後低血圧の治療

患者に対する指導
    1）少量の食事を頻回に摂取する
    2）含水炭素食を減少あるいは中止する
    3）アルコール摂取を避ける
    4）食後に直ちに起立したり，歩行，運動を避ける

有効薬物
    1）Indomethacin（Indacin）
    2）Caffeine
    3）Octreotide acetate（Sandostatin）
    4）Denopamine（Kalgut）と midodrine の併用
    5）Droxidopa（L-DOPS）（Dops）

（Mathias, CJ. et al.1999[27]）より変更）

呈する血圧下降を軽減する。しかし，この治療は高価であり，頻回の皮下注射が要求（50 μg の octreotide を食前 30 分に投与）され，また下痢の原因となることもある。

3）デノパミンとミドドリンの併用がブドウ糖による低血圧に効果があったという（Hirayama 1993[14]）。

4）インドメタシンの 25〜50 mg 経口，1 日 3 回で PPH の血圧下降を半減できる（Robertson[34]）。

5）ドロキシドパ（L-DOPA）が Shy-Drager 症候群に伴う PPH に効果があったとの報告があり（長谷川 1991[9]），現在 PPH に使用されるようになった（Mathias. 1999[27]）。

6）その他の薬物；フェニレフリン 60 mg 経口，6〜12 時間ごとに投与，ジヒドロエルゴタミン，デノパミン，バソプレシン，また，ミドドリン 2.5 mg から 10.0 mg の経口投与などの報告がある。その他に，Shy-Drager 症候群に伴う PPH に TRP（thyrotropin releasing hormone）が有効であったとの報告もある（網野[2]）。また，最近では amezinium metilsulfate と dihydroergotamine mesylate の併用が効果があったとの注目すべき報告もある（安達[3]）。

文　献

1) Appenzeller. O. Goss, JE.: Glucose and baroreceptor function. Effects of oral administration of glucose on baroreceptor function in cerebrovascular disease and in other disorders with baroreceptor reflex block. Arch. Neurol. 23(2); 137-146. 1970.
2) 網野章由，長坂高村，新藤和雄・他: Postprandial hypotension に TRH が有効であった多系統萎縮症（Shy-Drager 症候群）の 3 例．自律神経 31(2); 124-129. 1994.
3) 安達典子，近藤昭，林恭一: amezinium metilsulfate と dihydroergotamine mesylate の併用が有効であった食後低血圧の 1 例．日老医誌. 36(7); 499-502. 1999.
4) Bannister, R. Christensen, NJ. daCosta, DF. et al.: Mechanism of postprandial hypotension in autonomic failure. J. Physiol. Soci. 349; 67. 1984.
5) Biaggioni, I. Robertson, RM.: Hypertension in orthostatic hypotension and autonomic dysfunction. Cardiol. Clin. 20; 291-301. 2002.
6) Botticelli, JT. Keelan, MH. Jr. Rosenbaum, RF. et al.: Circulatory control in idiopathic orthostatic hypotension (Shy-Drager syndrome). Circulation 38(5); 870-879. 1968.
7) Gladstone, SA.: Cardiac output and related functions under basal and postprandial conditions. Arch. Intern. Med. 55(4); 533-546. 1935.
8) Hakusui, S. Sugiyama, Y. Iwase, S. et al.: Postprandial hypotension; microneurographic analysis and treatment with vasopressin. Neurology 41(5); 712-715. 1991.
9) 長谷川康博，古池保雄，松岡幸彦・他: Shy-Drager 症候群の食事性低血圧に対する経口 droxidopa の効果―経口ブドウ糖負荷試験による検討―自律神経 28(2); 75-81. 1991.
10) 長谷川康博，平山正昭，白水重尚・他: 食事性低血圧の発現機序―経口ぶどう糖負荷と静脈内ぶどう糖負荷との比較検討―. 自律神経 30(5); 470-473 1993.
11) 平山正昭，渡邊英嗣，古池保雄・他: 自律神経機能不全症における食事性低血圧発現の病態―体内血流動態の測定―. 自律神経 28(5); 487-493. 1991.
12) 平山正昭，伊藤慶太，長谷川康博・他: 自律神経機能不全における食事性低血圧発現の病態(2)―起立性低血圧との比較検討―自律神経 29(4); 375-382. 1992.
13) 平山正昭，家田敏明，古池保雄・他: 自律神経機能不全における食事性低血圧発現の病態(6)―食事内容による消化管ペプチドの比較検討―. 自律神経 31(1); 47-51. 1994.
14) Hirayama, M. Watanabe, H. Koike, Y. et al.: Treatment of postprandial hypotension with selective alpha 1 adrenergic agonists. J. Auton Nerv. Syst. 45(2); 149-154. 1993.

15) Hirayama, M. Watanabe, H. Koike, Y. et al.: Postprandial hypotension; hemodynamic differences between multiple system atrophy and peripheral autonomic neuropathy. J. Auton. Nerv. Syst. 43(1); 1-6. 1993.
16) Hoeldtke, RD. Boden, G. O'Dorisio, TM.: Treatment of postprandial hypotension with a somatostation analogue (SMS201-995). Am. J. Med. 81 (Suppl. 6B); 83-87. 1986.
17) 本多和雄, 小松健次, 荒木登茂子・他: 老人性起立性低血圧と食後低血圧. 日本医事新報 3346; 32-34. 1988.
18) Honda, K. Yo. S. Takahashi, A.: "Postprandial hypotension" Modern Orthostatic Hypotension. Honda, K. ed. Torino. Edizioni Minerva Medica. 1997. p 170-174.
19) Jansen, RW. Lipsitz, LA.: Postprandial hypotension: Epidemiology, pathophysiology, and clinical management. Ann. Intern. Med. 122(4); 286-295. 1995.
20) Kamata, T. Yokota, T. Furukawa, T. et al.: Cerebral ischemic attack caused by postprandial hypotension. Stroke 25(2); 511-513. 1994.
21) 洪幾東, 大塚邦明, 北澄忠雄・他: ホルター血圧モニタリングにより観察したpostprandial hypotensionの出現頻度 (会). 自律神経 26(2); 171. 1989.
22) Lipsitz, LA. Nyquist, RP. Jr. Wei, JY. et al.: Postprandial reduction in blood pressure in the elderly. N. Engl. J. M. 309(2); 81-83. 1983.
23) Lipsitz, LA. Fullerton, KJ.: Postprandial blood pressure reduction in healthy elderly. J. Am. Geriatr. Soc. 34(4); 267-270. 1986.
24) Lipsitz, LA. Pluchino, FC. Wei, JY. et al.: Cardiovascular and norepinephrine responses after meal consumption in elderly (older than 75 years) persons with postprandial hypotension and syncope. Am. J. Cardiol. 58(9); 810-815. 1986.
25) Mathias, CJ. da Costa, D. Bannister, R.: "Postprandial hypotension in autonomic disorders" Autonomic Failure 2nd ed. Bannister, R. ed. Oxford. Oxford Univ. Press 1988. p 367-380.
26) Mathias, CJ. Bannister, R. "Postcibal hypotension in autonomic disorders" Autonomic Failure. 3rd ed. Bannister, R. and Mathias, CJ. ed. Oxford. Oxford Univ. Press. 1992. p 489-509.
27) Mathias, CJ. Bannister, R. "Postprandial hypotension in autonomic disorders" Autonomic Failure 4th ed. Mathias, CJ. and Bannister, R. ed. New York. Oxford Univ. Press. 1999. p 283-295.
28) 舛尾和子, 松岡徹, 石飛芳雄・他: Postprandial hypotensionとorthostatic hypotensionについて―本態性高血圧患者における検討 (会). 日内分泌医誌. 62(4); 454. 1986.

29) Micieli, G. Martignoni, E. Cavallini, A. et al.: Postprandial and orthostatic hypotension in Parkinson's disease. Neurology 37(3); 386-393. 1987.
30) 長坂高村,田中治幸,富樫慎治・他:家族性アミロイドニューロパチーの食事性低血圧についての検討. 自律神経 36(5); 457-463. 1999.
31) Onrot, J. Goldberg, MR. Biaggioni, I. et al.: Hemodynamic and humoral effects of caffeine in autonomic failure. N. Engl. J. Med. 313(9); 549-554. 1985.
32) Onrot, J. Goldberg, MR. Hollister, AS. et al.: Management of chronic orthostatic hypotension. Am. J. Med. 80(3); 454-464 1986.
33) Rhebergen, GA. Scholzel-Dorenbos, CJ.: Orthostatic and postprandial hypotension in patients aged 70 years or older admitted to a medical ward. Tijdschr. Gerontol. Geriatr. 33(3); 119-123. 2002.
34) Robertson, D. Wade, D. Robertson, RM.: Postprandial alterations in cardiovascular hemodynamics in autonomic dysfunction states. Am. J. Cardiol. 48(6); 1048-1052. 1981.
35) 千田康博,古池保雄,松岡幸彦,他: Progressive autonomic failure における postprandial hypotension. 自律神経 25(6); 580-584. 1988.
36) Shannon, JR. Diedrich, A. Biaggioni, I. et al.: Water drnking as a treatment for orthostatic syndromes. Am. J. Med. 112(5); 355-360. 2002.
37) Seyer-Hansen, K.: Postprandial hypotension. Br. Med. J. 2(6097); 1262. 1977.
38) Smirk, FH.: Action of a new methonium compound in arterial hypertension: pentamethylene 1; 5-bis-n- (n-methyl-pyrrolidinium) bitartrate (M. & B. 2050A). Lancet 264; 457-464. 1953.

(高橋　昭,古池保雄)

7. 汎自律神経異常症 (pandysautonomia)

平山[9,10]は，このpandysautonomiaを急性治癒性（acute curable）のものと，慢性進行性（chronic progressive pandysautonomia or progressive autonomic failure, PAF）とに分類できるとした。また，pandysautomiaとOHの関係は米国ではかなり古くから注目されている（Brunt[7]）。

本邦では急性本態性汎自律神経異常症（acute idiopathic pandysautonomia, AIPD）は，Youngら（1969[18]），Appenzellerら（1973[3]）の報告をもとにした岡田ら[14]の2症例が最初であるが，その後追加報告が増加し，北ら（1983[12]）は自経例4例を加え，14例の詳細な臨床的病態生理の分析を行っている。

a. 急性本態性汎自律神経異常症 (acute idiopathic pandysautonomia, AIPD) または急性治癒性汎自律神経異常症 (acute curable pandysautonomia, ACP)

初期の発表者Youngら（1969[18]）のpure pandysautonomia with recoveryは自律神経系に限局する特殊な純粋型であり（**表153**），予後の良好な点が強調されている。一方，Appenzeller（1970[4]）のいうacute pandysautonomiaには症候性のもの，慢性のものなどが含まれており，疾患単位というよりは，包括的概念であろうという（宇尾野，1985[17]，北，1983[12]）。現在，こうした症例は日本でも増加しており，前述のごとく平山[9,10]は，この汎自律神経障害を急性治癒性のものと，慢性進行性のものに分類できるとし，前者は一般的にアレルギー炎症（Young, 1975[19]）であり，後者は変性病変（Bannister, 1971[6]）であるとしている（**表154**）

（1）臨床的特徴と診断基準

Youngら（1969[18]）が独立した疾患概念として記載したものは**表153**にまとめられているが，これは純粋な，しかも多彩な自律神経系の障害を示すことと，機能的予後の良好な点が強調されている。北ら[12]は14例の急性本態性汎自律神経異常症の臨床的所見をまとめて報告しているが，その特徴は発病年齢が20〜40歳代に多く発病し，男女とも侵し，しばしば感冒様症状が前駆した

表153. Pure pandysautonomia with recovery の臨床症状

罹患中	回復後
瞳孔：対光反射・注視欠如	迅速
暗所散瞳欠如	迅速
心拍数：洞性徐脈(発熱による増加を除く)	洞性リズム正常(圧受容器反応正常)
血圧：起立性低血圧（＋）	（－）
悪心・嘔吐・頻脈を伴わない失神（＋）	体位性症状（－）
胃腸管：X線で蠕動（↓）・停滞時間（↑）	正常
便秘（＋）	（－）
膀胱：無緊張（残尿＋＋）（クレーデ用手排尿法で膀胱空虚）	緊張・残尿・尿流ともに正常
性機能：陰萎，射精逆流・無緊張	正常
発汗：皮膚乾燥（暑期・高熱時も）	正常
唾液腺・涙腺：咽頭・口・鼻・眼の乾燥	正常

(Young[18]，宇尾野[16])

あとに，急性に自律神経症状を主体とする神経症状が出現し，進行性に1〜3週間で頂点に達する．交感および副交感神経にわたる広汎顕著な自律神経症状に比べれば，運動，知覚症状はごく軽微であるが，大半の症例は手足のわずかな筋脱力，筋緊張低下，感覚障害，腱反射消失などがみられる．

経過は改善性で1〜2年でほぼ寛解するが，一部の症状を残すことが多い．

自律神経機能検査では，起立試験での著明な血圧低下，血中ノルアドレナリン値の著明な低値，過熱性発汗試験での全身無汗，膀胱機能検査での無緊張性膀胱など，交感および副交感神経の広汎な障害が示唆される．筋電図，神経電導速度は正常，脳脊髄液では蛋白細胞解離を認める．また，近年，この acute pandysautonomia の軽症型として postural orthostatic tachycardia syndrome（POTS）を提唱する人もある（Schondrof[15]）．

(2) 病因

不明であるが以下の点があげられている．

(1) Guillain-Barré 症候群と同様に，自己免疫異常が推定される（Appenzeller 1965[2])．Hopkins ら[11]や Harik ら[8]は自律神経障害を分析し，コリン作動性要素の関与から節後性コリン作動性自律神経異常症（postganglionic

表 154. Pandysautonomia（汎自律神経異常症）

概観

	acute pandysautonomia	chronic pandysautonomia
発病・経過	急性（亜急性）発病，治癒性	潜行性発病，進行性
病態機序	神経・免疫・内分泌連関機構に基づく免疫異常が関与か	神経の生育・維持・老化に対する神経栄養因子の機構が関与か
病変部位	末梢性（節後性）自律神経系病変が主体をなす	脊髄性自律神経系（節前性）病変が主体をなすが，末梢性あるいは中枢性（核上性）自律神経系病変の関与も少なくない
これに属する各種病態・疾患名	acute idiopathic pandysautonomia acute autonomic neuropathy acute autonomic and sensory neuropathy など	progressive autonomic failure (PAF) pure-PAF Parkinson type-PAF Shy-Drager syndrome Riley-Day sndrome Fabry disease. amyloidosis など

臨床概要

発病年齢	20～40歳代に多い	40～60歳代に多い
性比	男女同様	男性に多い
前駆症状	感冒様症状，急性腹部症状	とくになし
自律神経系	急速に多彩に出現する	緩徐に，次々と出現する
瞳孔	散瞳，強直，調節麻痺	縮瞳，左右不同，Horner症候群
涙・唾液	分泌低下	(+)
起立性低血圧	必発，顕著，失神発作	必発，失神発作
消化器症状	嘔吐，腹痛，下痢，便秘	便秘
呼吸器症状	発作性咳嗽	吃逆発作，睡眠時無呼吸
排尿障害	排尿困難，尿閉	頻尿，尿意切迫，失禁，排尿困難
発汗	低下，消失，斑状発汗	下肢から上行性に無汗
皮膚	萎縮，乾燥	乾燥
性機能	陰萎，無月経，性欲減退	陰萎
内分泌系	耐糖能低下	(−)
他の神経症状		
感情・性格変化	幼児的，不安定，無欲的，神経症的，ヒステリー的となるものがある	活動性低下，物忘れ
感覚・運動系	軽い感覚障害を伴いうる	小脳系，錐体外路系症候を伴いうる
検査所見のまとめ	交感・副交感神経が節後性に高度に障害．脳脊髄液で蛋白増加（蛋白細胞解離）	交感・副交感神経が，節前性のみならず節後性，中枢性にも障害

(平山, 1989 [9,10])

cholinergic dysautonomia) と称し，自律神経障害発症機序に自己免疫機構 (IgG，抗体関連) が想定されるという．

（2）脂質症と自律神経異常症との関連が注目されている（Afifi[1]）．

（3）病理所見

acute pandysautonomia では節後性自律神経線維の障害が著明で，特に無髄神経線維の減少や，Schwann 細胞突起の増殖（クラスター形成）がみられる．また，北ら（1984[13]）は，さらに有髄線維の減少と軸索変性所見もみられることが多いという．

（4）予後および治療

経過は緩除，改善性であり，発病後2〜3年で自律神経症状，疼痛，体重減少，などかなり改善し，日常生活が可能となる．しかし，瞳孔異常，OH，発作性咳嗽，発汗異常，腱反射消失などは軽減しながらも存続し，また，自律神経機能検査，腓腹神経生検所見は長期経過しても改善は十分でなく，完全寛解は容易に得られない（北 1984[13]）．

OH に対しては，amezinium (Rismic)，midodrine (Metligine)，droxidopa (Dops) などが用いられて効果が得られている．また，疼痛は通常の鎮痛薬では奏効しにくいが，carbamazepine, amitriptyline で有効な場合がある．

b. 慢性進行性汎自律神経異常症 (chronic progressive pandysautonomia or progressive autonomic failure, PAF)

現在，慢性進行性自律神経障害を示す疾病に対して"PAF"という言葉が用いられている（Young 1975[19]）．この言葉は multiple system atrophy (MAS) の研究グループにより支持されているようである．

この PAF は，

1) PAF (MSA-type; Shy-Drager syndrome) は小脳系における進行性病変を合併する疾病であり，錐体外路系と自律神経系の両者が侵される．

2) pure-PAF

自律神経系が選択的に侵される．

3) Parkinson-type の PAF

4) Riley-Day syndrome, Fabry's 病，アミロイドーシス，糖尿病などが含

まれるという。そして、このPAFの病変は主に変性であり、acute curable pandysautonomia とは異なり、多くの病的症状は末梢神経のみならず、中枢神経系にも広がっている。

平山[9,10]は、汎自律神経障害という言葉でまとめられる選択的かつ広汎性の交感神経系と副交感神経系の障害を併せもつ病態像を有するものを大局的にみて、acute curable pandysautonomia と chronic progressive pandysautonomia に分類できるとした。この両者は急性と慢性の違いを持つだけではなくて、前者は炎症性、治癒性であり、後者は変性性であるという。

この基礎的な mechanism の相違において、前者には神経・免疫・内分泌関連機構に基づく免疫異常を考え、後者には神経の生育、維持、老化に対する神経栄養因子の機構が関与するのではないかと考えた（表154）。

なお、既述した家族性自律神経異常症（familiar dysautonomia, Riley-Day syndrome）は、広範囲の末梢の自律神経異常を伴う常染色体性劣性遺伝疾患であり、現在、遺伝性、感覚神経性、自律神経性ニューロパチー（hereditary sensory and autonomic neuropathy, HSAN）に位置づけられている。

最初は Riley および Day が1949年にはじめて記載したが、大部分はユダヤ人であり、現在では集団においては遺伝因子保有率は30人に1人、3600人の出産児に1人の割合で疾患が見られるという（Axelrod[5]）。しかし、本邦における報告は類似症例が2例されているだけで典型例は存在しないと思われる。

文　献

1) Afifi, AK. Harik, SI. Bergman, RA. et al.: Postganglionic cholinergic dysautonomia: Report of muscle findings in 1 case. Eur. Neurol. 21(1); 8-12. 1982.
2) Appenzeller, O. Arnason, BG. Adams, RD.: Experimental autonomic neuropathy: an immunologically induced disorder of reflex vasomotor function. J. Neurol. Neurosurg. Psychiatry 28(6); 510-515. 1965.
3) Appenzeller, O. Kornfeld, M.: Acute pandysautonomia. Clinical and morphologic study. Arch. Neurol. 29(5); 334-339. 1973.
4) Appenzeller, O.: The autonomic nervous system. Amsterdam. North-Holland. 1970. p 116-125.
5) Axelrod, FB.: "Familiar dysautonomia" Autonomic Failure. A textbook of

clinical disorders of the autonomic nervous system 4th ed. Mathias, CJ. et al. ed. New York. Oxford Univ. Press. 1999. p 402-409. 1999.
6) Bannister, R.: Degeneration of the autonomic nervous system. Lancet 2 (7717); 175-179. 1971.
7) Brunt, PW. McKusick, VA.: Familial dysautonomia. A report of genetic and clinical studies with a review of the literature. Medicine (Baltimore) 49(5); 343-374. 1970.
8) Harik, SI. Ghandour, HM. Farah, FS. et al.: Postganglionic cholinergic dysautonomia. Ann. Neurol. 1(4); 393-396. 1977.
9) Hirayama, K.: Acute curable pandysautonomia and chronic progressive pandysautonomia. Bull. Osaka Med. Coll. 35(1-2); 113-117. 1989.
10) 平山恵造：Pandysautonomia のもつ意義．神経研究の進歩 33(2)；183-185. 1989.
11) Hopkins, A. Neville, B. Bannister, R.: Autonomic neuropathy of acute onset. Lancet 1(7861); 769-771. 1974.
12) 北耕平，平山恵造，伊藤直樹：Acute idiopathic pandysautonomia―4自験例での検討―．自律神経 20(2)；67-75 1983.
13) 北耕平，平山恵造：Acute idiopathic pandysautonomia の長期予後．自律神経．21；15-22. 1984.
14) 岡田文彦，山下格，諏訪望：Acute pandysautonomia―病態生理学的検討と疾患概念についての考察―．自律神経 12(2)；73-80 1975.
15) Schondorf, R. Low, PA.: Idiopathic postural orthostatic tachycardia syndrome: an attenuated form of acute pandysautonomia? Neurology 43(1); 132-137. 1993.
16) 宇尾野公義：自律神経障害と自律神経失調症．神経内科 19；107-117 1983.
17) 宇尾野公義：自律神経についての最近の臨床知見．内科 55(2)；204-208. 1985.
18) Young, RR. Asbury, AK. Adams, RD. et al.: Pure pan-dysautonomia with recovery. Trans. Am. Neurol. Assoc. 94; 355-357. 1969.
19) Young, RR. Asbury, AK. Corbett, JL. et al.: Pure pandysautonomia with recovery. Description and discussion of diagnostic criteria. Brain 98(4); 613-636. 1975.

〔平山恵造，北耕平〕

8. 薬物性起立性低血圧 (drug-induced orthostatic hypotension)

現在，OH を起こす薬物は 90 種類を数えるといわれており（Clark[4]），Schatz[13]，Mukai[10] は OH を起こす薬物を大別して，以下のように分類している．

1) 降圧薬（グアネチジン）
2) 強力精神安定薬（フェノチアジン系）
3) 抗うつ薬（三環系の大量投与）
4) 硝酸塩系薬（ニトロール）
5) 麻酔薬
6) 鎮痛薬
7) Ca 拮抗薬（ニフェジピン，ベラパミル）
8) アルコール
9) インスリン
10) レボドパ（L-dopa）
11) β-遮断薬
12) アンジオテンシン転換酵素阻害薬

降圧剤；グアネチジン，ベタニジン，メチルドパ，塩酸プラゾシンなどが OH を助長する（持尾[9]）．特に，グアネチジン，塩酸プラゾシンは慎重に使用すべきである（武田[16]）．

β-遮断薬；単独では OH を起こすことはまれであるが，Ca 拮抗薬（ニフェジピン，ベラパミル）の併用は注意を要するという（築山[17]）．また，治療の項目にも述べるごとく，β-遮断薬には内因性交感神経作用（intrinsic sympathetic activity, ISA）のあるものとないものがあり，ISA のあるピンドロール（カルビスケン）は交感神経節後線維の障害された場合に，ISA のないプロプラノロール（インデラル）は中枢性ないし節前型の OH に有効という（持尾[9]）．

交感神経節遮断薬；トリメタファンでは重症の OH を起こし，α_1-遮断薬のプラゾシン（ミニプレス）でも OH を起こすから，少量より投与を開始すべ

表155. 降圧薬と起立性低血圧

頻度	薬剤
高頻度	グアネチジン ベタニジン 交感神経節遮断薬（トリメタファン） α-遮断薬（プラゾシン）
中等度	メチルドパ 利尿薬
低頻度	β-遮断薬（インデラル，ピンドロール） レセルピン クロニジン ハイドララジン ミノキシジール カプトプリル

(Chobanian, AV. 1982[3]）および築山[17]より引用）

きだという（築山[17]）。（表155）。

a. 抗うつ薬

　抗うつ薬（三環系）によるOHについては多くの報告があるので（Jackson[7]，Hayes[6]，Glassman[5]，Jarvik[8]），前述のごとく（うつ病，うつ状態の項目参照），四環系，二環系抗うつ薬の少量を使用すべきであるという。また，最近では選択的セロトニン再取り込み阻害剤（selective serotonin reuptake inhibitor, SSRI）のフルボキサミン，パロキセチンが使用され，セロトニン・ノルアドレナリン再取り込み阻害剤（serotonin-noradrenaline reuptake inhibitor, SNRI）のミルナシプランが副作用が少ないことから使用されているが，長期連用ではまれにOHを発生することがあり，うつ病の病態生理の複雑さは未解決の部分を残している（Pacher[11]）。

b. 硝酸塩

　ニトログリセリン，ニトロール（硝酸イソソルビド）などの血管拡張作用を有する薬物は，普通狭心症の患者に舌下に用いられているが，自律神経失調症の患者に投与するとひどい低血圧を起こすという（Bannister[2]）。

c. レボドパ（L-dopa）（ドパストン，ドパゾール）

治療前に OH を示さないパーキンソン病にレボドパ，ブロモクリプチン（パローデル）を投与すると OH を起こすという。このレボドパ療法中にみられる OH は，血中で形成されたドパミンが交感神経末梢のノルアドレナリン分泌を抑制するためと推定している（岡田[12]）。また，ブロモクリプチンを併用することにより，交感神経活動をさらに抑制するという。

d. アルコール

アルコールの慢性飲用が非可逆的な自律神経ニューロパチーを起こすが，OH の初期の発生はカテコールアミン遊離の一時的失調と関係があるという。また，アルコールは強い腸間膜血管拡張を起こし，血圧下降を増加させるともいう（Bannister[2]）。

e. インスリン

インスリンで時に低血圧を起こすが，これが起こる正確な意味づけはできていない（Schatz[13]）。しかし，自律神経失調患者においては，血糖の変化がなくても低血圧を起こし，インスリンは低血圧の強い誘導物質であり，糖尿病性 OH を悪化させるともいわれている（Bannister[2]）。

f. 抗精神病薬と統合失調症

現在，精神科領域において OH が問題になっている。前述のごとく抗精神病薬の長期投与は血管壁における α-受容体の遮断作用と，中枢遮断作用によるものと考えられている（症候性起立性低血圧の項目参照）。

統合失調症に OD を合併することは，すでに高津[15]らにより報告されているが，現在，精神科領域で日常経験する統合失調症に起立試験を施行すると，起立1分で 77% に OH を認めるという（Silver[14]）（**表156**）。しかし，これはいずれも抗精神病薬（ハロペリドール，クロルプロマジン）の投与後のものである。また，最近では統合失調症の死因として循環器疾患が 33% と増加しており，この抗精神病薬の心臓血管系への悪影響が死亡率と罹病率を増加して

表156. 統合失調症患者と対照者の起立1分後と起立3分後の血圧値と起立性低血圧の発生頻度

	患者（N=196）		対照（N=25）	
	収縮期圧	拡張期圧	収縮期圧	拡張期圧
血圧（mmHg）				
安静時	**	***		
平均	119.1	64.9	125.8	78.2
SD	12.2	5.9	15.4	9.5
起立1分	***	***		
平均	91.0	58.8	129.4	88.6
SD	12.3	5.6	15.7	11.8
起立3分	***	***		
平均	109.1	62.6	126.8	88.0
SD	14.3	5.6	13.3	8.3
起立性低血圧（%）				
起立1分	77.0	13.8		
起立3分	16.8	0.5		

** $P<0.02$, *** $P<0.001$ (Student t-test)
起立性低血圧は起立性収縮期圧低下-20 mmHg以上，拡張期圧低下-10 mmHg以上をとった．
(Silver, H. ら[14] より変更引用)

いるともいわれ，QTc間隔の延長が特に関係があるようだといわれている(Ames[1])。

　統合失調症に伴うOHは薬物によるものと考えられているが，うつ病に伴うOHのごとく未解決の部分を残している。薬物療法を除外しても，統合失調症は血圧調節が変化していることが考えられ，統合失調症と関係のある因子の実在は最終的には除外できないという。著者らも薬物療法投与前の統合失調症に伴うOHの経験が1, 2例あるが，その後の検査協力が得られず発表の段階にない。精神科領域の今後の研究が期待される。

文　献

1) Ames, D. Camm, J. Cook, P. et al.: Minimizing the risks associated with QTc

prolongation in people with schizophrenia. A consensus statement by the Cardiac Safety in Schizophrenia Group. Encephale. 28(6 pt 1) ; 552-562. 2002.
2) Bannister, R. Mathias, CJ. : "Management of postural hypotension". Autonomic Failure. 4th ed. Mathias, CJ. and Bannister. R. ed. New York. Oxford Univ. Press. 1999. p 342-356.
3) Chobanian, AV. : "Orthostatic hypotension" Clinical Hypertension and Hypotensin. Brunner, HR. Gavras, H. ed. New York. Marcel Dekker. 1982. p 435-454.
4) Clark, AN. : Postural hypotension in the elderly. Br. Med. J. 295(6600) ; 683. 1987.
5) Glassman, AH. Bigger, JT. Giardina EV. et al. : Clinical characteristics of imipramine-induced orthostatic hypotension. Lancet. 3(1) ; 468-472. 1979.
6) Hayes, JR. Born, GF. Rosenbaum, AH. : Incidence of orthostatic hypotension in patients with primary affective disorders treated with tricyclic antidepressants. Mayo Clinic Proc. 52(8) ; 509-512. 1977.
7) Jackson, WK. Roose, SP. Glassman, AH. : Cardiovascular toxicity and tricyclic antidepressants. Biomed. Pharmacother. 41(7) ; 377-382. 1987.
8) Jarvik, LF. Read, SL. Mintz, J. et al. : Pretreatment orthostatic hypotension in geriatric depression ; predictor of response to imipramine and doxepin. J. Clin. Psychopharmacol. 3(6) ; 368-372. 1983.
9) 持尾総一郎：起立性低血圧の薬物治療．medicina 24(10) ; 1892-1894. 1987.
10) Mukai, S. Lipsitz, LA. : Orthostatic hypotension. Clin. Geriatr. Med. 18 ; 253-268. 2002.
11) Pacher, P. Kecskemeti, V. : Cardiovascular side effects of new antidepressants and antipsychotics ; new drugs, old concerns ?. Curr. Pharm. Des. 10 (20) ; 2463-2475. 2004.
12) 岡田文彦，高畑直彦：パーキンソン病のL-DOPA, Bromocriptine (CB-154) 併用療法中にみられる起立性低血圧．新薬と臨床．29(7) ; 1154-1156. 1980.
13) Schatz, IJ. : Orthostatic hypotension. Arch. Intern. Med. 144(4) ; 773-777. 1984.
14) Si vler, H. Kogan, H. Zlotogorski, D. : Postural hypotension in chronically medicated schizophrenics. J. Clin. Psychiatry. 51(11) ; 459-462. 1990.
15) 高津忠夫，大国真彦，藪田敬次郎・他：ODと誤診された2, 3の症例について．Clinical Report. 4(2) ; 34-36. 1963.
16) 武田忠直，吉村隆喜：動揺期の薬物医療．現代医療 18 ; 22-28. 1986.
17) 築山久一郎，大塚啓子：治療の実際．低血圧．治療．70(2) ; 441-446 1988.

第20章
起立性低血圧の治療

はじめに

　まず，治療にあたっては，本態性か症候性かの診断が先決であり，また，軽症（一過性）のもの，あるいは慢性 OH は，治療方針を症例によって検討すべきである。これは多くの症例が障害部位決定が不正確であることに基づいている。

　また，単一な治療では効果が期待できない場合が多い（Bannister[6]）。しかし，あくまでも全身的，非薬物治療が先であり，薬物療法は二次的なものと考えるべきである（Thomas[79]）。

1. 一般療法

a. 安静，転地および入浴

　一過性，軽症のものは入院後安静にしただけで軽快するものもある。また，過労を避け，外出を勧め，規則正しい生活をとらせる。時に転地療法が良いことがある（特に心身症領域のもの）。しかし，熱帯または亜熱帯の温度に患者をさらすことは OH 症状を悪化させる。これは代償不全性血管拡張が起こり，血圧下降をもたらすためだという（Bannister[6]）。また，OH のある人は入浴中，入浴後の血圧下降に注意を要するという（新美[51]）。その他に家庭内，職場などの対人関係によるストレスを排除することも必要である。

b. 体位および就眠

　ひどい OH の患者に各種の体位変換をすると治療の助けとなる。これは起

立時に脚を交叉すること，うずくまる，短靴の紐を結ぶように腰を曲げる，魚釣り椅子，携帯用の折りたたみ椅子を使用する，などである．静脈還流が増加するためにOHの治療に用いるべきだという（Mathias 1998[46]，Bannister[6]，Smit[72,73]）．

夜間臥床時に頭部を約30cm起こすように上半身を傾斜（20度）して寝かせると，早朝目覚めたときの体位調節の不十分なときの苦痛を軽減する．これは，早朝起立時の突然の血液貯留を調節するためという．また，この夜間頭部挙上はNaと水の夜間消失を防ぎ，細胞外液量の増加をもたらし，これだけでOHを治療できる症例もあるという．

その他に，排尿，排便時の"りきみ"は低血圧を起こし，意識消失を起こすことがあり，注意を要する（表157）．

c. 衣 服

下肢にタイツ（腰まである），腹部に腹帯（小児では田中式，成人では中山式），また，対圧衣服（Schatz 1995[63]，Sieker[69]）も推奨されている．これは下半身への過度の血流貯留を防ぎ，心臓への静脈還流を保とうというものであるが，経時的に中枢血液量を改善，左室充満を改善するという（図84）．

最近のものは外からの圧力を足首で最大，胸部で軽くしたものを用いるという（Thomas[79]）．また，段階的対圧衣服が良いともいわれている．しかし，この対圧衣服は患者に苦痛があり，特に夜間は取りはずした方が良いという．また，臥位高血圧を伴う慢性OHのストッキングは臥位では使用しないよう助言すべきだという（Wade[81]）．

d. 食 事

古くより大量の食事を避け，少量の食事を頻回に摂取すると良いといわれ，アルコールは就寝前以外は避けるべきだといわれている．

高塩食（普通食＋食塩6g/日），動物蛋白食，ミネラルに富む食事を勧める．OHは血液量減少の反応として利尿作用があり，体液の消失があるため十分に水分をとるよう指導すべきだという（Ibrahim[28]）．また，前述のごとく（老人性起立性低血圧の項目参照），老人の場合OH, vasovagal syncope, POTS

表 157. 神経障害による OH に用いられる非薬理学的と薬理学的方法の概要

非薬理学的方法
避けるべき事項
早朝覚醒時における急な起立
長期臥床
排尿，排便時のりきみ
高い環境温度（熱い風呂）
強い運動
大量の食事（特に含水炭素の多いものを避ける）
アルコール
血管拡張薬
勧める事項
睡眠中の Head-up tilt
少量の頻回の食事
高塩食（普通食＋食塩 6 g/日）
適度な運動（水泳を含む）
体位とその方法
考慮すべき問題
弾性ストッキング
腹帯
薬理学的方法
初期薬：fludrocortisone（英国）
交感神経作動薬：ephedrine, midodrine
特殊目的：octeroide, desmopressin, erythropoietin

(Bannister, R. et al. 1999[6] より変更)

のための OI の治療に水分 500 cc の追加摂取が有効だという。そして高塩食に関しては英国でも異論があるようであるが敢えて勧めるべきだという (Bannister[6])。また，前述のごとく食後低血圧の付随的治療ともなるという。また，この高塩食＋DOPS 投与が小児の INOH 患者に効果があったとの報告もある（Shichiri[67]）。

しかし，ひどい臥位高血圧患者，うっ血性心臓障害のある患者には食塩の大量の摂取は禁忌であるという（Schatz 1995[63]）。また，膀胱障害のあるもの

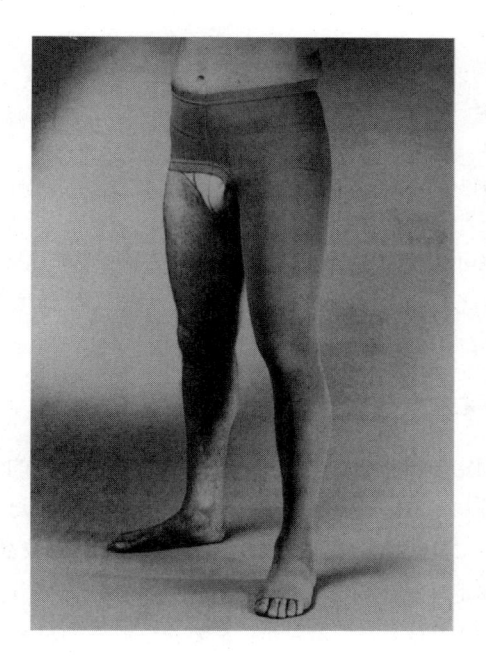

図84. 対圧衣服（圧は足首で最大，上方に向かって減少）
(Schatz, IJ. 1995[63]) より引用)

は適切な排尿障害治療が必要であり，老人では前立腺肥大症との鑑別が重要であるという（北 1986[34])。

OH にチーズを食べさせて卓効があったとの報告があるが，ある種のチーズは，昇圧アミンや，貯蔵されたカテコールアミンを遊離させる物質を含んでいるのではないかと推論する人もある。日本では小岩井農場のチーズ（chedder）が有名であるが，チラミンも含んでいるという。しかし，経口投与されたチラミンは腸でモノアミン酸化酵素（monoamine oxidase, MAO）により不活性化されるため，nialamide（MAO阻害薬）との併用を主張する人もあるが，高血圧の危険性があるという（チーズ反応）。現在，日本においてはこのチーズ食については異論がある。

2. 理学的療法

a. 過換気症候群

過換気症候群を示す OH は，紙袋を使った戻し呼吸による CO_2 の吸入が古くより使用されている（Burnum[13]）。また，腹式呼吸も奨められている（Ames[4]）。

b. 心房（AAI）・心室（VVI）ペースメーカー療法

起立時に心拍固定のある症例に心拍出量の低下を防ぐ目的で，昼間は 95 回/分，夜間 55 回/分に AAI を切り替えて OH の改善をみたとの報告がある（Kristinsson[38]）。この心房（AAI）ペーシングはひどい交感神経性ニューロパチーにおいて迷走神経活動を防ぐために使用されるという。OH を伴う房室ブロックの患者に VVI ペースメーカーを装着して卓効があったとの報告もある（Schwele[66]）。また，OH の起立試験により反射性頻脈を引き起こす房室ブロックの患者に VVI が有効であったとの報告もあるが（Belhassen[7]），OH の大きな決定因子である静脈還流を高めることがないから，期待したほどの効果がない（Onrot 1986[53]）ともいわれている。また，その治療効果を否定する人もある（Alboni[3]）。そして強い自律神経障害のある患者で，臥位，立位で血漿ノルアドレナリン濃度の低下している者には効果がないともいわれている（Bannister[6]）。

c. リハビリテーション

起立時，重症 OH の場合はベッドの縁でしばらく座位をとって，つかまり立ちをするのがよい（Thomas[79]）。

OH の原因が神経変性疾患である場合，薬物療法だけでなくて，リハビリテーションの意義を強調する人もある（松本[47]）。これは膝を伸展させたままで，臀筋，大腿四頭筋，腓腹筋を収縮させる。足関節，膝関節の屈曲，伸展を繰り返す。前屈姿勢で強く足踏み。しゃがみ姿勢から立つ。ゆっくり地面を蹴るよ

うに歩く．斜面台起立試験，平行棒内起立―歩行訓練，水中歩行訓練などが考えられるが，訓練は段階的に，かつやりすぎにならないように行うことが大切であるという．また，このトレーニングは力学的・神経学的メカニズムによるものであり，強さの増加とくに下肢において血管内腔外緊張，静脈還流増加をする筋肉作用が加わるためだともいう（Brilla[11]）．

重症 OH は，訓練により逆効果のあることも当然考えられ，症例を選んで施行すべきだともいう（Thomas[79]）．

d. 老人性起立性低血圧

注意すべきは，意識消失時に頭部外傷，大腿骨折などの外傷を受けやすい．著者らの経験では，うつ病性 OH，梅毒性 OH が転倒して脳内出血，大腿骨折の経験がある．外出時に理解のある付添い者と一緒に外出する．杖をつく，降圧薬でとくに低 Na 血症となる利尿作用のあるものは中止するなどの注意が必要であろう．

また，前述のごとく臥位高血圧，立位起立性低血圧の老人の死亡率が高いことが問題となっており，著者の経験では心電図の QTc の延長も認めており，これからの領域と考えられる．

3. 薬物療法

自律神経失調が原則として介在するために，日本では特に小児の起立性調節障害（OD）領域では chlordiazepoxide (Balance)，diazepam (Cercine, Horizon)，oxazepam (Hilong) などの抗不安薬の投与を古くよりしていた．これは現在ではアドレナリン性神経亢進状態の OH に有効ではないかと考えられているが，OH の領域では勧められないという人もあり，症例によると考えられる．また，就寝時のみの投与を奨める考え方もある．

a. 血管収縮剤

日本では現在，交感神経作動薬（アドレナリン受容体仲介）としては，etilefrine hydrochloride (Effortil) などの交感神経様作動薬の応用，かつま

た近年では，dihydroergotamine mesilate (Dihydergot) が多く使用されているが，この薬理作用は，(1)中枢の鎮静作用，(2) α-アドレナリン受容体における直接作用，(3)頸動脈洞反射の抑制作用，(4)血管壁の直接的緊張作用があるといわれ，冠動脈疾患の血管攣縮の原因となり注意を要する (Schirger[65])，また，迷走神経緊張効果として，徐脈，悪心，嘔吐などがあげられている（木川田[35]）。

(1) midodrine hydrochloride (Metligine)

選択的な α_1-受容体刺激剤であり，動脈，静脈系の両方に作用するが，直接的に中枢作用または心臓作用がなく，昇圧持続効果があり，ヨーロッパにおいても近年使用されている (Schirger[65])。しかし，冠疾患，末梢動脈疾患を伴う OH には禁忌であるという (Mukai[49])。また，近年宇宙飛行後の OH に効果があることで注目されている (Piwinsky[57], Ramsdell[59])。

(2) clonidine hydrochloride (Catapres)

中枢，末梢作用を有する部分的 α_2-受容体作動薬であるが (Isaac[30])，重症 OH に使用して効果があった (Robertson 1983[60]) との報告があり，fludrocortisone との併用を主張する人もある (Jacob[31])。しかし，軽症 OH，圧受容器機能異常のある OH には禁忌であるという。また，中枢神経が原因する自律神経障害の患者で中枢神経活動が減弱している人に投与すると末梢血管収縮を促進し，心臓に対する静脈還流を増加させるともいわれている (Mukai[49])。

しかし，日本では従来，高血圧治療薬として発売されており，OH は副作用のひとつにあげられており，注意して使用せねばならない薬物のようである。

(3) amezinium metilsulfate (Risumic)

交感神経内モノアミン酸化酵素阻害剤作用，交感神経内より放出されたノルアドレナリンの再吸収抑制作用，および交感神経内からのノルアドレナリン放出作用を同時にもった間接的交感神経作動薬である。

(4) droxidopa (Dops)

ノルアドレナリン生成の前駆物質であるが，おもに節後性障害主体の OH に有効であり，家族性アミロイドニューロパチーおよび糖尿病性ニューロパチーの高度の OH に有効といわれている（吉川[84]，北 1986[32]，林[19]）。

L-DOPS はまれな dopamine β-hydroxylase 不足症候群の治療に理想的であり，この場合には血漿ノルアドレナリン，アドレナリンは検出できず，ドパミン濃度が上昇する（Mathias 1999[45]）。近年，日本では小児の OH において臥位高血圧などの副作用なくして起立時の血圧低下と症状に効果があったとの注目すべき報告がある（Tanaka 1996[77]）。また，前述のごとく DOPS 投与のみで抵抗のある小児で，高塩食を併用摂取すると卓効があったとの報告もある（Shichiri[67]）。そして，アドレナリン性神経亢進状態の OH においては，総ドパミンが起立時に増加し，metoclopramide（Primperan）のようなドパミン受容体拮抗薬を OH のあるものに使用して OH が改善するという（Kucher[39]）。

（5）levodopa（Dopaston, Dopasol）

単独よりも ephedrine または tranylcypromide（MAO 阻害薬）の併用が OH の血圧調節に有効という（Corder[14]）。また，パーキンソン症状を表わす MSA 患者に効果があるともいわれている（Colosimo[15]）。

（6）ノルアドレナリン起立時微量静注法

歩行数分程度しか可能でない重症 OH 例に携帯型微量輸液ポンプを用い，血圧監視下に起立時のみ適切な量（200—100 ng/kg.w/min.）のノルアドレナリンを静脈内留置カテーテルを通し，微量持続静注する方法がある（北 1985[33]，Polinsky[58]，Bannister[6]）。

b. 心臓作用薬

pindolol（Carvisken）；内因性交感神経作用（intrinsic sympothetic activity, ISA）があり，この ISA のあるものが OH に奏効する（小澤[56]），この pindolol は圧反射弓の遠心路あるいは求心路障害，またはその両方の障害のためにひどい OH を起こしている患者に効果があるという（Man In't Veld[41]）。また，この pindolol は Shy-Drager 症候群の患者には有害な作用があり，β-アドレナリン受容体拮抗薬として作用するという（Goovaerts[18]）。

prenalterol（日本未発売）；選択的 $β_1$-アドレナリン受容体刺激剤として作用し，Shy-Drager 症候群には prenalterol を使用すべきだという（Goovaerts[18]）。

xamoterol（日本未発売）；ISA を伴う β_1-アドレナリン受容体刺激剤であり，Shy-Drager 症候群と IOH の両者に効果があり（Yamashita[82]），心拍数，血圧を増加させるという（Obara[52]）。しかし，この xamoterol は心臓障害の強い原因となることもあるという（Bannister[6]）。

近年，神経調節性失神なる概念が脚光を浴び，意識消失を起こす OH に disopyramide（Rythmodan），bisoprolol（Maintate，β_1-遮断薬）の使用が有効とされている。また，頻脈性 OH は，脳梗塞を起こすことがあり，抗凝固能を調べ，aspirin 投与により予防すべきだという。

c. 血管拡張予防およびその他の作用薬

（1）propranolol（Inderal）

ISA はないが，中枢性ないし節前型 OH に有効であり，その作用機序は末梢血管 β_2-受容体を介する能動的血管拡張を抑制するためだという（小牟礼[37]）。また，起立性頻脈のひどい症例には Inderal の投与が効果があるという（Miller[48]）。

（2）metoclopramide（Primperan）

血管拡張抑制剤で，糖尿病性 OH に有効との報告（横川[83]）があるが，作用機序についての検討が必要とされ（姫井[20]），錐体外路系の副作用が出やすく，中枢性のドーパミン受容体過敏性の警告がなされている（Schatz，1995[63]）。

（3）indomethacin（Indacin）

近年，Shy-Drager 症候群（Kocher[36]，小澤[56]，関谷[68]）と糖尿病性 OH（小澤[56]）に使用されるようになった。この昇圧効果は，主に血管拡張作用をもっているプロスタグランジンの生合成を抑制することにあると考えられている。しかし，副作用として胃・十二指腸潰瘍を起こすことがある（Bannister[6]），そのために抗潰瘍剤を併用すると良いという（Onrot 1995[55]）。

（4）fludrocortisone（Florinef）

その主な作用は表 158 に示すごとくであり，英国などでは初期薬として用いられている。なお，米国では Hickler[21] が日本では阿部ら[1]により古くより OH に対する有効性が報告されている。この鉱質コルチコイドの効果は，大量

表158. OHの治療薬

作用部位	薬物名	主な作用
血漿量：増加	Fludrocortisone	鉱性皮質ホルモン効果 ―血漿量増加 ―アドレナリン受容体の増感
腎臓：利尿減少	Desmopressin	腎毛細管における $Vasopressin_2$-受容体
血管：血管収縮 （アドレナリン受容体仲介） 血管抵抗	Ephedrine	間接的交感神経作動薬
	Midodrine Phenylephrine Methylphenidate	直接的交感神経作動薬
	Tyramine	NAD遊離
	Clonidine	節後 α_2-アドレナリン受容体刺激
	Yohimbine	節前 α_2-アドレナリン受容体拮抗作用
	DL-DOPS, L-DOPS	NAD生成の前駆物質
血管内容量	Dihydroergotamine	α-アドレナリン受容体における直接作用
血管：血管収縮 （非アドレナリン受容体仲介）	Glypressin (triglycyl - lysine - vaso-pressin)	血管における $Vasopressin_1$-受容体
血管： 血管拡張阻害剤	Propranolol Indomethacin Metoclopramide	β_2-アドレナリン受容体遮断 prostaglandin 合成阻害 dopamine 受容体遮断
血管： 食後低血圧予防	Caffeine Octreotide	adenosine 受容体遮断 血管拡張ペプチドの遊離抑制
心臓：刺激	Pindolol Xamoterol	内因性交感神経（刺激）作用
赤血球：増加	Erythropoietin，鉄剤	赤血球生成刺激

(Bannister R. et al. 1999[6]) より変更)

では血漿量の増加，少量ではノルアドレナリンの α-受容体における増感などがあげられている（Bannister[6])．そして前述のごとくCFSを伴うOHにも

効果があるいう（内分泌の項目参照）。また，Shy-Drager症候群にはfludrocortisone，L-DOPSなどが良いといわれているが，fludrocortisoneの長期投与は夜間高血圧をもたらし，副作用として，低カリウム血症，頭痛，ふるえ，肺うっ血などの副作用がある（本多 1997[27]）。また，老人では心臓状態，低カリウム血症などに注意して使用すべきだといわれている（Mukai[49]）。

（5）octreotide acetate（Sandostatin）

OHを伴うmultiple system atrophy（MSA）の患者にSandostatinの長期投与（6ヵ月以上）をして機能的改善を認めたとの報告もあるが（Bordert[9]），この薬物は食後低血圧の予防薬としても推奨されている（Bannister[6]，Onrot 1995[55]）。

（6）nialamide

カテコールアミン分解酵素MAO（monoamine-oxidase）を阻害するnialamideを投与することが行われているが，予期したほどの効果が得られなかった。このMAO阻害薬とfludrocortisone acetateの併用（Lewis[40]），または前述のごとくMAO inhibitor＋tyramine（Diamond[16]）を主張する人もあるが，臥位高血圧を起こす危険性があるという人もある（Mathias 1998[46]）。

（7）desmopressin（DDAVP）

腎毛細血管におけるVasopressin 2-受容体に特に作用するDDAVPは，夜間多尿，夜中の体重減少を防ぎ，そして，早朝の臥位血圧の上昇をもたらし，体位変換による症状を改善するという（Bannister[6]）。そして無月経，希発月経，特発性多毛症を伴う多嚢胞性卵巣症候群のOHに投与した効果を発表しているようである（Mathias 1986[44]）。

（8）抗ヒスタミン薬

糖尿病性ニューロパチーで慢性下痢のある患者にH_1そしてH_2 histamine拮抗薬（diphenhydramine, cimetidine）はOHに効果があり，下痢の回数が減少する。これは下痢の改善に伴う体液貯留の増加のためであり，血管系におけるhistamine受容体の拮抗作用のためであるとしている（Stacpoole[74]）。

（9）vitamin

vitamin B_1，vitamin B_{12}の大量投与を交感神経作動薬に併用するとOHの

循環器症状（ODでは大症状），性欲減退，手足のしびれ感などに効果がある（本多 1971[24]）。

(10) yohimbine

節前 α_2-アドレナリン作動拮抗薬であり，MSAのごとく中枢障害を伴う自律神経障害患者に有効であり（Bannister[6]），fludrocortisoneとの併用を主張する人もある（Onrot 1995[55]，當真[80]）。しかし，これには長期使用を避けるべきだともいわれている。また，インポテンツのある者に理論的には利用できるという（Onrot 1986[53]）。

(11) erythropoietin

前述（内分泌の項目参照）のごとく，自律神経ニューロパチーを伴うOHの貧血に関係し，再び注目され，特に糖尿病性OHに使用されているようである。また，前述（内分泌の項目参照）のごとく慢性疲労症候群に伴うOHに使用されているようである。そして，英国ではこのerythropoietinと鉄剤の併用が提唱されているようである（Bannister[6]）（表158）。

(12) pyridostigmine bromide（Mestinon）

抗コリンエステラーゼ薬のMestinonが神経性OHの圧受容器に働き，起立性血圧低下を抑制し，かつ臥位高血圧をきたさないという利点をあげているが，臥位高血圧を伴うOHの治療が注目される時代となり，今後の大きな研究領域と考えられる（Singer[70]）。

d. 臥位高血圧を伴うOH

この問題に関しては日本では古くより報告がある（相沢[2]）。頻度は多くないが，ひどい自律神経異常があり，臥位において困る程度の高血圧を伴うOHの症例がある。こうした症例は脳血栓，虚血性心疾患を起こす可能性は古くより指摘されている（MacLean 1944[42]）。こうした場合，就寝前に短時間作用型の降圧薬 hydralazine hydrochloride（Apresoline 25 mg）の投与は臥位において，ひどい夜間Na消失のある患者に使用すべきであるという（Fealey[17]，相沢[2]）。しかし，少量より注意して使用すべきであるともいう。また，こうした症例には enalapril maleate（Renivace 5〜10 mg）が有効であり，Nifedipine（Adalat）は逆に起立性血圧低下を増悪するとの報告もある

(Slavachevsky[71])。また，前述のごとく Mestinon を使用すべきであるという。OH＋高血圧の症例には褐色細胞腫を伴う高血圧性 OH を鑑別せねばならないという（Robertson 1996[62]），そして臥位高血圧の人に起立試験をして起立性高血圧を認めた場合，腎下垂症に注意せねばならないともいわれている（MacLean 1940[43]），前述のごとく両側腎動脈狭窄を認めた場合は経皮的経管（腎）血管形成術（percutaneous transluminal angioplasty）を施行するともいう（Schirger，未発表）。

4. 心理療法

前述のごとく，日本の小児科領域，内科領域においては，古くより OD，OH を心身医学的立場から研究し，治療を行っている。OH に関しては著者ら（本多 1968[22]，1975[25]）の報告したものがあるが，心理テストにより神経症傾向が本症候群の 6〜7 割に認められ，うつ傾向，心気症傾向，ヒステリー性格などのものがある。

著者らは OH の治療にあたって，最初に患者に図解によって OH の説明をして安堵感を与え，その後に心理テストを施行し，自律訓練法（臥位），自律性中和法，行動療法などを施行している（本多 1993[26]）。

また，米国でも心理療法はこの認知行動療法の域を出ていないようである。しかし，心身医学的研究にも述べたごとく，OH の QOL 的評価，行動科学的分析と治療などが近いのではないかと考えられる（永田[50]，筒井 2000[75]）。

近年，米国においても OH の心身医学的研究に関心が持たれる時代となった（Jacob[31]）。今後の研究成果が期待される。

5. 代替医療

バイオフィードバック療法：OH の改善の最大の機序は血管の全末梢抵抗の増加と考えられ，おそらく血管内容量の減少によるものと思われる（Bouvette[10]，Brucker[12]，Inc[29]）。

漢方療法：日本ではかなり古くから，漢方領域において本症候群が興味を持

たれ，水毒タイプのものには苓桂朮甘湯（阿部[5]），半夏白朮天麻湯（筒井1989[76]）。瘀血タイプに桂枝茯苓丸ないし当帰芍薬散を使用している（本多・永田1968[23]）。

この漢方療法は代替医療として米国でも無関心ではないようである。

食事療法，ビタミン療法，ミネラル療法が近年日本では提唱されている。

文　献

1) 阿部達夫，筒井末春，樋川英子・他：9-α-fluorohydrocortisonの奏効せる起立性低血圧の1例．治療 49(11)；2103-2107. 1967.
2) 相沢豊三，木下一男，海老源一郎：高血圧を伴える起立性低血圧症．内科 1(4)；696-700. 1958.
3) Alboni, P. Benditt, D. Bergfeldt, L. et al.: Guidlines on management (diagnosis and treatment) of syncope. Eur. Heart J. 22；1256-1306. 2001.
4) Ames, F.: The hyperventilation syndrome. J. Ment. Sci. 101；466-525. 1955.
5) 阿部忠良，大国真彦：起立性調節障害に対する半夏白朮天麻湯の使用経験．小児内科 6（別冊）：93-103. 1984.
6) Bannister, R. Mathias, CJ.: "Management of postural hypotension" Autonomic Failure. 4th ed. Mathias, CJ. and Bannister, R. ed. New York. Oxford Univ. Press. 1999. p 342-356.
7) Belhassen, B. Danon, L. Shoshani, D. et al.: Paroxysmal atrioventricular block triggered by orthostatic hypotension. Am. Heart J. 112(5)；1107-1109. 1986.
8) Biaggioni, I. Robertson, RM.: Hypertension in orthostatic hypotension and autonomic dysfunction. Cardiol. Clin. 20；291-301. 2002.
9) Bordet, R. Benhadjali, J. Libersa, C. et al.: Octreotide in the management of orthostatic hypotension in multiple system atrophy: Pilot trial of chronic administration. Clin. Neuropharmacol. 17(4)；380-383. 1994.
10) Bouvette, CM. McPhee, BR. Opfer-Gehrking, TL. et al.: Role of physical countermaneuvers in the management of orthostatic hypotension; efficacy and biofeedback augmentation. Mayo Clinc Proc. 71(9)；847-853. 1996.
11) Brilla, LR. Stephens, AB. Kuntzen, KM. et al.: Effect of strength training on orthostatic hypotension in older adults. J. Cardiopulm. Rehabil. 18；295-300. 1998.
12) Brucker, BS. Ince, LP.: Biofeedback as an experimental treatment for postural hypotension in a patient with a spinal cord lesion. Arch. Phys. Med. Rehabil. 58；49-53. 1977.

13) Burnum JF. Hickam, JB. Stead, EA.: Hyperventilation in postural hypotension. Circulation 10(3); 362-365. 1954.
14) Corder, CN. Kanefsky, TM. McDonald, RH. et al.: Postural hypotension; adrenergic responsivity and levodopa therapy. Neurology 27(10); 921-927. 1977.
15) Colosimo, C. Pezzella, FR.: The symptomatic treatment of multiple system atrophy. Eur. J. Neurol. 9(3); 195-199. 2002.
16) Diamond, MA. Murray, RH. Schmid, PG.: Idiopathic postural hypotension; physiologic observations and report of a new mode of therapy. J. Clin. Invest. 49; 1341-1348. 1970.
17) Fealey, RD. Robertson, D.: "Management of orthostatic hypotension" Clinical Autonomic Disorders 2 nd ed. Low, PA. ed. New York. Lippincott-Raven. 1997. pp. 763-775.
18) Goovaerts, J. Verfaillie, C. Fagard, R. et al.: Effect of prenalterol on orthostatic hypotension in the Shy-Drager syndrome. Br. Med. J. 288; 817-818. 1984.
19) 林昭，泉完治，池田修・他：糖尿病性ニューロパチーにともなう重篤な起立性低血圧の L-DOPA によるノルアドレナリン補給療法．糖尿病 29(Suppl 1); 80-82. 1986.
20) 姫井孟：起立性低血圧．medicine 21(6); 1026-1027. 1984.
21) Hickler, RB. Thompson, GR. Fox, LM. et al.: Successful treatment of orthostatic hypotension with 9-alpha-fluorohydrocortisone. N. Engl. J. Med. 261(16); 788-791. 1959.
22) 本多和雄・他：成人の起立性低血圧―循環動態を中心にして―Jpn. Circ. J. 32; 803-811. 1968.
23) 本多和雄，永田勝太郎：起立性低血圧．最新の漢方治療指針．第1集．日医会誌 95(12); 1968.
24) 本多和雄：起立性低血圧に対する vitamin B1, vitamin B12 大量投与療法．診療と新薬 8(13); 121-124. 1971.
25) 本多和雄，柳原正文：起立性低血圧の精神身体医学的研究（第1）．精神身体医学 15(5); 24-31. 1975.
26) 本多和雄：私は低血圧をこう治療する．Therapeutic Research 14(11); 4582-4587. 1993.
27) 本多和雄：改定新版，現代の起立性低血圧（第4版），東京．日本医学館．1997. p 259.
28) Ibrahim, MM. Tarazi, RC. Dustan, HP.: Orthostatic hypotension; mechanisms and management. Am. Heart J. 90(4); 513-520. 1975.
29) Ince, LP.: Biofeedback as a treatment for postural hypotension. Psychosom. Med. 47(2); 182-188. 1985.

30) Isaac, L.: Clonidine in the central nervous system; site and mechanism of hypotensive action. J. Cardiovasc. Pharmacol. 2; 5-19. 1980.
31) Jacob, G. Biaggioni, I.: Idiopathic orthostatic intolerance and postural tachycardia syndrome. Am. J. Med. Sci. 317(2); 88-101. 1999.
32) 北耕平, 柴田亮行, 中島雅士・他: 起立性低血圧に対する L-DOPA 治療の効果と問題点 (会). 自律神経. 23(2); 132. 1986.
33) 北耕平, 柴田亮行, 平山恵造: 重度起立性低血圧に対する携帯型ノルアドレナリン起立時微量静注療法の試み―3症例での検討―. 神経内科治療 2(4); 360. 1985.
34) 北耕平, 平山恵造: 起立性低血圧. 内科 57(3); 470-474. 1986.
35) 木川田隆一: 低血圧クリニック. 東京. 新興医学出版社. 1981. p. 119.
36) Kochar, MS. Itskovitz, HD.: Treatment of idiopathic orthostatic hypotension (Shy-Drager syndrome) with indomethacin. Lancet 13; 1011-1014. 1978.
37) 小牟礼修, 久野貞子, 西谷裕: 起立性低血圧に対する β-作動性交感神経系の関与について―特に末梢血管 β_2-受容体過敏性と β-受容体遮断剤 (propranolol) の治療効果の関連―. 自律神経 24(6); 496-502. 1987.
38) Kristinsson, A.: Programmed atrial pacing for orthostatic hypotension. Acta Med. Scand. 214(1); 79-83. 1983.
39) Kuchel, O. Buu, NT. Hamet, P. et al.: Orthostatic hypotension-A posture-induced hyperdopaminergic state. Am. J. Med. Sci. 289(1); 3-11. 1985.
40) Lund, V. Scherwin, J. Wirenfeldt Asmussen N.: Treatment of orthostatic hypotension in severely disabled geriatric patients. Curr. Ther. Res. 14(5); 252-258. 1972.
41) Man In'T Veld, AJ. Schalekamp. MA: Pindolol acts as beta-adrenoceptor agonist in orthostatic hypotension. Br. Med. J. 283(6290); 561. 1981.
42) MacLean, AR. Allen, CE.: Orthostatic tachycardia and orthostatic hypotension.; defects in the return of venous blood to the heart. Am. Heart J. 27; 145-163. 1944.
43) MacLean, WS. Romansky, MJ.: Orthostatic hypotension. JAMA. 115(8); 573-578. 1940.
44) Mathias, CJ. Fosbraey, P. daCosta, DF. et al.: The effect of desmopressin on nocturnal polyuria, overnight weight loss, and morning postural hypotension in patients with autonomic failure. Br. Med. J. 293; 353-354. 1986.
45) Mathias, CJ. Kimber, JR.: Postural hypotension; causes, clinical features, investigation and management. Ann. Rev. Med. 50; 317-336. 1999.
46) Mathias, CJ. Kimber, JR.: Treatment of postural hypotension. J. Neurol. Neurosurg. Psychiatry. 65(3); 285-289. 1998.
47) 松本博文, 兼重裕, 今井富裕・他: 起立性低血圧のリハビリテーション. 日本

医事新報 3304.; 10-13. 1987.
48) Miller, AJ. Cohen, HC. Glick, G.: Propranolol in the treatment of orthostatic tachycardia associated with orthostatic hypotension. Am. Heart J. 88(4); 493-495. 1974.
49) Mukai, S. Lipsitz, LA.: Orthostatic hypotension. Clin. Geriatr. Med. 18; 253-268. 2002.
50) 永田勝太郎, 編: ロゴセラピーの臨床. 東京. 医歯薬出版. 1991.
51) 新美由紀: "低血圧にもいろいろある". 食事性低血圧. 高橋昭監修. 東京. 南山堂. 2004. p 54-66.
52) Obara. A. Yamashita, H. Onodera, S. et al.: Effect of xamoterol in Shy-Drager syndrome. Circulation. 85(2); 606-611. 1992.
53) Onrot, J. Goldberg, MR. Hollister, AS. et al.: Management of chronic orthostatic hypotension. Am. J. Med. 80(3); 454-464. 1986.
54) Onrot, J. Goldberg, MR. Biaggioni, I. et al.: Oral yohimbine in human autonomic failure. Neurology 37(2); 215-220. 1987.
55) Onrot, J.: "Pharmacological treatment of orthostatic hypotension" Disorders of Autonomic Nervous System. Robertson D. Biaggioni, I. ed. London. harwood academic publishers. 1995. p 419-435.
56) 小澤利雄: 起立性低血圧(薬物療法の実際). 診断と治療 72(1); 6-9. 1984.
57) Piwinski, SE. Jankovic, J. McElligott, MA: A comparison of postspace-flight orthostatic intolerance to vasovagal syncope and autonomic failure and the potential use of the alpha agonist midodrine for these conditions. J. Clin. Pharmacol. 34(5); 466-471. 1994.
58) Polinsky, RJ. Samaras, GM. Kopin, IJ.: Sympathetic neural prosthesis for managing orthostatic hypotension. Lancet 23(1); 901-904. 1983.
59) Ramsdell, CD. Mullen, TJ. Sundby, GH. et al.: Midodrine prevents orthostatic intolerance associated with simulated space-flight. J. Appl. Physiol. 90(6); 2245-2248. 2001.
60) Robertson, D. Goldberg, MR. Hollister, AS. et al: Clonidine raises blood pressure in severe idiopathic orthostatic hypotension. Am. J. Med. 74(2); 193-200. 1983.
61) Robertson, D. Robertson, RM.: Causes of chronic orthostatic hypotension. Arch. Intern. Med. 154(14); 1620-1624. 1994.
62) Robertson, D.: "Disorders of autonomic cardiovascular regulation; baroreflex failure, autonomic failure, and orthostatic intolerance syndrome". Hypertension. Pathophysiology, Diagnosis and Management. 2nd. ed. Laragh, JH. et al. ed. New York. Raven Press. Ltd. 1996.
63) Schatz, IJ.: "The non-pharmacological management of autonomic dysfunc-

tion" Disorders of the Autonomic Nevous System. Robertson, D. Biaggioni, I. ed. London. harwood academic publishers. 1995. p. 407-418.
64) Schatz, IJ.: Orthostatic hypotension 11. clinical diagnosis, testing, and treatment. Arch. Intern. Med. 144(5); 1037-1041. 1984.
65) Schirger, A. Sheps, SG. Thomas, JE. et al.: Midodrine (A new agent in the management of idiopathic orthostatic hypotension and Shy-Drager syndrome). Mayo Clin. Proc. 56(7); 429-433. 1981.
66) Schwela, H. Oltmanns, G.: Postural-induced complete heart block. Am. Heart J. 114(6); 1532-1534. 1987.
67) Shichiri, M. Tanaka, H. Takaya, R. et al.: Efficacy of high sodium intake in a boy with instantaneous orthostatic hypotension. Clin. Auton. Res. 12; 47-50. 2002.
68) 関谷達人，風谷幸男，橋本治久・他: Shy-Drager症候群の1例．臨床と研究 59(4); 170-174. 1982.
69) Sieker, HO. Burnum, JF. Hickam, JB. et al.: Treatment of postural hypotension with a counter-pressure garment. JAMA 12; 132-135. 1956.
70) Singer, W. Opfer-Gehrking, TL. McPhee, BR. et al.: Acetylcholinesterase inhibition: a novel approach in the treatment of neurogenic orthostatic hypotension. J. Neurol. Neurosurg. Psychiatry 74; 1294-1298. 2003.
71) Slavachevsky, I. Rachmani, R. Levi, Z. et al.: Effect of enalapril and nifedipine on orthostatic hypotension in older hypertensive patients. J. Am. Geriatr. Soc. 48(7); 807-810. 2000.
72) Smit, AA. J. Halliwil, JR. Low, PA. et al.: Pathophysiological basis of orthostatic hypotension in autonomic failure. J. Physiol. 519(1); 1-10. 1999.
73) Smit, AA. Wieling, W. Opfer-Gehrking, TL. et al.: Patient's choice of portable folding chairs to reduce symptoms of orthostatic hypotension. Clin. Auton. Res. 9(6); 341-344. 1999.
74) Stacpoole, PW. Robertson, D.: Combination H_1 and H_2 receptor antagonist therapy in diabetic autonomic neuropathy. South. Med. J. 75(5); 634-635. 1982.
75) 筒井末春: 行動科学概論．人間総合科学大学．株式会社サンヨー．2000.
76) 筒井末春，坪井康次，中野弘一・他: 低血圧症に対する半夏白朮天麻湯の治療成績．医学と薬学 21(2); 383-391. 1989.
77) Tanaka, H. Yamaguchi, H. Mino, M.: The effects of the noradrenaline precursor, L-threo-3, 4-dihydroxyphenylserine, in children with orthostatic intolerance. Clin. Auton. Res. 6(4); 189-193. 1996.
78) Tanaka, H. Yamaguchi, H. Tamai, H.: Treatment of orthostatic intolerance with inflatable abdominal band. Lancet 349; 175. 1997.

79) Thomas, JE. Schirger, A. Fealey, RD. et al.: Orthostatic hypotension. Mayo Clin. Proc. 56(2); 117-125. 1981.
80) 當真隆，村谷博美，瀧下修一・他：Fludrocortisone および Yohimbine の併用が奏効した特発性起立性低血圧の1例．日内会誌．78(7)；90-91. 1989.
81) Wade, DW.: Ambulatory Nursing: Teaching patients to live with chronic orthostatic hypotension. Nursing 12(7); 64-65. 1982.
82) Yamashita, H. Yahara, O. Hasebe, N. et al.: Treatment of idiopathic orthostatic hypotension with xamoterol. Lancet 20; 1431-1432. 1987.
83) 横川俊博：糖尿病患者の起立性低血圧に対する metoclopramide の効果―とくにカテコラミンとの関連．東女医大誌．55(3)；246-257. 1985.
84) 吉川隆子，池田修一，柳沢信夫：著明な起立性低血圧を呈する末梢神経疾患に対する L-threo-DOPS 療法の検討（会）．自律神経 23(2)；131-132. 1986.

　　　　　　　　　　　　　　　（筒井末春，長谷川純一，永田勝太郎，岡本章寛）

むすび

　OH の研究をはじめてからいつの間にか四十余年の歳月が流れてしまった。前述のごとく OH の研究の歴史は古く。また，日本においても（1954年より）盛衰の過程はあっても途絶えることなく研究が続行していることは慶賀の至りである。しかし，近年，欧米を中心としたこの方面の研究は凄いものがあり，到底個人的な研究など及ぶべきもなくなった。

　2002年，小児科領域において INPHS 懇話会（International network of pediatric hypotension & syncope）（会長・大坂医科大学小児科，玉井浩教授，発達小児科科長・田中英高助教授）が発足し，かつての「起立性調節障害」研究班の再開に近いものではないかと考えられ，強い関心と期待を持つ者である。

　前書にも既述したが，血圧のように年齢により異なれる形質をもつ小児の OD と成人および老人の OH，人種差など OH の病態生理が異なれることは考えられることであり，性別，年齢別に分けた OH の病態生理の報告が期待される。

　OD, OH の研究領域でも遺伝学的研究に DNA 分析が導入され，criteria の問題とも関係し，従来，日本から提唱された多因子遺伝の概念との相関などこれからの研究の余地は大きいと考えられる。また，宇宙飛行と OH, OI との関係の研究も日進月歩であり，注目に値する領域と考えられる。

　閣筆するに当たり，四十余年の歳月，ご指導，ご協力頂いた諸先生は各章末にお名前を啓上させて頂いた。また，本書を国際テキストにし，鬼籍に入られた田中克己先生，下田又季雄先生，池見酉次郎先生，楊俊哲先生，堀田正之先生の御霊に感謝の念を捧げたい。前書にも引用させて頂いたが"それ，学者の生命は外に現れると現れないとにかかわらず，永遠不朽である"との日本の先哲の言葉を嚙み締めるこの頃である。

あとがき

　このたび，本多和雄先生，稲光哲明先生のご執筆，編集により，本書が発刊されることになった。本多先生ご自身の手による起立性低血圧専門書としては驚くことに6冊目にあたる。日本の起立性低血圧研究では常に最高峰であり，英語の教科書まで執筆された本多先生が，ついに6度目の執筆に着手された背景には，近年急激に進歩し画期的な展開を見せている欧米の研究を網羅して概説し，日本の起立性低血圧研究を発展させるべく方向性を指し示したいという並々ならぬご熱意があったものと拝察している。

　私が心身症診療を始めた1985年当時，鹿児島大学の田中信行教授が考案された田中式薬理学的自律神経機能検査が新しい検査法として登場していた。私はこの検査をODに行い，その結果，起立試験で血圧が20 mmHg以上低下するODでは，血圧低下のないODに比較して末梢血管交感神経活動を表すα-secretionが有意に低いことをきずき，1986年自律神経学会のポスターセッションに発表した。しかし，当時，小児の自律神経検査に注目する人は少なかった。がらんとしたポスター会場で，しかし，私のポスターをじっと見入っていた人がいた。その方が本多和雄先生であった。たった一人で研究していた私に「重要な研究だね」と励まして頂き，また，新たに頑張ろうという気になった。それをご縁として本多先生に貴重なご指導を頂いている。前著となる「新・現代の起立性低血圧」（新興医学出版社）では，小児の起立性低血圧―直後型を中心にして―を分担執筆させて頂いた。

　また，本多先生には私が主催した学会などで貴重なご講演を賜った。第31回日本心身医学会近畿地方会ランチョンセミナー（2001年），「起立性低血圧の心身医学的研究」，また，第1回INPHS（小児低血圧/失神）懇話会（2002年4月18日，於福岡）において「起立性低血圧の診断・治療の今と昔」をご講演頂いた。いずれも低血圧研究一筋に歩まれた足跡がわかる幅ひろく深い内容であり，先生の研究の奥深さを感じさせるものであった。

さらに2000年からスタートした「低血圧サポートグループ」のウェブサイトでは顧問に就任頂いた．現在では1ヵ月に4万件を超えるアクセスがある人気サイトになった．本多先生のご指導，ご好意に心から感謝致しております．
　私はかつてスウェーデンLinköping大学のOlav Thulesius教授に師事，スウェーデン医学資格博士を取得し，その後，小児でInstantaneous orthostatic hypotension (INOH) を発表した．これは本多先生，永田先生が以前から発表されていた成人の起立性低血圧（直後型）と類似した循環動態を示すことから，共通したメカニズムがあるのかもしれない．しかし，小児のINOHが成人期まで持ち越すことは少ないことから別の病態とも考えられ，いまだに不明の点が多い．将来的な起立性低血圧の研究には，小児―思春期―成人期を貫いた視点が必要であり，本多先生には今後とも日本の低血圧研究の第一人者として，これまで以上にご指導，ご鞭撻をお願い申し上げます．

（大阪医科大学・小児科学教室，田中英高記述）

和文索引

ア

亜鉛代謝　132
握力検査　146
圧受容体反射弓・求心路障害　50
アドラー心理学　213
アルコール性神経障害　35
アルツハイマー病を伴う OH　10
アルドステロン産生　123
α アドレナリン受容体　35
α-受容体感受性　38
α-受容体刺激剤　110
α-セクレチン　38
アロキサン（alloxan）　320
暗算試験　33, 43, 71
暗算試験による血圧反応　34

イ

イソプロテレノール負荷　192
1 型糖尿病　329
一過性黒内障　330
遺伝因子　228
遺伝要因　228
因子負荷量　26
インドメタシン　399

ウ

ウィロビー人格検査　205
ヴェルガ腔嚢胞　298
ウェルニッケ脳症　10
宇宙船酔い　103, 106
宇宙飛行適応症候群　75, 102, 106

エ

エストロゲン　109
エリスロポエチン　132
遠心法（セントリフュージ）　96
延髄腹外側尾側部　180
延髄腹外側吻側部　180

オ

横断性高位脊髄損傷　55
親子相関　227
オリーブ橋小脳萎縮症　244
温度調節性発汗試験　35, 331
温熱性発汗　49

カ

臥位高血圧で立位低血圧　303
過換気試験　33, 34, 41, 71
過換気症候群　269, 339, 418

家族集積性　216
家族性自律神経異常症　407
学校教育の制度疲労　7
下半身陰圧負荷　44, 93, 101
過敏性心臓（Da Costa 症候群）
　　339
過敏性腸症候群　237
環境因子　228
乾水浸　99
肝性ポルフィリン症（混合型）　283
γアミノ酪酸　81
寒冷昇圧試験　33, 43, 71

キ

キニザリン色素法　49
急性治癒性　403
急性汎自律神経ニューロパチー　59
起立試験と norepinephrine（NE）値
　　の変動　44
起立試験の方法　19
起立性高血圧　387
起立性頻脈の DNA 分析　228
起立遅延型　63
起立直後型　63
起立直後性低血圧　150, 152, 155
起立不耐性　1, 103
筋交感神経活動　44
筋交感神経線維束　55
近赤外線分光法　91, 150

ク

グリア細胞質内封入体　244
グリア細胞内の嗜銀性封入体　250
グルタミン酸　81
クレアチニン係数　146
クレアチン　146

ケ

頸下水浸　99
桂枝茯苓丸　426
経頭蓋超音波ドップラー法（TCD
　　法）　89
頸動脈洞症候群　177
頸動脈閉塞試験　34, 40, 71
頸部交感神経切断実験　133
血圧の overshoot　39
血液脳脊髄液関門　92
血管迷走神経性失神　107, 177
血管抑制型　192
血液粘性　74
血漿 β-エンドルフィン　267
血小板 α_2 アドレナリン作動性受容体
　　331
血漿レニン　124
血漿レニン活性　121
血清 Mg 濃度　125
血清アルドステロン　124
血中 Co-Q_{10}　131
血中カテコールアミン　120

索引 **439**

コ

高血流型 high flow POTS　347
虹彩炎　330
高周波成分（HF）の比（LF/HF）
　182
交代性ホルネル徴候　256
広汎性律動異常　230
呼吸性アルカローシス　41, 271
孤束核　79
骨格筋の萎縮　107, 146
骨髄像　138
混合型　192

サ

最大酸素摂取量　109
催眠療法　240
左室機械受容器　180
サブスタンスP　125

シ

ジェミニ計画　100
視床下部交感神経破壊実験　75
従病的思考　213
終夜睡眠脳波　266
自由落下　99
主成分分析　216
主成分分析結果　24
受動起立　152
循環血液量　72, 73

循環血漿量　72, 73
純粋自律神経不全症　397
状況失神　177
症状および起立試験の概日リズム　26
症状および起立試験の再現性　26
上腸間膜動脈血流量　77
情動失神　177
小児の体位性頻脈症候群　163
食後低血圧　303, 393
自律神経フィードバック訓練　108
自律神経発作症　230
神経循環無力症　1, 269, 339
神経性食欲不振症　277
神経成長因子　128
神経調節性失神　151, 175, 344
腎血流自己調節能　77
進行性自律神経失調症　56
深呼吸法　42
心臓 β 受容体　35
心臓選択性 β_1-adrenoceptor　257
心電図 R-R 間隔変動率（CV%）　37
心拍変動のパワースペクトル解析　42
心房性ナトリウム利尿ペプチド
　（ANP）　102
心抑制型　192

ス

髄液のカテコールアミン　125
睡眠時無呼吸　254
スペースシャトル計画　87

セ

精神症状評価尺度　204
精神性発汗　49
赤筋支配　108
脊髄α運動ニューロン　107
脊髄の中間外側核　79
脊髄癆　35
赤血球の平均直径　133
セロトニン・ノルアドレナリン再取り込み阻害薬（SNRI）　292
遷延性起立性低血圧　151
線条体黒質変性症　244
選択的5-HT_4受容体刺激薬　240
選択的セロトニン再取り込み阻害薬（SSRI）　292

ソ

双極II型障害　290
双生児の所見　223
僧帽弁逸脱症　354, 374
ソマトスタチン　397

タ

対圧衣服　109, 129, 415
体位性起立性頻脈症　8
体位性頻脈症候群　82, 150, 152, 339
大動脈炎症候群　52, 242
多因子遺伝　228
多因子遺伝モデル　227

多系統萎縮症　244
脱感作　205
単一遺伝子モデル　227
段階的対圧衣服　415
段階的治療　312
断行訓練　205
断行行動調査表　205

チ

中枢性血圧調節機構　79
中大脳動脈血流速度（CBFv）　82, 90

テ

低圧系圧受容器　153
低血流型 low flow POTS　347
低周波成分（LF）　182
定量的軸索反射性発汗機能検査（QSART）　341
定量的軸索反射発汗試験　35, 50, 331
鉄　132
電解質バランス　122

ト

銅　132
当帰芍薬散　426
透析時低血圧　333
糖尿病　35
糖尿病腎症　332
糖尿病と遺伝　332

糖尿病と人工透析　332
頭部循環　87
同胞相関　227
動脈性起立性貧血　339
透明中隔嚢胞　298
ドーパミンβ水酸化酵素　128
ドーパミン代謝物　129
ドパミン遊離　122
鳥の足現象　89
トレッドミル　96
ドロキシドパ（L-DOPA）　399

ナ

内因性交感神経作用　421
内皮細胞因子　82

ニ

2型糖尿病　329
日本小児心身医学会新規事業多施設共同研究　152
ニューロテンシン　396, 397
ニューロペプチドY　82
尿中のクレアチニン　146
認知行動療法　203
認知洞察療法（内観療法）　274

ノ

脳SPECT　82, 386
脳循環自動調節能　81
能動起立　152

脳のoxy-Hb　82
脳の無酸素症　269
ノルアドレナリン　82
ノルアドレナリン（norepinephrine静注）試験　39
ノルアドレナリンspillover（局所の産生量）　347
ノルアドレナリンクリアランス値　105
ノルアドレナリン・トランスポーター　390
ノルアドレナリン・トランスポーター遺伝子　10, 105

ハ

背筋力　146
廃用性萎縮　107, 146
パーキンソン病　24
白筋支配　108
バソプレシン　130
バソプレシンの調節機構　131
パニック障害　339
半夏白朮天麻湯　426

ヒ

ビーグル犬　114
微小神経電図検査　44
尾側延髄腹外側部　79
ビタミンB_{12}　134
ビタミンB_1不足　140

尾部懸垂　107

フ

不登校との関係　170
ブラジキニン　129
フルドロコルチゾン　110
プロスタグランジン（PG）　131
吻側延髄腹外側部　79

ヘ

平均親・子回帰　227
ペースメーカー治療　195
βアドレナリン受容体　35
β-受容体遮断剤　110
ヘモグロビン　160
便秘・下痢交替型　239

ホ

傍糸球体装置　121
乏突起膠細胞　244, 253
放物線飛行　99

マ

マイクロニューログラフィー　100
マーキュリー計画　100
慢性自律神経不全症　393
慢性進行性　403
慢性疲労症候群　170, 172, 339, 354, 365

ミ

味覚発汗試験　331
ミトコンドリア DNA 突然変異　228
ミニチアピッグ　118
脈波　38

ム

無酸素性無酸素症　269
無髄性迷走神経線維（C-線維）　180

メ

メフォバルビタール（プロミナール）　271

モ

毛細血管透過性臨床実験　75

ヨ

幼児帰り（自我の弱体化）　306
6Hz 陽性棘波　230
ヨード澱粉法　49

リ

リチウムクリアランス　122
苓桂朮甘湯　426
両親の組合せによる分離比　220

レ

レーザードップラー法　91

レセルピンの中枢作用　127
連続血圧測定装置（GP-303，S型，
　　Paroma 社）　63

ロ

ロゴセラピー（実存分析）　212

欧文索引

A

ACTH (adrenocorticotropic hormone) 124, 365
active standing : AS 152
acute curable 403
acute curable pandysautonomia 407
amezinium metilsulfate (Risumic) 420
anorexia nervosa, AN 277
anoxia 269
anoxic anoxia 269
arterial circulatory anemia 3
asympathicotonic OH 3
asympathicotonic orthostatism 8
autonomic dysreflexia 55
α-adrenergic activation 379
α_1-adrenergic receptor 105

B

baroreceptor reflex sensitivity index, BRSI 37
Beck 204
Bezold-Jarisch 反射 181, 347
bio-psycho-socio-ethical 260
bio-psycho-socio-ethical medical model 212
bipolar 2-type 290
Bradykinin 129

C

cardioinhibitory type 192
carotid sinus syndrome 177
caudal ventrolateral medulla ; CVLM 79
cerebral syncope 1
Cheyne-Stokes 呼吸 256
chronic fatigue syndrome, CFS 365
chronic progressive pandysautonomia or progressive autonomic failure, PAF 403, 407
corticotropin-releasing hormone (CRH) 240, 330, 365

D

Decholin 法 77
DHEA-S (dehydroepiandrosterone-sulfate) 365
dihydroxyphenylglycol (DHPG) 44

dopamine-β-hydroxylase：DBH　128
Down 症候群　301
droxidopa（Dops）　420

E

EEG パワースペクトル　233
effort syndrome　354
emotional syncope　177
enalapril maleate（Renivace）　425

F

5-HIAA　125
familiar dysautonomia, Riley-Day syndrome　407
fludrocortisone（Florinef）　422
free fall　99

G

GABA　81
gastatory sweating test　331
GCI 含有細胞　253
glial cytoplasmic inclusion, GCI　244

H

Hamilton　204
handgrip 試験　34, 41, 71
$-6°$ head-down tilt（HDT）　87, 99
Holmes-Adie 症候群　35, 242

HVA（homovanillic acid）　121, 125, 131
hyperadrenergic form　122
hyperadrenergic orthostatic hypotension　160
hyperbradykinism　129
hyperventilation syndrome, HVS　269
hypoadrenergic form　122
hypodyname Form　3, 8
hypotone Form　3, 8

I

IDDM　331
idiopathic hypovolemia　164
idiopathic orthostatic hypotension, IOH　2
INPHS（International Network of Pediatric Hypotension/Syncope）　3, 152
intrinsic sympothetic activity, ISA　421
irritable heart（心臓神経症）　238, 354, 361

J

junk disease　341

L

LF/HF 比　101

lower body negative pressure,
LBNP 93
low pressure baroreceptor 153

M

MHPG 121, 125, 131
MIBG 心筋シンチグラム 331
microneurography 44
midodrine hydrochloride
(Metligine) 420
mitral valve prolapse, MVP 374
mixed type 192
mucosus enteritis 238
multiple system atrophy (MSA)
2, 10, 16

N

NCCOM (noninvasive continuous
cardiac output monitor, Bomed
社) 63
Near-infrared spectroscopy 150
nerve growth factor : NGF 128
neurally mediated syncope (NMS)
344
neurocirculatory asthenia, NCA 1,
164, 269
neurotensin, NT 397
nonpresyncopal group 105
NTS 81
nucleus tractus solitarii, NTS 79

O

Octreotide (somatostatin analog)
398
OD 発端者 218
OD の追跡調査 28
oligodendrocytes 244
olivopontocerebellar atrophy,
OPCA 244
Ondine's curse 256
orthostatic intolerance, OI 1, 160
orthostatic intolerance syndrome
(vasoregulatory asthenia) 354
orthostatic tachycardia syndrome
164
oxy-Hb 160

P

PAF+MSA 56
PAF+PD 56
pandysautonomia 403
parabolic flight 99
passive head-up tilt : HUT 152
peripheral dysautonomia 2
Finapres 起立試験法 155
pindolol (Carvisken) 421
poor postural adjustment 318
postprandial hypotension, PPH
393
postural hypotension 2

postural〔orthostatic〕tachycardia syndrome, POTS　8, 160, 339
presyncopal group　105
progressive autonomic failure　2
propranolol (Inderal)　422
pure auotonomic failure, PAF　2, 16, 398

Q

QTc　38
quantitative sudomotor axon reflex test, QSART　50, 331

R

Riley-Day syndrome　406
rostral ventrolateral medulla；RVLM　79

S

shock 症候群　63
Shy-Drager 症候群　10, 82, 244
situational syncope　177
SOH (sympathotonic orthostatic hypotension)　318
soldier's heart　354
somatostatin, ST　397
space motion sickness　106
SPECT　91
square wave response　380
stepped-care-therapy　312

striatonigral degeneration, SND　244
subcortical arteriosclerotic encephalopathy　327
sympathicotonic OH　3, 8

T

tetraethyl-ammonium bromide (TEA)　114
thermoregulatory sweat test, TST　331
Tilt training　195

V

Valsalva block　36
Valsalva maneuver　39
Valsalva ratio　36
Valsalva 試験　71
vanillylmandelic acid (VMA)　44
vasodepressor type　192
Vasopressin　130
vasoregulatory asthenia　164
vasovagal syncope　177
vegetative Dystonie　8
VMA (vanillylmandelic acid)　121, 131

W

WPW 症候群（A タイプ）　301

編著者略歴

本多和雄

1928 年	鳥取県に生まれる
1951 年	旧米子医学専門学校卒業 鳥取大学医学部旧第一内科入局，同大薬理学教室にて薬理学を研究，松江赤十字病院の内科副部長などを経て
1963 年	鳥取県智頭病院内科部長兼検査部長
1968 年	益田赤十字病院内科部長兼検査部長 鳥取大学旧第一内科非常勤講師
1990 年	総合会津中央病院副院長兼神経内科部長兼検査部長
1993 年	本多心身医学研究所設立 広江病院内科医長 鳥取大学精神科非常勤講師
2005 年	元町病院老人保健施設長（花の里） 医学博士 日本自律神経学会・功労会員 日本心身医学会・功労会員 日本発汗学会・理事 日本実存療法学会・相談役
専攻	内科学，中枢の薬理学，人類遺伝学 心身医学
著書	起立性調節障害（中外医学社）・共著 からだの不調（日本図書センター）・共著 心身医学の実地診療（医学書院）・共著 起立性低血圧（北隆館，第 1 版，第 2 版）． 現代の起立性低血圧（日本医学館）・共著 改訂新版・現代の起立性低血圧（日本医学館） Modern Orthostatic Hypotension (Edizioni Minerva Medica). 内観療法の臨床（新興医学出版社）・共著 新・現代の起立性低血圧（新興医学出版社）・共著

稲光哲明

1951 年	山口県に生まれる
1977 年	九州大学医学部卒業九州大学心療内科入局
1984 年	九州大学医学部内科系博士過程終了後助手（臨床薬理学）
1985 年	麻生セメント飯塚病院循環器内科
1986 年	九州大学医学部循環器内科医員
1987 年	九州大学医学部心療内科助手
1993 年	九州大学医学部心療内科講師（循環器班主任）
1999 年	鳥取大学医学部保健学科地域精神看護学教授 九州大学心療内科非常勤講師
2005 年	福岡歯科大学心療内科教授 医学博士 日本心身医学会・評議員 日本心療内科学会・評議員 日本自律訓練学会・評議員 日本発汗学会・理事
専攻	心身医学，自律神経学 循環器学
著書	"心身医学標準テキスト"（医学書院）・共著 "自律神経失調症"（保健同人社）・共著 "不安の科学と健康"（朝倉書店）・共著 "医学と医療の行動科学"（朝倉書店）・共著 "低血圧者のマネージメント"（医療ジャーナル社）・共著 "心臓病学"（南江堂）・共著 "新・現代の起立性低血圧"（新興医学出版社）共著

© 2006　　　　　　　　　　　　　　　　第1版発行　　平成18年3月15日

起立性低血圧の基礎と臨床　　　　定価はカバーに表示してあります。

編著者	本　多　和　雄
	稲　光　哲　明

検印省略

発行者　　服　部　秀　夫
発行所　　**株式会社新興医学出版社**
　　　　　〒113-0033　東京都文京区本郷6-26-8
　　　　　　電　話　(03)(3816)2853

印刷　明和印刷株式会社　　ISBN 4-88002-486-4　　　郵便振替　00120-8-191625

・本書の複製権・翻訳権・譲渡権・公衆送信権(送信可能化権を含む)は株式会社新興医学出版社が所有します。
・**JCLS**　〈(株)日本著作出版権管理システム委託出版物〉
本書の無断複写は著作権法上での例外を除き禁じられています。複写される場合は、その都度事前に(株)日本著作出版権管理システム(電話 03-3817-5670, FAX 03-3815-8199)の許諾を得て下さい。